DVD로 배우는 근골격계 정형도수치료 · 특수기법

Physical Therapy in Specific Techniques by DVD

DVD로 배우는

근골격계 정형도수치료 · 특수기법

215개의 실습 동영상

대한정형도수치료학회 옮김

Physical Therapy in Specific Techniques by DVD

Ken Yanagisawa

영 문 출 판 사

■ **옮긴이** (가나다순)

김명준 서울청담 우리들병원 척추치료센터부장
김성수 광주보건대학 물리치료과 교수
김용수 신성대학 물리치료과 교수
김호봉 제주한라대학 물리치료과 교수
문상은 마산대학 물리치료과 교수
박윤기 대구보건대학 물리치료과 교수
양기웅 청암대학 물리치료과 겸임교수
최석주 대구과학대학 물리치료과 교수
황성수 신구대학 물리치료과 교수

Originally Published by Nankodo Co., Ltd., Tokyo, 2007
編集者：柳澤　健（首都大学東京教授）
執筆者：竹井　仁（首都大学東京准教授）
宇於崎 孝（滋賀医療技術専門学校）
藤縄　理（埼玉県立大学教授）
宇都宮初夫（JM 研究所所長）
髙田治実（臨床福祉専門学校教務部長）
小林孝誌（小林記念病院部長）
今井基次（八千代リハビリテーション学院学院長）
古澤正道（ボバース記念病院部長）
池田由美（首都大学東京准教授）
川島敏生（日本鋼管病院技師長）
「本書は南江堂との契約により出版するものである」

DVD로 배우는
근골격계 정형도수치료 · 특수기법

2010년 7월 15일 초판인쇄
2010년 7월 22일 초판발행

지은이 : Ken Yanagisawa
옮긴이 : 대한정형도수치료학회
발행인 : 박 병 조
발행처 : 도서출판 영문출판사
등　록 : 1987년 12월 21일 제2-419호
주　소 : 서울시 강남구 삼성동 69-1
전　화 : (02) 514-5590, 776-5590
팩　스 : (02) 756-8943
E-mail : yeongmunsa@empal.com
정　가 : 30,000원
ISBN 978-89-7224-231-4 98510

※ 파본은 교환해 드립니다.

서 문

1965년에 "물리치료사 및 작업치료사법"(법률 137호)이 시행된 이래 41년의 역사가 흘렀다. 이 약 40년 동안에 약 50,000명이 물리치료사의 면허를 취득하였고 게다가 향후 약 10,000명의 물리치료사가 매년 탄생한다. 연간 면허 취득자 약 200명이었던 무렵과 비교하면 50배의 속도로 새로운 물리치료사를 배출하게 된다. 이들의 현 상황으로부터 물리치료사의 지식 · 기술수준을 생각하면 "발전하는 사람"과 "발전할 수 없는 사람"으로 크게 분류될 것이다. 전자는 양성학교를 졸업한 후 자기연찬과 평생교육에 노력함으로써 충분히 발전할 수 있을 것이다. 자기 집의 책상 앞에서 지식을 흡수할 수는 있어도 기술 · 기법의 습득에 대해서는 연수회 · 강습회 등에 적극적으로 참여함으로써 비로소 가능하다. 그러나 다양한 요인에 의해서 연수회 등에 참여하는 것이 곤란한 사람도 많다. 이들의 치료사나 학생을 대상으로 서적만으로는 충분히 전달되지 않는 기술적 측면을 DVD를 사용하면서 물리치료에 필요한 기법을 독자에게 전달하는 것이 가능하게 되었다. 편집자가 학생 무렵에는 중추신경질환에 대한 촉진기법(facilitation technique)이 세계적으로도 인기가 있어서 미국의 물리치료 잡지에는 500쪽에 이르는 증대판이 발행될 정도였다. 구미에서부터 "수입"된 이들의 몇 가지 기법은 현재도 역시 사용되고 일본에서 발전되어 사용하고 있는 기법도 있다. 70년대에는 가동술 기법(mobilization technique)인 테이핑 등의 기법이 소개되고 적절한 관절운동이나 고정법 등이 전승되었다. 이들의 기법도 촉진기법과 마찬가지로 EBPT (근거에 기초한 물리치료)의 구축을 향해서 다양한 노력이 이루어졌다. 이것이 "물리치료는 과학이며 예술이다"라고 일컬어지는 이유이다.

이 책은 예술의 측면에서부터 DVD와 서적의 병용에 의해서 정확한 물리치료 9개 기법을 독자에게 전달하는 것을 목적으로 작성 및 출판되었다. 물리치료 특수기법의 제1인자로서 활약하고 있는 치료사에게 집필과 출연을 부탁드렸고, 촬영 및 녹음은 프로가 담당하여 질을 높이는 노력과 연구를 하였다. 이 책에 불충분한 점이 있으면 기탄없이 지적해주시면 고맙겠다.

이 책은 물리치료 기술의 발전에 기여할 수 있을 뿐만 아니라, 많은 치료사나 학생에게 도움이 되는 책이라 확신한다. 물리치료는 환자에게 제공할 수 있는 치료기술 그 자체이며 DVD를 사용하여 직장이나 자택에서 이용이 가능한 시대를 맞이하고 있다.

"일관된 치료기술을 갖지 않으면 자연도태가 된다"는 말로 서문을 끝내기로 한다.

발간함에 있어 이 책의 편집에 많은 협력을 해주신 Nakodo의 시노하라, 메시지마, 야부키의 세 분에게 깊은 감사를 드린다.

2006년 12월

야나기사와

역자 서문

이 책이 한국에서 "근골격계 정형도수치료 · 특수기법"이란 이름으로 번역되어 출간되지만, 실제로 이 책이 다루는 치료기법들은 정형도수치료에만 국한되지 않고, PNF와, 보바스, 및 인지운동요법 등과 같이 신경계 물리치료 기법도 포함되어 있다. 그리고 이 책은 서구에서 개발되고 발전된 치료 기법 뿐만 아니라, 일본에서 개발된 테이핑 기법까지 다루고 있는 점이 특징이다. 그리고 촉압각 자극기법과 마이오튜닝기법(MT), 인지운동요법 등에 대해서도 설명하고 있어, 한국 물리치료사는 이 책을 통해 매우 다양한 기법들을 접하게 될 것이다.

이 책이 다루는 기법들의 내용이 복잡하거나 난해하지도 않고, 또 이론에 대해 많은 설명이 부가되어 있지 않아서, 독자들이 이 책을 혼자서 공부하기에 매우 적합할 것으로 생각된다. 그리고 일본에서 사용되는 치료기법의 용어와 한국에서 사용하는 치료기법의 용어가 약간 다를 수 있지만, 그 개념은 같은 것임으로 한국 물리치료사나 학생들이 이 책을 통해 쉽게 치료기법의 원리와 이론을 배울 수 있을 것이다.

이 책은 번역하는데 있어, 저자의 원래 의미를 왜곡하거나, 혹시 제대로 이해하지 못함에 따른 문제들을 독자들에게 그대로 전달해버렸는지에 대한 두려움이 존재하지만, 역자들은 그런 두려움에도 불구하고, 많은 사람들에게 이 책이 좋은 교재가 될 것이라고 생각되어 번역에 참여한 점을 독자들이 이해해 주길 바란다.

끝으로, 이번 번역판이 나오기 까지 많은 도움을 주신 영문출판사 박병조 사장님과 임직원에게 진심으로 감사드린다.

2010년

역자 일동

부록 DVD-Video에 대해서

- 동영상은 모두 컬러영상(영상 수 215, 합계 125분)이다. 서적에는 동영상으로부터 꺼낸 정지화면을 흑백사진으로 하여 게재하였다.
- 모든 동영상에는 내레이션 또는 음성이 들어가 있다.
- 본문 중 및 사진 아래에 삽입된 Click 는 해당하는 동영상과 관련된 문장, 정지화면이라는 것을 나타낸다. (예컨대, "Click 1-1"이 표기된 부분은 "제1장 연부조직 가동술"의 "동영상 1 J-stroking"에 관련된 문장 또는 정지화면을 나타내고 있다).
- DVD를 사용할 때의 주의사항은 권말에 있는 "부록 DVD를 사용할 때의 주의사항"을 참조하기 바란다.

동영상 타이틀 일람표

제1장 연부조직 가동술(mobilization) 〈동영상 수 30, 합계 14분 00초〉

동영상 1 J-stroking
동영상 2 vertical stroking
동영상 3 strumming
동영상 4 횡단 마사지 (1) : 뒤넙다리근 이는곳 (hamstrings 기시부)
동영상 5 횡단 마사지 (2) : 가쪽 뒤넙다리근 힘살부위(외측 hamstrings 근복부)
동영상 6 횡단 마사지 (3) : 가쪽 뒤넙다리근 닿는곳(외측 hamstrings 정지부)
동영상 7 횡단 마사지 (4) : 가시아래근 힘살부위(극하근 근복부)
동영상 8 횡단 마사지 (5) : 가시아래근힘줄(극하근건)
동영상 9 기능적 마사지 (1) : 뒤넙다리근(hamstrings) 전체
동영상 10 기능적 마사지 (2) : 가쪽 뒤넙다리근(외측 hamstrings)
동영상 11 기능적 마사지 (3) : 가시아래근(극하근)
동영상 12 유지-이완 (1) : 뒤넙다리근(hamstrings)
동영상 13 유지-이완 (2) : 가시아래근(극하근)
동영상 14 길항근 구심성 수축에 의한 상반억제 (1) 뒤넙다리근(hamstrings)에 대한 억제
동영상 15 길항근 구심성 수축에 의한 상반억제 (2) 가시아래근(극하근)에 대한 억제
동영상 16 정적인 스트레칭 (1) : 뒤넙다리근(hamstrings)
동영상 17 정적인 스트레칭 (2) : 가시아래근(극하근)
동영상 18 길항근의 최대 수의수축 (1) : 뒤넙다리근의 길항근인 넙다리네갈래근(대퇴사두근)에 대하여
동영상 19 길항근의 최대 수의수축 (2) : 가시아래근의 길항근인 어깨내측회전근에 대해서
동영상 20 자가-스트레칭 (1) : 뒤넙다리근의 유지-이완
동영상 21 자가-스트레칭 (2) : 뒤넙다리근의 스트레칭과 최대 수의수축
동영상 22 자가-스트레칭 (3) : 가시아래근, 어깨세모근(삼각근) 후부섬유의 유지-이완
동영상 23 등세모근(승모근) 상부섬유의 횡단 마사지
동영상 24 등세모근(승모근) 상부섬유의 기능적 마사지
동영상 25 등세모근(승모근) 상부섬유의 유지-이완
동영상 26 등세모근(승모근) 상부섬유의 길항근 구심성 수축에 의한 상반억제
동영상 27 등세모근(승모근) 상부섬유의 정적인 스트레칭
동영상 28 등세모근(승모근) 상부섬유의 길항근의 최대 수의수축
동영상 29 등세모근(승모근) 상부섬유의 자가-스트레칭 (1) : 유지-이완
동영상 30 등세모근(승모근) 상부섬유의 자가-스트레칭 (2) : 스트레칭과 최대 수의수축

제2장 관절가동술(mobilization) 〈동영상 수 39, 합계 15분 54초〉

제3장 관절 촉진(SJF) 〈동영상 수 32, 합계 14분 56초〉

동영상 1 관절놀이 (1) 미끄럼운동 (활주)
동영상 2 관절놀이 (2) 경사
동영상 3 관절놀이 (3) 떼어놓기
동영상 4 관절놀이 (4) 접근 미끄럼 운동
동영상 5 구성운동 (1) 볼록 미끄럼 운동
동영상 6 구성운동 (2) 오목 미끄럼 운동
동영상 7 구성운동 (3) 축회전
동영상 8 구성운동 (4) 팔꿈치 굽힘 접근 연장운동
동영상 9 구성운동 (5) 무릎 폄(신전) 보조구성운동
동영상 10 구성운동 (6) 무릎 폄(신전) 저항구성운동
동영상 11 어깨 굽힘(굴곡) · 폄(신전)
동영상 12 어깨 외측회전 · 내측회전
동영상 13 어깨 벌림(외전) : 저항구성 운동
동영상 14 봉우리빗장관절(견쇄관절) : 어깨 벌림(외전)에서의 봉우리(견봉)끝 아래쪽 미끄럼 운동
동영상 15 복장빗장관절(흉쇄관절) : 팔이음뼈(견갑대) 내림(하제)에서의 빗장뼈(쇄골)의 위쪽 미끄럼운동
동영상 16 원위 노자관절(요척관절) : 뒤침(회외) · 엎침(회내) 때의 노뼈(요골) 접근미끄럼운동
동영상 17 노뼈발배뼈관절(요골주상골관절) : 축회전
동영상 18 엉덩관절(고관절) : 굽힘(굴곡)외측회전. 순수한 축회전
동영상 19 엉덩관절(고관절) : 폄(신전) 내측회전. 순수한 축회전
동영상 20 엉덩관절(고관절) : 폄(신전) 저항구성운동
동영상 21 무릎관절(슬관절) : 내측회전 축회전
동영상 22 발목관절(족관절) : 발등굽힘 (배굴) 접근미끄럼운동
동영상 23 발목관절(족관절) : 발등굽힘 (배굴)저항구성운동
동영상 24 발목발꿈치관절(거종관절) : 축회전
동영상 25 목뼈(경추) 1/2 척수사이관절(추간관절) : 수동 구성접근 연장법
동영상 26 목뼈(경추) 2/3 척추사이관절(추간관절) : 옆굽힘(측굴) 회전 폄(신전)접근 미끄럼운동법
동영상 27 허리뼈(요추) 2/3 척추사이관절(추간관절) : 아래쪽 미끄럼운동법
동영상 28 허리엉치관절(요천관절) : 앞위 미끄럼운동법(au)
동영상 29 허리엉치관절(요천관절) : 앞위 미끄럼운동법(au) (특별법)
동영상 30 허리엉치관절(요천관절) :` 뒤아래 미끄럼운동법(pd)
동영상 31 제3갈비가로관절(제3늑횡돌기관절) : 아래쪽 미끄럼 운동법
동영상 32 제2복장갈비관절(제2흉늑관절) : 아래쪽 미끄럼운동법

제4장 마이오튜닝(myotuning, MT) 접근 〈동영상 수 31, 합계 14분 33초〉

동영상 1 환자에 의한 책임근육섬유의 확인
동영상 2 선 자세에서의 근육 촉진에 의한 책임근육섬유의 확정
동영상 3 엎드려 누운 자세에서의 근육 촉진에 의한 책임근육섬유의 확정
동영상 4 억제부위를 확정하는 검사
동영상 5 책임근육섬유의 치료
동영상 6 치료효과를 확인하는 검사
동영상 7 근육 촉진에 의한 통증의 검사
동영상 8 억제부위를 확정하는 검사
동영상 9 통증의 치료
동영상 10 치료효과를 확인하는 검사
동영상 11 환자에 의한 책임근육섬유의 확인
동영상 12 근육 촉진에 의한 책임근육섬유의 확정
동영상 13 증상의 개선상태를 평가하고 억제부위를 확정하는 검사
동영상 14 책임근육섬유의 자가-스트레칭
동영상 15 환자에 의한 책임근육섬유의 확인
동영상 16 근육 촉진에 의한 책임근육섬유의 확정
동영상 17 억제부위를 확정하는 검사
동영상 18 책임근육섬유의 수축통증의 치료
동영상 19 책임근육섬유의 자가-스트레칭
동영상 20 환자에 의한 책임근육섬유의 확인과 근육 촉진에 의한 확정
동영상 21 억제부위를 확정하는 검사
동영상 22 책임근육섬유의 치료와 몸 구르기 연습
동영상 23 잔존하여 있는 책임근육섬유의 치료
동영상 24 몸 구르기 연습
동영상 25 재현통증이 일어나는 동작에 의한 책임근의 확인

(계속)

(계속)

동영상 26 근육 촉진에 의한 책임근육 섬유의 확정과 근육 촉진에 의한 확정
동영상 27 억제부위를 확정하고 기본 기법에 의해서 치료
동영상 28 재현통증을 억제한 상태에서의 허리띠 매는 동작연습과 잔존하여 있는 책임근육 섬유의 치료
동영상 29 뇌혈관장애 후유증의 운동마비에 대한 MT 접근의 실제
동영상 30 뇌혈관장애 후유증으로 통증 등의 증상이 일어나는 부전마비의 평가와 치료의 실제
동영상 31 뇌혈관장애 후유증으로 통증 등의 증상이 일어나지 않는 이완성 마비의 평가와 치료의 실제

제5장 촉압각 자극법 〈동영상 수 31, 합계 17분 15초〉

동영상 1 촉압자극 입력을 위한 터치(touching)
동영상 2 어깨관절 굽힘(굴곡)
동영상 3 어깨 벌림(외전)
동영상 4 어깨 폄(신전)
동영상 5 어깨 외측회전
동영상 6 어깨 내측회전
동영상 7 어깨관절 전체방향
동영상 8 팔꿈치관절(주관절) 굽힘(굴곡)
동영상 9 팔꿈치관절(주관절) 폄(신전)
동영상 10 아래팔(전완) 엎침(회내)
동영상 11 아래팔(전완) 뒤침(회외)
동영상 12 엉덩관절(고관절) 굽힘(무릎관절 폄)
동영상 13 엉덩관절 벌림(외전)·굽힘(굴곡)
동영상 14 엉덩관절 굽힘(무릎관절 굽힘)
동영상 15 엉덩관절 폄(신전)
동영상 16 무릎관절 굽힘(굴곡)
동영상 17 무릎관절 폄(신전)
동영상 18 무릎관절 굽힘·폄
동영상 19 발목관절(족관절) 발바닥굽힘(저굴)·발등굽힘(배굴)
동영상 20 손목관절(수근관절) 손등굽힘(배굴)·손바닥굽힘(장굴)
동영상 21 손허리손가락관절(중수지절관절)
동영상 22 근위손가락관절(근위지절관절)
동영상 23 몸통법(체간법) (오른쪽 몸통)을 시행하는 경우의 운동자극
동영상 24 등뼈관절(흉추관절) 굽힘[가슴가장긴근(흉최장근)]
동영상 25 등뼈관절(흉추관절) 폄[배곧은근(복직근)]
동영상 26 위등뼈관절(상흉추관절) 굽힘[등세모근(승모근) 상부섬유]
동영상 27 위등뼈관절(흉추관절) 폄[큰가슴근(대흉근)]
동영상 28 허리뼈관절(요추관절) 굽힘[허리네모근(요방형근)]
동영상 29 아래허리부위 및 볼기부위(둔부) 굽힘[중간볼기근(중둔근)]
동영상 30 머리목부위법(두경부법)의 목 부위
동영상 31 머리목부위법(두경부법)의 머리 부위

제6장 PNF 〈동영상 수 12, 합계 12분 28초〉

동영상 1 보다 좋은 반응을 끌어내기 위한 PNF를 시행할 때의 유의할 점
동영상 2 리듬믹 이니시에이션(rhythmic initiation)
동영상 3 리플리케이션(replication)
동영상 4 개시운동을 위한 반복수축
동영상 5 전체범위에 걸친 운동을 위한 반복수축
동영상 6 강조의 타이밍
동영상 7 조합패턴에 의한 강화
동영상 8 근육수축 양태에 의한 조합운동
동영상 9 주동근·길항근에 의한 왕복운동의 방법(1) slow reversal
동영상 10 주동근·길항근에 의한 왕복운동의 방법(2) rhythmic stabilization
동영상 11 이완기법(relaxation technique)의 방법 (1) contract relax (회전요소만의 구심성 수축의 이용)
동영상 12 이완기법(relaxation technique)의 방법 (2) 유지-이완(등척성 수축의 이용)

제7장 보바스 개념에 의한 치료 〈동영상 수 21 합계 10분 28초〉

동영상 1 전신상
동영상 2 T셔츠의 탈의장면과 팔(상지)
동영상 3 마비쪽 팔의 올림(거상)과 몸통(체간)의 보상운동
동영상 4 마비쪽 손의 기능
동영상 5 마비쪽 몸통의 단축
동영상 6 팔이음뼈(상지대)의 불안정성
동영상 7 도달(reach)운동
동영상 8 가슴부위의 조절의 수복
동영상 9 팔이음뼈(상지대)와 균형의 수복
동영상 10 팔이음뼈의 조절의 준비
동영상 11 팔 전체의 신장
동영상 12 팔 올림위치에서의 팔꿈치의 선택운동
동영상 13 pre-shaping과 아래팔 엎침(회내) · 뒤침(회외)
동영상 14 굽힘근지지띠(굴근지대)에의 근막 이완
동영상 15 손 내재근의 활성
동영상 16 손가락의 벌림(외전) · 폄(신전)운동
동영상 17 등쪽뼈사이근(배측 골간근)의 활성
동영상 18 둘째손가락의 선택운동
동영상 19 도달운동과 파악
동영상 20 손의 이완운동
동영상 21 착의와 마비쪽 팔

제8장 인지운동요법 〈동영상 수 2, 합계 12분 30초〉

동영상 1 관절의 운동방향을 인식하는 과제
동영상 2 신체의 기울기의 크기를 인식하는 과제

제9장 테이핑 〈동영상 수 17, 합계 13분 16초〉

동영상 1 loose shoulder에 대한 테이핑
동영상 2 투구장애 어깨에 대한 테이핑
동영상 3 야구팔꿈치(안쪽형)에 대한 테이핑
동영상 4 야구팔꿈치(뒤쪽형)에 대한 테이핑
동영상 5 테니스엘보우(폄근 지지형)의 테이핑
동영상 6 테니스엘보우(forearm support band형)의 테이핑
동영상 7 뒤넙다리근(hamstrings)의 근육의 끊김에 대한 테이핑
동영상 8 무릎앞십자인대 손상에 대한 테이핑
동영상 9 무릎안쪽곁인대(슬내측측부인대) 손상에 대한 테이핑
동영상 10 무릎넙다리관절(슬개대퇴관절)을 원인으로 한 상해에 대한 테이핑
동영상 11 무릎을 펴는 구조(신전기전)를 기인으로 한 상해에 대한 테이핑
동영상 12 무릎관절 밖의 힘줄을 기인으로 한 상해에 대한 테이핑 [엉덩정강근막띠(장경인대염)]
동영상 13 무릎관절 밖의 힘줄을 기인으로 한 상해에 대한 테이핑 (거위발염)
동영상 14 쉰스플린트(shinsplint)에 대한 테이핑
동영상 15 발목관절(조관절) 가쪽인대(외측인대) 손상에 대한 테이핑
동영상 16 아킬레스힘줄염에 대한 테이핑
동영상 17 편평발에 대한 테이핑

차 례

1 연부조직 가동술
(Soft Tissue Mobilization)

A. 개념 · 치료원리

연부조직에 대한 치료목적은 펴짐의 성질(신전성)의 회복이나 통증의 경감을 통해서 활동상태의 정상화를 도모하는 데에 있다. 연부조직에 대한 치료방법으로서는 근막 이완법 또는 전통적 마사지, 전통적 연부조직 가동술, Kaltenborn과 Evjenth에 의한 Nordic system(메모란을 참조할 것)의 연부조직 가동술(횡단 마사지, 기능적 마사지, 스트레칭) 등이 있다(표 1).

연부조직 가동술은 수동관절가동범위 제한의 끝느낌(end feel)이 연부조직의 신장하는 느낌(soft)에 의한 경우나, 통증에 대한 조직과민이나 연부조직의 긴장항진상태가 되어있는 경우에 대해서 신경계 · 근육계 · 림프계나 순환계에 대한 효과를 만들어낼 목적으로 시행한다. 이것에 의해서 조직의 긴장과 펴짐의 성질(신전성)을 개선하여 그

표 1 연부조직에 대한 치료방법

1. **연부조직 가동술**(soft tissue mobilization) : 도수적 접촉, 압박, 운동을 사용해서 펴지는 성질을 회복시켜 통증을 경감하는 방법 ①전통적 마사지(classical massage), ②결합조직 마사지(connective tissue massage), ③전통적 연부조직 가동술, ④횡단 마사지, ⑤기능적 마사지, ⑥롤핑(rolfing), ⑦지압, ⑧통증유발점(trigger point) 압박 이완법, ⑨연부조직 스트레칭, ⑩근육 스트레칭, ⑪ID 스트레칭 등
2. **근막 이완술**(myofascial release) : 전신을 대상으로 하여 단순한 근막의 신장이 아니라 근막의 비틀림을 이완하고(release), 근육 · 근막의 균형을 조절하여 자세와 기능적인 대칭성을 획득하는 방법
3. **근막 도수교정**(myofascial manipulation) : 근육의 가동성 · 신장성의 개선을 위해 사용되는 도수치료이며 근육 · 근막의 구조 또는 조직학적으로 변화를 주는 것을 목적으로 한 기계적 접근(approach)
4. **스트레인 · 카운터스트레인**(strain-counterstrain) : 자세이완(positional release)이라고도 불리며 수동적으로 가장 통증이 적은 편안한 자세를 취하게 함으로써 부적절한 고유수용기 활동을 감소 또는 억제하고 통증을 경감하는 방법
5. **기타**

메모 : Kaltenborn-Evjenth 개념 (Nordic system)

Nordic system의 뿌리는 오래되었지만, 현재는 관절가동술을 발전시킨 Kaltenborn과 연부조직 가동술을 발전시킨 Evjenth에 의한 Nordic system이 주류이다. 1974년에는 Kaltenborn이나 Maitland 등이 세계물리치료사연맹(World Confederation for Physical Therapy : WCPT)의 하부조직으로서 국제정형도수치료사연맹(International Federation of Orthopedic Manipulative Therapiests : IFOMT)의 창설에 공헌하였고 일본도 준회원으로 되어있다.

후의 치료를 용이하게 한다. 치료대상은 체성기능이상(근골격계 및 이와 연관된 혈관 · 림프 · 신경계의 상호의존적인 구성요소의 기능이상 또는 기능적 변화)에 기인하는 중추 · 말초신경질환, 정형외과질환, 만성통증질환 등 다양한 질환에 대한 증상이나 징후이다.

1 횡단 마사지 (deep transverse friction massage, quermassage)

횡단 마사지(또는 심부 마사지)란 치료하는 깊은 조직(근육, 힘줄, 인대 등)의 섬유 방향을 횡단하는 조직의 국소적 · 특이적인 마찰 마사지이다.[1-4] 이것에 앞서 근막 이완술을 실시하면 더욱 효과적이다.[5]

a. 치료목적 [2-4,6]

① 연부조직의 운동성의 유지
② 섬유의 유착 방지
③ 근육 · 힘줄의 탄력성을 저하시키고 있는 평행하는 섬유 사이의 유착의 박리(**그림 1**)
④ 통증(특히, 근육이 수축할 때에 근육의 부풀어 오름 즉, 단면적의 증가를 저해함으로써 발생하는 수축할 때의 통증)의 경감
⑤ 근육경련(spasm)의 감소 등

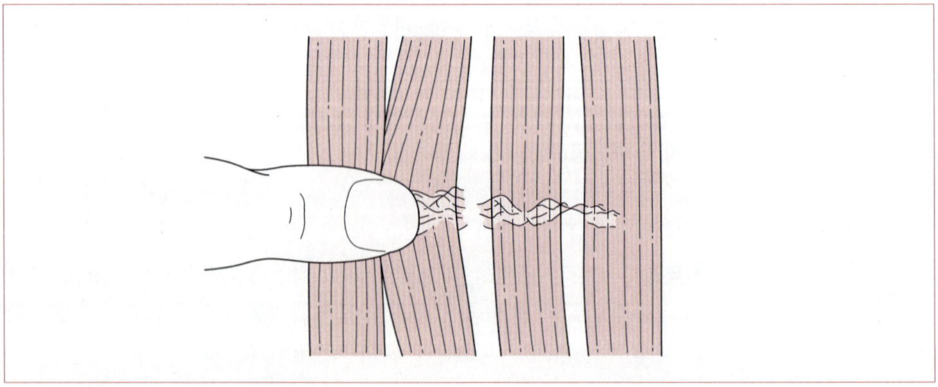

그림 1 섬유 사이의 유착의 박리

b. 치료효과[2-4,6]

① 기능적 배열로 되어있지 않은 섬유를 기계적으로 분리함으로써 가로방향의 교원조직의 형성을 저지
② 해당 조직의 가동성 개선
③ 고유감각수용기에 대한 자극에 의해서 정상적인 운동감각이나 협동성의 회복을 촉진하여 다시 손상하는 위험성을 경감
④ 치료하고 있는 근육과 주위의 근육의 반사성 이완 및 반사성 충혈
⑤ 기계적 수용기에 대한 자극에 의한 통증의 경감 등

2 기능적 마사지 (functional massage)

Evjenth에 의한 기능적 마사지란 관절운동을 수반하면서 치료하는 근육 · 힘줄 · 인대의 섬유방향과 평행으로 조직을 신장하는 페트리사지(petrissage)이다.[1-3,7] 기능적 마사지를 시행하기 위해서는 장애되어 있는 근육을 특정하는 것이 필요하며 나아가서는 장애되어 있는 근육의 힘살(근복)이나 힘줄(건), 뼈와의 부착부위를 특정하여 치료하는 것도 필요하다. 흉터(반흔)나 유착이 있는 경우는 횡단 마사지와 조합시키면 더욱 효과적이다.

a. 치료목적[2,3,6,7]

① 근육의 외상 등에 의한 흉터의 형성이나 유착의 개선
② 근육긴장 항진이나 단축에 의한 활동이 과도한 근육의 이완
③ 통증(특히, 근육이 신장할 때의 통증)의 경감
④ 최적의 혈액순환과 신경 전도의 회복

b. 치료효과[2,3,6,7]

횡단 마사지에서 언급한 효과에 더하여 아래의 치료효과가 있다.

① 해당 조직에 대한 조절된 가동성과 신장성의 개선
② 반복성의 근육의 장축방향으로의 신장자극이 장축방향으로 당기는 것에 강한 교원섬유의 형성을 자극하는 것 등

3 스트레칭 (stretching)

스트레칭(신장운동)이란 "펴지는 성질(신전성)이 저하한 연부조직을 신장하여 유연성을 개선하기 위해 수동적으로 또는 자기가 근육을 잡아 늘이는 운동방법"이다. 유연성을 한정시키는 관절주위 연부조직의 인자와 그 비율은 관절주머니(관절낭) 47%, 근육 · 근막 41%, 힘줄 10%, 피부 2%이며, 스트레칭은 특히, 근육 · 근막의 제한에 효과적이다.[8]

a. 스트레칭의 종류

스트레칭은 수동신장 · 능동억제 · 자가-신장의 세 가지로 대별할 수 있다.

1) 수동신장

수동신장에는 정적인 스트레칭(static stretching)과 탄성 스트레칭(ballistic stretching)이 있다.[8)]

정적인 스트레칭은 신장반사를 유발하지 않도록 천천히 근육을 신장함으로써 정적 근육 장력이 골지힘줄기관(golgi tendon organ)에 의한 Ib억제(자기억제)를 일으켜 근육통증으로 높아져 있는 척수 운동신경포의 흥분성을 저하시키고, 신장에 대한 저항을 감소시킬 목적으로 도수 또는 기계를 사용해서 시행하는 정적인 방법이다. 탄성을 주지 않고 지속적으로 신장하므로 근육에 대한 안정성은 높다.

한편, 라디오체조로 대표되는 것처럼 적절하게 율동적인 탄성을 붙여서 동적으로 근육을 신장하는 탄성 스트레칭은 신체 각 부위를 움직이는 속도와 중량을 활용하는 방법이다. 이것에 의해서 적절한 신장반사를 유발시켜 척수 운동신경세포의 흥분성을 증대시키므로 워밍업에는 효과적이지만, 구축(contracture)이 있어 근육긴장이 항진하고 있는 경우에는 부적절하다.

지나치게 강한 과도한 스트레칭은 통증의 유발이나 근육긴장의 항진에 더하여 조직의 손상을 일으켜 증상의 회복을 지체시키는 일도 있으므로 주의해야 한다.

2) 능동억제

능동억제는 수축성 조직인 근육조직에만 능동 이완을 주는 것이며 정적인 스트레칭 전에 효과적인 이완을 발생시키기 위해 시행한다. 그 방법에는 목적으로 하는 근육을 등척성 수축 후, 이완을 이용한 유지-이완 기법(hold-relax) 또는 구심성 수축 후, 이완을 이용한 수축-이완 기법(contract-relax), 치료목적으로 하는 근육의 길항근의 구심성 수축을 시행시켜 목적근육에 상반억제를 작용시키는 방법(reciprocal relax) 등이 있다.[8)] 다만 이들의 방법은 중증의 근력저하나 경축, 신경근육의 기능장애를 자진 환자에게는 사용이 어렵다.

유지-이완 기법(hold-relax)은 등척성 수축에 의한 근육방추(근방추)의 단축이나 근육힘줄(근건) 이행부의 신장에 의한 Ib억제, 반회억제를 이용한 운동신경세포(motor neuron)의 억제를 통해서 신장 저항의 감소에 효과가 있다. 등척성 수축에 의해서 운동신경세포는 활동하지만, 근육이 단축함으로써 근육방추가 추외섬유와 병렬로 배치되어 있기 때문에 근육방추의 긴장이 이완하여 운동신경의 활동이 휴지한다. 또한 수축 후의 이완에 의해서 근육방추에 대한 원심성 발사활동을 감소시켜 안정할 때의 근육길이의 증가 즉, 어느 정도의 근육의 시장을 허용하게 되지만, 근육의 등척성 수축 후에 새로운 근육 길이가 되려면 약간의 지체가 있기 때문에 잇달아서 등척성 수축을 시작하는 데에는 몇 초의 간격을 두는 것이 중요하다. 그리고 Ib억제의 기전은 극도의 신장이 근육방추보다도 문턱값(역치, threshold)이 높은 골지힘줄기관(건방추)을 흥분시켜 구심성 임펄스가 Ib군 섬유를 지나서 척수에 도달하고, 억제성 사이신경세포(interneuron)를 흥분시켜 해당 근육의 근육활동을 억제하여 이완시키는 것에 의한다(**그림 2**). Ib억제는 근육이 강한 펴짐(신전)을 받아서 상해를 일으키는 것 같은 강한 반사성 수축을 억제하여 근육을 보호하는 작용을 갖고, Ib군 섬유의 활동은 길항근의 운동신경세포에는 촉진 작용을 가진다. 또한 type I섬유를 지배하는 운동신경세포는 type Ⅱ 섬유가 지배하는 운동신경세포보다도 Ib억제를 강하게 받는다.

상반억제(Ia억제)는 유지-이완(hold-relax) 후에 실시(유지 · 이완 · 길항근 구심성 수축기법)하면 근육이완에 더욱 효과적이다.[8)] 상반억제의 기전은 어떤 주동근의 수축이 반사성으로 그 길항근을 억제하여 이완함으로써 주동근의 움직임을 원활하게 하는 것에 있다. 부하(load)에 대해서 주동근이 강하게 수축하면 주동근에 대한 신장반사가 동시에 억제신경세포를 통해서 길항근에 결합하여 길항근에 그만큼 강하게 억제가 일어나며 그 결과 길항근은 이완한다(**그림 2 참조**).[9,10)] 즉, 상반억제는 구축이 있는 근육의 길항근의 구심성 수축을 시킴으로써 목적으로 하는 근육의 이완을 촉진하게 된다. 그리고 구축이 있는 근육의 길항근은 신장위치에 있다는 것과(**그림 3**),[9, 11)] 한정된 가동범위에서의 운동밖에 할 수 없기 때문에 근력이 저하하여 있는 일이 많으므로 길항근

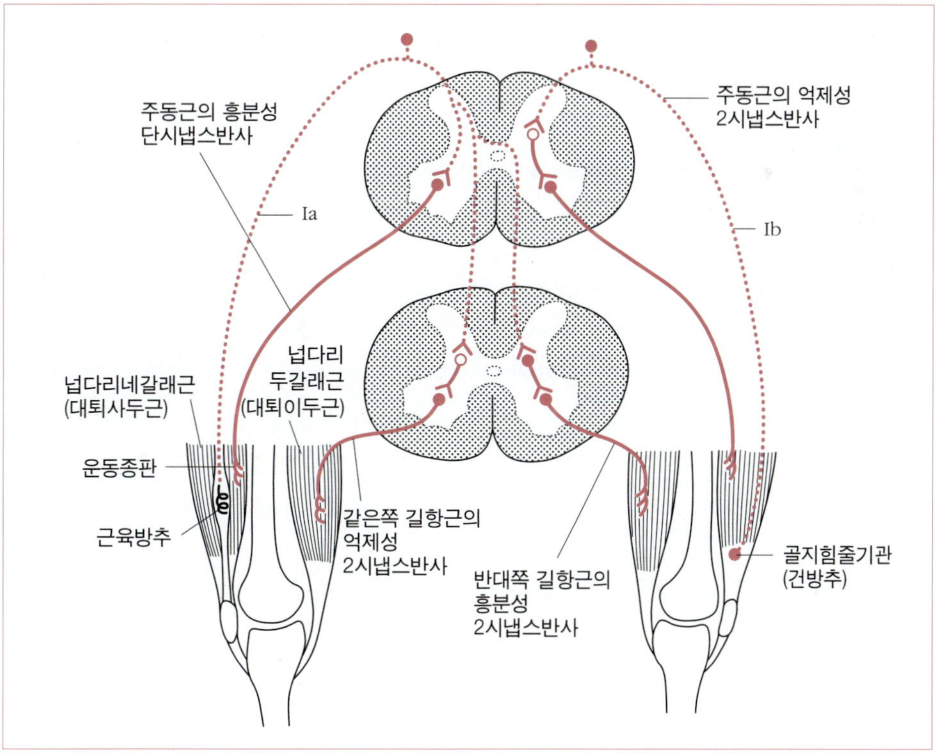

그림 2 **반사회로**
●은 흥분성, ○은 억제성신경세포를 나타낸다.
(Monnier M : Functions of the Nervous Systems, Vol II, Motor and Psychomotor Functions, Elsevier, Amsterdam, 1970)

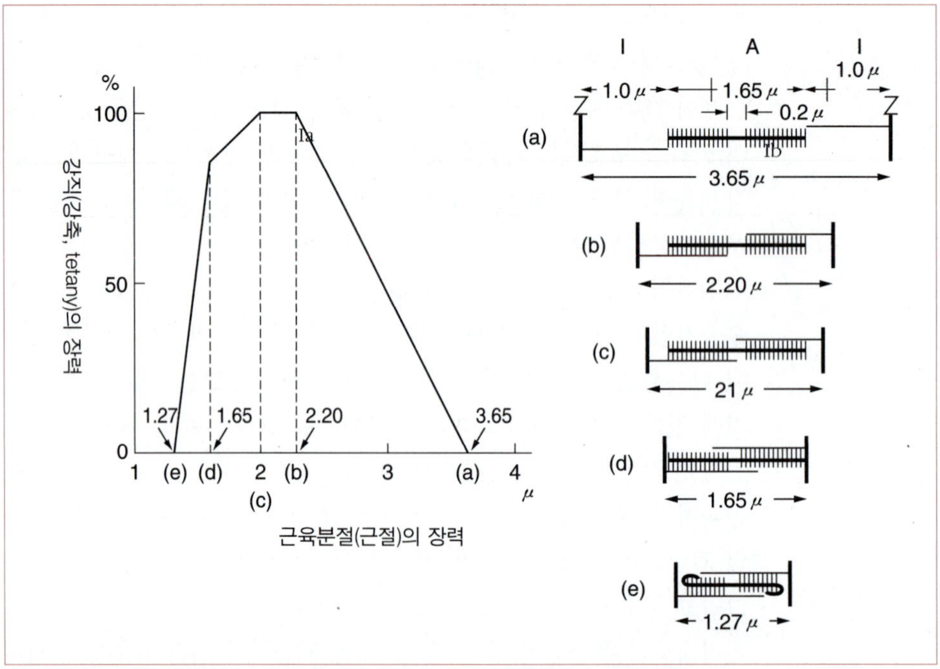

그림 3 **근육분절의 길이 - 장력곡선**
근육 장력은 미오신 필라멘트와 액틴 필라멘트 사이의 가교의 수 즉, 양 필라멘트가 서로 겹치는 부분에 비례한다.
(Gordon AM, Huxley AF, Julian FJ: The variation in isometric tension with sarcomere length in vertebrate muscles fibres. J Physiol 184; 170-192, 1966)

의 근육수축을 촉진하는 점에서도 효과적이다.

3) 자가-신장

자가-신장에는 환자 자신의 근력이나 체중 · 중력 · 기구를 이용하는 자가-신장(self stretching, autostretching)이 있다.[8,12] 자가-신장은 치료효과를 높이거나 치료기간을 단축하기 위해 환자에게 지도하고, 환자 자신의 자기관리 의식의 향상도 목적으로 한다. 다만 지식이 부족한 부적절한 자가-신장은 관절의 동요성이나 과가동성을 야기하여 정상적인 조직까지도 손상시키는 일이 있으므로 주의가 필요하다.

b. 치료목적[8)]

① 물리적으로 단축한 근육을 잡아 늘임으로써 유연성을 증대한다.
② 스트레칭 시행 후에 혈류를 개선하고, 근육의 단단함을 정상화한다.
③ 능동적 및 수동적인 신축성의 회복 등

c. 치료효과

1) 즉시적 효과[8)]

① 혈류의 개선이 ATP합성을 돕는 것에 의한 근육긴장 경감

② 근육온도의 상승
③ 유연성의 향상, 관절가동범위의 개선
④ 근육힘줄 상해의 예방
⑤ 통증유발물질이나 통각 강화물질의 제거를 하여 근육통증을 완화
⑥ 근육긴장의 경감이 상위중추의 과긴장을 경감하고 심신을 이완
⑦ 근육피로 회복의 촉진
⑧ 순환 혈류량의 증가로 부종이 경감
⑨ 퍼포먼스의 향상, 등

2) 계시적 효과[8)]

① 연부조직이 함유하는 메쉬(mesh) 모양의 교원섬유 자체의 스트레스를 시간경과에 따라 점점 줄어드는(낮은 부하 · 장시간 신장) 것에 의한 유연성 향상과 관절가동범위 개선
② 근육피로의 회복
③ 근육힘줄 상해를 예방
④ 퍼포먼스의 향상
⑤ 정교성 · 민첩성의 개선
⑥ 골격근세포의 비대나 증식을 촉진
⑦ 지구력 증대
⑧ 불량자세의 개선, 등

B. 적응과 금기

1 횡단 마사지의 적응과 금기

a. 적 응[2-4,6)]

① 외상 및 이에 잇달아서 일어나는 근육의 과긴장
② 근육, 근육힘줄의 이행부분, 힘줄, 힘줄의 뼈 부착부위, 힘줄집(건초, tendon sheath), 인대 등의 퇴행성 변화

b. 금 기[2-4,6)]

① 치료부위의 세균성 감염증
② 다발성관절염이나 염증성류마티스성 질환
③ 표면을 뻗는 신경의 위
④ 뼈의 지지성에 관계하는 질환

⑤ 악성종양
⑥ 치료 사이에 원인불명의 통증이 심하게 출현하는 경우
⑦ 비협력적인 환자, 등

2 기능적 마사지의 적용과 금기

a. 적응[2,3,6,7]

① 근육의 과잉활동 (근육경련 등)
② 근육섬유의 미세한 단열을 수반한 외상과 그것에 의한 섬유화 및 흉터 형성
③ 근육 · 힘줄 · 뼈 복합체의 변질성 질환
④ 근육긴장에 유래하는 통증과 기능장애, 등

b. 금기[2,3,6,7]

① 혈종을 수반하는 근육의 최근(fresh) 외상
② 연부조직의 석회화
③ 치료부위의 감염증이나 윤활주머니염(활액낭염)
④ 관절의 동요성이나 과가동성
⑤ 경축을 수반하는 중추신경의 이상
⑥ 정신질환 또는 근원성 질환
⑦ 비협력적인 환자, 등

3 정적인 스트레칭의 적용과 금기

a. 적응[8]

① 피부 · 근육 · 결합조직 등의 단축
② 근육의 딱딱함
③ 근력강화운동의 사전운동(약화된 근육을 효과적으로 근력강화하기 전에 신장할 필요가 있다)
④ 운동 전의 워밍업(warming up)(근육온도의 상승, 신경 · 근육계의 협동성 향상, 유연성 확대, 상해예방)
⑤ 간헐적 운동의 휴식 때(격렬한 운동의 반복에 의한 근육이 딱딱해짐의 증가를 억제하여 근육긴장 항진을 예방한다. 근육피로를 예방하여 근력이나 근육지구력을 유지)
⑥ 운동 후의 쿨링다운(cooling down)(근육통증 방지 · 만성적인 근육통증 경감 · 피로의 경감), 등

b. 금기[8)]

① 뼈 조각 등에 의한 관절운동의 제한
② 최근 발생한 골절(fresh fracture) 또는 골절치료에서 유합된 후의 날자가 얼마 안된 시기
③ 염좌(sprain) · 근육단열 · 힘줄단열
④ 혈종이나 조직의 외상을 목격하였을 때
⑤ 관절 안 또는 주위의 급성염증 또는 감염증
⑥ 관절운동 때나 근육 신장 때에 일어나는 예리한 급성시 통증 등
⑦ 주의를 요하는 것 : 상해 후의 근육이나 관절, 관절의 불안정성, 고령자나 장기간 안정하여 병상에 누워 있은 후, 반사성교감신경성이영양증〔RSD 또는 복합성통증증후군(CRPS)〕, 연부조직의 구축이나 단축이 반대로 관절의 안정성이나 기능이나 ADL 등에 기여하고 있는 경우, 골다공증 또는 장기간의 스테로이드 사용 등에 의한 골다공증의 의심, 뇌혈관 장애 등의 중추신경계질환의 급성기 등

C. 평가와 치료 프로그램의 입안

1 평가

체성기능 이상에 대한 평가항목을 표2에 나타냈다. 관절주위의 조직은 수축성 조직(근육 · 힘줄 · 힘줄뼈막 결합부위)과 비수축성 조직〔뼈 · 인대 · 관절주머니(관절낭) · 근막 · 신경 · 경질막(경막) · 신경집(신경초) · 혈관 · 윤활주머니(활액낭)〕으로 대별하여 평가한다.

운동기능의 평가에서는 관절가동범위(ROM)와 같이 기본축과 이동축의 전위를 나타내는 뼈운동학(osteokinematics)의 관점에서부터의 생리학적인 운동과 윤활관절(활막관절)에서의 관절면의 운동을 나타내는 관절운동학(arthrokinematics)의 관점에서부터의 관절의 종속 운동(메모란 참조)을 평가한다. 관절이 정상적인 가동범위를 운동할 수 있기 위해서는 관절주머니가 느슨해지고 관절 안이나 주위조직이 정상적으로 기능할 필요가 있다. 예컨대, 관절놀이(joint play)가 감소한 채로 스트레칭을 실시하면, 관절주머니나 인대에 스트레스가 걸려 통증이 발생하여 목적으로 하는 근육에는 신장을 얻을 수 없고, 관절의 과가동성이나 관절 파괴를 일으켜 장애를 더욱 복잡하게 만들게 된다.[6)]

표 2의 운동기능검사에서는 능동운동검사 · 수동운동검사 · 등척성 저항운동검사를 통해서 수축성 조직과 비수축성 조직의 어느 쪽에 기능이상이 있는가를 평가한다. 필요에 따라서 관절 종속 운동(accessory movement)검사나 특수검사, 신경긴장검사 등의 신경학적 검사, 촉진(palpation) 등에 의해서 한층 더 상세한 평가를 실시한다.

표 2 체성기능 이상에 대한 평가항목

1. 병력 • 통증에 관한 병력 • 현 병력 · 기왕력 • 사회적 배경 · 가족력	5. 특수검사 • 증상유발 · 완화검사 • 인대 스트레스 검사 • 기타의 진단적 검사
2. 관찰 • ADL • 자세 · 형태 · 피부 • 보조기구	6. 신경학적 검사 • 반사와 척수분절근육의 검사 • 감각 · 지각검사 • 신경긴장검사 등
3. 운동기능검사 • 선별검사 • 능동 · 수동운동검사(ROM · end feel · 통증 외) • 등척성 저항운동검사	7. 촉진(palpation) • 피부와 피하조직 • 근육 · 근막 · 힘줄 · 힘줄집 · 인대 • 윤활주머니(활액낭) · 관절 · 뼈 • 신경 · 혈관
4. 관절 종속 운동검사 • 신연(distraction, 이개) · 압박 • 미끄럼운동(활주)	8. 의학적 검사소견 • 영상진단 • 생화학적 검사 · 생검 • 전기진단학적 검사, 등

a. 능동운동검사

능동운동에서는 환자의 협력 하에 생리학적인 구성운동을 시행시키며 가동범위나 근력, 통증, 운동패턴을 평가한다. 이들로부터 수축성 조직의 기능만이 아니라, 관절 안의 비수축성 조직의 기능에 관한 정보도 얻는다.

정상적인 능동운동의 특징은 ① 속도에 관계없이 원활하다, ② 길항근이 적절하게 이완하여 있다, ③ 가동범위가 정상이다, ④ 통증이 없다, ⑤ 근력이 정상이다, ⑥ 수동운동 쪽이 능동운동보다 가동범위가 크다. 한편 비정상적인 능동운동의 특징은 ① 움직임이 원활하지 않다, ② 가동범위 제한이 있다, ③ 운동할 때 불쾌감이 있다, ④ 운동 중에 일정 범위 또는 최종범위에서 통증 출현하다, ⑤ 보상(대상)운동이 일어난다, ⑥ 불안정성 등이 있다. 운동할 때의 전체 가동범위의 일부에만 통증이 출현하는 통증호

메모 : 종속 운동 (accessory movement)

종속 운동 (또는 관절주머니 안 운동)은 관절놀이(joint play)와 구성운동(component motion)으로 대별할 수 있다. 관절놀이는 근육이 완전히 이완한 상태에서의 관절이 느슨해진 위치에서 수동적으로 일어나는 뼈 운동을 수반하지 않는 관절면의 움직임을 말하고, 신연(견인) · 압박 · 미끄럼운동 · 구르기 · 축회전이 있다. 구성운동은 능동운동에 수반하여 일어나는 관절주머니 안 운동을 말하며 미끄럼운동 · 구르기 · 축회전의 조합으로 일어나는 생리학적인 운동을 말한다.

(painful arc)의 평가에 중요하다. 통증호는 보통 운동범위의 중앙에 일어나지만, 때로는 최종범위에서도 일어난다. 원인은 통증에 민감한 조직이 뼈에 충돌하여 일어나고 환자는 통증을 피하기 위해 정상적인 운동의 궤적으로부터 일탈하게 된다.

b. 수동운동검사

수동운동 검사에서는 가동범위의 마지막에 느끼는 저항감(끝느낌, end feel)이나 통증, 관절주머니 패턴(capsular pattern), 근육의 단축 등을 기준치나 좌우의 비교에 의해서 평가한다. 끝느낌이란 운동의 최초의 정지에서부터 마지막의 정지까지의 수동적인 약간의 가동범위에 느껴지는 저항감이다. 정상과 비정상의 끝느낌을 **표 3**에 나타냈다.[1,13-15] 끝느낌을 확인함이 없이, 또는 오진하여 치료를 시행하면 증상을 악화시킬 위험성도 있다. 끝느낌으로부터 관절기능 이상의 원인을 평가하려면 해부학 · 운동학적 지식과 많은 경험이 필요하다.

관절주머니 패턴(**표 4**)이란 관절염이나 윤활막 · 관절주머니 · 인대 등의 염증이나 손상이 원인으로 관절가동범위 제한을 초래한 경우에서의 각 관절 특유의 제한이 일어나는 방법이다.[1,13,14,16] 외상성관절염이나 감염성관절염, 급성의 관절류마티스, 통풍 등에 수반해서 관절 침식이나 윤활막염이 발생하면 관절주머니는 과잉의 관절주머니 안의 액체에 의해서 팽창하여 관절은 과잉의 관절주머니 안의 액체를 최대한 함유할 수 있는 것 같은 자세로 고정된다. 관절주머니의 신장에 의해서 통증이 유발되어 그 이상의 침습으로부터 관절주머니를 지키기 위해 근육경련(spasm)이 일어나 움직임을 억제하고 관절주머니 패턴의 제한을 나타낸다. 또한 만성의 경증의 관절주머니염이나 관절의 고정, 급성의 관절주머니염의 완화기(관해기)에는 상대적인 관절주머니의 섬유증을 발생시키고, 이러한 상태는 관절주머니 안의 무코다딩류에 비하여 콜라겐의 양을 상대적으로 증가시키거나 콜라겐 구조를 변화시키게 된다. 이 경우도 관절주머니의 전체적인 펴지는 성질(신전성)의 감소가 관절주머니 패턴의 제한을 일으키게 된다.

예컨대, 팔꿈치관절(주관절)의 관절주머니 패턴은 폄(신전)보다 굽힘(굴곡)제한 쪽이 크다. 보통 팔꿈치관절의 수동 관절가동범위는 정상에서는 폄(신전) 5° ~굽힘(굴곡) 145° 이다. 관절주머니 장애가 중등도인 경우, 환자는 굽힘 종료위치 15° 와 폄 종료위치 5° 의 가동범위가 적어져 팔꿈치관절의 수동 관절가동범위는 폄 0° ~굽힘 130° 가 된다. 관절주머니의 장애가 가장 중증인 경우는 굽힘 종료위치 30° 와 폄 종료위치 10° 의 가동범위가 적어져 팔꿈치관절의 수동 관절가동범위는 폄 -5° ~굽힘 115° 정도가 된다.

관절주머니 패턴을 따라가지 않는 수동운동의 제한은 비관절주머니 패턴(non-capsular pattern)이라 불린다. 일반적으로 비관절주머니 패턴은 관절주머니 이외의 구조의 병적 상태에 의해서 일어난다. 비관절주머니 패턴을 일으키는 병적 상태의 전형적인 예로서는 관절주머니 일부의 유착이나 관절 안 장애(예 : 관절내장, 관절 안 유리체), 관절 밖 장애〔예 : 인대의 단축 · 유착, 근육의 염좌(strain)(메모란 참조), 근육의 단축, 윤활주

표 3 끝느낌(end feel)[1,13-15]

끝느낌의 종류	상태	특 징
Soft : 연부조직의 접근 (soft tissue approximation)	정상	나긋나긋한 압박감 → 무릎관절 굽힘(넙다리와 종아리 뒷면 조직 사이의 접촉)
	비정상	과도한 근육비대에 의한 관절가동범위 제한
Soft : 근육의 끝느낌 (muscular end feel)	정상	고무와 같은 탄력감이 있는 정지감 → SLR(뒤넙다리근의 수동적인 탄성이 있는 긴장)
	비정상	근육긴장의 항진이나 단축근육에 의한 탄성의 증대(more elastic)
Firm : 관절주머니의 끝느낌 (capsular end feel)	정상	관절주머니나 인대에 의한 가죽과 같은 딱딱한 정지감 관절주머니의 신장 → 손허리손가락관절(중수지절관절)의 폄(관절주머니 앞부분에서의 긴장) 인대의 신장 → 아래팔 뒤침(전완 회외)[아래노자관절(하요척관절)의 손바닥쪽 노자인대(장측요척인대) 등의 긴장]
	비정상	단축한 관절주머니나 인대에 의한 정상적인 정지 전에 일어나는 감각[미성숙(premature)] 관절주머니 패턴 : 관절증으로 일어나는 것 같은 관절주머니의 염증에 비례한 운동제한 비관절주머니 패턴 : 관절주머니의 유착이나 관절 안 장애, 관절 밖 장애에 의해서 어떤 운동 면에 제한을 초래한다.
Hard : 골성 끝느낌 [bony end feel(bone-to-bone)]	정상	뼈와 뼈와의 접촉이며 탄력이 결여된 딱딱한 느낌이고 무통성이다. → 팔꿈치관절의 폄[자뼈 팔꿈치머리(척골주두)와 위팔뼈 팔꿈치오목(상완골 주두와)의 접촉]
	비정상	골성의 삐걱거림 또는 골성의 제동 → 변형성관절증이나 골절 치료 후의 뼈의 비대 · 관절 안 유리체의 영향
탄성의 감소 (less elastic)	비정상	흉터조직이나 단축한 결합조직에 의한 탄성의 감소
근육경련 (muscle-spasm end feel)	비정상	운동에 의해서 갑자기 야기되는 딱딱한 경련 끝느낌 → 근육군이 즉시 운동정지를 하는 것처럼 반사적으로 딱딱해지는 느낌이고 통증을 수반한다. 관절주머니의 제한도 있는 경우는 어느 정도의 윤활막의 염증이 있다는 것도 시사한다. 급성기의 손상에서는 조기에 정지감이 있고, 불안정성이나 통증이 원인인 경우는 지체하여 정지감을 느낀다.
늪 모양 (boggy end feel)	비정상	매우 부드럽고 약한 정지감 → 관절주머니 안 종창에 의한 제한이며 보통의 가동범위, 또는 그 이전에 발생하고 관절주머니 패턴의 제한을 수반하는 일이 많다.
탄력성 차단 [springy block(internal derangement end feel)]	비정상	반달모양 판 손상 등으로 발생하는 되튐(반동) → 예상 밖의 부위에서 일어나며 조직 신장과 유사한 느낌이고, 반달모양 판이 있는 관절에서 일어나기 쉽다.
무저항감, 공허감허성 (empty end feel)	비정상	관절 밖의 원인에 의한 통증에 의해서 물리적인 정지를 얻기 전에 무저항으로 운동이 방해되는 상태 → 진성 끝느낌은 아니다. 급성관절염 이외에 심리적 요인도 영향을 주는 일이 있다. 또한 급성기의 인대 완전단열 때에 명백하게 해부학적 제한을 초월하는 경우도 있다.
연장(extended)	비정상	동요성에 의해서 정상적인 정지 후에 일어나는 연장

표 4 일반적인 관절주머니 패턴[1, 13, 14, 16)]

관 절	운동제한(제한이 일어나기 쉬운 순서부터 나타낸다)
턱관절(악관절)	양쪽 제한에 의함 : 가쪽(외측) 이동 > 입을 벌림 · 돌출 한쪽 제한에 의함 : 반대쪽 이동
고리뒤통수관절(환추후두관절)	폄(신전)과 옆굽힘(측굴)이 같게 제한
목뼈(경추) (제2～제7 목뼈)	양쪽 제한에 의함 : 폄(신전) > 옆굽힘(측굴) 한쪽 제한에 의함 : 반대쪽 가쪽굽힘 · 같은 쪽 회전
어깨뼈위팔관절(견갑상완관절)	외측회전 > 벌림(외전)(내측회전 · 굽힘은 약간)
봉우리빗장관절(견쇄관절)	과도한 가동범위 또는 수평모음(수평내전)과 같이 CPP에서의 통증
복장빗장관절(흉쇄관절)	과도한 가동범위에서 통증
위팔자관절(상완척골관절)	굽힘(굴곡) > 폄(신전)
위팔노관절(상완요골관절)	굽힘(굴곡) · 폄(신전) > 뒤침(회외) · 엎침(회내)
위노자관절(상요골척골관절)	뒤침(회외) > 엎침(회내)
아래노자관절(하요골척골관절)	제한은 적으나 과도한 엎침 · 뒤침에서 통증
노손목관절(요골수근관절)	손바닥굽힘(장굴) · 손등굽힘(배굴)
큰마름뼈와 손허리뼈의 관절(대능형골과 중수골의 관절)	벌림(외전) · 폄(신전)
손허리손가락관절(중수지절관절)	굽힘(굴곡) > 폄(신전)
손가락뼈사이관절(지절간관절)	폄(신전) > 굽힘(굴곡)
등뼈(흉추)	옆굽힘(측굴) · 회전 > 폄(신전)
허리뼈(요추)	옆굽힘(측굴) · 회전 > 굽힘(굴곡) · 폄(신전)
엉치엉덩관절 · 두덩결합 · 엉치꼬리뼈 연결(천골장골관절 · 치골결합 · 천골미골 연결)	관절에 스트레스가 걸리면 통증
엉덩관절(고관절)	내측회전 · 벌림(외전) > 굽힘(굴곡) > 폄(신전) (또는 굽힘 · 벌림 · 내측회전 > 폄)
무릎관절(슬관절)	굽힘(굴곡) > 폄(신전)
정강종아리관절(경비관절)	관절에 스트레스가 걸리면 통증
발목관절(거퇴관절)	발바닥굽힘(저굴) ≥ 발등굽힘(배굴)
목말밑관절(거골하관절)	안쪽젖힘(내번)
가로발목관절(횡족근관절)	엎침(회내)(또는 발등굽힘 · 발바닥굽힘 · 모음 · 내측회전)
제1발허리발가락관절(제1중족지절관절)	폄(신전) > 굽힘(굴곡)
제2～제5발허리발가락관절(제2～제5중족지절관절)	변동. 최종적으로는 발가락뼈사이관절 굽힘 위치에서 발허리발가락관절의 폄에서 고정되는 경향이 있다.
발가락뼈사이관절(지절간관절)	굽힘(굴곡) > 폄(신전)

머니염, 힘줄염, 힘줄의 손상]가 있다.

비관절주머니 패턴은 관절운동의 하나 내지 두 방향을 제한하는 것에 지나지 않지만 관절주머니 패턴은 관절운동의 모두 또는 대부분의 방향의 움직임을 제한한다. 예컨대, 위팔두갈래근(상완이두근)의 염좌(strain)는 수동적인 팔꿈치관절 폄(신전)의 최종 위치에서 통증과 제한을 일으키지만, 수동적인 팔꿈치관절 굽힘(굴곡)은 제한되지 않는다.

이들의 결과 관절기능 이상의 원인이 연부조직의 신장감(soft)에 의한 끝느낌의 경우나 근육 · 힘줄에 의한 비관절주머니 패턴의 경우에는 연부조직의 가동술(mobilization)이 치료적응이 된다.

메모 : 염좌(strain)

염좌는 부수된 신경근육의 신장반사를 수반하는 근육 · 힘줄 · 인대 · 근막의 과신전에서 연부조직의 과용 때문에 일어난다. 특히, 근육힘줄 단위의 분리의 정도를 나타내기 위해 사용되는 용어이다. 염좌(sprain)는 관절주머니나 인대, 힘줄, 근육의 연부조직에의 과도한 스트레스, 신장 또는 단열을 의미하며 특히, 인대의 손상 정도를 나타내는 용어이다.

c. 등척성 저항운동검사

이 검사에서는 수축성 조직에 스트레스를 가하기 위해 환자에게 수의적인 강한 등척성 수축을 시행시킨다. 검사는 비수축성 조직에 걸리는 스트레스를 최소로 하기 위해 관절의 안정자세(resting position)에서 시행하고, 근육힘줄에 기인하는 통증과 근력을 평가한다. 안정자세란 관절의 접촉면이 작고 주위조직이 가장 이완된 느슨한 자세(loose-packed position)를 말한다.[14] 한편 관절면이 넓게 접하여 인대나 관절주머니가 긴장하여 있는 상태를 야무진 자세(close-packed position : CPP)라 한다. 관절의 안정자세와 야무진 자세는 각 관절에서 다르다(표 5).[14,16]

등척성 저항운동검사의 결과 "강한 힘 + 통증"이라면 작은 근육힘줄의 수축성 조직의 손상, "약한 힘 + 무통"이라면, 신경압박이나 신경손상 또는 단열의 오래된 사례. "약한 힘 + 통증"이라면, 큰 근육힘줄의 수축성 조직의 손상이나 신경계의 중증의 병변을 의심한다.[13] 또한 항상 통증이 있는 경우는 급성증상 또는 심리적인 원인을 시사한다.

2 치료 프로그램의 입안

관절기능 이상으로 낮은 가동성이나 통증이 있는 경우에 그 원인이 관절운동에 관여하는 조직(근육 · 윤활주머니 · 힘줄 부착부위 · 신경 · 뼈막 등)이라면, 연부조직 가동술을 사용하며 관절을 구성하는 조직(뼈 · 관절주머니 · 인대)인 경우는 관절가동술 또는 관절 도수교정(manipulation)을 사용하며 관절 구조나 관절주위 구조에 대한 접

표 5 안정자세(느슨한 자세)와 야무진 자세[14,16]

관절	안정자세	야무진 자세
척추사이관절(추간관절)	굽힘 - 폄 중간위치	폄 위치(신전위치)
턱관절(악관절)	약간 입을 벌린 위치 아래턱의 치아가 위턱에 접촉하지 않을 정도	이를 악문 위치
어깨뼈위팔관절(견갑상완관절)	55° 벌림(외전), 30° 수평모음(수평내전)위치	수평벌림(수평외전), 외측회전위치
봉우리빗장관절(견쇄관절)	정상적인 생리학적인 자세에서 팔을 몸쪽으로 쉬게 한 자세	어깨관절(견관절)의 올림(거상) 또는 수평모음에서 어깨뼈(견갑골)와 빗장뼈(쇄골)의 각도가 가장 좁은 자세, 또는 90° 벌림 위치
복장빗장관절(흉쇄관절)	정상적인 생리학적인 자세에서 팔을 몸쪽으로 쉬게 한 자세	어깨를 최대로 올리고 빗장뼈를 완전 회전시킨 자세
위팔자관절(상완척골관절)	70° 굽힘 10° 뒤침(회외)위치	폄(신전) 위치
위팔노관절(상완요골관절)	완전 폄(신전), 완전 뒤침(회외)위치	90° 굽힘, 약간 엎침(회내) 위치 [또는 5° 뒤침(회외)위치]
위노자관절(상요골척골관절)	70° 굽힘, 35° 뒤침(회외)위치	5° 뒤침(회외)위치
아래노자관절(하요골척골관절)	10° 뒤침(회외)위치	5° 뒤침(회외)위치
노손목관절(요골수근관절)	중간위치에 가까운 손바닥굽힘(장굴), 약간 자쪽굽힘(척굴)위치	손등굽힘(배굴), 노쪽굽힘(요굴) 위치
제1손목손허리관절(제1수근중수관절)	벌림-모음과 굽힘-폄의 중간 위치	완전 대립위치
제1손허리손가락관절(제1중수지절관절	약간 굽힘 위치	완전 폄 위치
제2~제5손허리손가락관절(제2~제5중수지절관절	약간 굽힘 위치, 자쪽굽힘 위치	완전 굽힘 위치
손가락뼈사이관절(지절간관절)	약간 굽힘 위치	완전 폄 위치
엉덩관절(고관절)	30° 굽힘, 30° 벌림 약간 외측회전위치	벌림과 폄을 수반하는 내측회전 위치
무릎관절(슬관절)	25° 굽힘 위치	정강뼈(경골) 외측회전을 수반하는 완전 폄 위치
발목관절(거퇴관절)	10° 발바닥굽힘(저굴), 안쪽젖힘・바깥젖힘(내번・외반) 중간위치	완전 발등굽힘 위치
목말밑관절(거골하관절)	발바닥굽힘・발등굽힘 중간위치에서의 안쪽・바깥젖힘 중간위치	안쪽젖힘(내번) 위치
가로발목관절(횡족근관절)	엎침・뒤침(회내・회외) 중간위치	세로아치를 감소시키는 뒤침 위치
발목발허리관절(족근중족관절)	엎침・뒤침(회내・회외) 중간위치	뒤침 위치
발허리발가락관절(중족지절관절)	발허리발가락관절 10° 폄 위치	완전 폄 위치
발가락뼈사이관절(지절간관절)	약간 굽힘 위치	완전 폄 위치

표 6 가동술(mobilization)을 중심으로 한 치료의 일반적 수단

1. 증상의 경감 (특히, 통증)
   - a. 안정 · 고정
     - ① 침대 안정
     - ② 코르셋, 부목(splint), 석고붕대, 테이핑 등
   - b. 물리요법
   - c. 통증의 경감을 목적으로 한 관절가동술
     - ① 견인의 반복
     - ② 진동
   - d. 기타

2. 가동성의 개선
   - a. 연부조직 가동술
     - ① 수동적인 연부조직 가동술
       전통적 마사지, 횡단 마사지, 기능적 마사지
     - ② 능동적인 연부조직 가동술
       유지-이완 기법(hold-relax), 구심성 수축-이완 기법(contract-relax), 상반억제, 스트레칭
   - b. 관절가동술
     - ① 관절의 이완(relaxation)
       다양한 방향으로의 준비적 가동술
     - ② 관절의 스트레칭
       - 안정자세(느슨한 자세)에서의 가동술
       - 안정사세 이외에서의 가동술
     - ③ 관절 도수교정(manipulation)
       빠르고 작은 직선적인 밀치기(thrust)
   - c. 신경 가동술
     경질막(경막) · 신경뿌리(신경근) · 말초신경의 가동성 개선
   - d. 특별한 운동(exercise)
     연부조직의 길이와 가동성, 관절의 가동성의 유지 또는 개선

3. 움직임의 제한
   - a. 장구 등에 의한 지지
   - b. 안정성 운동(stability exercise)
   - c. 인접하는 관절의 움직임의 개선

4. 인식 · 지도 · 훈련
   - a. 기능이나 보상(대상)동작을 개선하고 재발을 방지하기 위한 운동(exercise)과 훈련
   - b. 인간공학적 견지에서 지도, 자가-관리, 운동치료, 자가-가동술, 자가-안정화, 자가-신장, 요통교실 등

(Kaltenborn FM: The Spine, 2nd ed, Olaf Norlis Bokhandel, Minneapolis, p 1-87, 1993에서 일부 변경)

근에 의해서도 해결할 수 없는 신경계의 문제의 경우에는 신경 가동술 등을 사용한다(표 6).[17)]

그러나 이들의 소견은 반드시 따로따로 있는 것이 아니라 관절가동범위 제한이 있기 때문에 연부조직에 단축이 일어나거나, 그 반대이기도 하다. 현저하게 관절주위의 조직과 근육의 양자가 제한되어 있을 때에는 연부조직 가동술과 관절가동술을 번갈아 시행하는 경우도 있다. 치료를 생각할 때에는 연부조직에 대한 평가만이 아니라, 관절이나 신경계도 포함한 종합적인 평가로부터 원인을 밝히고 치료의 선택에서도 연부조직과 관절을 따로따로 생각하는 것이 아니라, 양자로부터 관절기능 이상을 볼 필요가 있다.

평가의 결과 연부조직에 대한 접근이 적응이 되면, 전통적인 연부조직 가동술 · 횡단마사지 · 기능적 마사지 등의 수동적인 연부조직 가동술과 유지-이완 기법(hold-relax) · 상반억제 · 정적인 신장 등의 능동적인 연부조직 가동술을 증상에 따라서 조합하여 치료한다.

반대로 관절기능 이상의 원인이 낮은 가동성이 아니라, 과도한 가동성 또는 불안정성인 경우는 안정성 운동(exercise)이나 근력 훈련 또는 어떠한 수단(장구 · 테이핑)으로 운동을 제한하는 방법이 필요하다. 관절기능 이상은 어떠한 경우에도 해부학적 · 구조적인 이상에 의해서 발병한다. 따라서 평가와 치료를 시행할 때에는 해부학 · 생리학 · 운동학이나 촉진(palpation)의 지식 · 기술이 중요하다.

D. 기본 도수치료

연부조직 가동술의 일반적인 치료순서는 ① 횡단 마사지, ② 기능적 마사지, ③ 유지-이완 기법, ④ 길항근 구심성 수축에 의한 상반억제, ⑤ 정적인 신장, ⑥ 길항근의 최대 수의수축, ⑦ 자가-신장이다. ①과 ②는 환자를 이완시킬 수 있는 자세로 하고 치료사도 편안하게 치료할 수 있는 자세를 취하여 실시한다. 또한 ①~⑥은 최저 주 3회, 2주일간 실시하고 ⑦은 가정 프로그램(home program)으로서 그 후에도 계속시킨다.

또한 ①과 ②에 앞서 근막 이완을 실시하거나 특히, 딱딱한 부분에 대해서는 J-stroking이나 vertical stroking, strumming 등의 전통적인 연부조직 가동술을 시행하는 것도 효과적이다.[5)]

이하의 기본 도수치료에서는 전통적인 연부조직 가동술 · Kaltenborn과 Evjenth에 의한 Nordic system의 연부조직 가동술 · 길항근 구심성 수축에 의한 상반억제 등을 뒤넙다리근(hamstrings)과 가시아래근(극하근)을 예로 들어 설명한다.

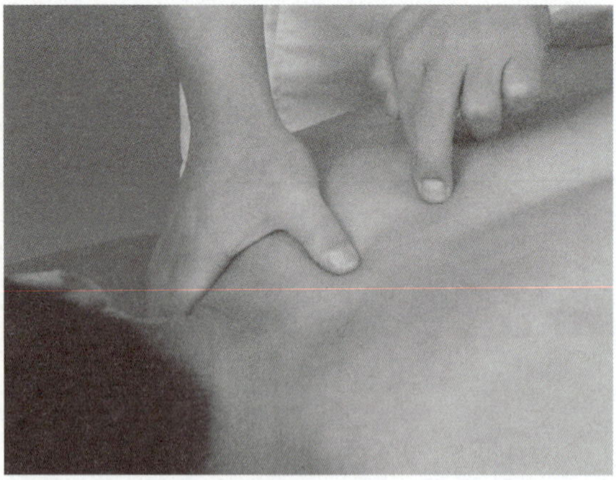

그림 4 J-stroking Click 1-1

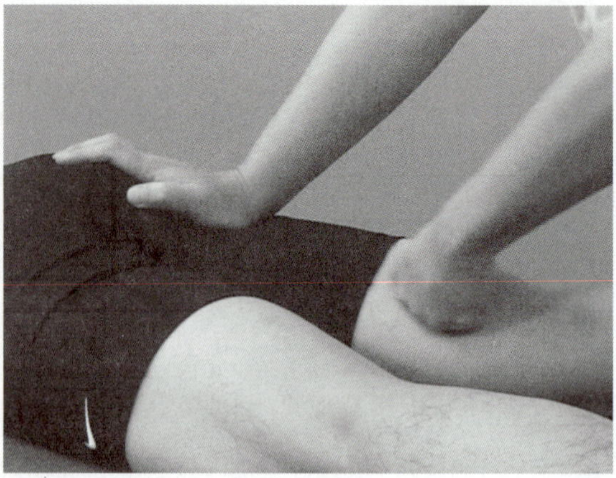

그림 5 vertical stroking Click 1-2

1 전통적 연부조직 가동술

a. J-stroking

피부를 다양한 방향으로 손가락 끝마디 안쪽부분으로 당겨서 견고하게 제한이 있는 방향을 찾아낸다. 한쪽의 손으로 제한이 없는 방향을 고정해두고, 다른 쪽 손의 두 번째 손가락~세 번째 손가락 끝마디 안쪽부분으로 제한이 있는 방향을 향해서 깊게 압력을 가하면서 "／" 또는 "＼"의 형태가 되도록 피부를 신장하면서 손가락 끝마디 안쪽부분을 미끄러지게 한다(**그림 4**, Click 1-1).

b. Vertical stroking

팔다리(사지) 장축 또는 근육군이 뻗는 방향을 따라서 얕은 근막을 신장하기 위해 사용한다. 한쪽의 손으로 근위부분을 고정해두고, 다른 쪽의 팔꿈치 또는 주먹으로 원위방향으로 깊게 압력을 가하면서 신장한다(**그림 5**, Click 1-2).

c. Strumming

손허리손가락(MP)관절(중수지절관절)을 90°로 굽히고, 근위손가락사이(PIP)관절(근위지절간관절)과 원위손가락사이(DIP)관절(원위지절간관절)은 폄(신전) 위치에서 손가락 끝을 힘살(근복)에 대해서 수직으로 세운다. 근육에 깊은 압력을 가한 채로 기타(guitar)를 치는 것처럼 진동감각이 우수한 MP관절을 굽힘 · 폄을 하고, 근육의 긴장띠를 직각으로 가로지르도록 힘살을 가로방향으로 넘는 것처럼 움직인다(**그림 6**, Click 1-3).

2 횡단 마사지

큰 치료부위에는 엄지손가락 또는 엄지두덩(무지구), 둘째 · 셋째손가락, 둘째~넷째

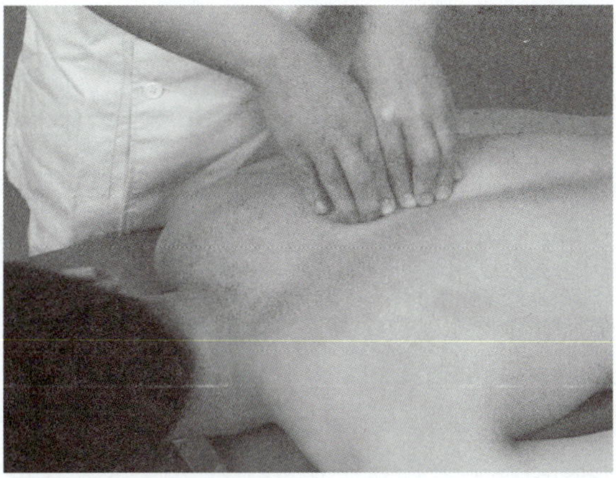

그림 6 strumming Click 1-3

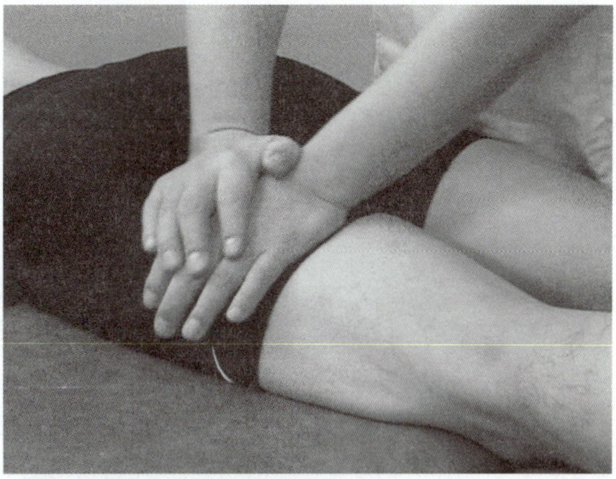

그림 7 횡단 마사지 (1) : 뒤넙다리근 이는곳(기시부) Click 1-4

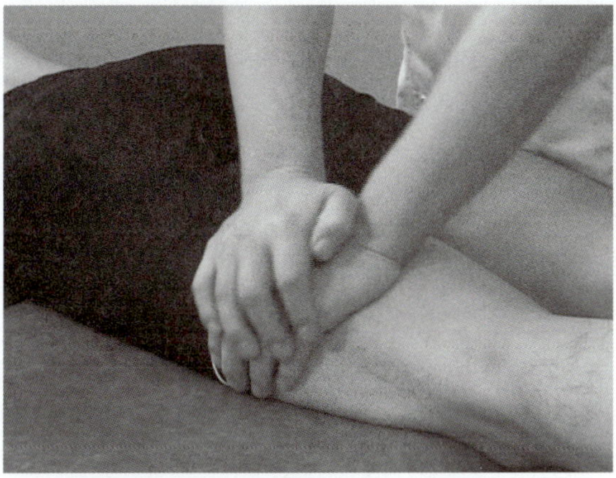

그림 8 횡단 마사지 (2) : 가쪽 뒤넙다리근 힘살부위(근복부) Click 1-5

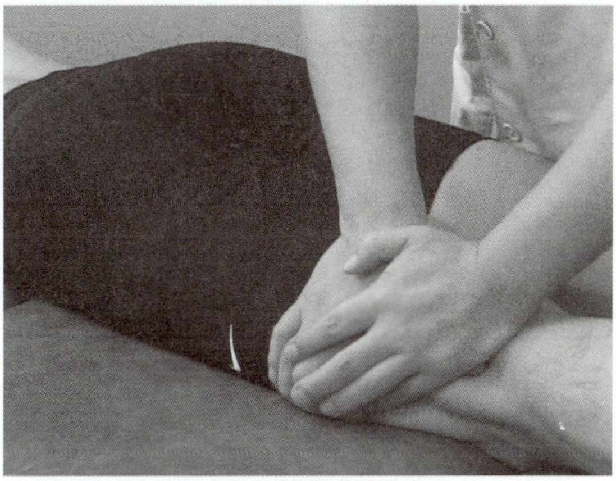

그림 9 횡단 마사지 (3) : 가쪽 뒤넙다리근 닿는곳(정지부) Click 1-6

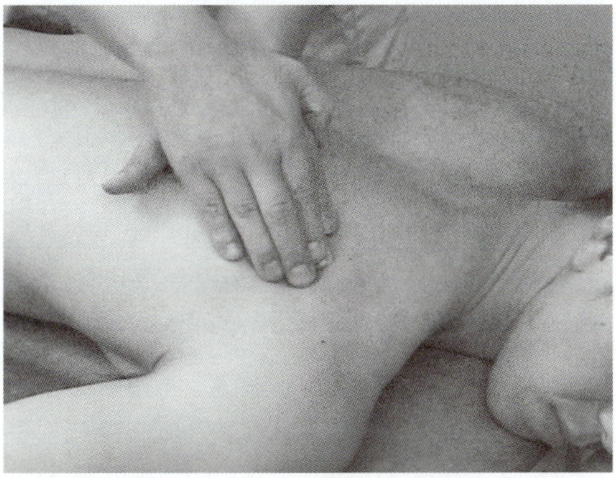

그림 10 횡단 마사지 (4) : 가시아래근 힘살부위 (극하근 근복부) Click 1-7

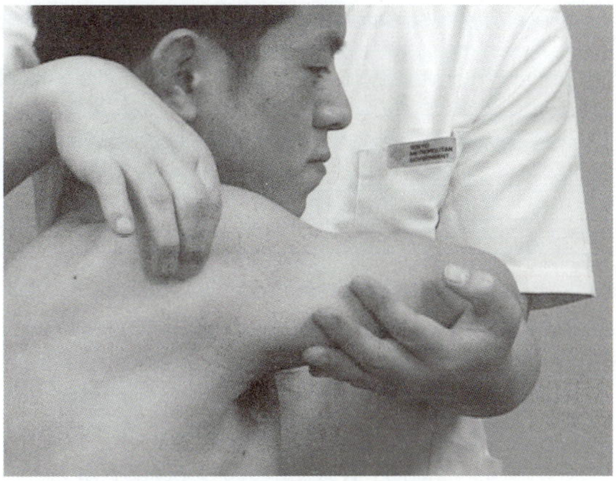

그림 11 횡단 마사지 (5) : 가시아래근힘줄 (극하근건) Click 1-8

손가락, 손바닥을 피부에 접촉시키고 그 위에 다른 쪽의 손을 포갠다(**그림** 7~10, Click 1-4~1-7). 작은 치료부위에 대해서는 둘째손가락의 위에 같은 쪽의 셋째손가락을 포갠다(**그림** 11, Click 1-8). 그리고 등세모근(승모근) 상부섬유와 같이 엄지손가락과 다른 4개의 손가락을 대립위치로 하여 조직을 사이에 끼우는 것처럼 하여 시행하는 방법도 있다.

가로지르는(횡단하는) 방향으로 움직일 때는 접촉한 손가락을 움직이는 것이 아니라 위쪽에 있는 손가락 또는 손바닥을 사용해서 근육 · 힘줄섬유를 가로지르도록 압력을 가한 다음에 밀고(또는 당기고), 되돌려서 다시 압력을 가하여 미는(또는 당기는) 동작을 반복한다(**그림** 7~11, Click 1-4~1-8). 큰 범위를 움직일 필요는 없으며, 압박한 근육섬유를 아래의 손으로 느끼면서 작은 범위에서 밀도록(또는 당기도록) 한다. 피부가 땅기지 않도록 늘어지게 한 다음 피부와 피하를 함께 움직여간다. 근육은 가능한 한 이완한 상태에서 시행하고(**그림** 7~10, Click 1-4~1-7) 힘줄 · 인대 등은 약간 긴장시킨 상태에서 시행한다(**그림** 11, Click 1-8). 또한 치료사가 서는 위치에도 주의한다. 예컨대, 가쪽뒤넙다리근의 경우는 치료사는 엎드려 누운 자세(복와위)로 되어있는 환자의 치료쪽의 반대쪽에 서고, 안쪽뒤넙다리근의 경우는 환부 쪽과 같은 쪽에 선다.

처음에는 약한 압력으로 통증에 견딜 수 있는 정도의 압력부터 시작하여 천천히 리듬감있게 시행하며 통증이 경감됨에 따라서 압력을 올려 딱딱함에 변화가 나타날 때까지 3분 정도 치료한다. 필요에 따라서는 통증이 경감할 때까지 시행한다.

3 기능적 마사지

치료사가 접촉하고 있는 손은 근육을 이완시킨 위치에서 근육섬유가 뻗는 방향과 평행으로 근육의 이는곳(기시부)의 방향으로 압박을 가하고, 다른 쪽의 손으로 동시에 근육이 신장되는 방향으로 관절을 움직인다(**그림** 12~14, Click 1-9~1-11). 압박은 손바닥 전체 · 엄지두덩(무지구) · 새끼두덩(소지구)으로 가하거나 잡는 등을 하여 시행한다. 압력을 가하는 손은 피부에 접촉하였을 때 피부를 약간 원위쪽으로 위치이동하면서 근육을 압박하지만, 뼈 조직을 향해서 강하게 압박하거나 근육의 가동성을 저지할 만큼 압박해서는 안된다.

이 도수치료에는 타이밍이 중요하다. ① 치료를 시행하는 근육의 닿는곳(정지부)과 이는곳(기시부)을 접근시키고 ② 압력을 가하고 ③ 종료자세까지 관절을 근육섬유와 평행으로 움직이고 ④ 압력을 제거하고 ⑤ 시작자세로 되돌린다. 압력은 통증을 주지 않는 범위에서 확고하게 가하고, 관절을 움직이고 있는 동안은 신장에 의해서 움직이는 방향과는 반대방향으로 압박을 가한 채로 압박한 손을 움직이지 않도록 멈춰둔다.

시작자세에서부터 다음의 시작자세까지를 1~2초 동안에 천천히 율동적으로 압박하는 부분을 근위에서부터 원위로 진행시키면서 근육이 이완할 때까지 2~3분 동안 이것을 반복한다. 통증이 있는 부분이나 단단함이 있는 부분, 가동성이 제한되어 있는 조직

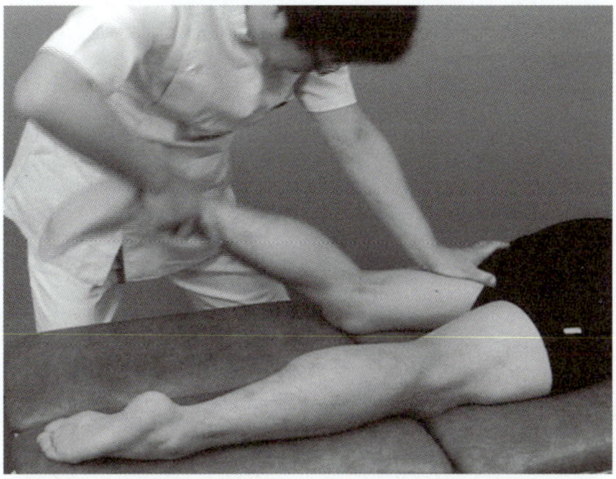

그림 12 기능적 마사지 (1) : 뒤넙다리근(hamstrings) 전체 Click 1-9

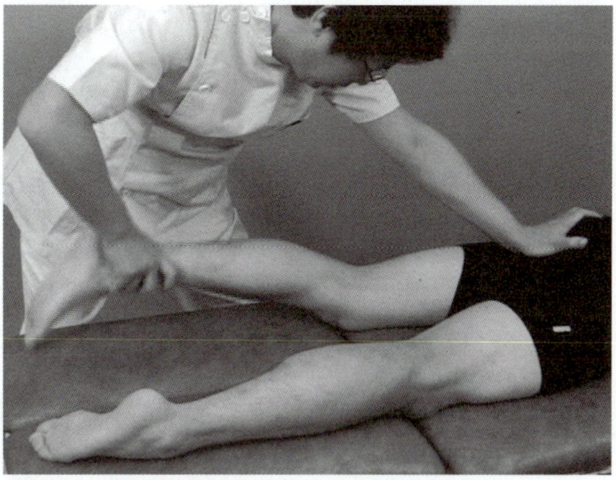

그림 13 기능적 마사지 (2) : 가쪽뒤넙다리근 Click 1-10

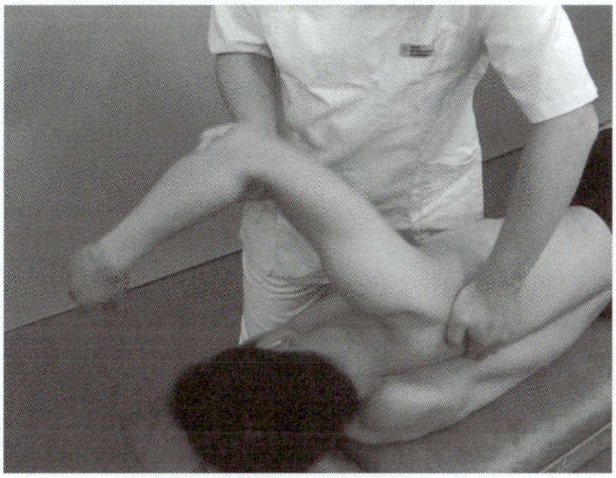

그림 14 기능적 마사지 (3) : 가시아래근 (극하근) Click 1-11

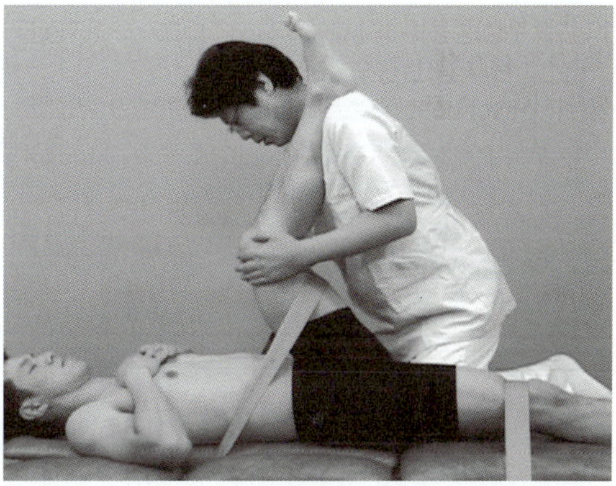

그림 15 유지-이완 기법 (1) : 뒤넙다리근 Click 1-12

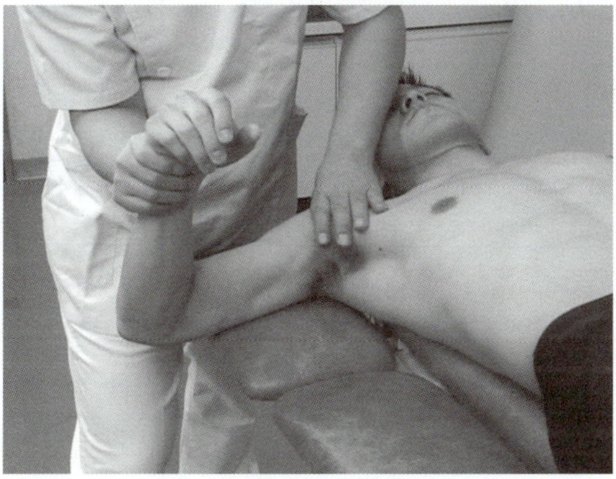

그림 16 유지-이완 기법 (2) : 가시아래근 Click 1-13

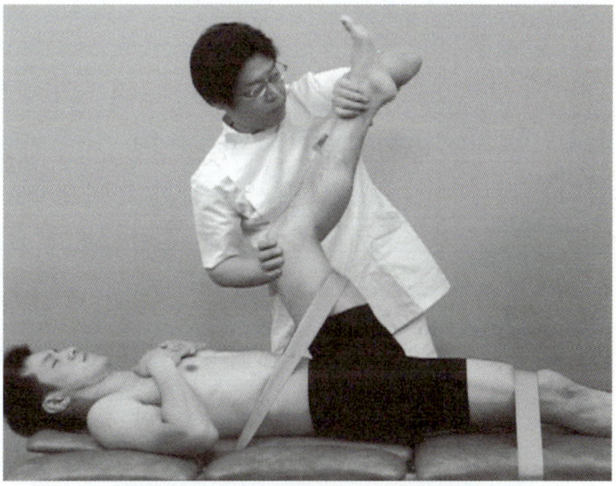

그림 17 길항근 구심성 수축에 의한 상반억제 (1) : 뒤넙다리근에 대한 억제 Click 1-14

을 감지하면 3분 이상 반응이 나올 때까지 국소적으로 반복한다. 다만 스포츠를 하기 전 등의 워밍업에서는 속도를 빨리 하여 시행한다.

4 유지-이완 기법 (hold-relax)

저항을 느끼기 전의 제한범위까지 관절을 움직여서 몇 번 되돌린 통증이 없는 위치에서 단축된 근육에 대해서 유지-이완 기법을 시행한다(**그림 15, 16**, *Click 1-12, 1-13*). 보통 3~5초간의 최대 수축(hold)을 시행시키지만, 통증을 수반하여 최대 수축을 할 수 없으면, 저항량을 약하게 하고 시간을 길게 한다. 전혀 저항을 걸 수 없을 때는 그 위치를 잠시 유지하며 관절을 견인한다. 수축 후, 환자에게는 이완을 지시한다. 근육이 등척성 수축 후에 새로운 근육 길이로 되려면, 약간의 지체가 있으므로 잇달아서 등척성 수축을 실시하기까지 몇 초의 이완(relax) 시간이 필요하다.

이완 후 환자에게 스스로 제한방향으로 관절을 조금 움직이게 하거나, 치료사가 견인을 가하면서 조금 움직인다. 이 과정을 몇 회 반복하여 서서히 가동범위를 넓혀가고 통증을 일으키지 않는 한계까지 넓힌다. 유지-이완 기법은 효과가 나타나지 않을 때까지 반복한다.

5 길항근 구심성 수축에 의한 상반억제

유지-이완 기법에 연이어 목적으로 하는 근육의 길항근에 구심성 수축을 시행시키며 목적으로 하는 근육에 상반억제를 작용시킨다(**그림 17, 18**, *Click 1-14, 1-15*). 횡단 마사지 · 기능적 마사지 · 유지-이완 기법의 도수치료로 획득한 가동범위 안을 중등도 이상의 저항을 가하면서 10회 이상의 길항근에 대한 구심성 수축을 시행시킨다.

6 정적인 신장 (static stretching)

상반억제에 잇달아서 정적인 신장을 실시한다(**그림 19, 20**, *Click 1-16, 1-17*). 정적인 신장의 시간으로서는 Ib 억제에 의해서 근육으로부터의 저항이 약화되고, 근육의 신장성이 확대되기까지 10~20초가 필요하며, 30~60초간 유지한 경우에는 근육 장력에서의 신장반사의 촉진효과는 작아진다. 일상의 이완(relaxation)을 위한 것이라면, 15~60초간의 범위에서 조절하면 좋고, 작은 근육군인 경우 적어도 10초 이상, 큰 근육군인 경우 20~30초간 유지한다. 근육의 단단함이 심한 경우에서는 60~90초간 유지한다.

처음에는 가볍게 긴장을 느끼는 위치에서 30~60초간 유지하고, 10~30초간의 휴식을 두며 다시 같은 방향으로 다소 강하게 30~60초간 유지하고, 이들을 2~4회 반복하는 것이 좋다. 세기는 환자 자신에서 근육의 단단함이 감소하는 감각을 얻을 수 있지 않으면 안되고, 땅김이 감소하지 않을 것 같으면 과도한 스트레칭(over-stretching)으로 되어 있는 것이므로 힘을 약화시킬 필요가 있다.

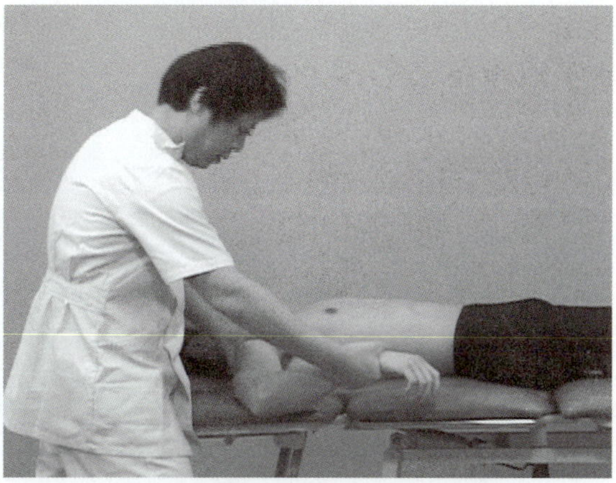

그림 18 길항근 구심성 수축에 의한 상반억제 (2) 가시아래근에 대한 억제 Click 1-15

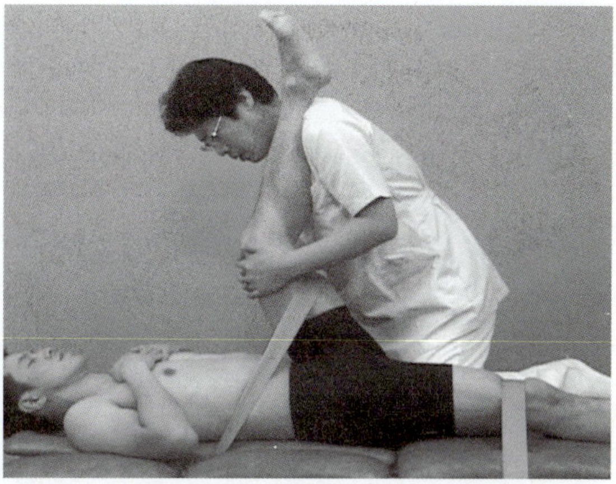

그림 19 정적인 신장 (1) : 뒤넙다리근 Click 1-16

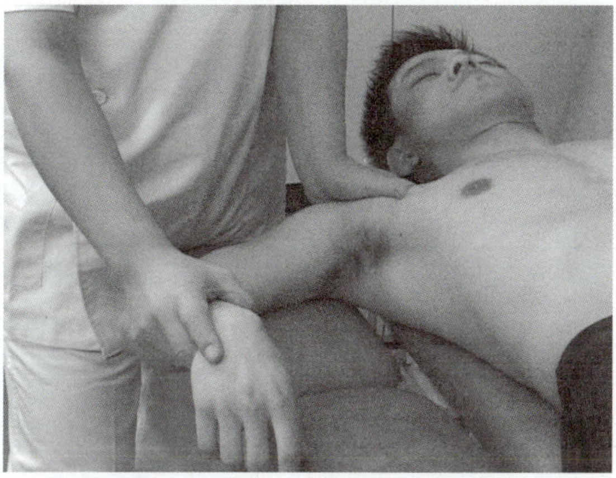

그림 20 정적인 신장 (2) : 가시아래근 Click 1-17

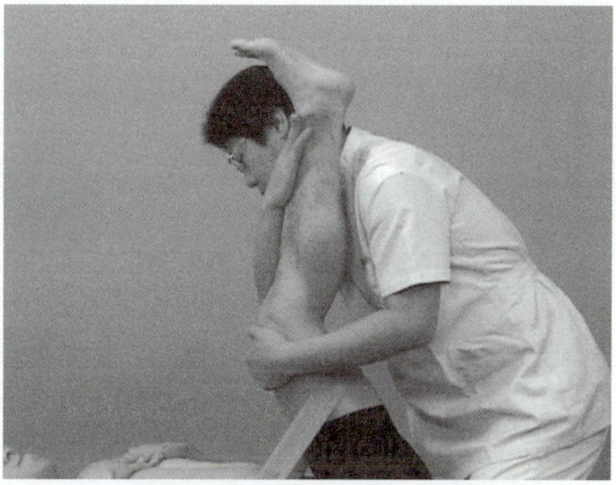

그림 21 길항근의 최대 수의수축 (1) 뒤넙다리근의 길항근의 넙다리네갈래근(대퇴사두근)에 대해서 Click 1-18

7 길항근의 최대 수의수축 (stimulation of antagonist)

마지막으로 신장된 위치의 바로 앞에서부터 길항근에 자극을 주어 최대 수의수축을 시킨다(그림 21, 22, Click 1-18, 1-19). 단축한 근육은 신장자극을 받기 쉬워 과긴장에 빠지기 쉽지만, 길항근은 억제되어 근력저하를 초래하는 일이 많다. 수동적인 정적인 신장으로 새로이 획득된 가동범위 안에서 길항근을 가볍게 두드리기(tapping)와 구령 등으로 자극하여 최대 수의수축을 촉진하여 최대근력을 발휘하는 것을 학습시키는 것이 중요하다.

8 자가-신장 (self-stretching)

치료효과의 지속과 자기관리를 목적으로 하여 가정 프로그램으로서의 자가-신장을

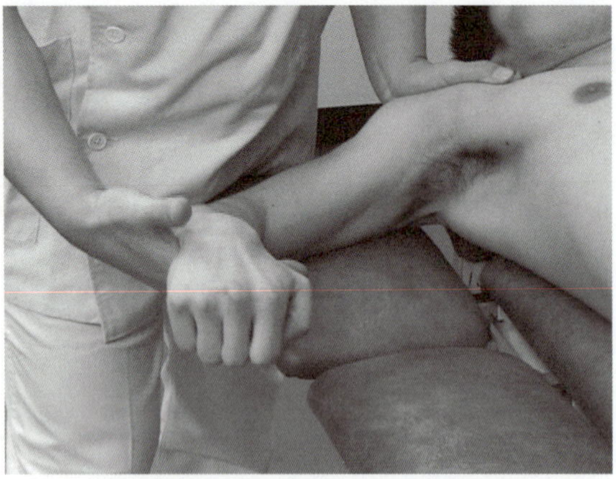

그림 22 길항근의 최대 수의수축 (2) : 가시아래근(극하근)의 길항근의 어깨 내측회전근에 대해서 Click 1-19

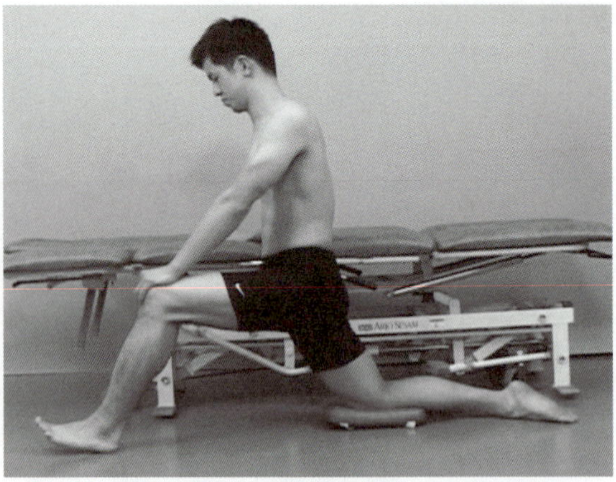

그림 23 자가-신장 (1) : 뒤넙다리근(hamstrings)의 유지-이완 Click 1-20

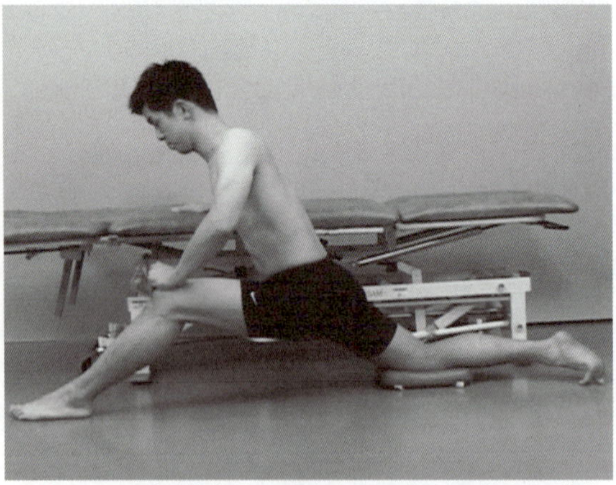

그림 24 자가-신장 (2) : 뒤넙다리근의 스트레칭과 최대 수의수축 Click 1-21

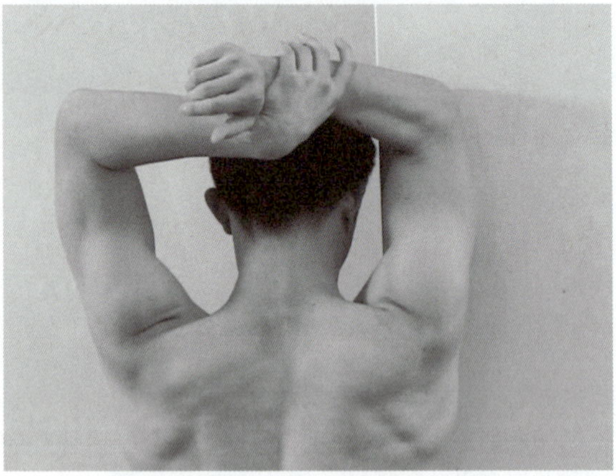

그림 25 자가-신장 (3) : 가시아래근, 어깨세모근(삼각근) 후부섬유의 유지-이완 Click 1-22

바르게 지도한다(**그림 23~25**, Click 1-20~1-22). 자가-신장은 ① 유지-이완, ② 정적인 신장, ③ 길항근의 최대 수의수축으로 구성된다.

E. 질환별 도수치료의 요점

환자가 호소하는 증상이나 징후로부터 그 원인을 신체의 각 계통(감각기관계 · 결합조직계 · 근육계 · 신경계 · 관절계 · 순환계 등)별로 종합적으로 평가하여 환자의 신체 상태나 회복단계에 따라서 도수치료를 선택할 필요가 있다.

여기서는 목 · 어깨 · 팔 증후군의 증상사례를 통해서 평가에서부터 치료의 흐름을 설명한다.

1 목 · 어깨 · 팔 증후군이란?

넓은 의미로는 목 · 어깨 · 윗등부위(상배부) · 앞가슴부위(전흉부) · 팔(상지) 등에서의 통증 · 뻣뻣해짐 · 마비 · 냉감 등을 수반하는 질환 군에 붙여진 총괄적인 명칭이며 변형성목척추군음증(변형성경추증)이나 목척추원반탈출증(경추추간판헤르니아) · 가슴문증후군(흉곽출구증후군) 등도 포함된다. 한편 좁은 의미의 목 · 어깨 · 팔 증후군이란 원인이 되는 기질적인 병변이 없고 신경증상도 명백하지 않음에도 불구하고, 목 및 팔의 근육군에 경련(spasm)이나 무거운 느낌이 있고, 지속적이지는 아니더라도 통증이나 감각이상을 호소하는 원인불명의 목 · 어깨 · 팔의 통증 또는 근육성 통증(이른바 어깨 결림)이다. 근육경련(spasm)이나 결림의 상태가 오래 계속되면, 최종적으로는 불가역의 기질적 변화를 일으켜 증상도 지속적이 되고, 어깨관절의 운동을 할 때에 잡음이 들리게 된다. 나아가서는 근육의 위축이나 관절구축을 초래하여 일상생활에 지장을 초래하는 결과가 된다. 또한 자율신경적인 전신권태〔부정 수소(general malaise)〕가 전면에 나타나 증상이 심각하게 되면, 전신의 자율신경 조화운동불능(실조증)을 나타낸다. 중증 사례에서는 취업만이 아니라, 일상생활에 지장을 초래하는 일이 있다.

2 좁은 의미의 목 · 어깨 · 팔 증후군을 초래하는 원인

목 · 어깨 · 팔 증후군이 잘 발생하는 연령은 남녀 모두 20~30대이며 일정한 자세에서 손을 사용하는 단순 사무작업에 종사하고 있는 사람에게 발병하는 일이 많다. 작업강도로서 손가락 끝에 연속적으로 동일한 세기를 강제하면, 등세모근(승모근)이나 아래팔(전완) 폄근(신근)군은 지속성의 등척성 운동만으로 된다. 이러한 운동만의 경우, 근육의 펌프작용이 약해져 혈류장애가 일어나서 근육피로에 빠진다. 이에 더하여 작업장의 밝기, 책상의 높이, 작업의 속도나 양 등의 환경적 요소도 원인이 될 수 있다.

다만, 10대의 여성에게 많다는 것으로부터 그 병태에는 어깨를 지지하는 근육군의 발육부전이나 안정성의 부전도 관여하고 있다. 연령과 어깨 결림과의 관계를 보면, 젊은 나이의 사람에서는 뼈의 성장이 근육 · 힘줄의 성장보다 급속하기 때문에 일어나는 신체의 유연성 저하나 불량자세에 기인한 예가 많으며 가장 한창 일할 나이에서는 작업 중의 정신적 긴장상태나 불량자세의 강제, 과도한 운동 등이 원인으로 발생하며 고령자에서는 퇴행변성을 기반으로 한 질환의 2차적인 어깨 결림이 비교적 많다.

또한 불량자세는 부하를 증가시키고 유연성을 저하시켜 어깨 결림이 발생하기 쉽게 한다. 특히 목(경부)은 목뼈(경추)의 운동성이 크기 때문에 무거운 머리(두부)를 지지하고 있어서 상당한 부하가 걸린다. 목을 앞으로 굽힌 자세를 장시간 계속 유지하는 자세나 등을 둥글게 하고, 턱을 앞으로 내미는 것 같은 자세는 목 주위근육을 과긴장시켜 어깨 결림이 일어나기 쉬워진다. 어깨에 관해서는 골성에는 팔(상지) 전체가 몸통(체간)과 복장빗장관절(흉쇄관절)로 연결되어 있을 뿐이고, 목에서부터 매달려 있는 것 같은 상태이다. 이 때문에 등세모근(승모근)인 어깨올림근(견갑거근)을 비롯하여 어깨 주위 근육군에는 부하가 걸리기 쉽다. 어깨관절의 운동성이 크다는 것도 피로를 일으키기 쉬운 원인이 된다. 더욱이 머리주위와 어깨주위 근육군의 대부분의 근육은 목과 어깨의 양쪽에 연관성이 있기 때문에 목과 어깨에의 부하가 중복되어 근육피로가 강화된다.

3 근육 · 근막성의 근육통의 병태

근육 · 근막성의 근육통의 발생에는 운동종판에서의 에너지 위기가 관여하고 있다. 골격근에 대한 과부하나 과도한 피로로 운동신경 말단에서부터 아세틸콜린(ACh)이 과잉으로 분비된다. 그래서 종판에 강하고 지속적인 탈분극이 일어나 근육소포체에서부터 Ca^{2+}가 대량인 동시에 지속적으로 방출된다. 근육섬유가 지속적으로 단축하므로 대사가 높아져 에너지 요구량이 증가하지만, 근육내압이 상승하여 근육의 혈관은 압축되어 있으므로 허혈이 발생하고 산소분압이 저하하여 에너지 공급원이 되는 인산결합을 가진 ATP, ADP, 크레아틴 인산이 결핍한다. 그래서 에너지 위기에 빠지고 이것을 수복하려고 하여 주위의 비만세포(mast cell)나 슈반세포(Schwann cell)에서부터 여러 가지 과민성 물질(내인성 통증유발물질)이 근육세포 밖으로 방출되어 Ⅳ군 신경종말이나 자율신경 종말을 자극하여 통증을 일으킨다. 더욱이 근육에서부터의 통각섬유의 임펄스가 교감신경의 반사활동을 높여서 국소의 허혈을 초래할 뿐만 아니라, 근육 안의 국소에 교감신경 절후섬유로부터 반사활동에 의해서 방출되는 노르아드레날린이 통각수용기가 과민해지는 것에 기여한다(**그림 26**). ATP가 결핍하면 액틴과 미오신의 연결다리가 절단되지 않은 채로 그대로 있어 수축을 유지하여 "결림"이 되고, "통증"도 일어난다.[2,8,18]

4 평가

X선 소견이나 Eaton test, Jackson head compression test, Jackson shoulder depression test, Spurling test, Adson test, Eden test, Wright test 등의 이학적 검사에 의해서 목척추군음증(경추증), 가슴문증후군(흉곽출구증후군)을 감별하고, 신경뿌리(신경근) 증상이나 동맥의 압박이 없다는 것을 확인할 필요가 있다. 연이어서 목(경부)이나 어깨관절의 가동범위 제한이나 통증의 원인이 관절인지 근육인지에 대해서 앞의 항 "C-1. 평가"에서 언급한 항목을 기초로 감별한다.

원인이 근육성 통증이고 팔이음뼈(상지대)의 정렬 불량이 있고 목의 옆굽힘(측굴, lateroflexion)이나 회전으로 통증이 있다면, 그 원인이 등세모근(승모근) 상부섬유 · 어깨올림근(견갑거근) · 마름모근(능형근)의 어느 것인가를 감별하여야 한다.

보통은 어깨뼈(견갑골) 안쪽모서리(내측연)는 척주에 평행이며 흉곽 중심선으로부터 약 7.5 cm의 거리에 있다. 어깨뼈의 아래쪽 회전은 어깨올림근과 마름모근의 단축

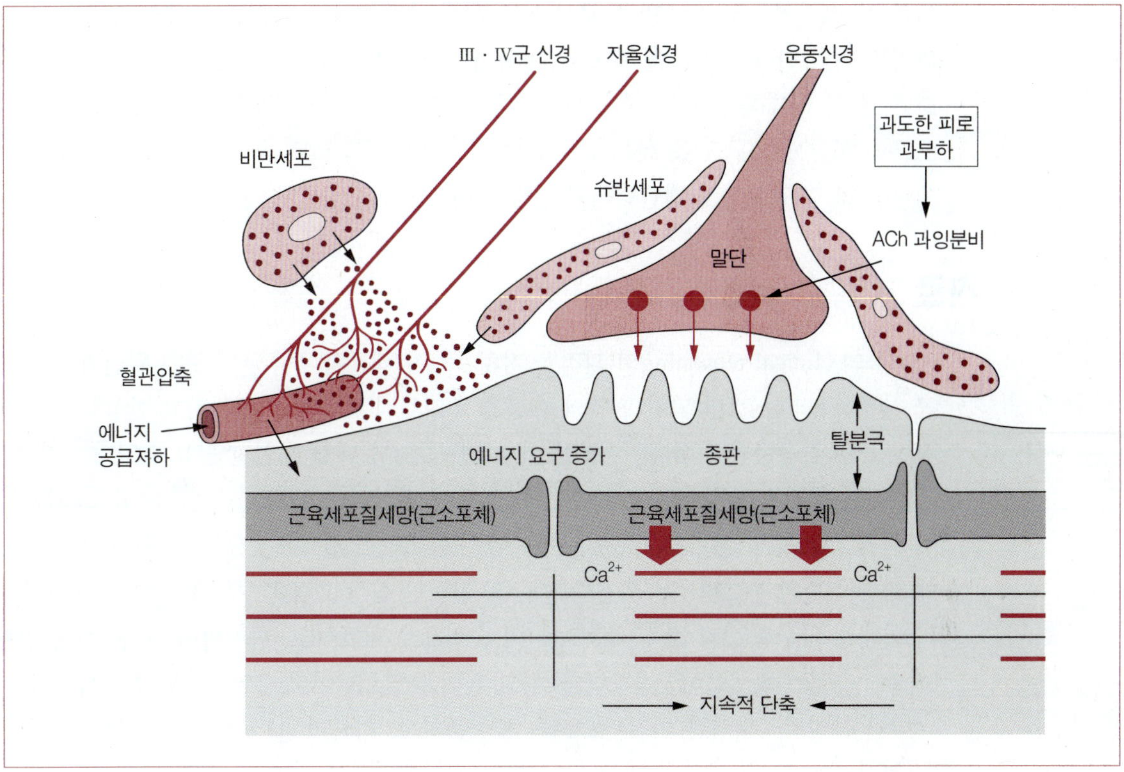

그림 26 "결림"의 상태

(伊藤文雄 : 근육감각 연구의 전개, 辻井洋一郎 선정, 協同圖書出版社, 도쿄, p92, 2000)

을 시사하고, 어깨뼈 윗각(상각)의 올림(봉우리는 아니다)은 어깨올림근의 단축을 시사한다. 또한 봉우리(견봉)를 포함하는 상지대 전체가 올라가 있는(보통은 양 봉우리가 제1등뼈 가시돌기보다 약간 아래쪽에 있다) 경우는 등세모근 상부섬유의 단축을 시사한다. 이 경우는 빗장뼈(쇄골)의 가쪽(외측)이 안쪽과 비교하여 현저하게 높아져 있다. 또한 어깨올림근이나 마름모근, 등세모근 상부섬유의 모든 신장성이 저하하여 있으면 어깨가시(견갑극) 전체가 높은 위치가 되어 제3등뼈(흉추)보다도 제7목뼈(경추)에 가까워져 모음(내전)을 하고 있는 것처럼 보인다. 이 경우 흉곽 중심선에서부터 어깨뼈(견갑골) 안쪽모서리의 거리가 7.5 cm 이하이다.[19)]

원인이 등세모근 상부섬유인지 어깨올림근인지가 명확하지 않은 경우에는 앉은 자세에서 근육길이 검사를 실시한다. 목의 옆굽힘(측굴)과 회전에 관해서는 등세모근 상부섬유는 같은 쪽 옆굽힘 · 반대쪽 회전으로, 마름모근은 같은 쪽 옆굽힘 · 같은 쪽 회전으로 작용한다. 예컨대, 왼쪽의 등세모근 상부섬유의 신장성을 검사하려면 왼쪽 어깨를 고정한 상태에서 오른쪽 귀를 겨드랑(액와)에 접근시키도록 목(경부)을 오른쪽 굽힘(우측굴) · 왼쪽 회전시킨다. 멈춘 부분에서 왼쪽 어깨를 수동적으로 올리고 거듭 오른쪽 귀가 겨드랑에 접근할 것 같으면, 왼쪽 등세모근 상부섬유의 신장성 저하를 시사한다. 충분한 신장성이 있다면 왼쪽 어깨를 고정하고 있어도 최대의 오른쪽 굽힘 ·

왼쪽 회전이 가능하므로 멈춘 부분에서 왼쪽 어깨를 수동적으로 올려도 오른쪽 귀의 위치는 거의 변화하지 않을 것이다. 마찬가지로 왼쪽의 어깨올림근의 신장성을 검사하려면, 왼쪽 어깨를 고정한 상태에서 코를 겨드랑에 접근시키도록 목을 오른쪽 굽힘 · 오른쪽 회전시킨다. 멈춘 부분에서 왼쪽 어깨를 수동적으로 올리고, 거듭 코가 겨드랑에 접근할 것 같으면 어깨올림근의 신장성 저하를 시사한다.

5 치료

이들의 clinical reasoning의 과정을 거쳐 목 · 어깨 · 팔 증후군의 주된 원인이 등세모근 상부섬유라는 것이 되면 혈액의 순환을 촉진시켜 근육을 이완시키고 만성화한 국소적인 근육 긴장항진의 상태인 "결림"이나 "통증"의 상태를 개선할 필요가 있다.

그래서 등세모근 상부섬유에 대해서 ① 횡단 마사지(**그림 27**, Click 1-23), ② 기능적 마사지(**그림 28**, Click 1-24), ③ 유지-이완(**그림 29**, Click 1-25), ④ 길항근 구심성 수축에 의한 상반억제(**그림 30**, Click 1-26), ⑤ 정적인 신장(**그림 31**, Click 1-27), ⑥ 길항근의 최대 수의수축(**그림 32**, Click 1-28)의 순번으로 치료하고, 마지막에 자가-신장(**그림 33, 34**, Click 1-29, 1-30)을 지도한다. 치료 전의 온열요법이나 근막이완도 효과적이다.

다만 물리치료로서는 이것만으로는 불충분하고, 하물며 ①~⑤만으로 치료를 끝내려 한다면, 그것은 구조에 대한 접근 이외에는 고려하고 있지 않는 것이 된다. 물리치료에서는 운동기능 즉, 가동성이나 유연성 · 근력 · 지구력 · 균형 · 협동성 · 고유감각 등에 초점을 둔 기능적인 접근도 가미할 필요가 있다. 따라서 ⑥에 더하여 다시 길항근의 근력강화운동의 실시나 어깨 결림 체조 · 일상생활의 자세의 지도를 실시함으로써 기능적 접근을 추가한 포괄적 접근을 달성할 수 있는 것이다.

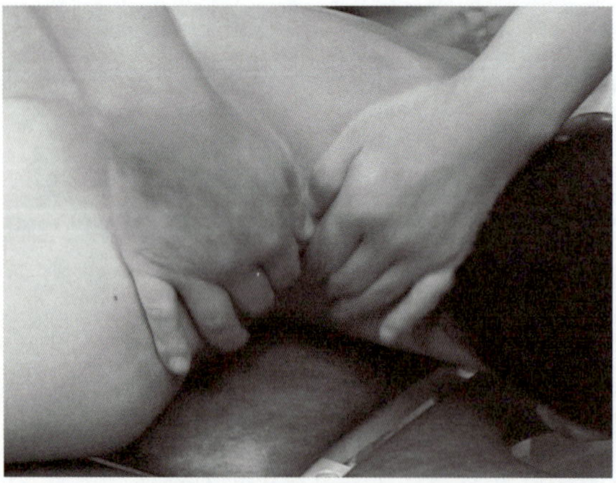

그림 27 등세모근 삼부섬유의 횡단 마사지 Click 1-23

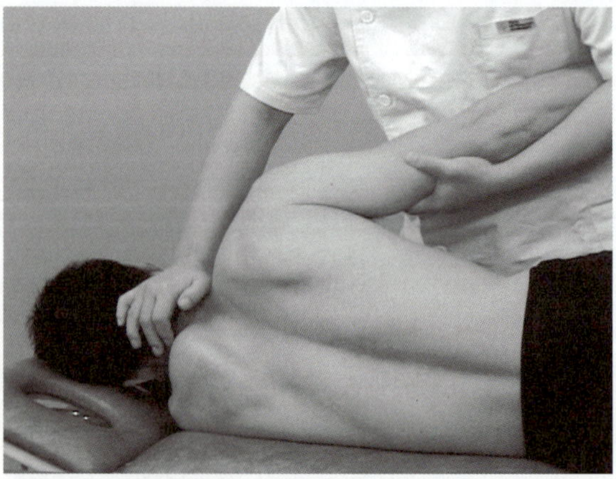

그림 28 등세모근 삼부섬유의 기능적 마사지 Click 1-24

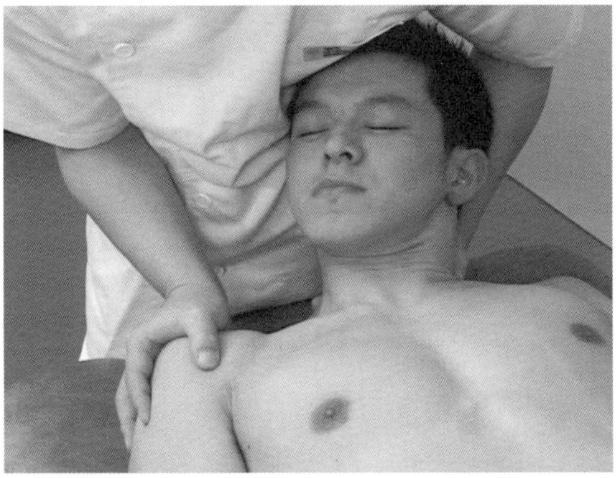

그림 29 등세모근 상부섬유의 유지-이완 기법 Click 1-25

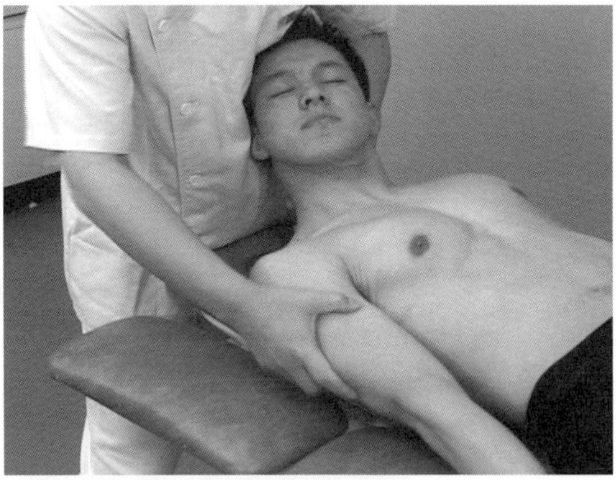

그림 30 등세모근 상부섬유의 길항근 구심성 수축에 의한 상반억제 Click 1-26

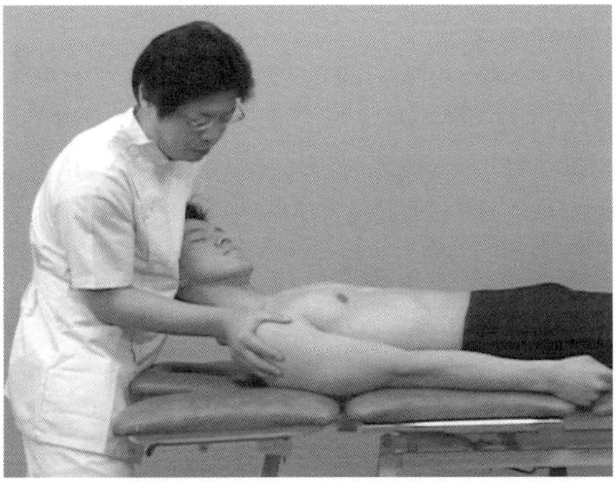

그림 31 등세모근 상부섬유의 정적인 신장 Click 1-27

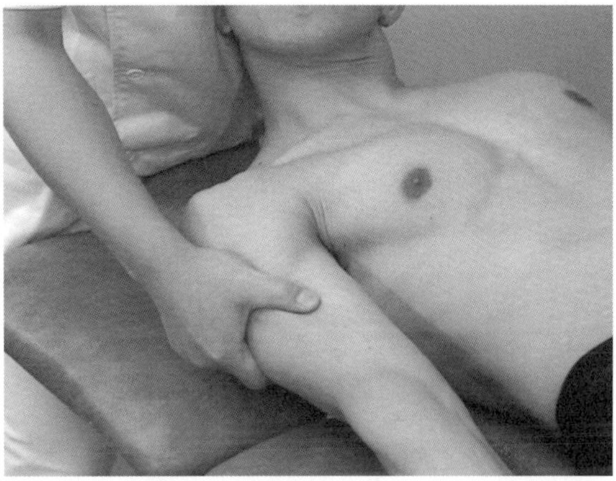

그림 32 등세모근 상부섬유의 길항근의 최대 수의수축 Click 1-28

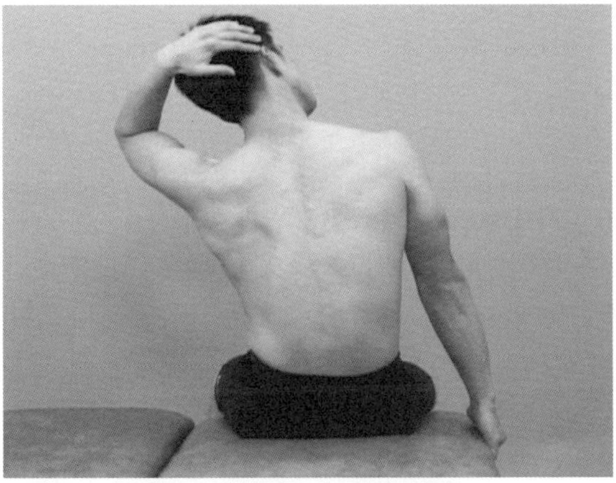

그림 33 등세모근 상부섬유의 자가-신장 (1) : 유지-이완 기법 Click 1-29

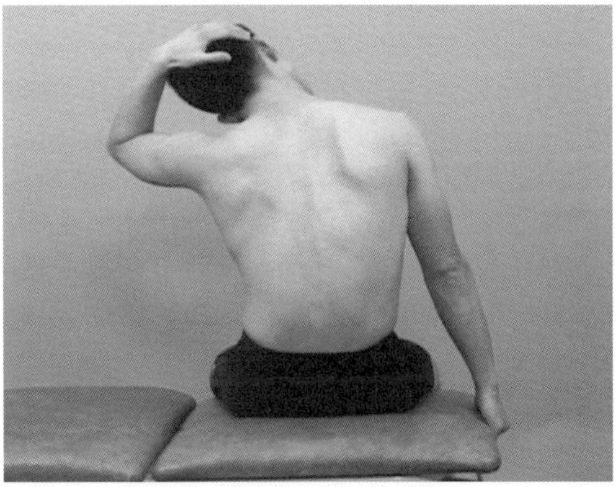

그림 34 등세모근 상부섬유의 자가-신장 (2) : 신장과 최대 수의수축 Click 1-30

문 헌

1) Kaltenborn FM: Manual Mobilization of the Joints, vol 1: The Extremities, 6th ed, Olaf Norlis Bokhandel, Minneapolis, p1-106, 2002
2) Simons DG, Travell JG, Simons LS: Myofascial Pain and Dysfunction, The Trigger Point Manual, vol 1: Upper Half of Body, 2nd ed, Williams & Wilkins, Baltimore, p11-177, 1999
3) 砂川　勇：軟部組織モビライゼーション．系統別治療手技の展開，奈良　勲，黒澤和生，竹井　仁（編），協同医書出版社，東京，p101-111，1999
4) 鳥本　茂：深部マッサージ．アドバンス版 図解理学療法技術ガイド，細田多穂，中山彰一（編），文光堂，東京，p747-762，2005
5) 竹井　仁：マイオフェイシャルリリース．系統別治療手技の展開，奈良　勲，黒澤和生，竹井　仁（編），協同医書出版社，東京，p136-164，1999
6) 林　寛：拘縮に対する徒手療法―その 1．拘縮の予防と治療，奈良　勲，浜村明徳（編），医学書院，東京，p81-98，2003
7) 鳥本　茂：機能マッサージ．アドバンス版 図解理学療法技術ガイド，細田多穂，中山彰一（編），文光堂，東京，p763-779，2005
8) 竹井　仁：肩こり・腰痛とストレッチングの本当の関係―筋の病態生理と運動．理学療法のとらえかた，奈良　勲（編），文光堂，東京，p68-84，2001
9) 竹井　仁：運動器の構造．運動学，丸山仁司（編），中外医学社，東京，p5-54，2004
10) Monnier M: Functions of the Nervous Systems, Vol II, Motor and Psychomotor Functions, Elsevier, Amsterdam, 1970
11) Gordon AM, Huxley AF, Julian FJ: The variation in isometric tension with sarcomere length in vertebrate muscle fibres. J Physiol 184: 170-192, 1966
12) Evjenth O, Hamberg J: Autostretching, Alfta Rehab, Sweden, p5-11, 20, 21, 36, 37, 74, 75, 2001
13) Cyriax J: Textbook of Orthopaedic Medicine, 8th ed, Bailliere Tindall, London, p43-69, 166, 2000
14) Hertling D, Kessler RM: Management of Common Musculoskeletal Disorders, 2nd ed, Lippincott Williams & Wilkins, Philadelphia, p9-39, 646-656, 1990
15) Evjenth O, Hamberg J: Muscle Stretching in Manual Therapy, vol 1, 4th ed, Alfta Rehab, Sweden, p7-12, 1984
16) Magee DJ: Orthopedic Physical Assessment, 4th ed, WB Saunders, Philadelphia, p1-66, 2002
17) Kaltenborn FM: The Spine, 2nd ed, Olaf Norlis Bokhandel, Minneapolis, p1-87, 1993
18) 伊藤文雄：筋感覚研究の展開，辻井洋一郎選，協同医書出版社，東京，2000
19) Sahrmann SA：運動機能障害症候群のマネジメント，竹井　仁，鈴木　勝（監訳），医歯薬出版，東京，p193-259，2005

2 관절가동술 (Joint Mobilization)

관절가동술(joint mobilization)은 도수치료(manual therapy)의 치료기법의 하나이며 관절기능부전(joint dysfunction)에 의한 통증이나 가동범위 제한에 대해서 사용하는 도수치료이다. 물리치료의 영역에서 세계적으로 확산되어 있는 도수치료의 체계에는 오스트레일리아의 G. D. Maitland가 체계화한 Australian approach나 노르웨이의 F. M. Kaltenborn이 개발한 Nordic system이 있다. Maitland는 환자의 주관적 소견인 증상(symptom)과 객관적 소견인 징후(sign)에 대해서 계통적으로 평가 · 치료해가는 도수치료의 체계를 발전시켜왔다. 한편 Kaltenborn은 관절기능부전에 대한 치료로서 관절운동학의 원리에 기초한 가동술의 체계를 발전시켜왔다. 그리고 이들의 도수치료의 체계는 1974년에 설립된 국제정형도수치료사연맹(International Federation of Ortho-paedic Manipulative Therapists: IFOMT)에 의한 도수치료의 국제적 표준으로서 승인되어 있다. IFOMT가 설립되었을 때의 도수치료의 세계학회 회장이었던 뉴질랜드 출신의 S, V. Paris는 1960년대 말부터 미국에서 도수치료의 코스를 시작하였고 그 후 대학원을 설립하여 대학원 과정 중에서 도수치료를 가르치고 있다. 또한 최근 세계적으로 주목되고 있는 체계로서 역시 뉴질랜드 출신의 B. R. Mulligan이 개발한 치료사가 관절가동술을 시행하면서 환자에게 능동운동을 시행시키는 임상적으로 매우 효과적인 기법(mobilization with movement; MWM)이 있다.

여기에 소개한 도수치료의 연수회는 일본에서도 사단법인 일본물리치료사협회의 현직에 종사하는 사람의 연수회나 각 체계의 정규 과정으로서 실시되고 있다. 이 단원에서는 1988년부터 IFOMT가 인정하는 정규 강습회로서 일본에서 개강하고 있는 Nordic system의 관절가동술을 소개한다.

A. 개념 · 치료원리

정형도수치료(orthopedic manual therapy; OMT) 중에서도 F. M. Kaltenborn이 개발한 Nordic system은 크게 나눠서 네 가지로 구성되어 있다.

우선 환자가 가지는 통증을 경감시키기 위해 시행하는 관절가동술이나 물리요법, 다음으로 가동범위 제한을 제거하기 위해 시행하는 관절가동술 및 연부조직 가동술(soft tissue mobilization), 신경 가동술(neural tissue mobilization), 가동범위를 증가시키기 위한 운동(exercise to increase mobility)이 있다. 과가동성(hypermobility)에 대해서는 지지기능을 개선하기 위한 stabilization exercise가 있고, 마지막으로 개선된 기능을 유지하여 재발을 예방하기 위한 지도라는 다양한 치료를 시행한다.[1)]

이들을 환자가 호소하는 증상이나 징후로부터 감별진단을 시행하고, 적절한 도수치료를 선택하여 시행한다. 따라서 실제의 치료에서는 관절가동술만으로 치료하는 일은 적지만, 여기서는 관절의 감별진단방법과 관절가동술의 일부에 대해서 기재한다.

1 치료원칙[2)]

관절가동술은 관절의 견인(traction)이나 미끄럼운동(gliding)을 수동적으로 일으킴으로써 통증의 경감이나 관절 유래의 가동범위 제한을 개선한다. 아래에 Nordic system에서의 관절가동술의 치료원칙에 대해서 언급한다.

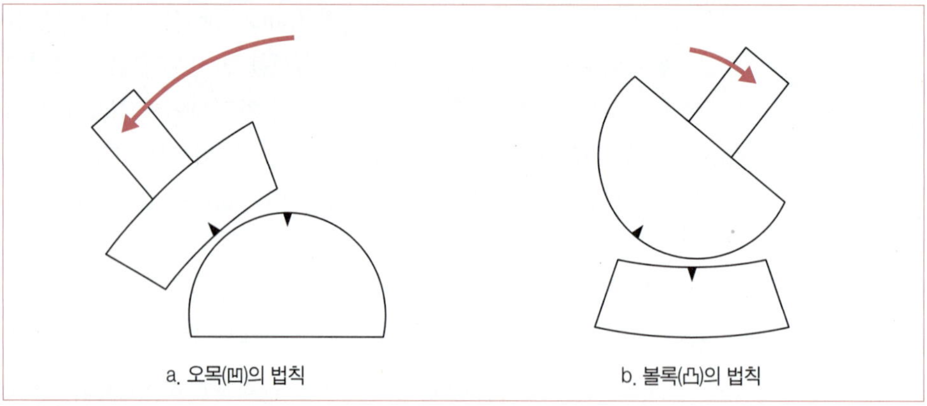

그림 1 요철(凹凸)의 법칙.
(Kaltenborn FM: Manual Mobilization of the Joints, 6th ed, p1-106, Olaf Norlis Bokhandel, Oslo, 2002)

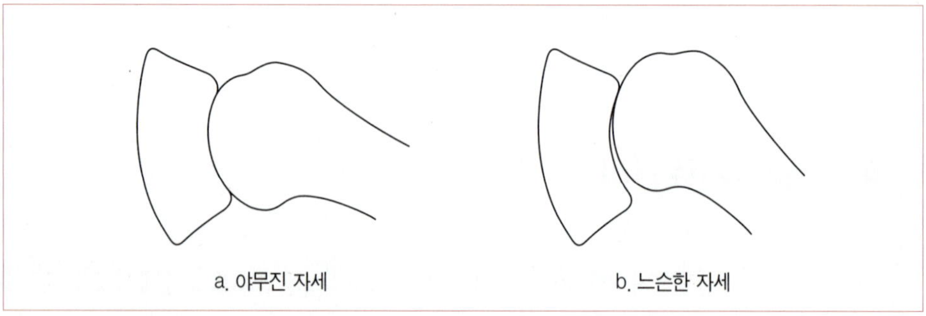

그림 2 야무진 자세와 느슨한 자세
(Kaltenborn FM; Manual Mobilization of the Joints, 6th ed, p1-106, Olaf Norlis Bokhandel, Oslo, 2002)

a. 요철(凹凸)의 법칙

가쪽환축관절을 제외한 모든 관절은 요철(凹凸)의 법칙에 따라서 관절의 미끄럼운동이 일어난다. 이것은 움직이는 쪽의 관절면이 오목인지 볼록인지에 따라서 결정한다. 오목의 관절면이 운동을 하는 경우는 뼈 운동과 같은 방향으로 미끄럼운동이 일어나고(**그림** 1a) 볼록의 관절면이 운동하는 경우는 그 반대의 미끄럼운동이 일어나게 된다(**그림** 1b).

b. 관절의 자세

야무진 자세(close-packed position) 또는 빗장의 자세는 관절주머니 및 인대의 긴장이 가장 강한 상태에서 관절면의 일부가 완전히 접촉하여 있다(**그림** 2a). 따라서 관절놀이(joint play)는 거의 없다. 느슨한 자세(loose-packed position) 또는 안정자세(resting position)는 관절주머니 및 인대의 긴장이 최대한으로 제거된 상태에서 관절의 접촉면이 가장 작다(**그림** 2b). 이 때 관절놀이는 최대가 되고, 이 자세로부터 멀어짐에 따라 관절놀이는 서서히 적어진다.

c. 치료면

관절의 견인 및 미끄럼운동의 가동술에서의 치료면은 항상 오목한 관절면이 된다. 즉, 볼록한 관절 쪽이 정지하고 오목한 관절면이 움직이는 경우는 치료면이 변화한다(**그림** 3a). 그러나 오목한 관절쪽이 정지하고 볼록한 관절면쪽이 움직이는 경우는 치료면이 일정해진다(**그림** 3b).

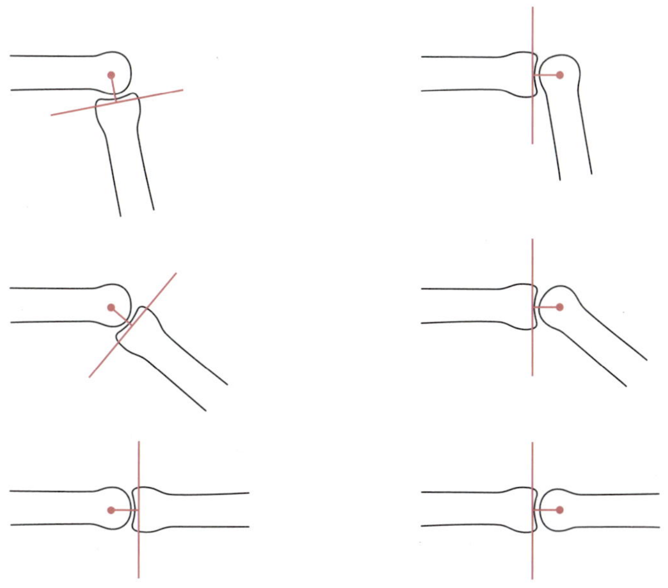

a. 오목한 관절을 움직이는 경우　　b. 볼록한 관절을 움직이는 경우

그림 3 **치료면의 변화**
(Kaltenborn FM; Manual Mobilization of the Joints, 6th ed, p1-106, Olaf Norlis Bokhandel, Oslo, 2002)

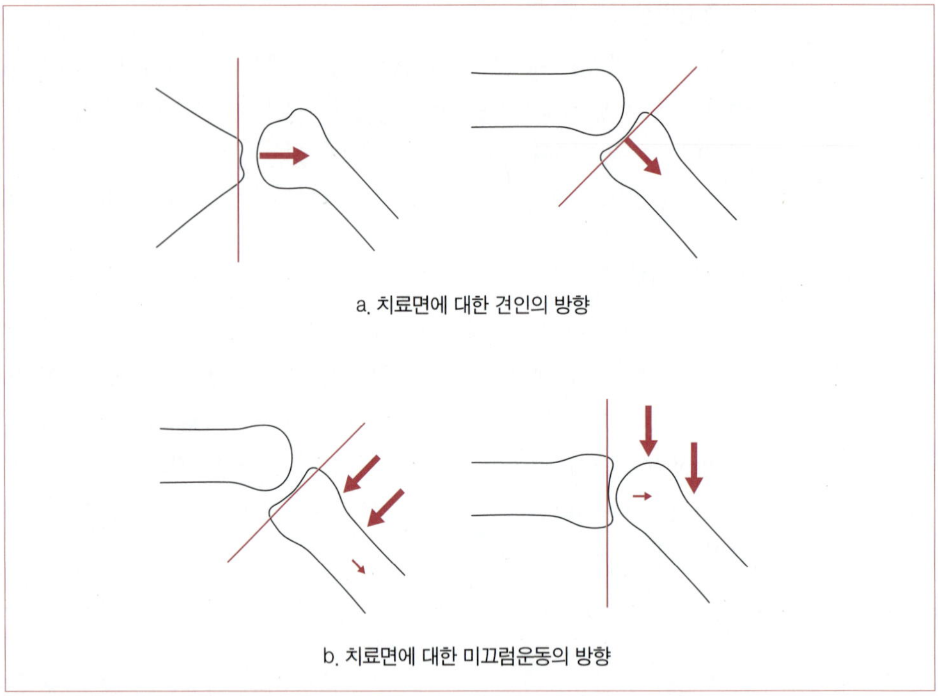

그림 4 **견인과 미끄럼운동.**
(Kaltenborn FM: Manual Mobilization of the Joints, 6th ed, p1-106, Olaf Norlis Bokhandel. Oslo, 2002)

d. 견인과 미끄럼운동

견인은 하나의 뼈를 다른 뼈의 치료면에 대해서 직각으로 떼어놓는 수동적인 병진운동(translatoric movement)이다(**그림** 4a). 또한 치료면에 대해서 직각이 아닌 관절면을 떼어놓는 것을 신연(distraction)이라 부른다. 미끄럼운동은 치료면에 대해서 평행으로 이동하는 수동적인 병진운동이다(**그림** 4b).

e. 3차원의 관절의 자세

느슨한 자세는 관절주위조직이 가장 느슨해진 상태이기 때문에 많은 환자에게는 이완할 수 있는 안정자세이다. 이 자세에서 관절놀이의 검사나 관절가동술을 시행하지만, 실제는 이 자세를 취하는 것이 어려운 환자도 많다. 이러한 경우는 실제의 안정자세(actual resting position)를 사용한다. 이것은 환자가 가지는 가동범위 중에서 가장 관절놀이가 많고, 동시에 환자가 가장 쾌적하다고 느끼는 자세를 취한다.

2 관절놀이의 단계

견인과 미끄럼운동으로 구성되는 병진운동에는 다음의 3개의 단계가 있다(**그림** 5). 제1단계(grade Ⅰ)는 감지할 수 없을 정도의 작은 견인력이다. 관절에 걸리는 정상적인 압박력을 제거함으로써 통증의 경감을 도모할 목적으로 사용할 수 있다. 또한 지속적 또는 작은 진폭의 진동(vibration, oscillation)의 견인을 가함으로써 보다 통증의 경감을 도모할 수 있다. 이 견인을 가한 상태로부터 제2단계 및 제3단계의 미끄럼운동을 추가함으로써 거듭 검사 및 치료에 사용할 수 있다.

제2단계(grade Ⅱ)는 관절주위조직의 느슨함(slack)을 서서히 제거하고, 최초의 저항감(first stop)을 느낄 정도의 힘이다. 이것은 관절의 병진운동인 견인 및 미끄럼운동인 놀이(play)의 움직임을 검사할 때에 사용할 수 있다. 또한 느슨함이 완전히 제거될 때까지의 이행구역(transition zone)의 바로 앞의 움직임에서는 통증의 경감을 도모할 수 있다. 특히 호흡에 맞춰서 날숨(호기) 때에 천천히 이행구역까지의 견인을 가하며 들숨(흡기) 때에 제1단계까지 힘을 서서히 이완시켜가는 견인을 intermission traction이라 한다(**그림 6**). 이행구역을 포함한 제2단계에서는 근육경련(spasm)에 의한 움직임의 제한이 있는 경우나 이완(relaxation)을 목적으로 하여 사용할 수도 있다.

제3단계(grade Ⅲ)는 느슨함을 제거한 상태에서부터 더욱 관절주위조직을 신장시키는 힘이다. 이것은 관절놀이의 끝느낌(end feel)에 관한 검사와 견인과 미끄럼운동을 끌어내어 가동성을 강화하기 위한 관절가동술의 치료로서 사용할 수 있다.

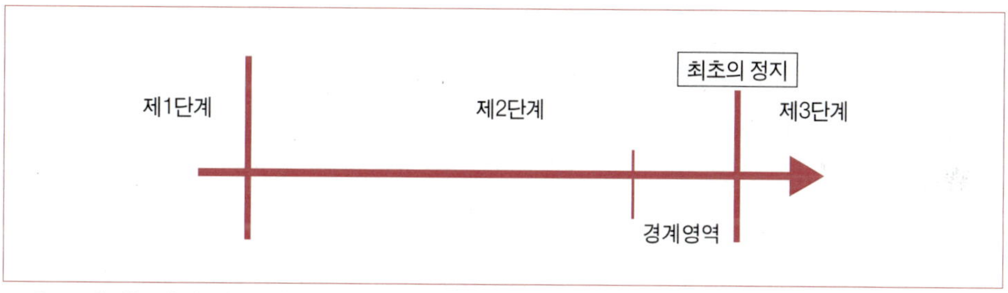

그림 5 **관절놀이의 단계(병진운동의 3단계)**
(Kaltenborn FM: Manual Mobilization of the Joints, 6th ed, p1-106, Olaf Norlis Bokhandel, Oslo, 2002)

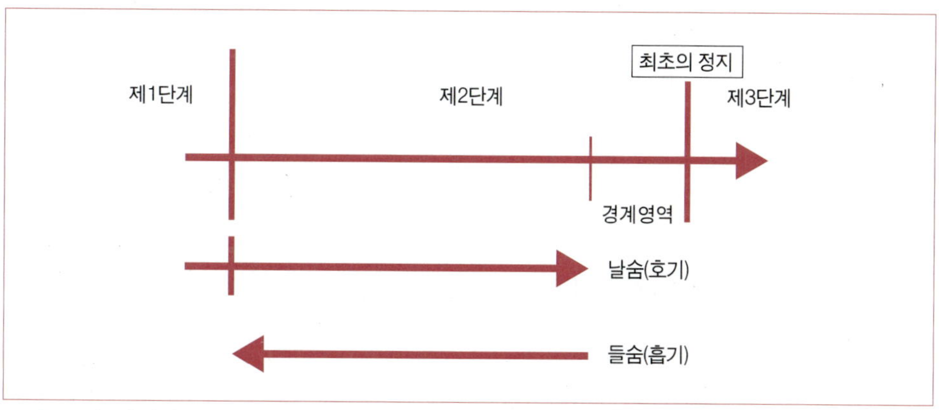

그림 6 **제1단계까지 힘을 서서히 이완시켜가는 견인**(Intermission traction)

B. 적응과 금기[1)]

1 적응

비탄성의 끝느낌을 제외한 운동제한(hypomobility)과 과가동성(hypermobility)을 포함하는 비정상적인 끝느낌은 모두 적응이 된다(표 1).

2 금기

관절가동술에서는 제1단계 및 제2단계의 범위 내에서의 검사 및 치료에서 금기는 없으나, 제3단계에서는 많은 금기가 있다. 또한 높은 속도로 밀치는 도수치료인 도수교정(manipulation)에서는 더욱 많은 금기가 있으며 숙련된 치료사만이 사용할 수 있는 것이다. 이 때문에 여기서는 제3단계의 관절가동술의 금기만을 기재한다(표 2). 또한 염증은 금기이지만, 류마티스성 질환 및 강직성척추염과 같은 진행성의 염증성 질환은 절대적인 금기가 아니라, 염증이 치유되어가는 시기라면 안전하게 시행할 수 있다.

표 1 관절가동술의 적응

1. **제1단계 · 제2단계** ① 통증 ② 과가동성에 수반하는 통증 ③ 근육경련(spasm)
2. **제3단계** ① 관절놀이의 감소에 의한 운동제한 ② 관절면의 부적합에 의한 운동제한

[Kaltenborn FM : 척주의 평가와 가동술, 富 雅男(옮김), 의치약출판, 도쿄, 1997]

표 2 제3단계의 관절가동술의 금기

1. 과가동성
2. 비탄성의 끝느낌
3. 관절가동술 사이에서의 통증
4. 종양, 염증, 감염, 골다공증
5. 혈액응고기능의 문제
6. 피부의 치유 병터(병소)에 의해서 악화한 피부과적인 문제

[Kaltenborn FM : 척주의 평가와 가동술, 富 雅男(옮김), 의치약출판, 도쿄, 1997]

C. 평가와 치료 프로그램의 입안

동작은 다양한 운동으로 시행되고 있기 때문에 한 부위에 장애가 발생하면, 다른 부위에도 영향을 미칠 가능성이 있다. 이 때문에 장애부위만이 아니라 근접한 관절을 중심으로 한 전신을 평가할 필요가 있다. 또한 질환 이름으로부터 상태를 파악하는 것만이 아니라, 그 장애의 내력을 이해하는 것이 중요하다.

그래서 우선 환자의 말로부터 장애의 내력을 추측한다. 그러나 처음으로 환자가 내원하였을 때, 통증을 호소하는 부위는 반드시 참된 원인이 아닌 경우가 있다. 우리들은 참된 원인을 찾아내는 것이 중요하며 통증에 대해서 대증요법을 시행하는 것이 아니라, 환자의 이야기를 듣고 그 안에 있는 참된 장애의 원인을 추측할 수 있는 능력이 필요하다.

1 장애원인의 추측

a. 생활양식 · 직업

개인의 생활양식이나 직업은 다르며 이 차이에 의한 자세나 동작의 특유성을 추측하는 것이 가능하다.

b. 현 병력

병태의 변화를 시간경과에 따라 앎으로써 장애의 진행정도를 알고 예후를 예측한다. 그리고 진행의 저지에도 연결된다.

c. 기왕력

현 병력과의 연관성이 관찰되는 경우가 많고 중요한 평가항목이다.

d. 통증

통증부위, 시기(안정할 때 · 운동할 때 · 야간), 종류(압통 · 신장통 · 자발통 · 하중통), 유발동작이나 완화동작 등을 파악한다.

e. 자세동작 분석

반듯이 누운 자세, 끝에 걸터앉은 자세, 선 자세, 한쪽 다리로 선 자세를 관찰한다. 또한 앞에서 언급한 문진에 의해서 필요한 동작을 추가한다. 우선 정적인 자세를 관찰하여 특징을 파악하고, 그 자세가 동작을 할 때에 어떻게 변화하는지를 관찰한다. 이러한 것에 의해서 운동제한이 존재하는지 또는 과가동성으로 되어있는지에 대해서 대략의 장애구조를 추측할 수 있다. 예컨대, 제5허리뼈(요추)탈출증 환자의 옆굽힘(측굴)동작에서의 척주의 만곡을 관찰하면, 왼쪽 옆굽힘(측굴)에서는 아랫부분 등뼈(하부흉추)와 윗부분 허리뼈(상부요추)의 운동제한을 관찰할 수 있다. 이에 더해서 그 옮겨가는 부분(이행부)의 윗부분 등뼈와 아랫부분 허리뼈의 과가동성이 일어나 있는 것을 추

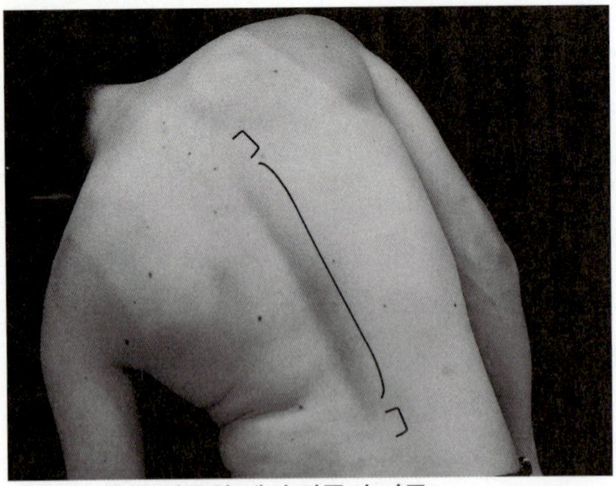

그림 7 몸통 옆굽힘 때의 척주의 만곡

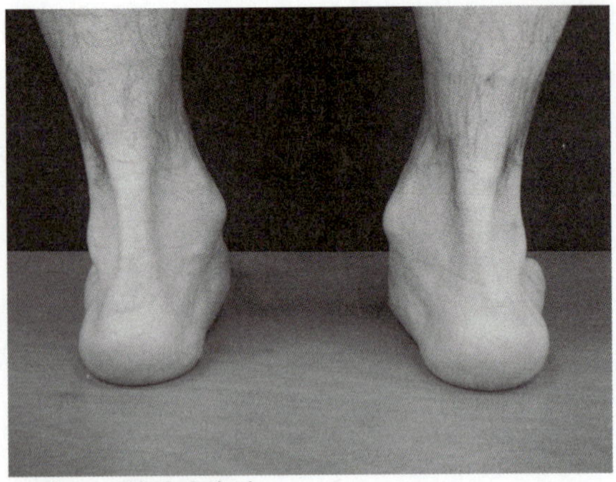

그림 8 요통환자의 발
오른쪽 발 안쪽 세로아치의 저하를 관찰할 수 있다.

측할 수 있다(**그림** 7).

또한 자세를 관찰하는 데에 중요한 것은 어떤 부위에 장애가 일어나고 있는 경우, 그 주변부분이 보상적으로 활동함으로써 과부하가 되고 자각증상이 출현하는 일이 많이 관찰된다는 것이다. 이 때문에 환자가 호소하는 부위만이 아니라, 전체의 정렬을 관찰하는 것이 중요하다. 예로, 척주의 측만을 가진 환자의 발(족부)을 나타냈다(**그림** 8). 이와 같이 안쪽 세로아치의 저하에 의해서 다리길이 차이가 일어나고 이 때문에 보상적인 척주의 측만이 일어나 요통의 원인이 되는 경우도 있다. 이러한 경우에는 높이를 보완함으로써 척주의 측만이 소실되는지를 거듭 관찰할 필요가 있다.

목뼈부위(경추부)의 관찰을 예를 들면 목의 폄(신전)에 수반하여 옆굽힘(측굴)이 일어난 경우, 옆굽힘이 일어난 반대쪽의 척추사이관절(추간관절)에 제한이 있다고 생각된다. 또한 목 부위의 오른쪽 회전에 수반하여 왼쪽 굽힘(좌측굴)이 일어나는 경우, 아랫부분 목뼈(C2/3 이하)에 제한이 일어나기 때문이라고 생각된다. 왜냐하면 윗부분 목

메모 : 연결운동(coupled movements)**과 비연결운동**(non-coupled movements)

White 등[3]은 어떤 일정한 축에서의 회전을 할 때에 이것과는 다른 축에서의 회전운동이 부수되는 현상을 척주의 연결운동이라 호칭하고 있다. 이 현상은 척주의 수준에 따라서 그 운동의 조합은 다르다. 고리뒤통수관절(환추후두관절)(O/C1)과 환축관절(C1/C2)에서는 머리를 왼쪽으로 굽히면 뒤통수뼈(후두골)와 고리뼈(환추)는 각각 오른쪽으로 회전한다. 중쇠뼈(축추)·제1등뼈(흉추)(C2-T1)에서는 왼쪽으로 목을 굽히면 척추뼈(추골)는 왼쪽으로 회전한다. 등뼈(흉추)에서는 한쪽의 옆굽힘에 관한 회전방향은 시작자세에 따라서 다르다. 즉, 굽힘 위치에서는 옆굽힘과 같은 쪽으로 회전하며 폄(신전)위치에서는 반대쪽으로 회전한다. 허리뼈(요추)에서도 마찬가지로 굽힘 위치에서는 같은 쪽으로 회전하며 폄 위치에서는 옆굽힘과 반대쪽으로 회전한다. 비연결운동은 모두 그 반대의 운동이 된다.

뼈(O/C1, C1/C2)의 연결운동(coupled movements: 메모 참조)은 오른쪽 회전에 수반해서 왼쪽 굽힘이 일어난다는 것으로부터 윗부분 목뼈를 왼쪽 굽힘을 함으로써 아랫부분 목뼈의 오른쪽 회전을 보상하고 있다. 반대로 오른쪽 회전 때에 오른쪽 굽힘(우측굴)이 일어나고 있었던 경우는 윗부분 목뼈에 제한이 일어나고 있다. 이것은 아랫부분 목뼈의 연결운동이 오른쪽 회전에 수반해서 오른쪽 굽힘이 일어난다는 것으로부터 아랫부분 목뼈를 오른쪽 굽힘을 함으로써 윗부분 목뼈의 오른쪽 회전을 보상하고 있다고 생각할 수 있다.

2 관절기능 평가

a. 능동운동

환자에게 필요한 구성운동을 지시하며 그 가동범위나 통증, 움직임의 질을 잘 관찰한다. 또한 특히 척주에서는 굽힘이나 폄, 옆굽힘, 회전만이 아니라, 이들을 조합하여 연결운동이나 비연결운동으로 운동을 지시하여 관찰함으로써 병터(병소)를 보다 명백히 할 수 있다.

b. 수동운동

가동범위의 마지막에서 느끼는 저항감, 이른바 끝느낌(end feel)이나 그 때의 통증을 파악하고 운동제한 또는 과가동성인지를 판단한다. 이 끝느낌은 개인에 따라서 다르기 때문에 끝느낌의 직전에 신중하게 힘을 가하여 판정한다. 때로는 끝느낌이 정상이면서 가동범위가 제한되어 있는 일도 있다. 이러한 경우는 선천적인 해부학적 이상을 의심한다. 또한 끝느낌만이 아니라, 운동 중의 저항감에도 충분히 주의해둘 필요가 있다. 이들에 의해서 장애가 비수축성 조직 유래인지 또는 수축성 조직 유래인지를 감별한다(메모란 참조).

메모 : 비수축성 조직의 기능장애라 판단할 수 있는 경우

능동운동과 수동운동 모두 같은 방향의 운동을 할 때에 증상이 유발되며 동시에 가동범위 제한이 같은 각도이다(예: 팔꿉관절 굽힘의 능동운동과 수동운동 모두 같은 각도에서 가동범위 제한과 통증이 인지된다).

메모 : 수축성 조직의 기능장애라 판단할 수 있는 경우

능동운동과 수동운동에서는 반대방향의 운동을 할 때에 증상이 유발되며 동시에 반대방향으로 가동범위 제한이 있다(예: 팔꿉관절 굽힘의 능동운동에서 통증과 가동범위 제한이 인지되지만, 수동운동에서는 팔꿉관절의 굽힘에는 가동범위 제한이 인지되지 않는다. 그러나 팔꿉관절의 폄(신전)에서는 영향을 받는 근육이 신장되기 때문에 통증이나 가동범위 제한이 있다).

표 3 관절놀이

분류	등급	의미
1. 운동제한	0 = 가동성 없음	→ 강직
	1 = 가동성이 상당히 제한되어 있다	→ 결합조직(근막, 관절주머니, 인대 등)의 단축
	2 = 가동성이 약간 제한되어 있다	→ 근육의 단축이나 근육의 경련(spasm)
2. 정 상	3 = 가동성은 정상	
3. 과가동성	4 = 가동성이 약간 과잉이다	
	5 = 가동성이 상당히 과잉이다	
	6 = 전혀 지지성이 없다	

(Kaltenborn FM: The Spine, 2nd ed. p1-9, 33-35, Olaf Norlis Bokhandel, Oslo, 1993)

c. 관절놀이 [2)]

관절놀이의 평가는 크게 나누면, 운동제한(hypomobility), 정상(normal), 과가동성(hypermobility)이 있고, 게다가 **표 3**에 나타낸 것처럼 분류할 필요가 있다.

1) 견인과 압박(압축, compression), 미끄럼운동

관절운동을 할 때에는 반드시 미끄럼운동과 구르기 운동이 동시에 일어나는 복합운동이 일어난다. 그러나 운동이 제한되면 미끄럼운동의 요소가 장애를 받는 일이 많아 구르기 운동만이 일어난다. 이 때문에 관절 내 조직의 한 점에 집중하는 것 같은 힘이 가해져 손상을 야기한다(**그림 9**). 그래서 관절에 견인을 가함으로써 통증이 감소하고 압박을 가함으로써 통증이 악화하는 것이 보통이다. 이 견인은 관절면에 대해서 직각으로 시행하며 검사는 제2단계까지의 견인을 이용한다. 또한 미끄럼운동은 제1단계의 견인을 가하면서 해부학적으로 가능한 운동방향 모두에 시행할 수 있다. 척주의 견인과 압박은 척추원반(추간판)과 척추사이관절(추간관절)에 걸리는 힘으로 나눠서 생각할 필요가 있다. 척주에 대한 아래위 방향으로부터의 힘으로는 척주원반에 대해서 견인과 압박을 가할 수 있다. 그러나 척추사이관절에서 관절면의 기울기를 생각하면, 아래위 방향으로 가해진 힘에 대해서는 미끄럼의 운동이 일어난다. 척추원반에 대해서 견인의 힘이 가해진 경우는 위쪽에 있는 척추몸통(추체)의 아래관절돌기가 아래쪽의 척추몸통의 위관절돌기에 대해서 머리 쪽 방향으로 미끄러진다. 이것은 척주 굽힘운동을 할 때에 일어나는 미끄럼운동이라 생각할 수 있다(**그림 10a**). 또한 척주에 대해서 앞뒤방향으로부터의 힘으로는 척추원반에 대해서 미끄럼운동을 가할 수 있다. 그러나 척추사이관절에서는 관절면을 떼어놓는 방향의 힘이 가해져 견인 또는 분리로서 생각할 수 있다(**그림 10b**).

d. 저항검사

수축성 조직의 요소에 대해서 주로 평가할 수 있다. 능동운동에서 통증이 출현하였을 때, 거기서 저항을 가하여 등척성 수축을 시행시킨다. 이 때 통증이 출현하면 근육의 문제를 생각할 수 있지만, 관절 안에 압박도 가해져 있기 때문에 저항검사를 하기

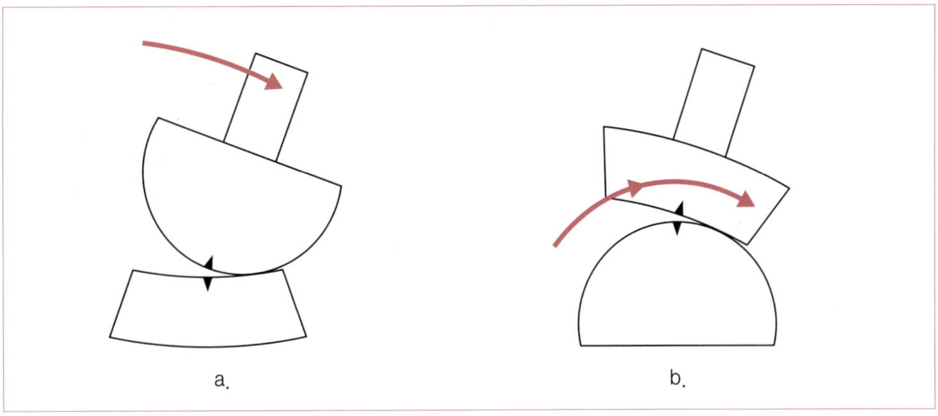

그림 9 **운동제한이 있는 관절의 손상사례**
(Kaltenborn FM: Manual Mobilization of the Joints, 6th ed. p1-106, Olaf Norlis, Bokhandel, Oslo, 2002)

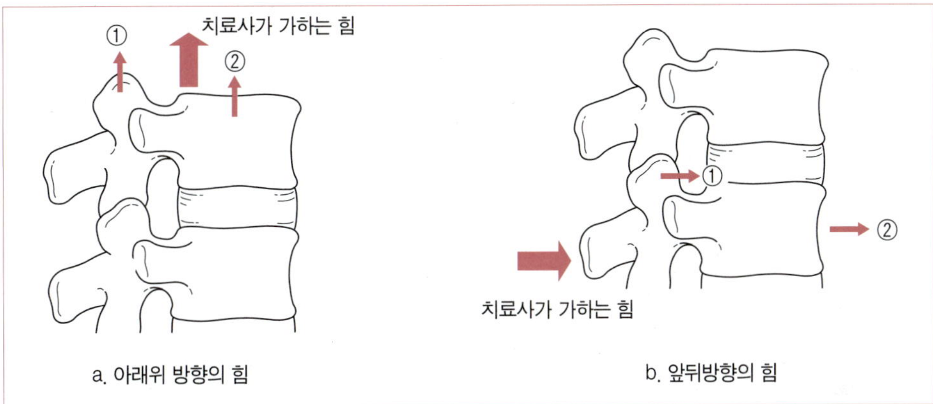

그림 10 **척추원반(추간판)과 척추사이관절(추간관절)에 가해지는 힘**
a: ① 척추사이관절의 미끄럼운동 (굽힘의 움직임), ② 척추원반의 견인
b: ① 척추사이관절의 분리, ② 척추원반의 미끄럼운동

전에 반드시 관절놀이나 관절의 압박에 의한 통증을 관찰해 둘 필요가 있다. 또한 약한 저항에서는 통증이 출현하지 않는 경우도 있기 때문에 환자의 상태에 주의하면서 가능한 힘을 주도록 지시하는 경우도 있다. 그리고 등척성 수축을 시행시킨 채로 견인이나 압박을 가하는 것도 가능하며 이것에 의해서 더 한층 명확히 감별할 수 있다. **표** 4에 저항검사에서의 근력과 통증에 의한 소견과 원인병터(병소)의 추측을 나타냈다.

공동근육으로부터 근육을 가급적 분리하고 최대 수축이 가능한 자세에서 검사하는 것이 중요하다.

e. 증상유발 · 완화검사[4)]

관절운동은 단관절의 운동이 아니라 다양한 관절이 복합적으로 움직임으로써 이루어지고 있다. 예컨대, 어깨관절의 굽힘 초기에서는 어깨위팔관절(견갑상완관절)의 등

표 4 저항검사에서의 근력과 통증에 의한 소견과 원인병터의 추측

소견	원인병소
1. 근력이 있고 통증이 없다.	장애는 없고 신경학적인 결함도 없다.
2. 근력이 있고 통증이 있다.	수축의 요소에 약간 장애가 있고 대부분 힘줄인 경우가 많다.
3. 근력이 약하고 통증이 없다.	① 근육에 대한 신경지배의 장애 ② 근육 또는 힘줄의 완전 단열
4. 근력이 약하고 통증이 있다.	① 조직의 부분 단열이 있고 몇 개의 조직은 손상이 없지만, 전체로서 통증이 발생한다. ② 명백한 병리학적 변화에 의해서 통증이 촉진된다. (예 : 골절, 종양 또는 급성의 병변)

공동근육으로부터의 근육을 가급적 분리하고 최대 수축이 가능한 자세에서 검사하는 것이 중요하다.

쪽(배측)으로의 미끄럼운동과 봉우리빗장관절(견쇄관절)의 배쪽(복측)으로의 미끄럼운동이 필요하다. 또한 굽힘의 최종영역에서는 어깨위팔관절의 배꼬리쪽(복미측)의 미끄럼운동과 복장빗장관절(흉쇄관절)의 꼬리등쪽(미배측)으로의 미끄럼운동과 등뼈(흉추) 폄(신전)에 필요한 등뼈 척추사이관절(흉추추간관절)의 꼬리쪽(미측)으로의 미끄럼운동이 필요하다. 또한 척주에서는 많은 분절이 동시에 움직이는 것에 의해서 운동이 이루어지고 있다.

이러한 것들로부터 생각하면, 어깨관절을 굽힐 때의 가동범위 제한이나 통증이 있는 경우에 있어서 이제까지의 검사에서 관절이 원인이라고 판단되면, 다시 어느 관절유래에 의한 것인가를 특정할 필요가 있다. 또한 척주에서도 마찬가지로 분절을 특정하지 않으면 대증요법이 되어 참된 원인에 대한 치료는 어렵다.

그래서 환자에게 안전하고 동시에 부담이 적은 치료를 시행하기 위해서 필자 등은 증상유발 · 완화검사를 시행하고 있다. 이것은 통증의 부분을 특정하여 그 원인을 찾는 데에 효과적이다. 이것을 개발한 것은 Kaltenborn에 사사한 O. Evjenth이다. 이 기법을 시행하기 위해서는 우선 근골격에 관한 해부학 및 운동학, 생체역학의 지식이 필요하다. 또한 대상이 되는 관절에 특정의 움직임을 가하기 때문에 촉진(palpation)기법이 중요하다. 이들을 기초로 정확한 순서와 기법으로 실시하며 그 결과를 논리적으로 생각하는 능력도 필요하다.

1) 순 서

원인이 관절에 기인하는 환자에서는 같은 방향으로 능동적 또는 수동적으로 움직이는 것에 의해서 통증을 유발할 수 있다. 그 유발되는 통증의 영역을 국한하고 다음으로 분절의 국한, 구조의 국한의 순서로 진행한다.

예컨대, 앞에서의 예에서는 어깨관절을 굽힐 때에 어깨뼈(견갑골) 주위에 통증을 호소하고 있는 경우를 생각해보면, 우선 어깨위팔관절(견갑상완관절)인지, 봉우리빗장관절(견쇄관절), 복장빗장관절(흉쇄관절), 등뼈(흉추)인지 그 부위를 특정하고, 등뼈가 원인이라 판단되었다면 어느 분절인지를 특정하며 거듭 그 분절에 있는 척추원반(추간판) 또는 척추사이관절(추간관절)유래인가라는 것처럼 구조의 국한을 시행한다. 이것에는 우선 통증이 출현하는 경계선을 특정할 필요가 있다. 통증의 원인을 조사할 때는 다음의 관절 또는 분절의 검사를 시행하기 전에 반드시 통증의 경계선을 재차 확인한다. 통증의 범위로부터 크게 벗어난 부분에서 검사를 시작한 경우나 정확하게 촉진할 수 없는 것 같은 체격인 경우 등은 검사자의 힘으로 통증을 유발할 수 없는 경우도 있다. 또한 둔통이나 위화감, 마비 등의 증상은 재현할 수 없는 경우가 많다. 아래에 그 유발방법과 완화방법에 대해서 기재한다.

2) 유발검사의 조건

① 특정의 움직임에 의해서 환자의 통증을 유발시킬 수 있다.
② 통증의 경계영역에서는 대상이 되는 관절 또는 분절에 가하는 부하가 약간 강화되는 것만으로 통증이 유발된다.
③ 인접하는 관절 또는 분절은 가하는 부하에 대해서 움직이지 않도록 고정할 수 있거나, 부하의 방향과 반대방향으로 움직인다(**그림** 11).

3) 유발검사의 순서 (그림 12)

① 일정한 운동에 의해서 발생하는 통증의 경계선을 발견한다.
② 통증이 없는 범위로 되돌아간다.
③ 통증의 경계선을 재확인한다.
④ 통증이 없는 범위로 다시 되돌아간다.
⑤ 통증이 유발되는 일정한 운동에 의해서 일어나는 종속 운동을 치료사가 야기한다.

4) 완화검사의 조건

① 특정의 움직임에 의해서 통증의 소실이나 경감이 일어난다.
② 일련의 움직임 중에서 통증이 정확히 일어나는 점에서는 대상이 되는 관절 또는 분절에 걸리는 부하가 약간 감소하는 것만으로 통증이 완화된다.
③ 인접하는 관절 또는 분절은 가하는 부하에 대해서 움직이지 않도록 고정할 수 있거나, 부하의 방향과 반대방향으로 움직인다(**그림 11 참조**).

5) 완화검사의 순서 (그림 13)

① 일정한 운동에 의해서 일어나는 통증의 경계선을 발견한다.
② 통증이 없는 범위로 되돌아간다.
③ 통증의 경계선을 넘은 부분에서 움직임을 멈춘다.
④ 통증이 유발되는 일정한 운동에 의해서 발생하는 종속 운동과 반대의 종속 운동을 치료사가 일으킨다.

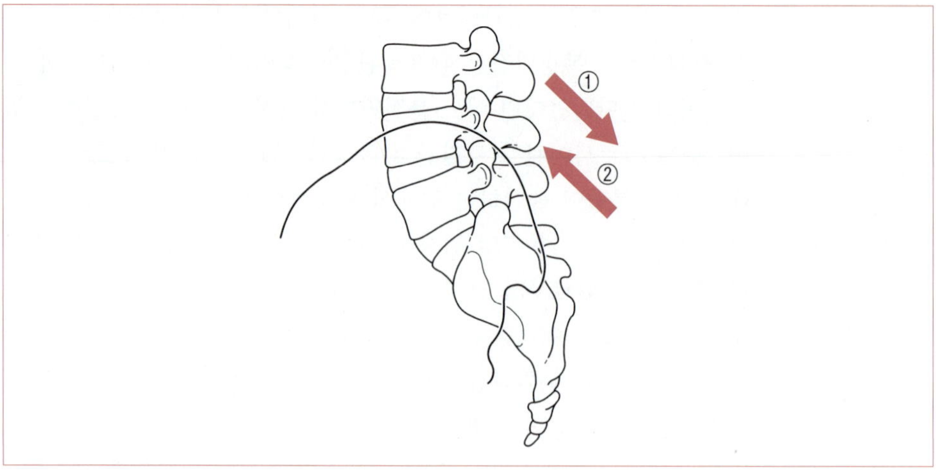

그림 11 **유발 · 완화검사의 조건**
① 치료사가 가하는 부하의 방향
② 치료사가 가하는 부하에 대해서 머리 쪽의 관절이 반대로 움직인다.
(Evjenth O. Gloeck C : Symptom Localization in the Spine and the Extremity Joints, OPTP, Minneapolis, 2000에서 일부 변경)

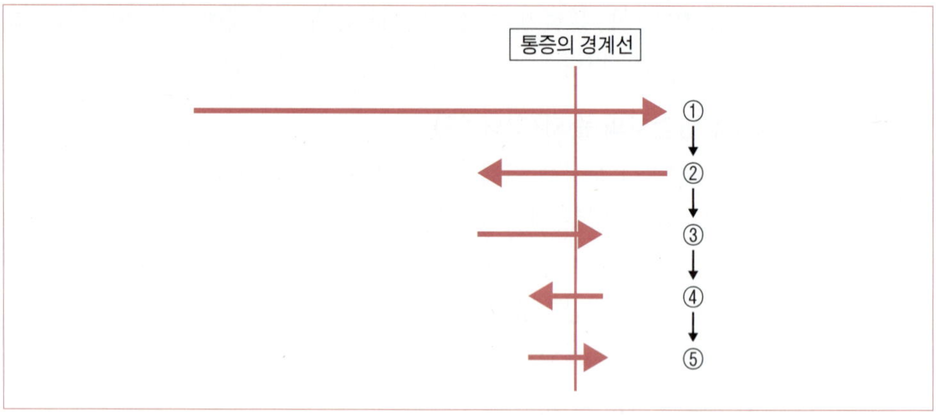

그림 12 **유발검사의 순서**
(Evjenth O. Gloeck C : Symptom Localization in the Spine and the Extremity Joints. OPTP, Minneapolis, 2000)

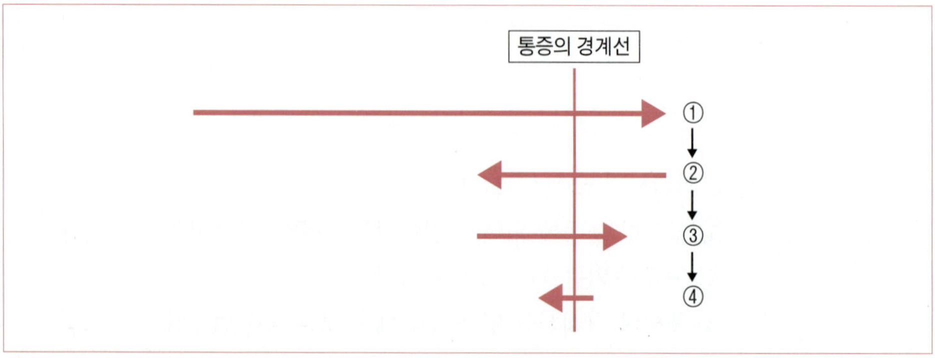

그림 13 **완화검사의 순서**
(Evjenth O. Gloeck C : Symptom Localization in the Spine and the Extremity Joints. OPTP, Minneapolis, 2000)

6) 다리(하지)에 하중을 가하였을 때의 통증의 감별

하중을 가하였을 때에 골반주위에 통증이 발생하는 증상사례에 대한 증상유발 · 완화검사를 사용한 감별진단의 한 예를 보여준다. 우선 환자는 통증이 일어날 때까지 하중을 걸어 통증의 경계선을 발견한다. 다음으로 일단 되돌아가 다시 통증이 출현하는 경계선을 확인하기 위해 하중을 가한다. 그리고 다시 한번 통증이 없는 범위로 되돌아가 통증이 출현하는 경계선 직전에서 움직임을 멈춘다. 이 자세에서 치료사는 통증이 있는 쪽의 엉덩뼈능선(장골릉)을 밀어내림으로써 엉덩관절(고관절)에 하중을 가한다. 이 때, 엉치엉덩관절(천골장골관절)은 머리 쪽으로 미끄러지기 때문에 하중 때와는 반대의 움직임이 일어나고 있다. 통증이 출현한다면, 엉덩관절에 원인이 있다고 추측할 수 있기 때문에 완화검사를 시행한다. 이것은 환자가 통증이 일어날 때까지 하중을 걸고 통증이 출현하는 경계영역을 넘은 부분에서 궁둥뼈결절(좌골결절)과 위앞엉덩뼈가시(상전장골극)에서부터 밀어 올려 엉덩관절의 하중을 감소하는 것이며, 여기서 통증이 소실한 경우는 엉덩관절이 원인이라고 명확히 감별할 수 있다. 통증이 강화되면 엉치엉덩관절을 의심한다.

엉치엉덩관절(천골장골관절)은 유발검사의 순서에 따라서 경계영역을 찾고, 그 자세에서 엉치뼈(천골)를 꼬리 쪽(미측)으로 밀어 내린다. 이것으로 통증이 출현하는 경우는 경계영역을 넘은 부분에서 엉치뼈를 머리 쪽(두측)으로 밀어 올린다. 여기서 통증이 소실한 경우는 엉치엉덩관절이 원인이라고 판단할 수 있다.

메모 : 엉치엉덩관절의 구조와 기능

엉치엉덩관절(천골장골관절)은 엉치뼈(천골)의 귀모양면과 엉덩뼈(장골)의 귀모양면과의 사이에서 형성되는 반관절이고, 관절면의 형상도 요철(凹凸)이 복잡하게 조합되어 있다. 이 관절의 관절강은 좁고 강인한 인대로 보강되어 있어 약간의 움직임 밖에 관찰되지 않는다. 그러나 선 자세에서 엉치엉덩관절에는 상반신의 무게는 제5허리뼈(요추)에서부터 좌우의 다리(하지)로 전달되며 이 때문에 엉치엉덩관절에는 엉덩뼈가 위쪽으로, 그리고 엉치뼈가 아래쪽으로 미끄러지는 것 같은 힘이 가해진다.

D. 기본 도수치료

1 견인과 미끄럼운동의 검사와 가동술

검사 및 치료는 느슨한 자세(loose-packed position)에서 시행하는 것이 원칙이다(표 5). 그러나 임상에서 실제로 사용하는 일이 많은 것은 제한범위에서 시행하는 경우가 많다. 이 경우, 견인은 최대 가동범위에서 시행하며 미끄럼운동은 관절면의 압박을 피

표 5 느슨한 자세(loose-packed position)와 야무진 자세(close-packed position)

	느슨한 자세	야무진 자세
어깨위팔관절	55° 벌림, 30° 수평모음	최대 벌림(외전), 외측회전
위팔자관절 (상완척골관절)	70° 굽힘, 10° 뒤침	최대 폄(신전), 뒤침(회외)
손목관절 (요골수근관절)	손바닥굽힘, 손등굽힘 0°, 약간 자쪽굽힘(척굴)	최대 손등굽힘(배굴)
엉덩관절 (고관절)	30° 굽힘, 30° 벌림, 약간 외측회전	최대 폄(신전), 최대 내측회전, 최대 외측회전
정강넙다리관절 (경골대퇴관절)	25° 굽힘	최대 폄, 종아리 외측회전
발목관절 (거퇴관절)	10° 발바닥굽힘, 엎침 및 뒤침 중간위치	최대 발등굽힘(배굴)

(Kaltenborn FM: Manual Mobilization of the Joints, 6th ed. p1-106, Olaf Norlis, Bokhandel, Oslo, 2002)

하기 위해 최대 가동범위의 바로 앞에서 시행한다.

운동제한이 있는 관절에 대해서는 제3단계의 견인이나 미끄럼운동을 적어도 7초 이상 가하며 가능하다면 그것을 반복한다. 이 때 새로이 획득된 자세에서 견인을 가한다. 또한 개선이 인지되지 않는 경우는 20초 또는 30초로 시간을 길게 하고, 제3단계에서부터 제2단계, 그리고 또한 제3단계의 견인이나 미끄럼운동을 반복해서 가하여 개선을 도모한다.

통증을 수반하는 가동범위 제한이 있는 경우는 통증 경감의 치료부터 시작하고, 제1단계 또는 이행구역(transition zone)까지의 견인을 수십 초 동안 반복한다. 이 때 작은 진폭의 진동을 가하면 보다 효과적이다. 이 치료 때는 견고한 고정은 필요가 없기 때문에 검사의 자세를 사용해서 시행하여도 좋다.

아래에 대표적인 기본 도수치료를 기재하는데 이들의 치료를 시행할 때에 벨트나 쐐기(wedge) 등의 기구를 사용함으로써 관절의 근위부위를 보다 견고하게 고정할 수 있어 치료효과를 높일 수 있다(**그림** 14).

a. 어깨위팔관절

어깨위팔관절(견갑상완관절)의 치료면은 어깨뼈 관절오목(견갑골 관절와)이 되기 때문에 볼록(凸)의 법칙에 따라서 시행하지만, 치료면이 가쪽(외측)이고, 동시에 약간 앞쪽 및 머리쪽을 향하고 있는 것에 주의한다. 그 치료면에 수직으로 견인 및 미끄럼운동을 시행한다. 미끄럼운동은 3방향이 있고, ① 굽힘(굴곡)이나 내측회전 제한의 경우는 등쪽(배측)으로의 미끄럼운동, ② 폄(신전)이나 외측회전 제한의 경우는 배쪽(복측)으로의 미끄럼운동, ③ 벌림(외전) 제한에는 꼬리쪽(미측)으로의 미끄럼운동을 이용한다.

메모 : 어깨위팔관절의 구조와 기능

어깨위팔관절은 어깨뼈 관절오목과 반구모양의 위팔뼈머리(상완골두)에 의해서 구성되는 다축성의 절구관절(구관절)이다. 뼈 운동으로서는 굽힘 · 폄, 벌림 · 모음, 외측회전 · 내측회전 및 휘돌림[원회전, circumduction)]을 시행한다. 관절면의 운동은 위팔뼈머리가 볼록(凸)의 법칙에 따라서 움직인다.

1) 어깨위팔관절의 견인의 검사 (그림 15, Click 2-1)

자세: 끝에 걸터앉은 자세

방법: 치료사는 55° 벌리고(외전) 그 위치에서부터 30° 수평모음(수평내전)위치에서 어깨뼈(견갑골)를 고정하고, 위팔 근위부위를 안쪽에서부터 잡아 관절오목과 수직으로 떼어놓는다.

2) 어깨위팔관절의 견인의 치료 (그림 16, Click 2-2)

자세: 반듯이 누운 자세

방법: 벨트로 환자의 가슴부위를 고정한다. 치료사는 환자의 아래팔(전완)을 지지하고, 관절 각도를 조작한다. 위팔(상완) 근위부위의 안쪽을 잡고 벨트를 환자의 위팔 근위부위와 치료사의 골반으로 돌린다. 치료사는 천천히 벨트에 기대는 것처럼 좌회전하고 견인을 가한다. 이것은 모든 방향의 가동범위 제한을 개선하기 위해 사용된다.

3) 어깨위팔관절의 미끄럼운동의 검사

a) 등쪽(배측)으로의 미끄럼운동 (그림 17a, Click 2-3a)

자세: 끝에 걸터앉은 자세

방법: 치료사는 어깨뼈를 머리 쪽으로부터 고정하고, 위팔 근위부위를 안쪽으로부터

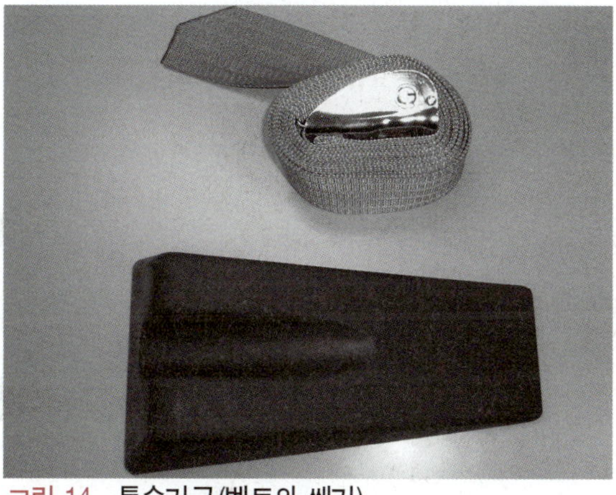

그림 14 특수기구(벨트와 쐐기)

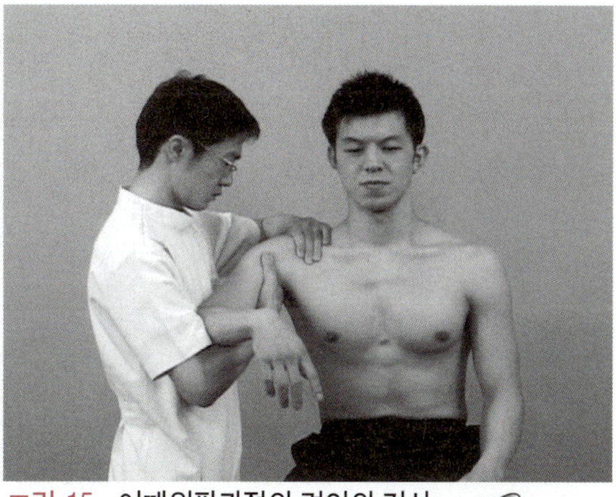

그림 15 어깨위팔관절의 견인의 검사 Click 2-1

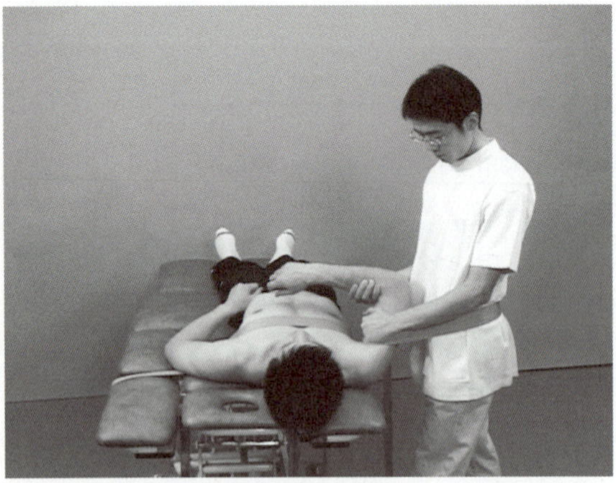

그림 16 어깨위팔관절의 견인의 치료 Click 2-2

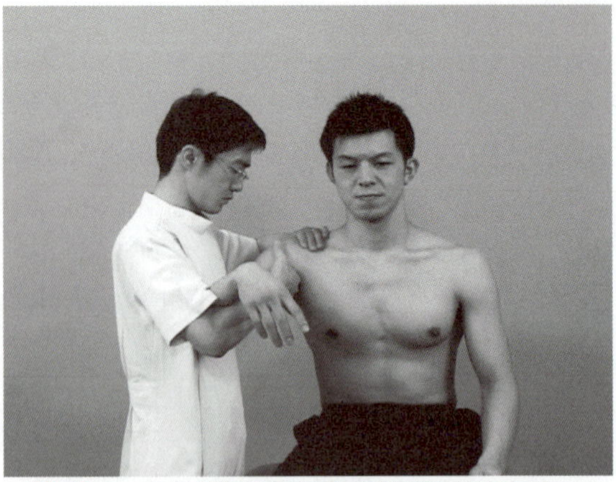

그림 17a 어깨위팔관절의 미끄럼운동의 검사 (1) : 등쪽으로의 미끄럼운동 Click 2-3a

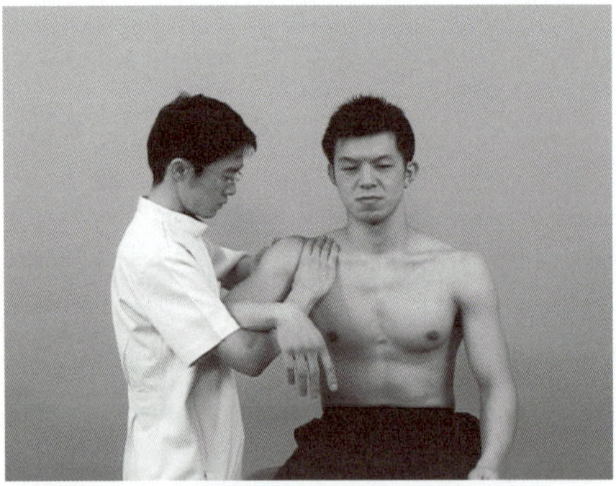

그림 17b 어깨위팔관절의 미끄럼운동의 검사 (2) : 배쪽으로의 미끄럼운동 Click 2-3b

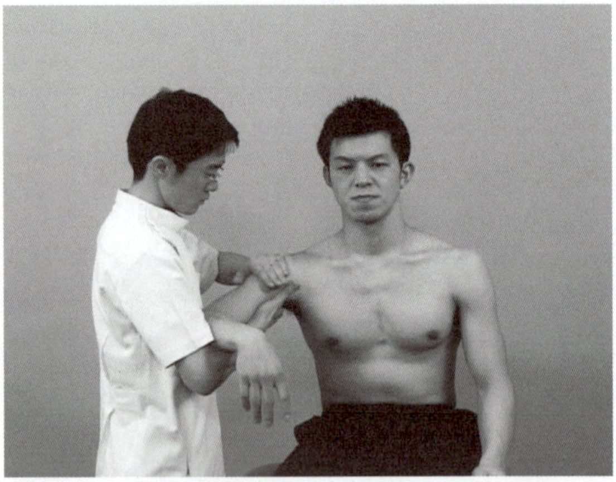

그림 17c 어깨위팔관절의 미끄럼운동의 검사 (3) : 꼬리쪽으로의 미끄럼운동 Click 2-3c

잡고 엄지손가락과 둘째손가락 사이로 관절오목과 평행으로 등쪽(배측)으로 미끄러지게 한다.

b) 배쪽(복측)으로의 미끄럼운동 (그림 17b, Click 2-3b)

자세: 끝에 걸터앉은 자세

방법: 치료사는 부리돌기(오훼돌기)에 둘째손가락이 닿도록 어깨뼈를 배쪽(복측)에서부터 고정하고, 위팔 근위부위를 등쪽(배측)에서부터 잡고 엄지손가락과 둘째손가락 사이로 관절오목과 평행으로 배쪽(복측)으로 미끄러지게 한다.

c) 꼬리쪽(미측)으로의 미끄럼운동 (그림 17c, Click 2-3c)

자세: 끝에 걸터앉은 자세

방법: 치료사는 환자의 팔을 지지하기 위해 위팔을 잡는다. 위팔뼈머리 원위부위를 머리쪽(두측)으로부터 밀어 내림으로써 관절오목과 평행으로 꼬리쪽(미측)으로 미끄러지게 한다.

4) 어깨위팔관절의 미끄럼운동의 치료

a) 등쪽(배측)으로의 미끄럼운동 (그림 18a, Click 2-4a)

자세: 반듯이 누운 자세

방법: 환자의 어깨뼈를 모래주머니 또는 웨지를 사용해서 고정한다. 치료사는 환자의 몸통과 팔(상지)의 사이에 서서 팔을 지지하고, 위팔 근위부위를 배쪽(복측)으로부터 잡는다. 치료사는 천천히 무릎을 굽히면서 등쪽(배측)으로 미끄러지게 한다. 이것은 내측회전 제한을 개선하기 위해 사용된다.

b) 배쪽(복측)으로의 미끄럼운동 (그림 18b, Click 2-4b)

자세: 엎드려 누운 자세(복와위)

방법: 환자의 어깨뼈를 고정하기 위해 부리돌기의 아래에 모래주머니나 타월을 놓는다. 치료사는 환자의 몸통과 팔의 사이에 서서 팔을 지지하고, 위팔 근위부위를 등쪽(배측)으로부터 잡는다. 치료사는 천천히 무릎을 굽히면서 배쪽(복측)으로 미끄러지게 한다. 이것은 폄(신전)과 외측회전 제한을 개선하기 위해서 사용된다.

c) 꼬리쪽(미측)의 미끄럼운동 (그림 18c, Click 2-4c)

자세: 반듯이 누운 자세

방법: 어깨뼈를 고정하기 위해 벨트로 환자의 가슴부위를 고정하고 또 1개의 벨트를 겨드랑부위를 통해서 침대에 고정한다. 치료사는 환자의 아래팔을 끼워 넣고 양 손으로 환자의 위팔을 잡고 체중을 뒤쪽으로 거는 것에 의해서 꼬리 쪽으로 미끄러지게 한다. 또한 위팔뼈머리 원위부위를 머리 쪽으로부터 잡고, 꼬리 쪽으로 미끄러지게 해도 좋다. 이것은 벌림(외전)제한의 개선이나 부딪힘징후(impingement sign)가 있는 경우에 대해서도 효과적이다.

b. 팔꿉관절 (위팔자관절)

위팔자관절(상완척골관절)의 치료면은 자뼈(척골)의 도르래패임(활차절흔)이고, 오목(凹)의 법칙에 따라서 시행한다. 치료면은 아래팔에 평행이기 때문에 견인은 아래팔에 대해서 수직으로 시행한다. 또한 폄(신전)제한에는 자뼈 장축과 평행으로 근위방향으로 미는 것 같은 미끄럼운동, 굽힘 제한에는 자뼈 장축과 평행으로 원위방향으로 당기는 것 같은 미끄럼운동을 이용한다.

메모 : 위팔자관절의 구조와 기능

위팔자관절은 위팔뼈 도르래(활차)와 자뼈의 도르래패임에 의해서 구성되는 경첩관절(접번관절)이다. 위팔자관절에서의 뼈 운동으로서는 굽힘 · 폄만이 시행되고 자뼈의 도르래패임이 위팔뼈 도르래에 대해서 오목(凹)의 법칙에 따라서 움직인다. 굽힐 때는 도르래패임이 위팔뼈 도르래의 관절면을 손바닥쪽 방향으로 미끄러진다. 이 때 관절면의 형태에 따라 자뼈(척골)는 위팔뼈(상완골)에 대해서 안쪽으로 이동한다. 펴질 때는 반대의 운동이 일어난다.

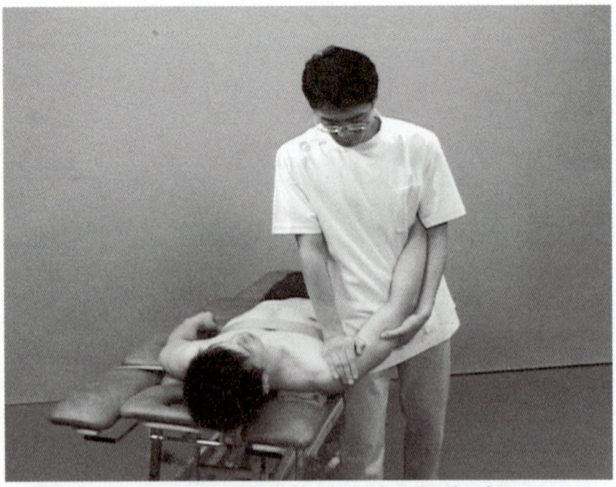

그림 18a 어깨위팔관절의 미끄럼운동의 치료 (1) : 등쪽으로의 미끄럼운동 Click 2-4a

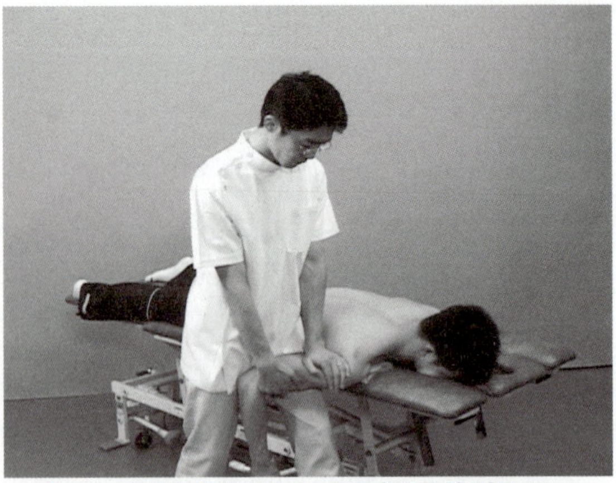

그림 18b 어깨위팔관절의 미끄럼운동의 치료 (2) : 배쪽으로의 미끄럼운동 Click 2-4b

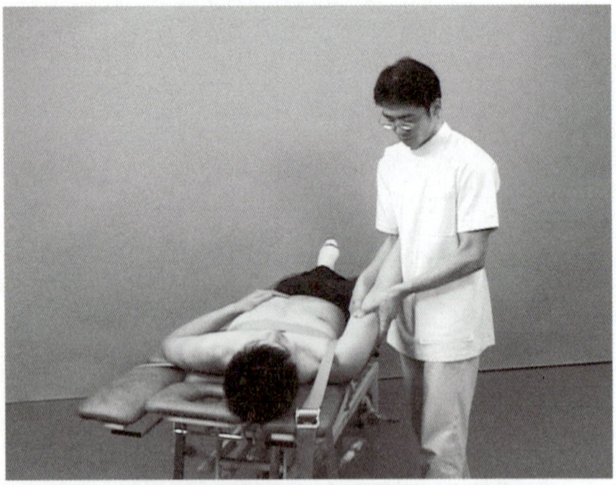

그림 18c 어깨위팔관절의 미끄럼운동의 치료 (3) : 꼬리쪽으로의 미끄럼운동 Click 2-4c

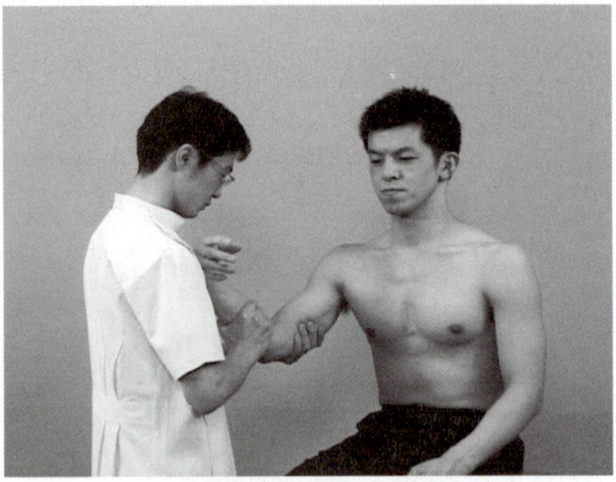

그림 19 팔꿉관절(위팔자관절)의 견인의 검사 Click 2-5

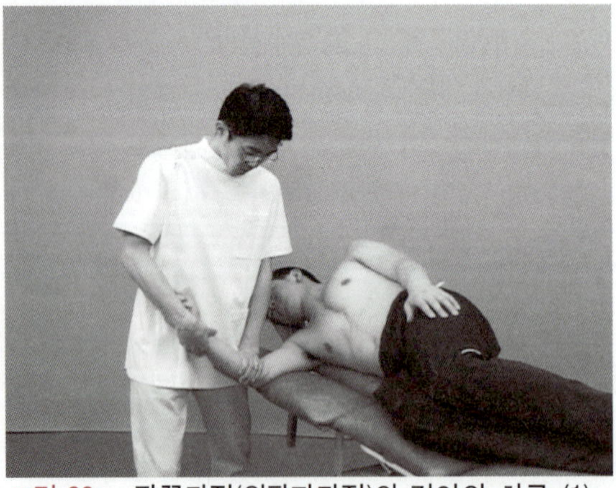

그림 20a 팔꿉관절(위팔자관절)의 견인의 치료 (1) : 옆으로 누운 자세의 경우 Click 2-6

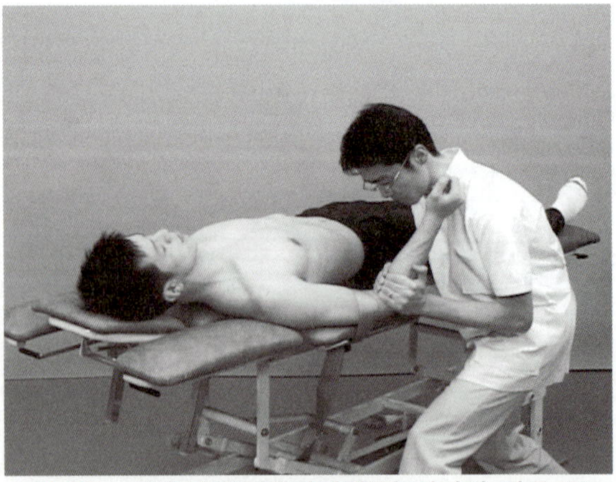

그림 20b 팔꿉관절(위팔자관절)의 견인의 치료 (2) : 반듯이 누운 자세의 경우 Click 2-6

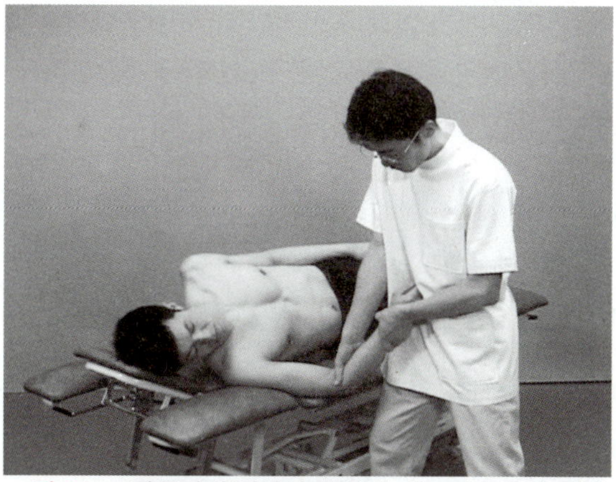

그림 21a 팔꿉관절(위팔자관절)의 미끄럼운동의 검사와 치료 (1) : 등쪽으로의 미끄럼운동 Click 2-7a

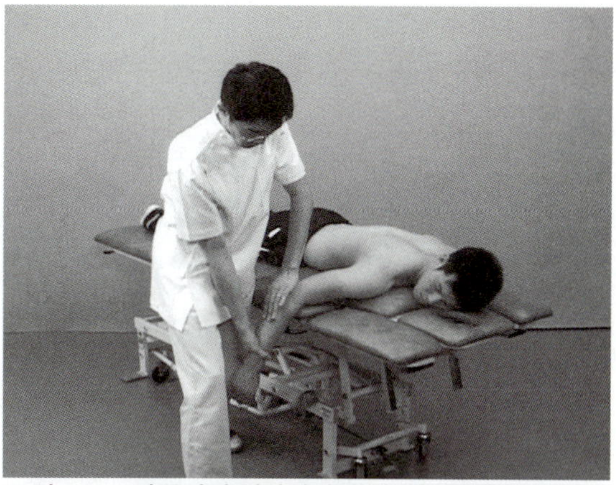

그림 21b 팔꿉관절(위팔자관절)의 미끄럼운동의 검사와 치료 (2) : 배쪽으로의 미끄럼운동 Click 2-7b

1) 팔꿉관절(위팔자관절)의 견인의 검사 (그림 19, Click 2-5)

자세: 앉은 자세 또는 반듯이 누운 자세

방법: 치료사는 70° 굽힘 · 10° 뒤침 위치에서 환자의 위팔을 원위부위에서 등쪽으로부터 고정하고, 관절 틈새(열극)의 바로 원위로부터 아래팔에 대해서 수직으로 떼어놓는다.

2) 팔꿉관절(위팔자관절)의 견인의 치료 (그림 20, Click 2-6)

자세: 옆으로 누운 자세(측와위) 또는 반듯이 누운 자세

방법: 옆으로 누운 자세(그림 20a)에서는 환자의 관절 틈새의 바로 원위를 배쪽으로부터 잡고 아래팔에 대해서 수직으로 떼어놓는다. 이때 어깨관절을 외측회전을 함으로써 야무진 자세(close-packed position)가 되며 어깨관절에 부하가 걸리기 어려워진다. 반듯이 누운 자세(그림 20b)에서는 아래팔부위를 벨트로 고정하고, 양손으로 환자의 관절틈새(열극)의 바로 원위를 배쪽으로부터 잡고 아래팔에 대해서 수직으로 떼어놓는다. 이것은 굽힘 · 폄의 어느 쪽의 가동범위 제한의 경우에도 사용할 수 있다.

3) 팔꿉관절(위팔자관절)의 미끄럼운동의 검사와 치료

a) 등쪽으로의 미끄럼운동 (그림 21a, Click 2-7a)

자세: 옆으로 누운 자세

방법: 위팔부위는 침대 위에 두고 침대의 모서리에 관절틈새가 오도록 하여 아래팔부위를 침대로부터 늘어뜨린다. 아래팔을 잡고 자뼈머리(척골두)를 원위방향으로 밀어 배쪽으로 미끄러지게 한다. 이것은 굽힘 제한을 개선하기 위해 사용한다.

b) 배쪽으로의 미끄럼운동 (그림 21b, Click 2-7b)

자세: 엎드려 누운 자세

방법: 위팔부위는 침대 위에 두고 침대의 모서리에 관절틈새가 오도록 하여 아래팔부

위를 침대로부터 늘어뜨린다. 아래팔을 잡고 자뼈머리(척골두)를 먼쪽방향으로 밀어 배쪽으로 미끄러지게 한다. 이것은 굽힘 제한을 개선하기 위해 사용한다.

c. 손목관절 (노뼈손목관절)

손목관절(노뼈손목관절)의 치료면은 노뼈(요골) 원위부위에 해당하고, 볼록(凸)의 법칙에 따라서 시행한다. 손바닥굽힘(장굴) 제한에는 손등쪽(배측)으로의 미끄럼운동, 손등굽힘(배굴) 제한에는 손바닥쪽(장측)으로의 미끄럼운동을 시행한다.

메모 : 손목관절(노뼈손목관절)의 구조와 기능

손목관절(노뼈손목관절)은 노뼈(요골) 원위 끝 아랫면의 관절면과 손배뼈(주상골) · 반달뼈(월상골) · 세모뼈(삼각골)에 의해서 구성되는 타원관절이다. 노뼈손목관절에서의 뼈 운동으로서는 손목관절의 손등굽힘(배굴) · 손바닥굽힘(장굴) · 노쪽굽힘(요굴) · 자쪽굽힘(척굴)이 이루어지고, 근위 손목뼈(수근골열)의 노뼈관절면이 노뼈 원위 끝 아랫면에 대해서 볼록(凸)의 법칙에 따라서 움직인다.

1) 손목관절(노뼈손목관절)의 견인의 검사 (그림 22, Click 2-8)

자세: 앉은 자세 또는 반듯이 누운 자세

방법: 손바닥굽힘 · 손등굽힘 0° 에서 약간 자쪽굽힘(척굴) 위치에서부터 아래팔 원위부위를 등쪽으로부터 잡고, 치료사의 몸에 고정한다. 손허리뼈(중수골) 및 손목뼈(수근골)를 등쪽으로부터 잡고, 원위방향으로 떼어 당긴다.

2) 손목관절(노뼈손목관절)의 견인의 치료 (그림 23, Click 2-9)

자세: 앉은 자세 또는 반듯이 누운 자세

방법: 아래팔을 쐐기의 위에 올려놓고 등쪽으로부터 잡고 고정한다. 손허리뼈 및 모든 손목뼈를 등쪽으로부터 잡고 원위방향으로 떼어 당긴다. 이것은 손바닥굽힘 · 손등굽힘의 어느 쪽의 가동범위 제한의 경우에도 사용할 수 있다.

3) 손목관절(노뼈손목관절)의 미끄럼운동의 검사와 치료

a) 등쪽으로의 미끄럼운동 (그림 24a, Click 2-10a)

자세: 앉은 자세 또는 반듯이 누운 자세

방법: 아래팔을 쐐기 위에 올려놓고 배쪽으로부터 잡고 고정한다. 손허리뼈 및 모든 손목뼈를 배쪽으로부터 잡고, 등쪽방향으로 미끄러지게 한다. 이것은 손바닥굽힘 제한을 개선하기 위해 사용된다.

b) 손바닥쪽으로의 미끄럼운동 (그림 24b, Click 2-10b)

자세: 앉은 자세 또는 반듯이 누운 자세

방법: 아래팔을 쐐기 위에 올려놓고 등쪽으로부터 잡고 고정한다. 손허리뼈 및 손목뼈를 등쪽으로부터 잡고 손바닥쪽 방향으로 미끄러지게 한다. 이것은 등쪽굽힘 제한을 개선하기 위해 사용된다.

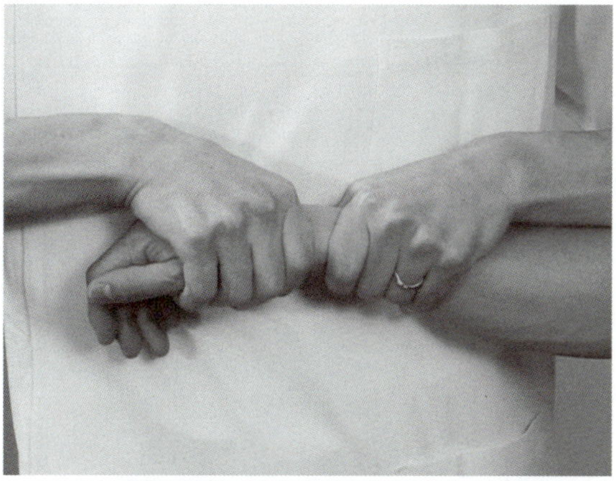

그림 22 손목관절(노뼈손목관절)의 견인의 검사
Click 2-8

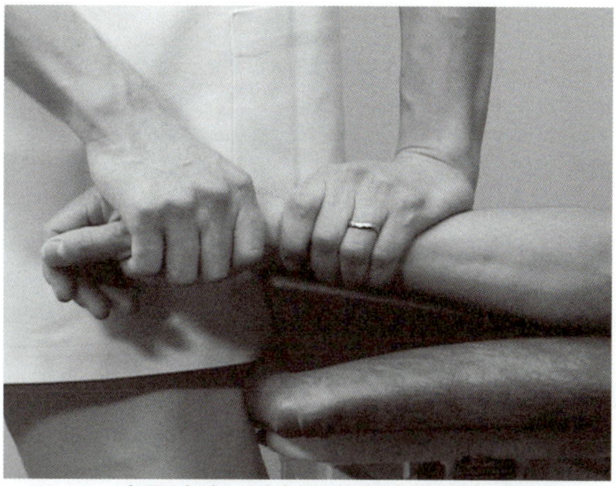

그림 23 손목관절(노뼈손목관절)의 견인의 치료
Click 2-9

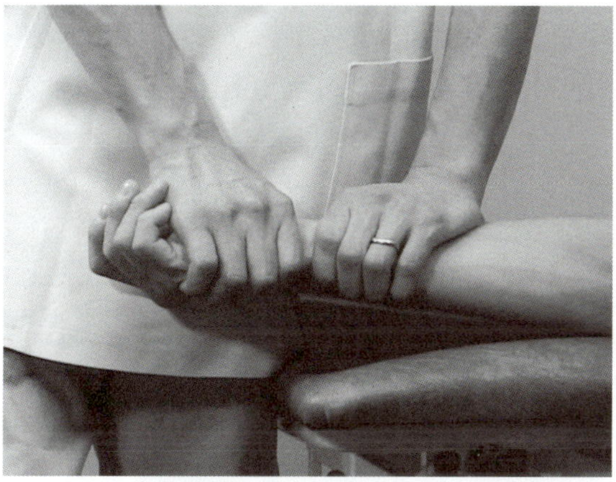

그림 24a 손목관절(노뼈손목관절)의 미끄럼운동의 검사와 치료 (1) : 손등쪽으로의 미끄럼운동
Click 2-10a

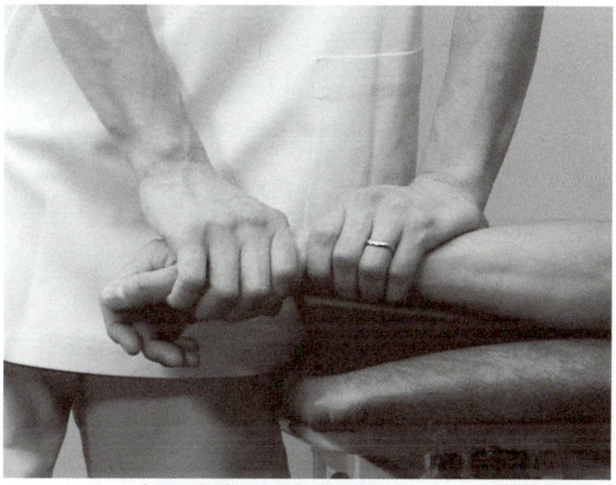

그림 24b 손목관절(노뼈손목관절)의 미끄럼운동의 검사와 치료 (2) : 손바닥쪽으로의 미끄럼운동
Click 2-10b

d. 엉덩관절

엉덩관절(고관절)의 치료면은 볼기뼈절구(관골구)에 있고 볼록(凸)의 법칙에 따라서 시행한다. 견인은 위쪽의 관절면 즉, 하중면의 견인은 꼬리 쪽으로의 미끄럼운동이고 안쪽의 관절면에서의 견인은 가쪽(외측)으로의 미끄럼운동으로서 이용할 수 있다.

메모 : 엉덩관절의 구조와 기능

엉덩관절은 넙다리뼈머리(대퇴골두)와 엉덩뼈절구(관골구)로 구성되는 절구관절이다. 이것은 구관절의 일종이고 다축성이며 뼈 운동으로서 굽힘-폄, 벌림-모음, 외측회전-내측회전 및 휘돌림(circumduction)을 시행한다. 이 관절에서는 넙다리뼈머리가 엉덩뼈절구에 대해서 볼록(凸)의 법칙에 따라서 움직인다.

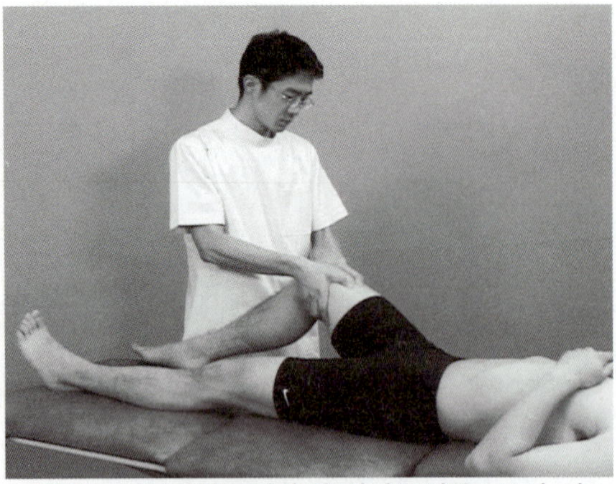

그림 25 엉덩관절(고관절)의 견인(꼬리쪽으로의 미끄럼운동)의 검사 Click 2-11

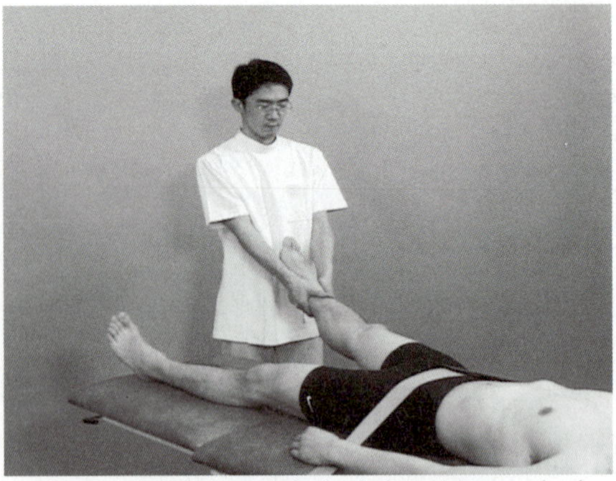

그림 26 엉덩관절(고관절)의 견인(꼬리쪽으로의 미끄럼운동)의 치료 Click 2-12

굽힘 제한에는 꼬리 쪽으로의 미끄럼운동을 이용하고 벌림(외전) 제한에는 꼬리 쪽으로의 미끄럼운동과 안쪽의 관절주머니의 신장성을 향상시키기 위해 가쪽으로의 미끄럼운동을 사용하는 일이 많다.

1) 엉덩관절의 견인(꼬리 쪽으로의 미끄럼운동)의 검사 (그림 25, Click 2-11)

자세: 반듯이 누운 자세

방법: 30° 굽힘 · 30° 벌림 · 약간 외측회전 위치에서 환자의 넙다리 원위부위를 양 손으로 잡고 넙다리뼈 장축에 원위방향으로 떼어 당긴다.

2) 엉덩관절의 견인(꼬리쪽으로의 미끄럼운동)의 치료 (그림 26, Click 2-12)

자세: 반듯이 누운 자세

방법: 2개의 벨트로 골반을 고정한다. 치료사는 환자의 안쪽복사(내과) · 가쪽복사(외과)를 양 손으로 잡고, 체중을 뒤쪽으로 거는 것에 의해서 넙다리뼈 장축과 평행으로 원위방향으로 떼어 당긴다. 이 때 무릎관절에 장애를 가진 환자의 경우는 넙다리 원위부위를 안쪽과 가쪽으로부터 잡아도 좋다. 이것은 굽힘 · 벌림(외전) 제한을 개선하기 위해 사용된다. 더 한층 제한을 개선하는 경우는 환자의 종아리(하퇴)를 치료사의 어깨 위에 올려놓고 넙다리 근위부위를 양손으로 잡고 약간 가쪽으로 꼬리방향으로 떼어 당긴다.

3) 엉덩관절의 안쪽으로의 관절면에서의 견인(가쪽으로의 미끄럼운동)의 검사와 치료 (그림 27, Click 2-13)

자세: 반듯이 누운 자세

방법: 벨트로 골반을 고정하고, 넙다리 근위부위의 안쪽을 잡고 벨트를 환자의 넙다리 근위부위와 치료사의 골반으로 돌린다. 치료사는 천천히 벨트에 기대고 견인을 가한다. 이것은 벌림(외전) 제한을 개선하기 위해 사용된다.

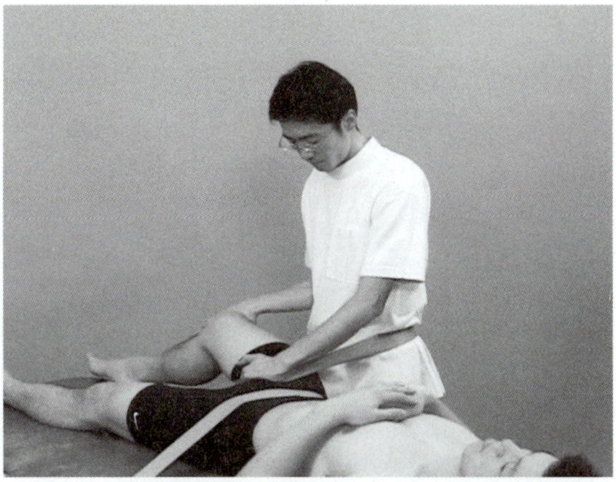

그림 27 엉덩관절의 안쪽으로의 관절면에서의 견인(가쪽으로의 미끄럼운동)의 검사와 치료 Click 2-13

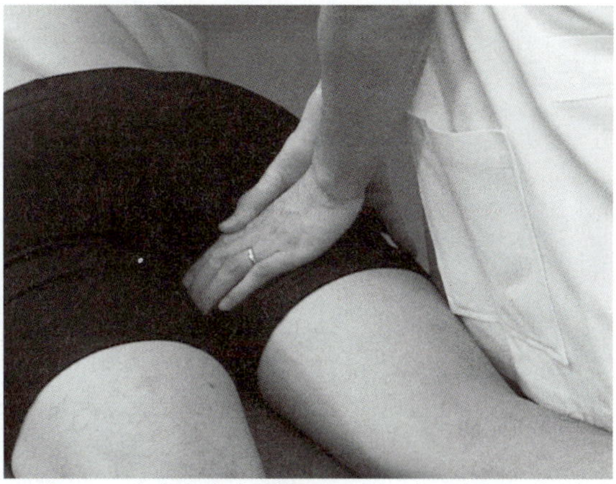

그림 28 엉덩관절의 배쪽으로의 미끄럼운동의 검사와 치료 Click 2-14

4) 엉덩관절의 배쪽으로의 미끄럼운동의 검사와 치료 (그림 28, Click 2-14)

자세: 엎드려 누운 자세

방법: 환자의 골반 아래에 베개 등을 놓고 치료사의 둘째손가락 쪽을 넙다리 근위부 위에 대고 배쪽으로 미끄러지게 한다. 이것은 폄(신전) 제한을 개선하기 위해 사용되고, 동시에 내측회전을 개선하고 싶은 경우는 엉덩관절을 내측회전 위치로 하여 시행한다. 외측회전에 대해서도 마찬가지이다.

e. 무릎관절(정강넙다리관절)

정강넙다리관절(경골대퇴관절)은 정강뼈(경골) 근위 끝의 반달판에 의해서 오목(凹)면이 되고, 오목(凹)의 법칙에 따라서 시행한다. 굽힘 제한에서는 등쪽으로의 미끄럼운동, 폄 제한에서는 배쪽으로의 미끄럼운동을 이용하지만, 내외측의 관절면을 나눠서 미끄럼운동을 사용하는 일도 있다.

메모 : 정강넙다리관절의 구조와 기능

정강넙다리관절은 넙다리뼈 아래 끝의 안쪽관절융기(내측과) 및 가쪽관절융기(외측과)와 정강뼈 위 끝의 안쪽관절융기 및 가쪽관절융기에 의해서 구성되는 경첩관절(접번관절)이다. 뼈 운동으로서는 굽힘 · 폄을 주로 시행하지만, 굽힘 위치에서는 회전운동도 가능하다. 이 관절에서는 정강뼈 위 끝의 안쪽관절융기 및 가쪽관절융기가 오목(凹)의 법칙에 따라서 움직인다. 폄(신전)운동의 종료영역에서 넙다리뼈에 대해서 정강뼈가 약 5~6°의 외측회전운동을 시행하는데 이러한 것을 screw-home movement 또는 locking mechanism이라 한다. 이것은 2개의 관절융기가 같지 않기 때문에 안쪽관절융기에서는 가쪽관절융기에서의 운동이 종료한 후도 앞쪽으로의 구르기 운동을 계속하기 때문에 일어난다.

1) 무릎관절(정강넙다리관절)의 견인의 검사 (그림 29, Click 2-15)

자세: 반듯이 누운 자세

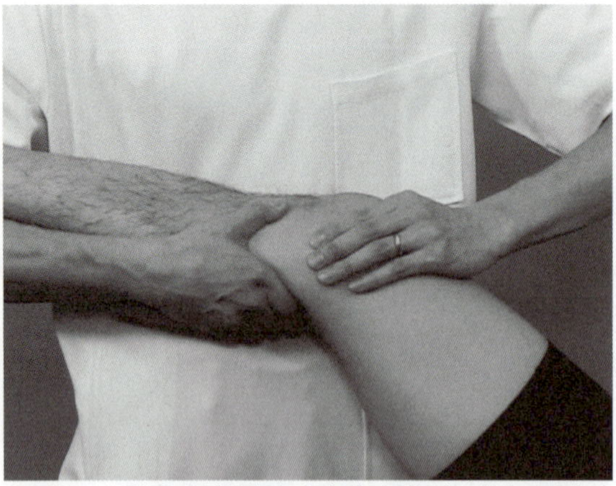

그림 29 무릎관절(정강넙다리관절)의 견인의 검사
Click 2-15

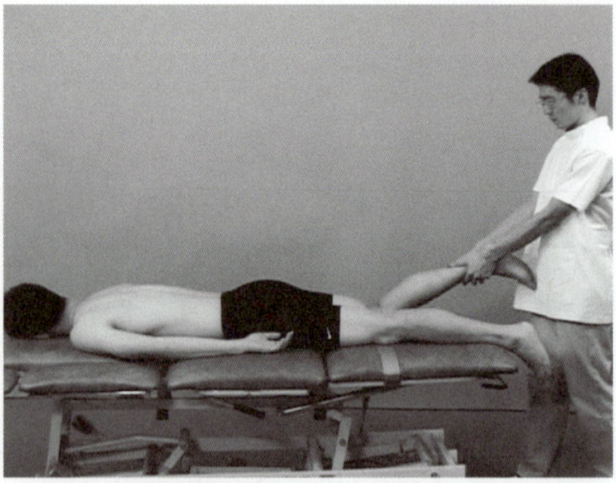

그림 30 무릎관절(정강넙다리관절)의 견인의 치료
Click 2-16

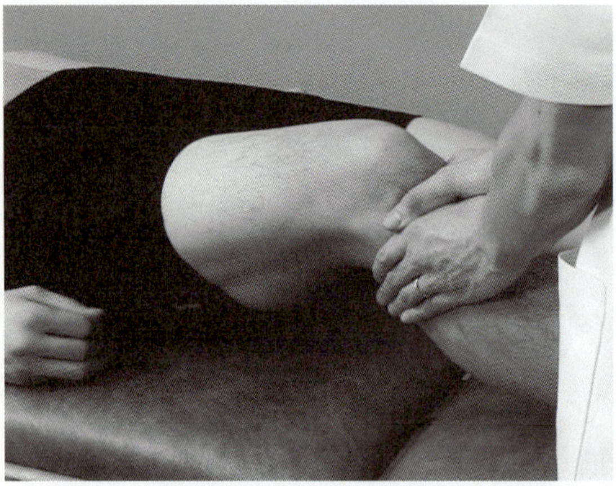

그림 31a 무릎관절(정강넙다리관절)의 미끄럼운동의 검사와 치료 (1) : 등쪽으로의 미끄럼운동
Click 2-17a

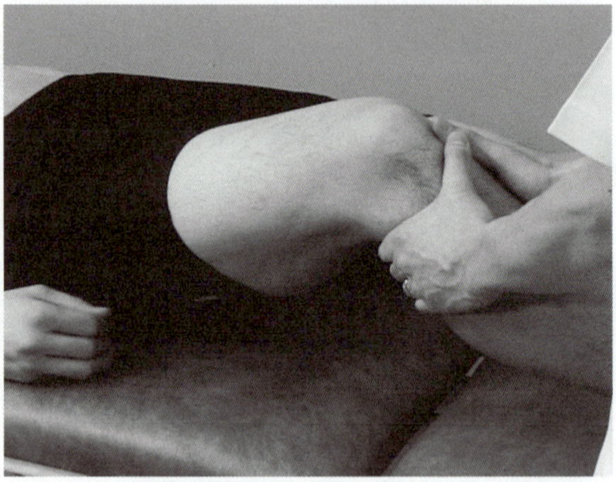

그림 31b 무릎관절(정강넙다리관절)의 미끄럼운동의 검사와 치료 (2) : 배쪽으로의 미끄럼운동
Click 2-17b

방법: 25° 굽힘 위치에서 환자의 넙다리 원위부위를 잡고 관절틈새를 촉진(palpation)하여 둔다. 종아리(하퇴) 근위부위를 잡고 종아리 장축과 평행으로 원위방향으로 떼어 당긴다.

2) 무릎관절(정강넙다리관절)의 견인의 치료 (그림 30, Click 2-16)

자세: 엎드려 누운 자세

방법: 벨트로 넙다리 원위부위를 고정하고, 치료사는 안쪽복사 · 가쪽복사를 양손으로 잡고 체중을 뒤쪽으로 걸어 종아리 장축과 평행으로 원위방향으로 떼어 당긴다. 이것은 굽힘 · 폄의 어느 쪽의 가동범위 제한인 경우도 사용할 수 있다.

3) 무릎관절(정강넙다리관절)의 미끄럼운동의 검사와 치료

a) 등쪽으로의 미끄럼운동 (그림 31a, Click 2-17a)

자세: 반듯이 누운 자세

방법: 양손으로 종아리 근위부위를 잡고 등쪽으로 미끄러지게 한다. 또한 종아리 외측회전 위치에서 가쪽의 미끄럼운동을, 내측회전 위치에서 안쪽의 미끄럼운동을 끌어낼 수도 있다. 이들은 굽힘 제한을 개선하기 위해 사용된다.

b) 배쪽으로의 미끄럼운동 (그림 31b, Click 2-17b **)**

자세: 반듯이 누운 자세

방법: 양손으로 종아리 근위부위를 잡고 배쪽으로 미끄러지게 한다. 이것은 폄 제한을 개선하기 위해 사용된다. 폄(신전) 종료영역에서의 제한인 경우는 베개 등을 종아리 근위부위의 아래에 놓고 넙다리뼈를 등쪽으로 미는 것에 의해서 정강뼈의 상대적인 배쪽으로의 미끄럼운동이 일어나 폄 제한을 개선할 수 있다.

f. 무릎관절 (무릎넙다리관절)

무릎관절의 움직임에 수반하여 무릎뼈(슬개골) 머리꼬리(두미)방향으로 이동한다. 굽힘에 수반하여 무릎뼈는 넙다리뼈(대퇴골)에 대해서 꼬리쪽으로 미끄럼운동을 하기 때문에 굽힘 제한에서는 꼬리쪽으로의 미끄럼운동을 시행한다. 또한 통증이 심한 경우는 무릎뼈의 견인을 사용하는 일도 있다.

메모 : 무릎넙다리관절(슬개대퇴관절)의 구조와 기능

무릎넙다리관절은 넙다리뼈 아래 끝 앞면의 무릎면(슬개면)과 무릎뼈 뒷면의 안쪽 · 가쪽면에 의해서 구성되는 편면관절이다. 뼈 운동으로서는 정강넙다리관절의 굽힘 · 폄 운동을 할 때에 무릎뼈가 머리 · 꼬리방향으로 이동한다. 기능적으로는 정강넙다리관절의 움직임에 수반해서 움직인다.

1) 무릎관절(무릎넙다리관절)의 미끄럼운동의 검사와 치료 (그림 32, Click 2-18**)**

자세: 반듯이 누운 자세

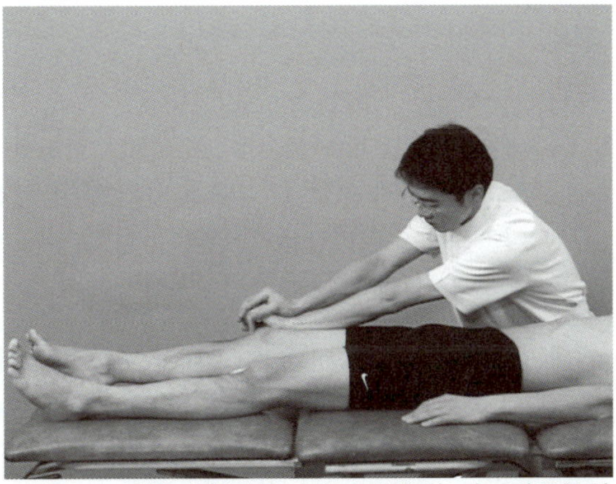

그림 32 무릎관절(무릎넙다리관절)의 미끄럼운동의 검사와 치료 Click 2-18

방법: 완전한 폄 위치에서 환자의 무릎뼈를 근위로부터 잡고 종아리의 방향으로 미끄러지게 한다. 이 때 등쪽으로 압박을 가하지 않도록 주의한다. 이것은 굽힘 제한을 개선하기 위해 사용된다. 제한이 심한 경우는 무릎뼈를 내외측으로부터 가볍게 집는 것처럼 잡고 견인을 가한 후에 굽힘 제한영역의 조금 바로 앞에서 미끄럼운동을 시행한다.

g. 발목관절 (거퇴관절)

발목관절의 치료면은 정강뼈(경골)와 종아리뼈(비골)의 원위부위에서 볼록(凸)의 법칙에 따라서 시행한다. 발등굽힘(배굴) 제한에는 등쪽으로의 미끄럼운동, 발바닥굽힘(저굴) 제한에는 배쪽으로의 미끄럼운동을 시행한다.

메모 : 발목관절(거퇴관절)의 구조와 기능

발목관절은 정강뼈(경골) 및 종아리뼈(비골)의 아래 관절면으로 이루어지는 관절오목(관절와)과 목말뼈도르래(거골활차)에 의해서 구성되는 경첩관절(접번관절)이다. 관절오목 및 관절머리(관절두) 모두 앞부분이 뒷부분보다 폭이 넓다. 뼈 운동으로서는 발등굽힘 · 발바닥굽힘이 시행되지만, 종아리뼈의 움직임을 수반한다. 이 관절에서는 목말뼈도르래가 관절오목에 대해서 볼록(凸)의 법칙에 따라서 움직인다.

1) 발목관절(족관절, 거퇴관절)의 견인의 검사 (그림 33, Click 2-19)

자세: 반듯이 누운 자세

방법: 10° 발바닥굽힘(저굴) · 엎침(회내) 및 뒤침(회외) 중간위치에서 환자의 발을 침대 끝에서부터 내밀고, 종아리(하퇴) 원위부위를 배쪽으로부터 잡고 고정한다. 치료사의 다섯째손가락 쪽을 환자의 목말뼈(거골)에 대도록 안쪽으로부터 발(족부)을 잡고 종아리(하퇴) 장축과 평행으로 원위방향으로 떼어 당긴다.

2) 발목관절(족관절, 거퇴관절)의 견인의 치료 (그림 34, Click 2-20)

자세: 반듯이 누운 자세

방법: 벨트로 종아리를 고정하고 환자의 발을 침대 끝에서부터 내민다. 치료사의 다섯째손가락 쪽을 환자의 목말뼈에 대도록 안쪽으로부터 발을 잡고 반대쪽의 손을 그 위에 포갠다. 그리고 종아리 장축과 평행으로 원위방향으로 떼어 당긴다. 이것은 발바닥굽힘 · 발등굽힘의 어느 쪽의 가동범위 제한인 경우에도 사용할 수 있다.

3) 발목관절(족관절, 거퇴관절)의 미끄럼운동의 검사

a) 등쪽으로의 미끄럼운동 (그림 35a, Click 2-21a)

자세: 반듯이 누운 자세

방법: 무릎관절을 약간 굽히고 발꿈치를 침대에 붙인다. 앞발 부분을 잡고 종아리(하

퇴)를 배쪽으로부터 잡아 종아리 장축과 수직으로 배쪽으로 당김으로써 상대적으로 등쪽으로의 미끄럼운동이 일어난다.

b) 배쪽으로의 미끄럼운동 (그림 35b, Click 2-21b **)**

자세: 반듯이 누운 자세

방법: 무릎관절을 약간 굽히고 발꿈치를 침대에 붙인다. 앞발 부분을 잡고 종아리(하퇴)를 배쪽으로부터 잡아 종아리 장축과 수직으로 등쪽으로 미는 것에 의해서 상대적으로 배쪽으로의 미끄럼운동이 일어난다.

4) 발목관절(족관절, 거퇴관절)의 미끄럼운동의 치료

a) 등쪽으로의 미끄럼운동 (그림 36a, Click 2-22a **)**

자세: 반듯이 누운 자세

방법: 환자의 발을 침대 끝에서부터 내밀게 하여 환자의 발바닥을 치료사의 골반에 대고 발등굽힘 각도를 조절한다. 발꿈치를 잡고 가벼운 견인을 가하고 목말뼈(거골)를 발등쪽으로부터 엄지손가락과 둘째손가락으로 잡고 천천히 무릎을 굽히면서 종아리(하퇴) 장축과 수직으로 밀도록 발등쪽으로 미끄러지게 한다. 이것은 발등굽힘 제한을 개선하기 위해 사용된다.

b) 배쪽으로의 미끄럼운동 (그림 36b, Click 2-22b **)**

자세: 엎드려 누운 자세

방법: 환자의 발을 침대 끝에서부터 내밀게 하여 환자의 발바닥을 치료사의 골반에 대고 발등굽힘 각도를 조절한다. 목말뼈(거골)를 등쪽으로부터 잡고 가벼운 견인을 가하고, 아킬레스힘줄을 피하기 위해 발꿈치뼈(종골)를 엄지손가락과 둘째손가락으로 잡고, 천천히 무릎을 굽히면서 종아리 장축과 수직으로 밀도록 목말뼈를 배쪽으로 미끄러지게 한다. 이것은 발바닥굽힘 제한을 개선하기 위해 사용된다.

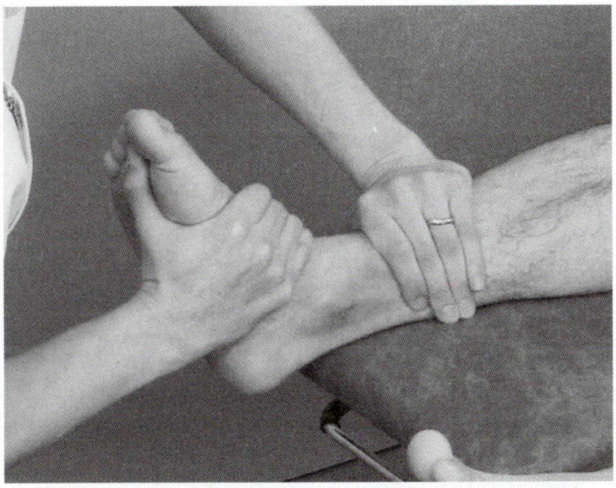

그림 33 발목관절(족관절, 거퇴관절)의 견인의 검사 Click 2-19

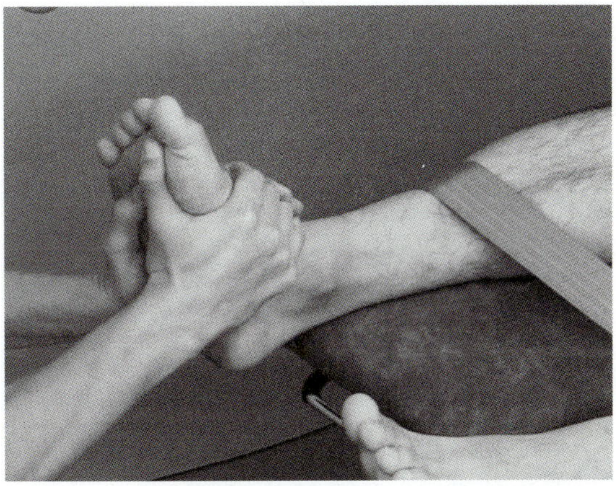

그림 34 발목관절(족관절, 거퇴관절)의 견인의 검사 Click 2-20

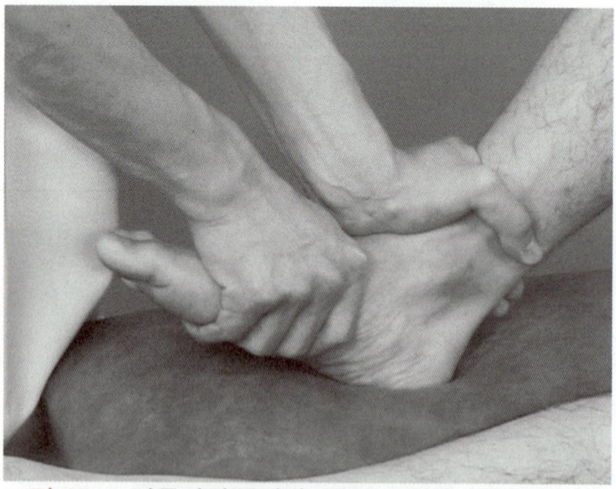

그림 35a 발목관절(족관절, 거퇴관절)의 미끄럼운동의 검사 (1) 등쪽으로의 미끄럼운동 Click 2-21a

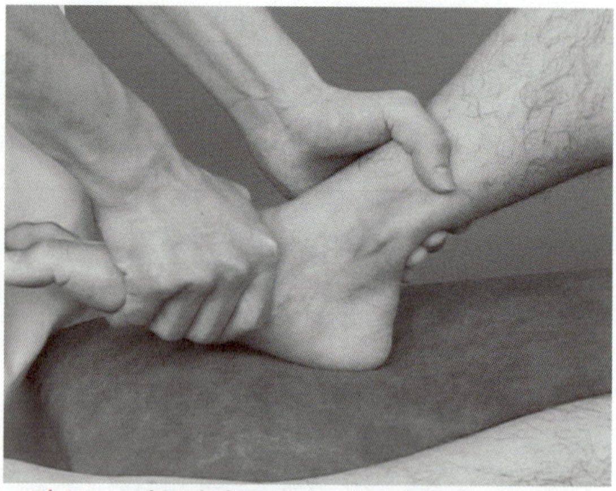

그림 35b 발목관절(족관절, 거퇴관절)의 미끄럼운동의 검사 (2) 배쪽으로의 미끄럼운동 Click 2-21b

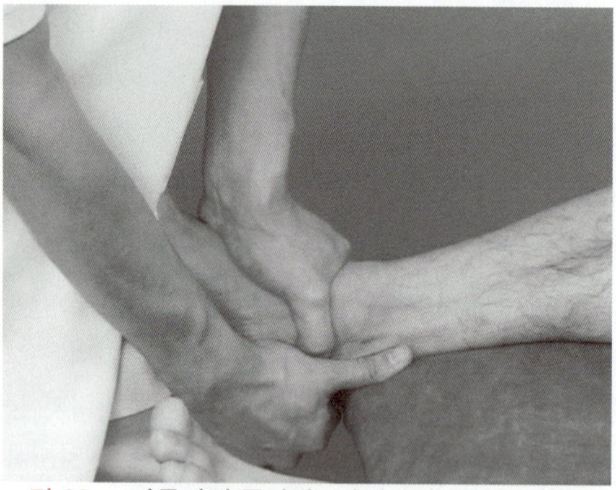

그림 36a 발목관절(족관절, 거퇴관절)의 미끄럼운동의 치료 (1) 등쪽으로의 미끄럼운동 Click 2-22a

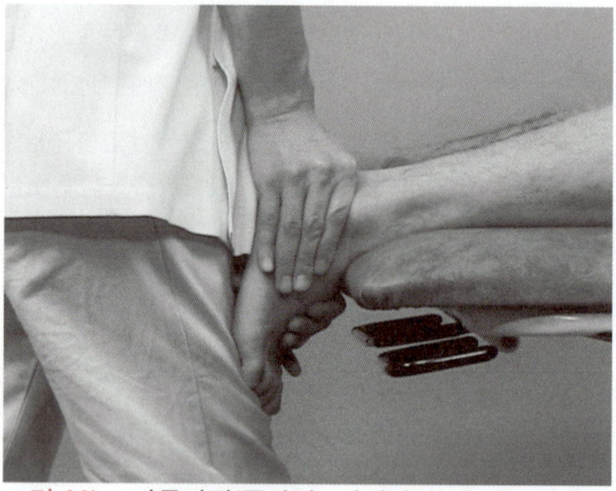

그림 36b 발목관절(족관절, 거퇴관절)의 미끄럼운동의 치료 (2) 배쪽으로의 미끄럼운동 Click 2-22b

E. 질환별 도수치료의 요점

요통을 일으키는 원인은 여러 갈래에 걸쳐 있어 그 병태를 충분히 파악하는 것은 어렵다. 그러나 환자가 호소하는 통증에 대해서 대증요법을 시행하는 것이 아니라, 원인을 감별하여 적절한 치료를 선택할 필요가 있다. 여기서는 요통의 감별진단에서부터 치료까지의 한 예를 소개한다.

1 평가

우선 문진을 시행하고 신경증상이 의심되는 소견이 있는 경우는 능동운동을 시행하기 전에 반드시 신경 징후를 확인할 필요가 있다. 이것은 SLR 검사나 보우스트링 검사로 대표되는 특수 검사를 시행한다. 이러한 검사에서 증상이 유발되지 않는 경우에서도 앉은 자세나 선 자세에서 마찬가지의 검사를 시행함으로써 척추원반(추간판)에 걸리는 부하가 변화하여 증상이 유발되는 일도 있다. 그리고 자세동작 분석을 시행하고 감각검사나 근력검사 등도 필요에 따라서 시행한다.

a. 능동운동 · 수동운동검사

관절기능 평가의 순서에 따라 능동운동 · 수동운동을 검사한다. 이러한 검사에서 수축성 조직이나 비수축성 조직의 감별을 시행한다.

b. 유발검사 (그림 37a, Click 2-23a)

다음으로 장애부위를 감별하기 위해 앉은 자세나 선 자세에서 압박을 시행하고 다음으로 견인을 시행한다. 또한 발꿈치로부터 충격을 받아들이기 위해 발끝서기로부터 선 자세로 갑자기 되돌아가는 것에 의한 증상의 변화도 관찰한다. 이것으로 통증이 증가하는 경우, 한쪽 다리만으로 충격을 받아들임으로써 허리뼈(요추)와 엉치엉덩관절(천골장골관절), 엉덩관절(고관절)을 감별할 수 있다. 예컨대, 양쪽 모두 증상이 유발된다면 허리뼈를 의심하고, 한쪽에서만 증상이 유발된다면 같은 쪽의 엉덩관절과 엉치엉덩관절을 원인으로서 생각할 수 있다. 이러한 경우에는 앞에서 언급한 다리(하지)에 하중을 걸 때의 통증의 감별방법에 따라서 시행함으로써 장애부위를 감별할 수 있다.

여기서는 몸통 굽힘에서 엉치엉덩관절 또는 허리뼈가 원인으로 통증이 유발되는 경우의 감별방법을 상세하게 기재한다. 우선 몸통을 굽힐 때에 엉치엉덩관절은 정상에서는 엉치뼈(천골)의 골반 숙이기(nutation)가 일어난다. 그래서 환자는 통증이 일어나는 부분까지 굽히고 다음으로 통증이 정확히 진정되는 범위로 되돌린다. 환자는 가급적 이 자세를 유지하기 위해 치료 테이블 또는 책상 등 손을 가볍게 짚어도 된다. 그리고 치료사는 골반을 위앞엉덩뼈가시(상전장골극)의 아래에서 배 부위(복측)로부터 가볍게 고정하고 엉치뼈 바닥을 머리배쪽(두복측)으로 미는 것에 의해서 엉치뼈를 골반 숙이기(nutation) 방향으로 움직인다. 통증이 유발된다면, 허리뼈의 분절은 폄(신전) 방향으로 움직이고 있기 때문에 엉치엉덩관절에 문제가 있다고 판단할 수 있다. 엉치뼈를 움직임으로써 통증을 재현할 수 없다면, 다음으로 치료사는 개개의 허리뼈를 제5허리뼈에서부터 차례로 머리배쪽으로 움직인다. 제5허리뼈를 움직였을 때에 통증이 유발된다면, 원인은 제5허리뼈와 제1엉치뼈의 사이라 판단할 수 있다. 이 방법에서 제4허리뼈와 제5허리뼈의 사이에서는 폄(신전) 방향의 움직임이 일어나 있기 때문에 통증이 먼저 유발되는 일은 없다.

c. 경감 검사 (그림 37b, Click 2-23b)

경감 검사는 마찬가지의 자세에서 통증이 일어나기까지 굽히고 골반을 위앞엉덩뼈

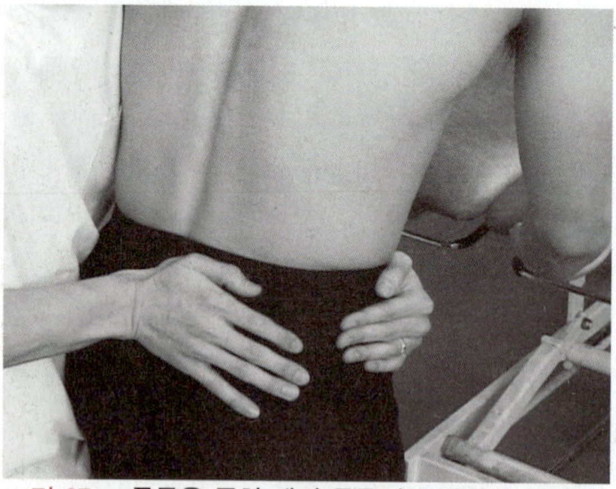

그림 37a 몸통을 굽힐 때의 통증의 유발완화 검사 (1) : 유발검사 Click 2-23a

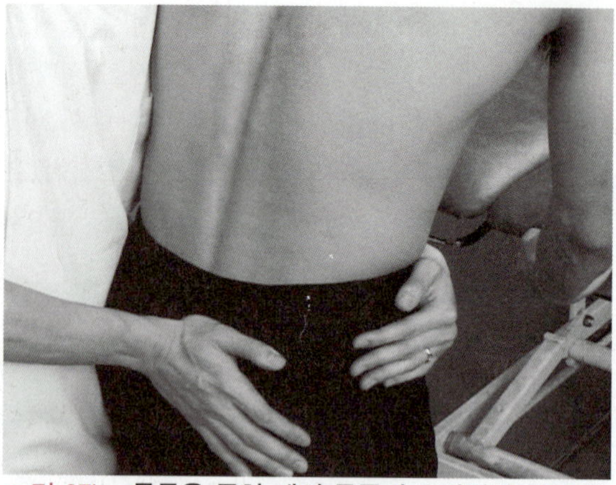

그림 37b 몸통을 굽힐 때의 통증의 유발완화 검사 (2) : 경감검사 Click 2-23b

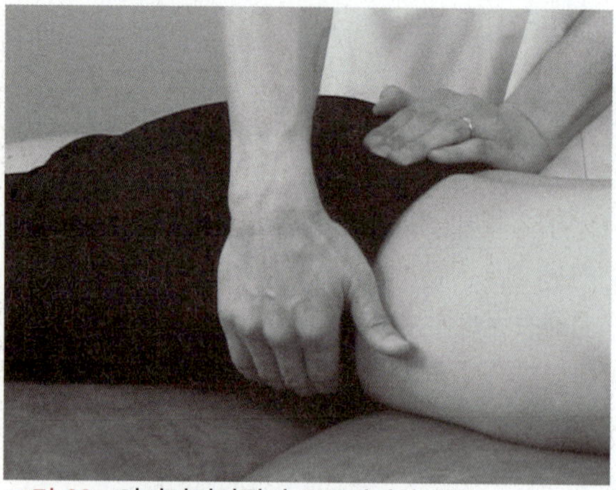

그림 38 엉치엉덩관절의 오르내리기 검사 Click 2-24

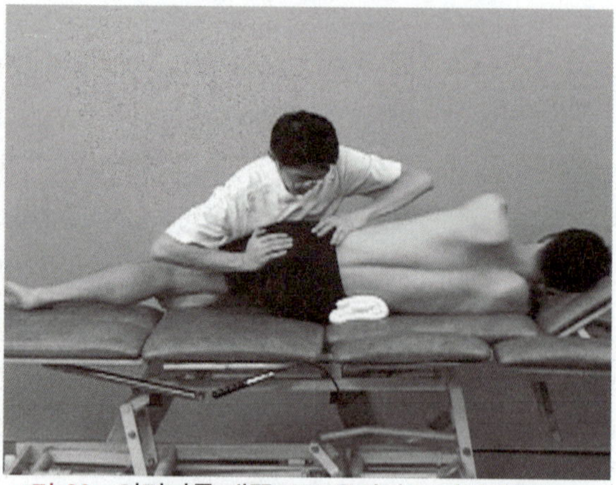

그림 39 엉덩뼈를 배쪽으로 움직이는 관절가동술 Click 2-25

가시의 아래에서 배쪽(복측)으로부터 가볍게 고정한다. 치료사는 엉치뼈 끝을 미는 것에 의해서 엉치뼈를 골반 들기 방향(counternutation)으로 움직인다. 통증이 경감한다면, 허리뼈는 거듭 굽힘 방향으로 움직이고 있으므로 원인은 엉치엉덩관절이다. 엉치뼈를 움직이는 것에 의해서 통증이 경감되지 않으면, 다음으로 치료사는 개개의 허리뼈를 제5허리뼈에서부터 차례로 각각 꼬리쪽 방향으로 밀어내려 분절을 폄(신전)방향으로 움직인다. 제5허리뼈를 움직였을 때에 통증이 소실되었다면, 원인은 제5허리뼈와 제1엉치뼈의 사이라 판단할 수 있다.

2 엉치엉덩관절의 검사와 치료

처음에 엉덩뼈(장골)와 엉치뼈(천골)와의 위치관계가 전위하여 있지 않은지를 확인한다. 이것은 양쪽 위앞엉덩뼈가시(상전장골극)와 양쪽 위뒤엉덩뼈가시(상후장골극)를

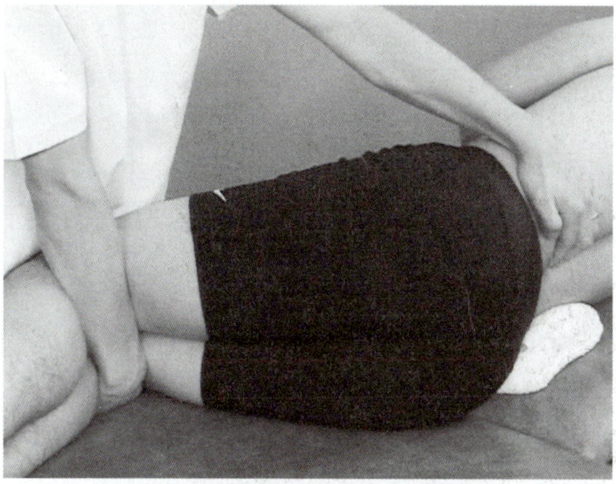

그림 40 허리뼈의 관절놀이(검사) Click 2-26

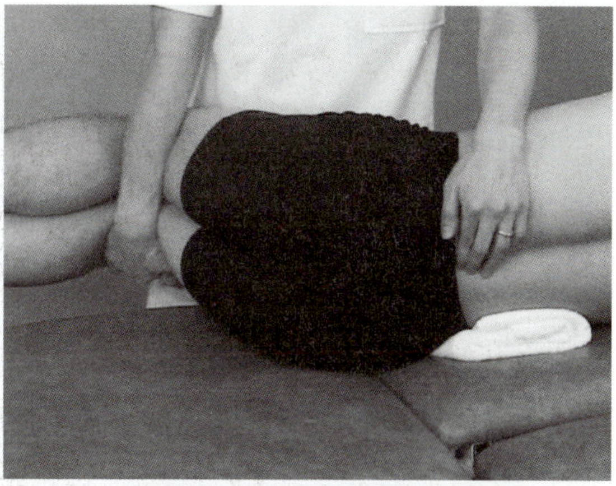

그림 41 허리뼈의 관절의 움직임(검사) Click 2-27

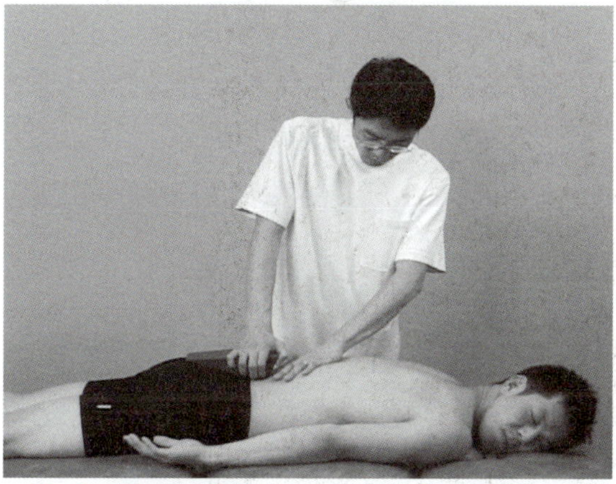

그림 42 허리뼈 척추사이관절(요추 추간관절)의 견인(양쪽)의 치료 Click 2-28

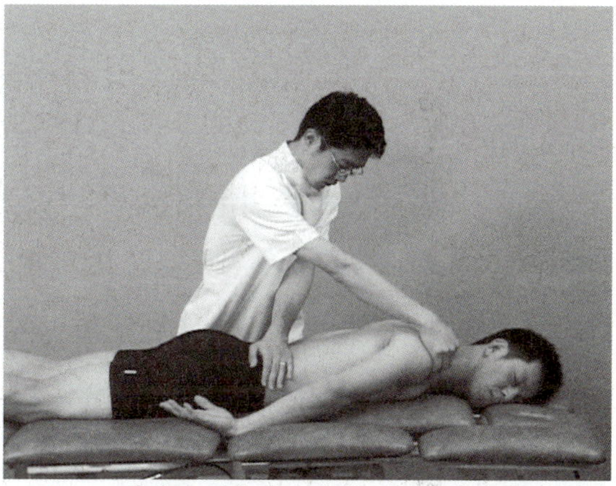

그림 43 허리뼈 척추사이관절(요추 추간관절)의 견인(한쪽)의 치료 Click 2-29

촉진함으로써 확인할 수 있다. 다음으로 과가동성 또는 운동제한으로 통증이 발생하고 있는지를 판단하기 위해 위뒤엉덩뼈가시와 엉치뼈 사이를 촉진하여 한쪽씩 엉덩뼈를 움직이는 오르내리기 검사에 의해서 관절놀이를 확인한다(**그림 38**, Click 2-24). 여기서 과가동성이 있는 경우는 엉치결절인대(천결절인대)나 엉치가시인대(천극인대), 뒤엉치엉덩인대(후천장인대) 등의 엉치엉덩관절의 안정성에 관여하는 인대나 궁둥구멍근(이상근), 중간볼기근(중둔근) 등의 근육에 압통이 인지되는 일이 많다. 엉덩뼈(장골)가 등쪽으로 전위하여 있는 경우는 우선 엉치엉덩관절의 전위를 수정하기 위해 제2단계의 미끄럼운동으로 통증이 유발되지 않는 것을 확인한 후에 엉덩뼈를 배쪽으로 움직이는 관절가동술을 시행한다(**그림 39**, Click 2-25). 그 후 골반벨트 등을 사용해서 엉치엉덩관절을 고정한다. 운동제한의 경우에서도 마찬가지로 엉덩뼈를 배쪽으로 움직이는 관절가동술을 시행하여 가동성의 개선을 도모한다.

3 허리뼈 척추사이관절의 검사와 치료

척주의 정렬(alignment)을 확인하고 옆굽힘(측굴)이나 회전을 조합하여 좌우 어느 쪽의 척추사이관절에 문제가 있는지를 판단한다. 척추사이관절의 문제에 의해서 굽힐 때에 통증이 있는 경우는 오른쪽 옆굽힘(우측굴)에서 마찬가지의 통증이 발생하면, 왼쪽의 척추사이관절에 문제가 발생하여 있다고 추측할 수 있다. 다음으로 옆으로 누운 자세(측와위)에서 관절놀이나 허리뼈(요추)의 굽힘(굴곡)과 폄(신전)에 수반하는 관절의 움직임을 확인한다(**그림** 40, 41, Click 2-26, 2-27). 이것은 위쪽의 척추사이관절의 검사가 되기 때문에 반드시 좌우의 옆으로 누운 자세에서 시행할 필요가 있다. 분절적인 운동제한이 있는 경우는 엎드려 누운 자세에서 양쪽 척추사이관절을 동시에 분리한다. 이 기법을 사용하는 경우는 쐐기(wedge)를 사용함으로써 효과적으로 시행할 수 있다(**그림** 42, Click 2-28). 또한 한쪽의 척추사이관절의 분리는 옆으로 누운 자세 또는 엎드려 누운 자세에서 시행한다(**그림** 43, Click 2-29). 이 경우는 아래의 분절에 과가동성이 없는 것이 조건이다. 과가동성이 있는 경우는 아래의 분절을 야무진 자세(close-packed position)로 함으로써 치료부위만을 움직일 수 있고 과가동성의 분절을 보호할 수 있다.

마지막으로 자가-치료(self-exercise)로서 자기견인방법을 지도하는 것도 중요하다. 이것은 반듯이 누운 자세에서 타월 등을 사용해서 시행해도 좋지만, 앞에서 언급한 치료기구를 사용함으로써 효과가 나타난다(**그림** 44). 또한 통증완화를 위해 사용하는 일이 많은 척추원반(추간판)에 대한 견인에 대해서도 지도할 필요가 있다(**그림** 45). 게다가 일상생활에 대해서도 반드시 지도하여 재발의 예방에 노력한다.

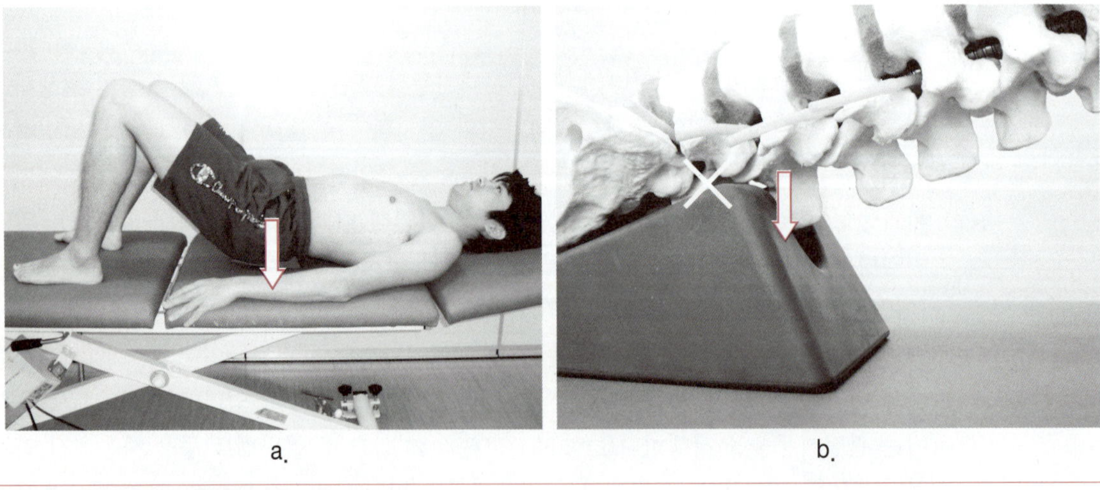

a. b.

그림 44 척추사이관절에 대한 자기견인방법
관절의 갈비돌기(늑골돌기)에 쐐기의 모서리가 닿도록 하고 천천히 화살표 방향으로 하중을 건다. 이러한 것으로 쐐기의 오목한 부분에 위의 분절의 가시돌기(극돌기)가 가라앉기 때문에 견인이 가해진다.

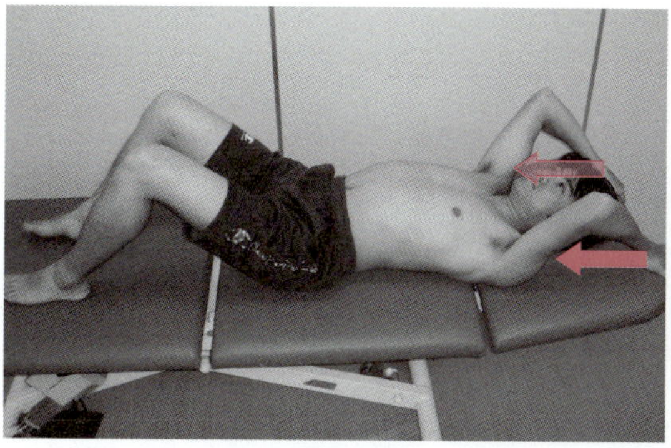

a.

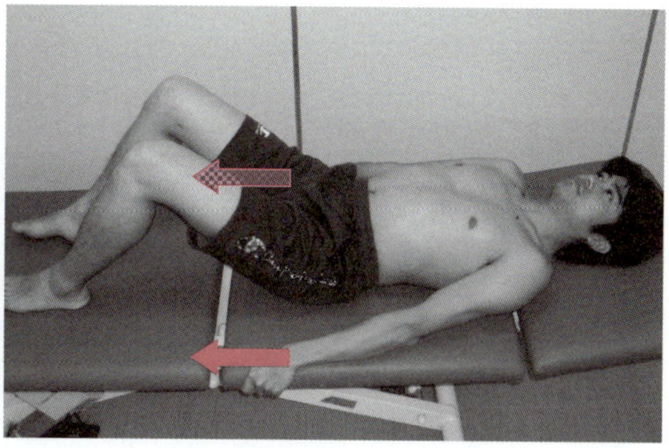

b.

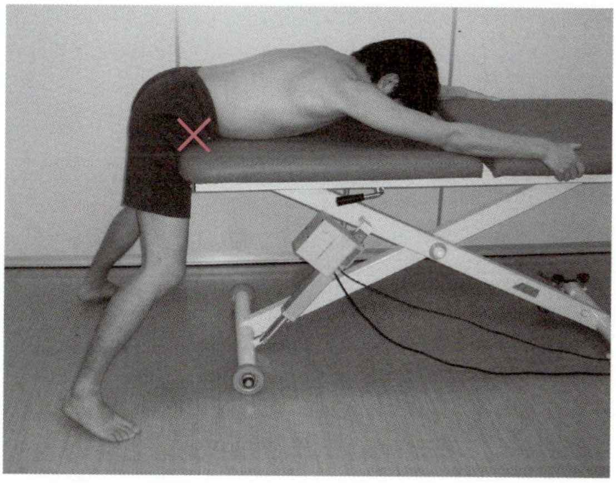

c.

그림 45 **척추원반에 대한 자기견인방법**
← : 환자가 가하는 힘의 방향, ×: 고정

요통의 원인은 다양하여 관절가동술만이 아니라, 연부조직 가동술이나 스트레칭 등을 조합하여 개개의 환자에게 최적의 치료를 시행하는 것이 중요하다. 우선 환자의 목소리에 귀를 기울이고 환자의 동작을 간과하지 않는 것이 치료의 첫걸음이다.

문 헌

1) Kaltenborn FM：脊柱の評価とモビリゼーション，医歯薬出版，東京，1997
2) Kaltenborn FM: Manual Mobilization of the Joints: The Kaltenborn Method of Joint Examination and Treatment, 6th ed, p1-106, Olaf Norlis Bokhandel, Oslo, 2002
3) White AA III, Panjabi MM: Clinical Biomechanics of the Spine, 2nd ed, Williams & Wilkins, 1990
4) Evjenth O, Gloeck C: Symptom Localization in the Spine and the Extremity Joints, OPTP, Minneapolis, 2000

3 관절 촉진

(Synovial Joints Facilitation, SJF)

A. 개념 · 치료원리

관절을 에워싸는 연부조직의 단축에 의해서 관절의 움직임은 정상보다 제한을 받게 된다. 이것을 개선하기 위해서는 연부조직의 이는곳(기시부)과 닿는곳(정지부)의 거리를 길게할 필요가 있다. 이 때 사용하는 것은 해당 관절의 움직임이다. 기관(organ)으로서의 관절의 움직임은 순수하게 수동적이며 스스로 움직이는 일은 없다. 근육의 수축에 의해서 관절이 움직여지는 능동운동에서는 관절면은 면을 따라가는 움직임이 일어나기 때문에 관절 자체가 손상되는 일은 적다. 근육의 수축이 없이 수동적으로 움직여지는 경우는 관절면을 따라가지 않는 운동이 일어나기 때문에 특히, 관절 안 운동의 방향, 움직이는 정상범위 등에 주의를 기울이는 것이 필요하다.

예부터 전통적으로 시행되고 있는 수동신장운동은 어디까지나 물리적 · 양적이고 생체가 가지는 생리학과는 동떨어져 있다. 연부조직은 당겨지면 길어진다는 기능을 갖지만, 거기에는 저절로 한계가 있다. 이 한계를 넘어서 강제적으로 신장을 가하면 길어지는 것이 아니라, 반대로 방어적으로 짧아지는 것이 임상에서 확인되어 있다. 결과적으로 관절가동범위를 확대한다는 목적을 달성시키기 위해서는 이제까지의 기초의학으로는 부족하다는 것이 지적되고 있다.

하나는 관절운동의 질이며 양적인 각도의 계측으로는 명확해지지 않는다. "가볍게 움직이다"라는 상태를 얻기 위해 필요한 지식은 관절의 윤활기전이다. "바이오 트라이볼로지(bio tribology)[1)]"라고도 일컬어지는 이 학문을 도입하면 관절가동범위운동은 비약적으로 전진할 수 있다.

다음으로 관절 안 운동을 고려하는 것이다. 관절운동을 뼈 몸통(골체)의 움직임만으로 시행하면 관절 안의 미끄럼운동 등 관절주머니 안의 움직임이 일어나지 않게 된 시점에서 통증이 발생한다. 이 때 관절 안 운동을 뼈 몸통의 움직임에 조합하여 동시에 시행하면 통증이 없는 관절운동이 가능하다.

또 하나는 관절에 병리학적 변화가 없음에도 불구하고, 통증을 발생하는 관절의 존재를 인식하는 것이다. J. M. Mennell에 의해서 "관절기능이상(joint dysfunction)"이라 명명된 통증의 원인이다(메모란 참조). 이 상태는 통증을 호소하여 병원의 외래를 방문하는 환자의 원인으로서 가장 많다고 언급되고 있다. 필자 등의 외래환자의 치료 결과로부터도 마찬가지의 결과를 얻었다.

이제까지의 운동치료기법에 부족하였던 이론을 기법 속에 도입하여 새로이 개발한 기법이 관절 촉진(synovial joints facilitation: SJF)이며 "관절운동학 및 관절운동역학에 기초하여 관절 안 운동과 close를 이용해서 관절기능이상을 치료하고, 능동 · 수동운

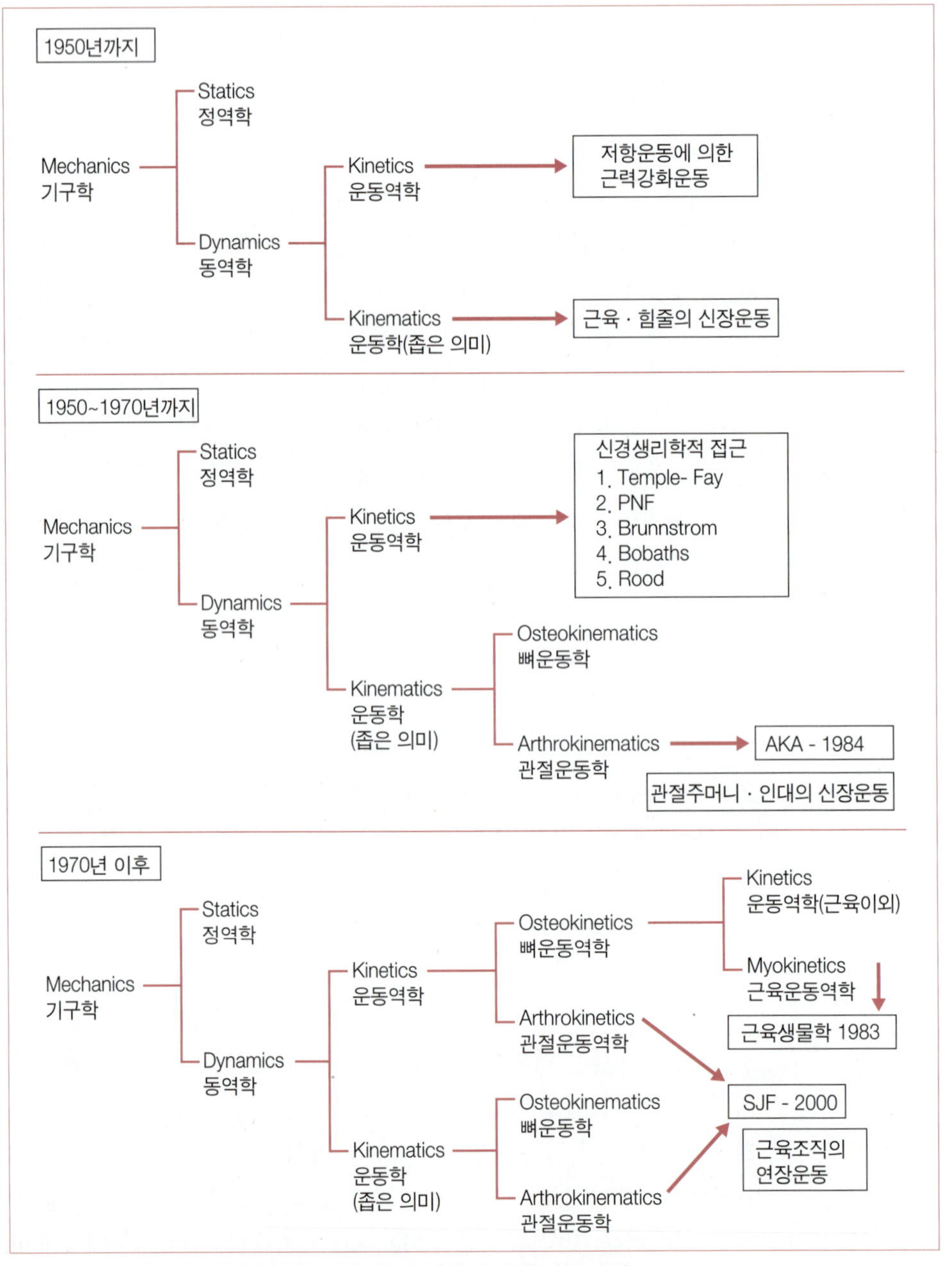

그림 1 Kinesiology [운동학(넓은 의미)]의 역사와 운동치료기법.

동에서의 관절의 움직임을 양적 · 질적으로 개선하는 운동치료기법"이라 정의되어 있다.[2)] 이러한 것을 운동학의 역사 속에서 운동치료기법과 연관시켜서 자리매김하면 **그림 1**과 같이 되고, 운동학이 진보하면 그것을 기초로 하고 있는 운동치료기법도 발달하는 것은 당연하다.

> **메모 : 관절기능이상**
>
> J. M. Mennell은 미국의 정형외과 의사이고 1960년 『Back Pain』3), 1964년 『Joint Pain』4)의 저서를 출판하였고, "관절기능이상"에는 부검에서도 병리학적 변화가 없었다는 것을 확인하고 있다. 확정 진단을 위해서는 해당관절의 치료를 시행하고 증후인 통증을 소실시켜야 한다. 관절가동술(joint mobilization)을 치료법으로서 사용하였으나, 통증의 소실은 얻을 수 없었다.

1 관절기능이상의 치료

관절 안 운동이 장애를 받으면 다양한 증후가 출현한다. 이제까지의 SJF 치료에서 소실된 증후가 즉 관절기능이상의 증후(**그림 2**)라 할 수 있다. 관절기능이상은 관절 안 운동의 기능적인 장애이기 때문에 관절 안 운동을 구성운동을 이용해서 개선하는 것이

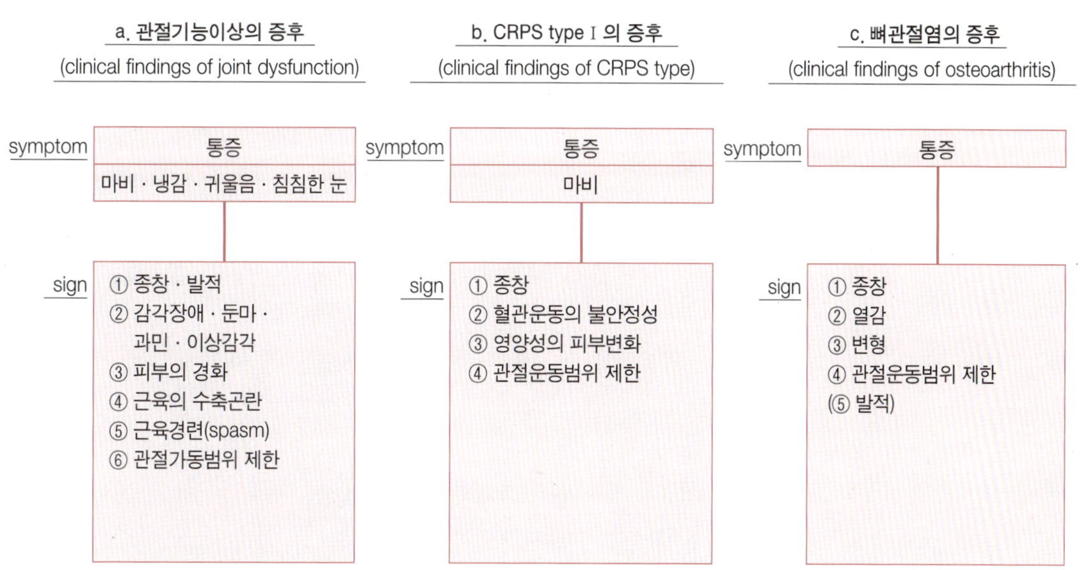

- Symptom과 sign을 합쳐서 clinical findings라 한다.
- Symptom이란 환자의 주관적 증거이고 검사에서는 명백해지지 않는다. 이른바 환자의 호소(complaints)와 거의 같은 것이다. 따라서 symptom은 치료대상이 되지 않는다.
- Sign이란 환자의 객관적 증거이고 검사에 의해서 그 정도 · 범위를 명확히 결정할 수 있다.

그림 2 관절기능이상과 다른 질환의 증후 비교

가능하다. SJF에서 사용하는 수동구성 접근 연장운동이 가장 효과적이다. 치료 후 바로 통증 · 종창(swelling) · 마비 등이 소실한다는 것으로부터 이들이 치료한 관절에서 유래한다는 것을 증명할 수 있다. 이제까지의 치료로 소실된 증후가 존재하는 부위가 이상관절의 부위가 아니라 멀리 떨어진 부분에 존재하는 경우가 많고, 이들은 관련 증후라 생각할 수 있다. **그림** 3은 치료한 관절과 소실된 증후의 부위를 나타낸 것이다. 원질환이 존재하는 경우에서도 같은 증후가 같은 부위에 중복되는 일이 있어 SJF에 의해서 관절기능이상으로부터의 증후를 소실시키는 것의 의미는 크다.

2 관절가동범위의 유지 · 증대

관절가동범위를 유지하기 위해서 관절을 움직이는 것이 중요하지만, 장애를 가진 관절을 이제까지의 방법으로 움직이면 통증이 나타나는 일이 많아 목적을 달성할 수 없었다. 이 때 뼈 운동에 수반하여 일어나는 구성운동을 추가하면, 통증이 없는 운동이 가능해지고 유지가 용이해진다. 관절가동범위에 제한을 가진 경우는 이것을 증대하는 것이 치료가 된다. 유지하기 위한 운동으로는 개선할 수 없기 때문에 수동신장운동이 사용되어 왔으나, 많은 경우 목적을 달성하는 것이 불가능하였다. SJF에서는 관절면에 200~500 g의 부하를 걸어서 관절을 움직이는 방법을 사용한다. "수동구성 접근 연장운동"이라 이름 붙인 운동이지만, 수동운동이 정지한 시점에서 관절면에 부하를 가하

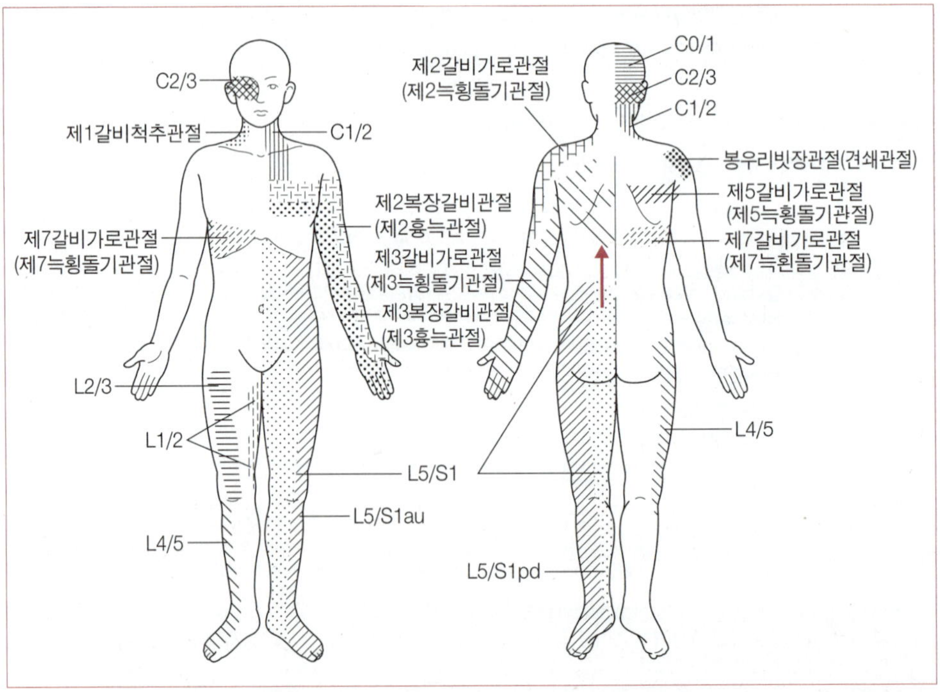

그림 3 관절기능이상과 관련증후영역(그림 안의 화살표는 등부위, 팔, 머리에 이르는 영역을 나타낸다.

여 움직이면 극히 작은 힘으로 거듭 운동이 일어난다. 이 결과 관절가동범위가 증대하기 때문에 관절주위 연부조직의 이는곳(기시부) · 닿는곳(정지부) 사이의 거리는 길어진다. 이러한 것으로부터 수동신장은 필요하지 않고, 자연히 길어진다는 것으로부터 이것을 연장운동(lengthening)이라 한다.[5)]

3 근력강화(신경근육 재교육)

근력을 측정하려면 움직이는 뼈 몸통에 저항을 걸어 그 저항력을 갖고 세기로 하고 있다. 그러나 이 관절운동 중에 관절 안의 마찰저항의 세기도 포함되어 있다. 즉, 마찰이 크고 무거운 움직임인 관절을 움직이려면, 가볍게 움직이는 관절보다도 큰 힘을 필요로 한다. 그 만큼 뼈 몸통에 대한 저항은 약해지는 것이다. 그 결과 근력검사에서는 본래의 세기보다 약하게 판정되는 것이 된다. 이 때 근력검사 직전에, 움직이려고 하는 뼈 몸통의 형상에 따라 요철(凹凸)의 법칙에 기초하여 관절면에 대해서 움직임의 반대쪽을 향해서 순간적인 신장(quick stretch)을 시행한다(저항구성운동). 그 후의 근력검사에서 뼈 몸통에 대한 저항은 약 20% 강해지는 것이 증명되었다. 또한 근력이 0 또는 1의 상태에 있을 때에는 관절면이 미끄러지는 방향을 보조하는(보조구성운동) 것에 의해서 근육의 수축이 용이해진다는 것도 알았다. 이들은 어느 것도 근육 자체의 수축의 세기가 증대한 것이 아니라, 관계하고 있는 관절 안의 마찰저항이 감소하였기 때문이다. 결과적으로 근력검사에서 강하게 판정되는 것이 된다.

4 관절운동과 근육수축의 관계

운동치료에서는 운동을 어떤 특정의 치료목적을 위해 사용한다. 즉, 그 목적은 ① 관절가동범위의 유지 · 증대, ② 근력의 유지 · 증대, ③ 근육 지구력의 유지 · 증대, ④ 협동성의 획득, ⑤ 전신상태 조정의 다섯 가지이다. 운동을 사용해서 통증을 소실 또는 경감한다는 목적은 운동치료에는 포함되어 있지 않다. SJF에 의해서 관절 안 운동을 사용하여 치료하는 대상은 어디까지나 관절기능이상이지 통증은 아니다. 관절 안 운동의 이상에 의해서 일어나고 있는 관절기능이상이 개선되면, 그 때부터 증후인 통증이 소실되고 근육의 경련(spasm)도 동시에 소실한다. 그 결과 관절가동범위가 개선된다는 결과가 얻어지는 것이다.

원활한 운동을 얻기 위해서는 **표 1**에 있는 것처럼 우선 "가볍게 움직이는" 관절의 상태가 필요하다. "무겁게 어떻게든 움직이는" 관절을 강한 근육수축에 의해서 움직여도 원활한 관절운동은 얻을 수 없다. 이 때문에 모든 운동치료기법에 앞서 관절의 움직임을 원활하게 하는 것이 치료목적을 달성시키기 위해 반드시 필요하다. 수동적인 치료에 의해서 얻어지는 이 관절운동의 원활성은 모두(100%) 치료자의 노력에 의한 것이다. 따라서 그 치료에 있어서는 기법의 우열이 결과를 좌우한다. 근육수축의 세기가 증대하는 것은 환자의 뇌의 명령을 받아 근육의 수축이 일어나지 않으면 얻을 수 없다.

표 1 운동에서의 관절과 근육수축의 관계

					말초신경 ↓	↖ 뇌 ↓ 척수
움직이는 힘	강하다	약하다	강하다	약하다	근육	active
움직여지는 무게	가볍다	가볍다	무겁다	무겁다	관절	passive
운동	◎	○	△	×		

즉, 근력 증대의 주역은 치료자의 노력보다 환자 자신의 노력에 의한 것이 태반이다.

이와 같이 SJF는 운동치료에 있어서는 다른 모든 치료에 선행되어야 하는 가장 기본적인 기법이고, 결코 통증을 소실하기 위한 특수한 기법은 아니다.

메모 : 관절 안 운동과 요철(凹凸)의 법칙

관절 안 운동[6]이란 뼈 운동과 같이 눈에 보여 각도를 계측할 수 있는 운동이 아니라, 관절 안의 관절면에서 일어나는 운동이다. 종속 운동(accessory movement)이라 불리는 일도 있다. 이것에는 뼈 몸통의 운동을 수반하지 않고 수동적으로만 움직이는 "관절놀이(joint play)"에서 미끄럼운동, 경사, 떼어당김(신연), 접근 미끄럼운동과 능동 · 수동 운동의 뼈 운동에 수반하여 관절 안에서 일어나는 "구성운동(component movement)"에서 미끄럼운동, 구르기 운동, 축회전이 있다. SJF에서는 관절놀이를 검사기법으로서 사용하고 구성운동을 치료기법으로서 사용한다.

요철(凹凸)의 법칙[7]이란 움직이는 뼈 몸통이 가지는 관절면이 오목(凹)일 때, 뼈 몸통의 움직임과 관절면의 움직임은 같은 방향이고, 볼록(凸)인 경우에는 뼈 몸통의 움직임과 관절면의 움직임은 반대가 된다는 법칙이다(그림 4).

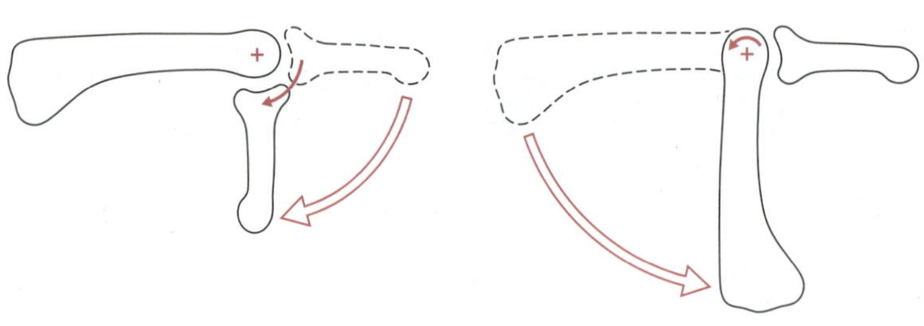

a. 오목(凹)의 법칙 b. 볼록(凸)의 법칙

그림 4 요철(凹凸)의 법칙

B. 적응과 금기

1 적응증 (indication)

SJF의 적응증은 관절기능이상으로부터 출현하는 증후이다. **그림 2(69쪽)**의 a.에서 나타낸 것이지만, 이들은 다른 원질환으로부터의 증후와 중복되어 환자 안에 관찰되는 일이 많아 이를 구별하기 위해서는 SJF에 의해서 이들을 치료하지 않으면 확정할 수 없다. 즉, SJF의 치료에 의해서 즉각 소실하는 증후가 있으면, 이들은 원질환으로부터의 증후가 아니라는 것을 증명할 수 있다.

이제까지 다른 병원에서 진단이 내려져 치료를 받았으나 증후가 소실하지 않고, SJF의 치료를 받으러 온 환자에서 치료 후 즉각 증후가 소실 또는 뚜렷하게 경감한 사례를 열거한다. **표 2**에 열거하는 질환명 또는 증후를 가진 환자가 있다면 우선 SJF를 실시할 만한 가치가 충분히 있다. 통증이 있는 질환이 많이 열거되지만 이들은 허리엉치관절

표 2 SJF의 적응증

1. 뇌졸중에 의한 반마비(편마비), 합병하는 어깨관절 부분탈구(아탈구), 시상통, 행위상실증(실행) · 인식불능증(실인), 삼킴 곤란
2. 경수손상에 수반하는 팔(상지)의 마비, 손가락의 운동통 · 손의 부기
3. 팔 및 다리의 절단에 관찰되는 잘린 끝(stump)통증 · 환상팔다리통증(환지통)
4. 척추원반 헤르니아에 의한 팔다리의 통증 · 마비 · 근력저하
5. 척주관협착증에 의한 팔다리의 마비 · 운동통
6. 오십견에 의한 어깨통증 및 구축
7. 변형성무릎관절증에 의한 무릎통증 및 관절가동범위 제한
8. 관절류마티스에 의한 팔다리의 운동통 · 안정시통
9. 용수철손가락
10. 손등부분의 신경절증
11. 힘줄윤활막염(건초염)에 의한 손가락의 운동통
12. 생리통
13. 돌발성 요통
14. 쉰스플린트(shinsplints), 장딴지에 나는 쥐
15. 종아리 석고붕대 고정 후의 발처짐(foot drop)
16. 골절 후의 관절구축
17. 원인불명의 현기증 · 귀울음(이명)
18. 턱관절증
19. 편두통
20. 갈비사이신경통(늑간신경통)
21. 채찍질증(편타증)에 수반하는 목의 운동통 · 두통 · 현기증 · 구역질 등의 부정수소(general malaise)
22. 좌골신경통
23. 변형성엉덩관절증
24. 자율신경조화운동불능(자율신경실조증)
25. 편평발에 의한 발의 통증
26. 염좌(sprain) · 타박 후의 통증
27. 어깨 결림
28. 가슴문증후군(흉곽출구증후군)
29. 근육 · 근막성 요통
30. 야구어깨, 테니스팔꿈치(tennis elbow)
31. 폐암에 수반하는 등의 통증(배부통)

(요천관절)의 SJF만의 치료로 즉각 통증이 소실하는 것이 많다. 허리엉치관절을 치료한 후에 남는 증상에 대해서는 팔(상지)에서는 제2, 3의 갈비가로관절(늑횡돌기관절), 복장갈비관절(흉늑관절) 등의 SJF를 가하고, 다리(하지)에서는 허리뼈 2/3(L2/3)의 척추사이관절의 SJF를 가한다.

2 금기증 (contra-Indication)

① 골수종양
② 급성관절염
③ 골절부위
④ 골수염
⑤ 관절류마티스 악화기

3 부적응 (extra-indication)

① 탈구관절
② 척추전방전위증
③ 척주변형
④ 관절변형

C. 검사와 치료 프로그램의 입안

1 검사

관절기능이상이 존재하는 관절을 발견하기 위해 증후가 인체 안의 어느 부위에 있는가를 환자에게 문진하거나 근육 · 뼈 · 관절 등을 촉진하거나 한다. 관절가동범위 제한과의 관계로부터라면, 압통의 유무 및 길항근의 근육경련(spasm)의 존재를 확인하는 것이 중요하다. 원질환으로부터의 증후가 있는 경우에는 같은 부위에 관절기능이상의 증후가 존재하고 있을 가능성이 크다. 다른 질환과의 증후와 비교해보면 **그림 2(69쪽 참조)**와 같이 되어 동일한 증후가 있다는 것을 알 수 있다.[8)]

그래서 이것을 확정하기 위해 사용하고 있는 검사법을 "치료적 검사법"이라 명명한 것이다(**표 3**). 이것은 SJF로 치료하여 소실하는 증후는 관절기능이상 유래의 것이라 확정하는 방법이며 정당한 치료기법을 갖고 있는 사람에게만 가능한 검사법이다.

관절가동범위가 제한되어 있는 관절에 대해서는 그 원인을 상정한다. ① 골 · 연골성, ② 관절주머니 · 인대성, ③ 근육 · 힘줄성 등을 생각할 수 있으나 **표 3**과 같이 SJF로 즉각 소실하는 것이 관절의 통로(groove)〔메모란 (79쪽) 참조〕의 상실과 통증 및 근

표 3 치료적 검사법

관절가동범위 측정 → 정상과의 차이 → 제한하는 원인을 예상한다	
1. 골성의 제한 →	골절 · 탈구 · 강직 등
2. 관절주머니 · 인대성의 제한 →	groove의 상실(능동 · 수동관절가동범위 제한)
→	구축(능동 · 수동관절가동범위의 제한)
3. 근육 · 힘줄성의 제한 →	마비(능동관절가동범위만의 제한)
→	근육경련(spasm) ← 통증(능동 · 수동관절가동범위 제한)
→	구축(능동 · 수동관절가동범위 제한)

No. Name: Date:

Areas of pain, paresthesia :

Tenderness: bone, joint, muscle

		pre	post
Trunk flexion	FFD =	cm	cm
Trunk extension			
Trunk lateral flexion	R →		
	L →		

	pre		post	
	R	L	R	L
SLR's	°	°	°	°
BHD	cm	cm	cm	cm
fadire				
fabere				
rotation on hook lying				

Treatment :

그림 5 허리엉치관절 검사 챠트(lumbosacral joint test chart)

표 4 관절기능이상의 발생빈도 순위

1. 허리엉치관절(요천관절) (L5/S1 척추사이관절)
2. 제2 · 제3갈비가로관절
3. 제2 · 제3복장갈비관절
4. C1/2, C2/3 척추사이관절
5. L2/3 척추사이관절
6. 빗장뼈(쇄골)의 관절(봉우리빗장관절, 복장빗장관절)
7. 손목 · 발목사이관절
8. 기타의 관절

육경련이라는 것으로부터 치료 후에 관절가동범위 제한이 소실하거나 경감한 경우는 관절기능이상이 원인이었다고 확정할 수 있다. ①의 골 · 연골성에 관해서는 X선 사진으로 확인한다. 나머지 관절주머니 또는 근육의 구축에 관해서는 뼈운동과 관절주머니안 운동을 비교함으로써 판정하면 된다.

2 치료 프로그램의 입안

관절기능이상의 발생빈도가 높은 순서로 치료를 실시하고, 그 때마다 증후의 소실 또는 경감이 있었는지 어떤지를 검사한다. 허리엉치관절(요천관절)의 기능이상을 일으키는 빈도가 가장 높고 게다가 이것으로부터의 관련되는 증후는 허리부위만이 아니라 다리(하지) 전반을 비롯하여 등(배부), 배(복부), 목(경부), 머리(두부), 팔(상지), 손가락 등 전신에 미친다는 것이 치료의 결과 판명되어 있다. 이 때문에 관련증후도〔**그림 3(70쪽) 참조**〕를 참고로 증후의 존재부위가 확인되면, 우선 허리엉치관절에 대한 검사를 검사표(lumbosacral joint test chart ; **그림** 5에 기초하여 **그림** 6에 보여주는 각 검사를 실시한다. 또한 관절기능이상에 대한 SJF의 치료결과는 치료 후, 즉각 나타나기 때문에 이 검사는 치료 전후에 마찬가지의 검사를 실시해야 한다. 변형성의 관절장애나 중추신경질환이 있어도 SJF의 치료의 진행방법은 마찬가지이다. 치료의 진행방법은 **표** 4의 관절기능이상의 발생빈도 순위에 기초하여 허리엉치관절부터 순번으로 시작하고 해당관절에 이르기까지 SJF를 시행한다.

원질환의 증후가 명백히 존재하는 경우에는 SJF의 치료 후에도 잔존하기 때문에 이들에 대해서는 다른 치료법의 프로그래밍을 한다. 질환으로부터의 직접적인 증후는 질환의 치유가 없는 한 소실되는 일은 없다. 다음으로 생각해야 하는 것은 2차 장애로서의 증후이다. 관절가동범위 제한에 관한 2차 장애의 대표는 통증과 구축이다. 이들이 소실되기 위해서는 어떤 일정한 치료기간이 필요하며 구축에 관해서는 관절주머니 · 인대, 근육 · 힘줄에 있는 경우에도 SJF의 수동 구성접근 연장운동을 그 때마다 사용하여 치료를 진행시켜 가면 된다.

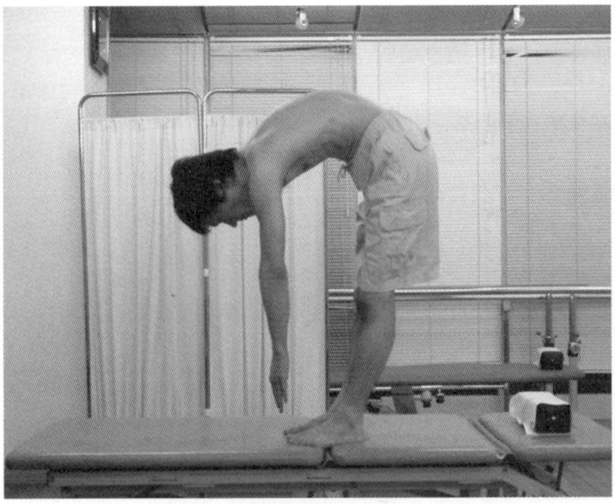

a. 몸통의 굽힘 (손가락-바닥사이 거리)

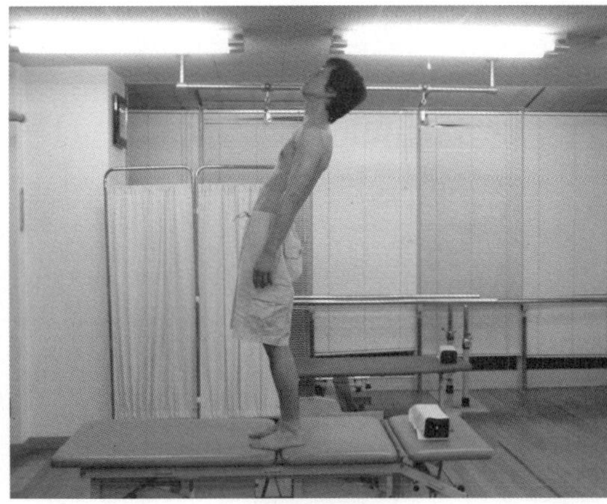

b. 몸통의 폄 (신전)

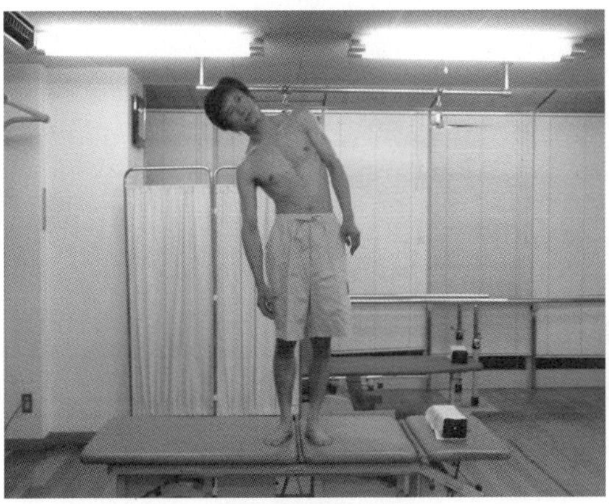

c. 몸통의 옆굽힘 (측굴)

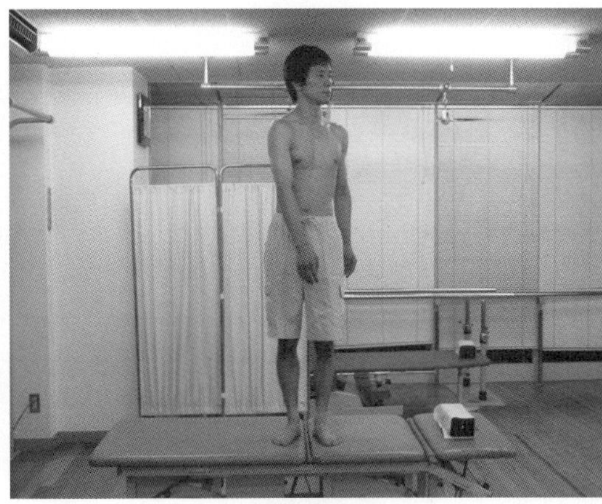

d. 몸통의 회전

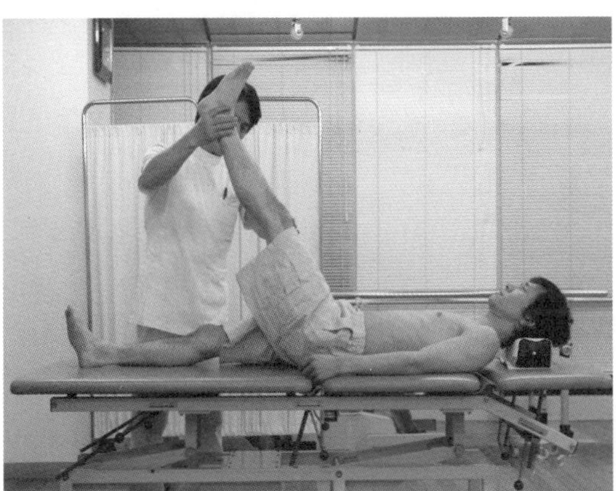

e. 무릎을 펴서 다리를 올린 각도 (SLR)

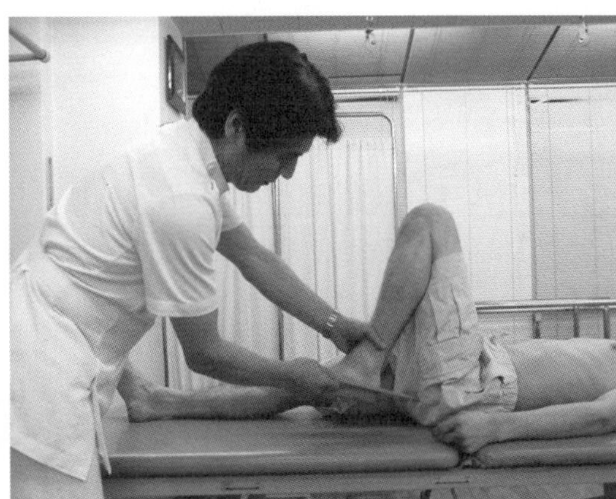

f. 볼기-발꿈치사이 거리 (BHD)

그림 6 **허리엉치관절 검사**

(다음 쪽에 계속)

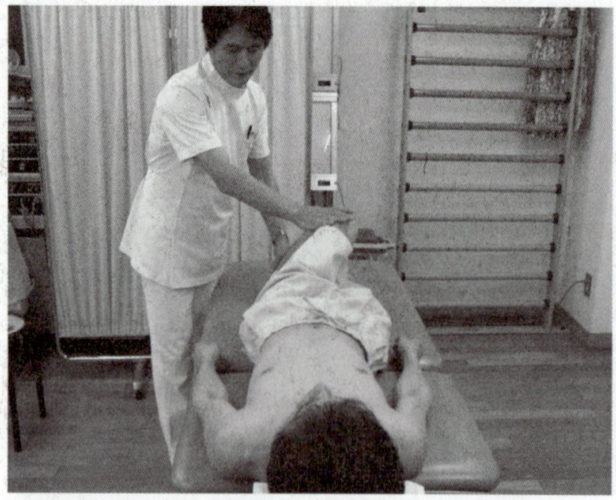

g. 엉덩관절 굽힘-모음-내측회전-폄 검사 (fadire)

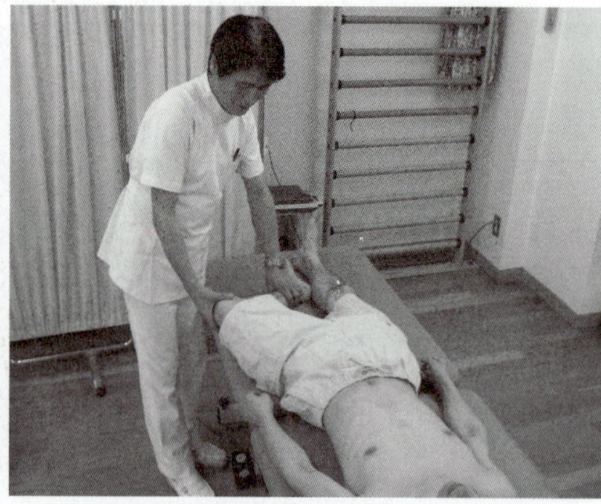

h. 엉덩관절 굽힘-벌림-외측회전-폄 검사 (fabere)

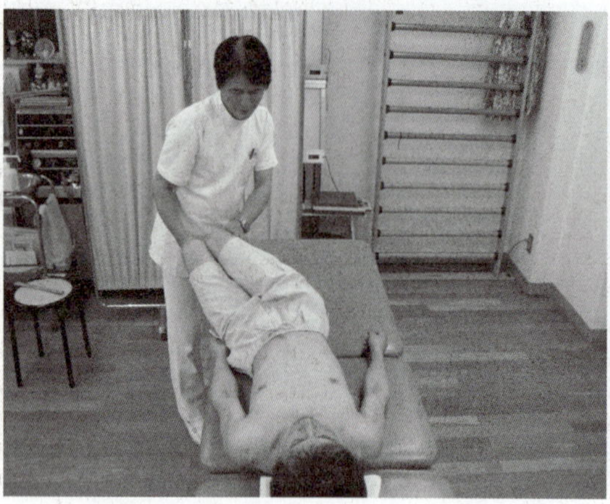

i. 무릎을 세워 반듯이 누운 자세에서의 골반 좌측회전

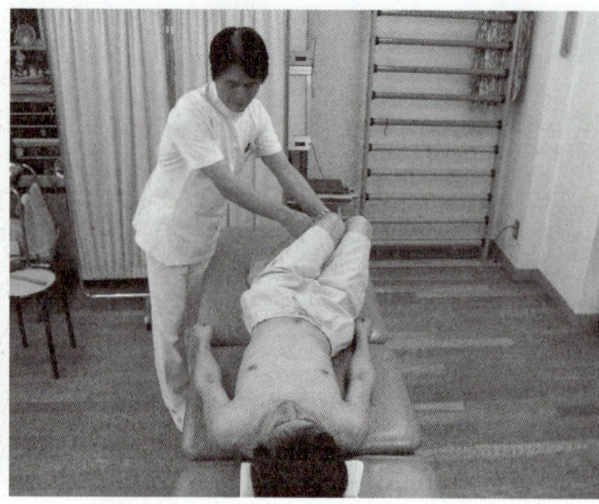

j. 무릎을 세워 반듯이 누운 자세에서의 골반 우측회전

그림 6 허리엉치관절 검사 *(계속)*

D. 기본 도수치료

SJF의 기본 도수치료는 목적에 따라서 그 사용을 선택하기 때문에 각각의 기법을 치료목적별로 열거한다. SJF는 넓은 의미의 arthrokinematic approach(AKA)에 포함되는 기법이며 관절 안 운동을 치료에 응용한다. 그러나 다른 기법이 관절 안 운동 자체를 개선하는 것을 목적으로 하고 있는 것에 반해서 SJF는 잔존하는 관절 안 운동을 사용해서 관절운동의 가동범위 등 양적인 그리고 윤활기전을 사용해서 "가벼운 운동"을 얻게 하는 등 질적인 관절의 움직임을 개선하는 것을 목적으로 하고 있다.

메모 : groove(통로, 궤적)

팔다리(사지)관절에서의 요철(凹凸)의 법칙은 그 자체가 관절의 통로라 할 수 있으나 어깨위팔관절(견갑상완관절) 또는 무릎관절(슬관절) 등에서는 특별한 통로가 존재한다는 것이 X선 조영으로 판명되었다.[9] 그림 7이 어깨위팔관절, 그림 8이 무릎관절에서의 정상적인 통로이다. 무릎관절은 굽힘 90° 에서부터 종아리(하퇴)의 내측회전운동을 수반하지만, 관절면에서는 가쪽(외측)이 움직임을 정지하고 안쪽(내측)의 관절면 만이 뒤바깥쪽으로 향해서 미끄럼운동을 한다. 결과적으로 종아리의 내측회전이 일어나고, 경첩관절(접번관절)에서 단순한 요철(凹凸)의 법칙에 따르지 않는다. 이것이 무릎관절에서의 참된 축회전운동(spin)이다.

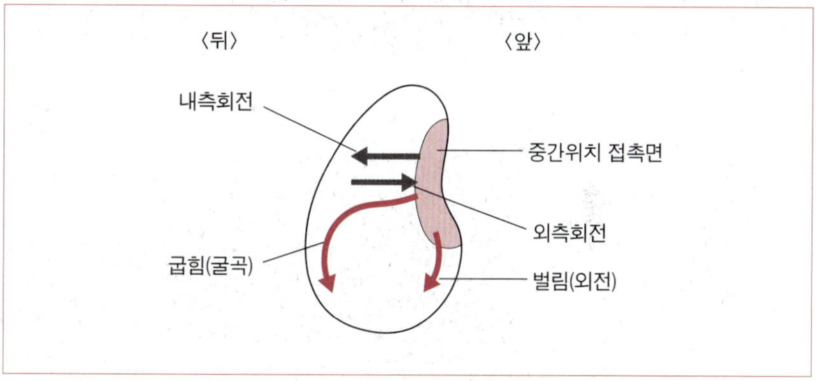

그림 7 어깨위팔관절에서의 위팔뼈(상완골) 관절면의 궤적

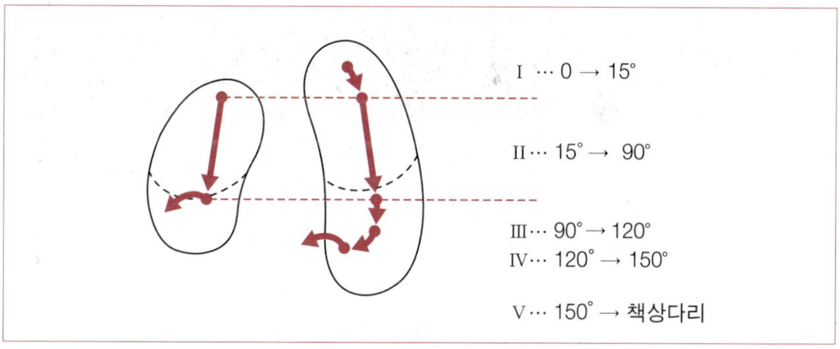

그림 8 무릎관절에서의 정강뼈 위관절면의 궤적

표 5 관절놀이의 종류와 목적

종 류		목 적
glide	미끄럼운동	관절기능의 검사 및 원활한 뼈 운동의 획득
tilt	경사	
distraction	떼어 당김(신연)	
close glide	접근 미끄럼운동	

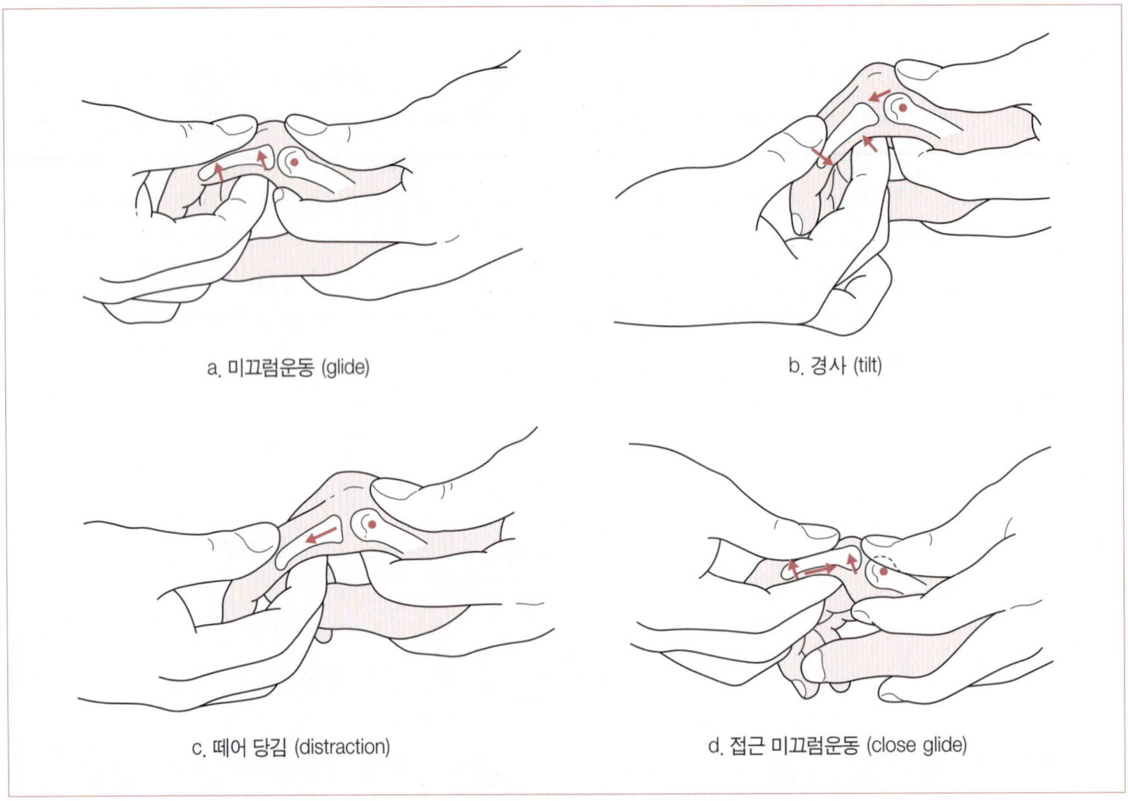

그림 9 관절놀이

1 관절기능의 검사기법

a. 관절놀이(joint play) (표 5, 그림 9)

이것은 관절 안의 관절면에서 뼈 운동을 수반하지 않고 수동적으로만 일어나는 운동이다. 관절운동을 원활하게 시행시키거나 외력을 흡수하기 위해 모든 관절에 존재한다. 즉, 관절의 "여유"이다. 이 놀이가 있어서 비로소 관절의 운동은 통증이 없는 원활한 운동이 가능해지기 위해 움직이려고 하는 관절에 뒤에 언급하는 것 같은 놀이가 존재하는지 아닌지를 검사한다. 이 검사에서는 뼈 운동이 수반하지 않기 때문에 관절의 구성체인 관절주머니 · 인대의 긴장 정도, 정상적인 길이와의 차이를 검사할 수 있다. 이들의 검사에 의해서 상실된 놀이와 잔존하는 놀이가 명확해진다. SJF에서는 놀이 그 자체는 치료에 사용하지 않고, 치료 후 효과의 판정기준으로서 사용한다.

1) 미끄럼운동(glide) (그림 10, Click 3-1)

상대방의 관절면의 형상에 따라가지 않고, 뼈 몸통(골체)을 평행으로 미끄러지게 한다〔구성운동에 있는 미끄럼운동(slide)은 상대방의 관절면을 따라가는 미끄럼운동이다〕. 그림에 나타내는 것처럼 미끄러지게 한 쪽 및 반대쪽에 있는 관절주머니 · 인대가

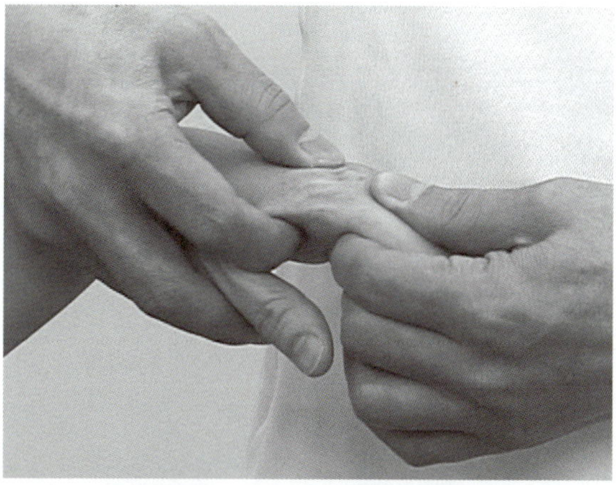

그림 10 관절놀이 (1) : 미끄럼운동(glide) Click 3-1

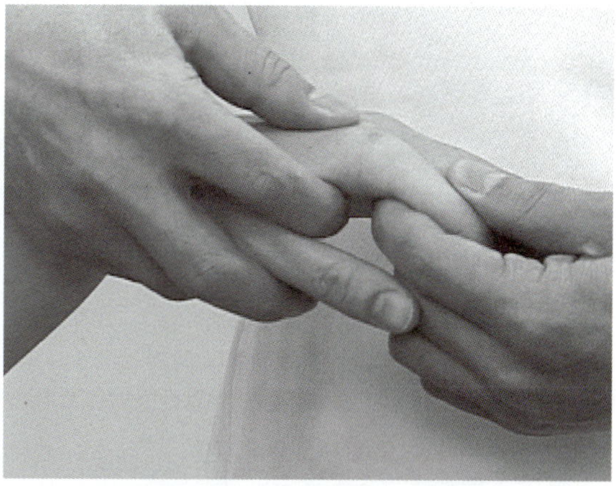

그림 11 관절놀이 (2) : 경사(tilt) Click 3-2

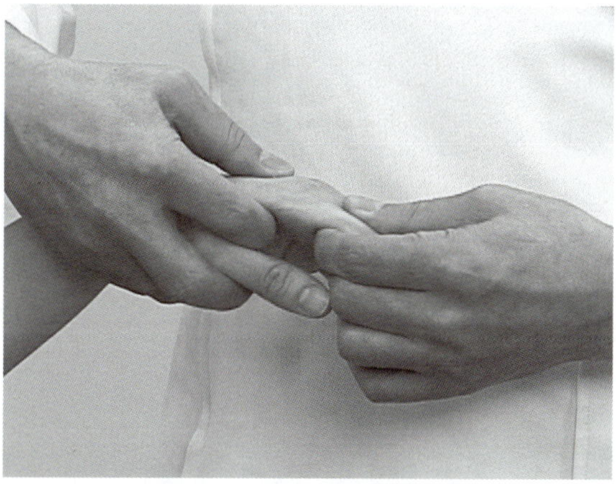

그림 12 관절놀이 (3) : 떼어 당김(distraction) Click 3-3

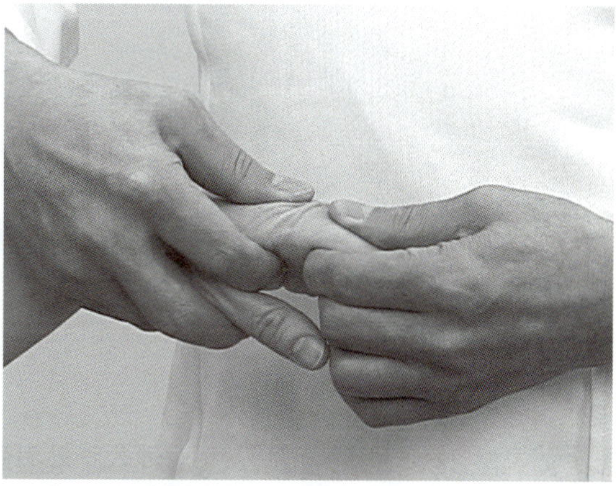

그림 13 관절놀이 (4) : 접근 미끄럼운동(close glide) Click 3-4

긴장한다. 이 긴장의 정도를 정상과 비교한다.

2) 경사(tilt) (그림 11, Click 3-2)

뼈 몸통의 관절면을 경사시켜 관절면의 열린 쪽에 있는 관절주머니 · 인대만을 긴장시킨다. 인대의 이는곳(기시부) · 닿는곳(정지부)을 열린 쪽으로 한 경우에는 그 인대의 경도(hardness)를 정상적인 것과 비교할 수 있다. 관절주머니는 관절면 전체를 덮고 있기 때문에 그 경사를 앞뒤 · 좌우 · 비스듬히 각각 시행함으로써 관절주머니의 어느 부분에 단축이 있는지의 검사를 할 수 있다.

3) 떼어 당김(distraction) (그림 12, Click 3-3)

관절을 놀이가 가장 큰 느슨한 위치(최대 느슨한 자세)[10]에 두고(**표 6**), 한쪽의 뼈를 고정하며 다른 쪽의 뼈를 뼈 몸통의 장축에 평행으로 당겨, 관절면 끼리를 뗀다. 관절

표 6 관절의 위치

관절	야무진 자세(CPP)	최대 느슨한 자세(LPP)
어깨관절(견관절)	벌림(외전) + 외측회전위치	반벌림(반외전)위치
위팔자관절(완척관절)	폄(신전)위치	반굽힘(반굴곡)위치
위팔노관절(완요관절)	반굽힘+반엎침(반회내)위치	폄(신전)+뒤침(회외)위치
손목관절(수관절)	손등굽힘(배굴)위치	반굽힘위치
제2~제5손허리손가락관절 (제2~제5중수지절관절)	최대 굽힘위치	반굽힘+자쪽(척측) 전위
손가락뼈사이관절 (지절간관절)	폄위치	반굽힘위치
엄지손목손허리뼈관절 (무지수근중수관절)	최대 대립위치	엄지 중간위치
엉덩관절(고관절)	폄+내측회전위치	반굽힘위치
무릎관절(슬관절)	최대 폄위치	반굽힘위치
발목관절(족관절)	발등굽힘(배굴)위치	중간위치
발목뼈사이관절(족근간관절)	최대 뒤침위치	반엎침위치
발허리발가락관절 (중족지절관절)	발등굽힘(배굴)위치	중간위치
척추	등굽힘위	중간위치

MacConaill 등에 따름

표 7 각종 구성운동과 SJF의 치료목적

구성운동	치료목적
수동 구성운동 (passive component movement)	관절기능이상의 치료 관절면의 궤적(groove) 재교육
수동 구성접근연장운동 (passive component close lengthening)	근육 · 힘줄 · 관절주머니 · 인대의 연장 관절가동범위의 증대
보조 구성운동 (assistive component movement)	관절 안 운동 재교육 신경근육 재교육(근육수축의 유발)
저항 구성운동 (resistive component movement)	관절면의 움직임의 방향을 유도 근력강화

구성체의 연부조직이 전체적으로 단축이 없는 상태라면, 관절면은 이 기법에 의해서 1~2mm 틈새(열극)가 넓어지는 것이 정상적인 상태이다.

4) 접근 미끄럼운동(close glide) (그림 13, Click 3-4)

상기 1)에서 언급한 "미끄럼운동"과 마찬가지로 뼈 몸통을 평행으로 미끄러지게 하지만 미끄러지게 하기 전에 관절면 끼리를 접근시킨 다음에 시행한다. 관절면을 접근시키면 관절주머니 안에 있는 윤활액은 가쪽에 있는 윤활막으로 향해서 이동한다. 이 윤활액이 이동하는 방향과 같은 방향으로 관절면이 미끄러지게 되기 때문에 "미끄럼운동"보다 훨씬 가볍게 움직일 수 있다. 이것으로 해당 관절의 윤활기전의 상태를 검사할 수 있다.

2 관절기능개선의 치료기법

a. 구성운동(component movement) (표 7, 그림 14)

관절 안에서의 이 운동은 능동적으로도 수동적으로도 뼈 운동에 수반해서 반드시 관절면에서 일어난다. 치료에 사용하는 구성운동에는 미끄럼운동 · 구르기 운동 · 축회전의 3종류가 있으나, 관절의 형상에 따라 그 통로(groove)라고도 해야 할 관절면이 움직이는 방향이 다르다. 다만 뼈 몸통(골체)의 움직임에 수반하는 것, 상대방의 관절면을 따라가는 것, 강제적인 수동운동을 가하지 않는 한 연부조직이 긴장한 상태가 되면 운동이 정지한다는 것 등이 특징적이고, 치료에 구성운동을 이용하면 과다 스트레칭(overstretching)의 위험성을 피할 수 있어 안전하다. 몸통이 작은 관절에서는 놀이도 구성운동과 함께 매우 작은 운동밖에 하지 않기 때문에 놀이를 치료기법으로서 사용하면 위험성(risk)이 높아진다. SJF에서는 이 위험성을 피하기 위해 치료기법으로서 구성운동을 사용하는 것이며 척추사이관절(추간관절) · 갈비가로관절(늑횡돌기관절) · 복장갈비관절(흉늑관절) 등 몸통의 관절치료에서는 특히 중요하다.[11] 관절기능이상으로

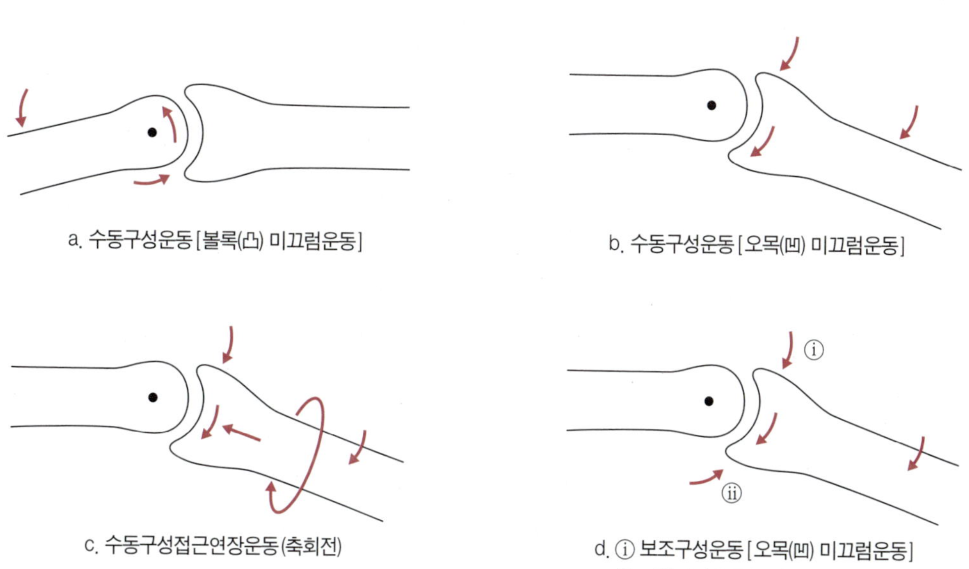

a. 수동구성운동[볼록(凸) 미끄럼운동]
b. 수동구성운동[오목(凹) 미끄럼운동]
c. 수동구성접근연장운동(축회전)
d. ⓘ 보조구성운동[오목(凹) 미끄럼운동]
ⓘⓘ 저항구성운동[오목(凹) 미끄럼운동]

그림 14 각종 구성운동

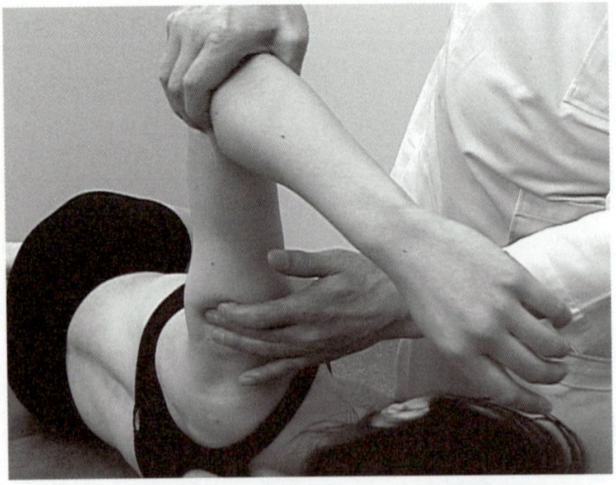

그림 15 **구성운동 (1) : 볼록(凸) 미끄럼운동(convex slide)** Click 3-5

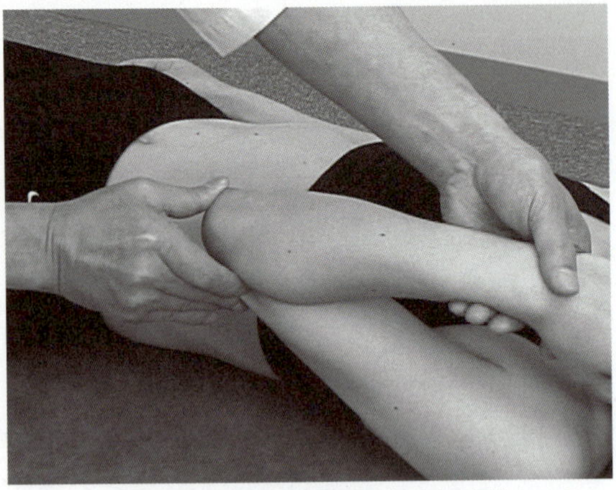

그림 16 **구성운동 (2) : 오목(凹) 미끄럼운동(concave slide)** Click 3-6

부터 초래되는 증후 중에서 환자에게 가장 중요한 자각증후는 통증이다. Mennell이 말하는 통증은 관절의 운동과 더불어 해당 관절주위에 출현하는 것을 말하지만, SJF로 치료하여 소실하는 통증은 해당 관절과는 멀리 떨어진 부위에 출현하는 것이 많다[**그림 3(70쪽) 참조**].

b. 관절기능이상의 치료 및 관절가동범위의 유지

1) 볼록(凸) 미끄럼운동(convex slide) (그림 15, Click 3-5)

움직이는 뼈 몸통의 관절면이 볼록(凸)인 경우 **그림 2(69쪽 참조)**와 같이 뼈 몸통을 아래쪽으로 움직이면, 볼록한 관절면은 이것과 반대로 위쪽으로 미끄러지기 때문에 SJF는 관절면에 가장 가까운 부분을 관절면과 같은 방향(위쪽)으로 민다.

2) 오목(凹) 미끄럼운동(concave slide) (그림 16, Click 3-6)

움직이는 뼈 몸통의 관절면이 오목한 경우 **그림 2(69쪽 참조)**와 같이 뼈 몸통을 아래쪽으로 움직이면, 오목한 관절면은 같은 방향으로 움직이기 때문에 관절면에 가장 가까운 부분을 아래쪽으로 민다.

c. 관절가동범위의 확대

1) 축회전(spin) (그림 17, Click 3-7), 수동구성 접근연장운동(passive component close lengthening) (그림 18, Click 3-8)

수동운동이 정지한 다음에 요철(凹凸)의 어느 것인가의 법칙에 기초하여 관절 안 운동을 가하면 뼈 운동은 거듭 일어나지만, 조금 지나 바로 또 정지한다. 이 때 새로이 관절면을 작은 힘으로 접근시키면 운동이 거듭 일어난다는 것을 알 수 있다. 이와 같이 하여 관절의 움직임을 가볍게 한 다음에 움직이면, 수동운동 때보다 훨씬 큰 움직임을 게다가 힘을 필요로 하지 않고 일으키는 것이 가능하다. 이 결과 관절을 에워싸는 관절

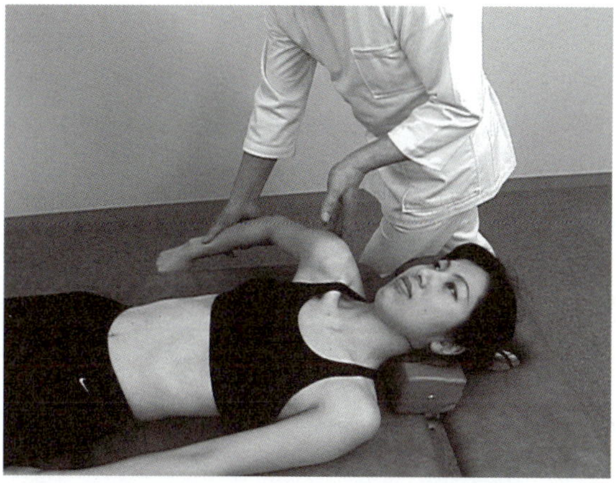

그림 17 구성운동 (3) : 축회전(spin) Click 3-7

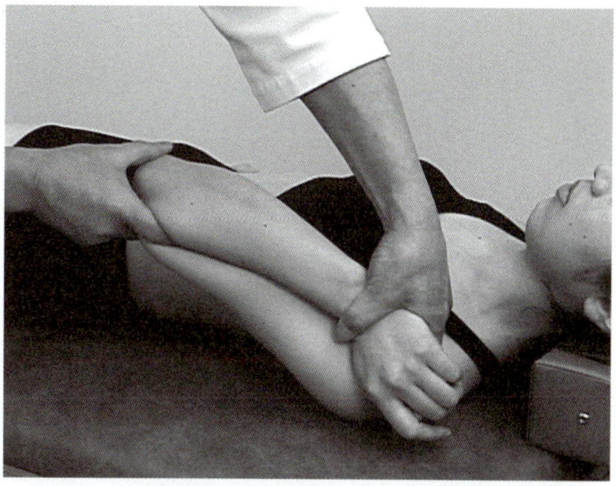

그림 18 구성운동 (4) : 팔꿈치 굽힘 접근연장운동 (close lengthening) Click 3-8

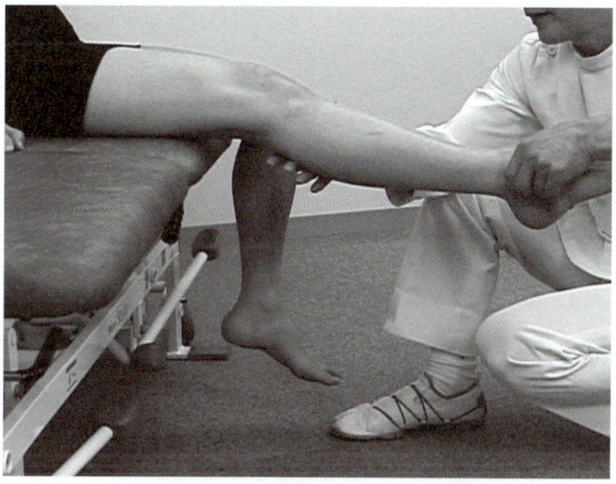

그림 19 구성운동 (5) : 무릎 폄 보조구성운동(assistive component movement) Click 3-9

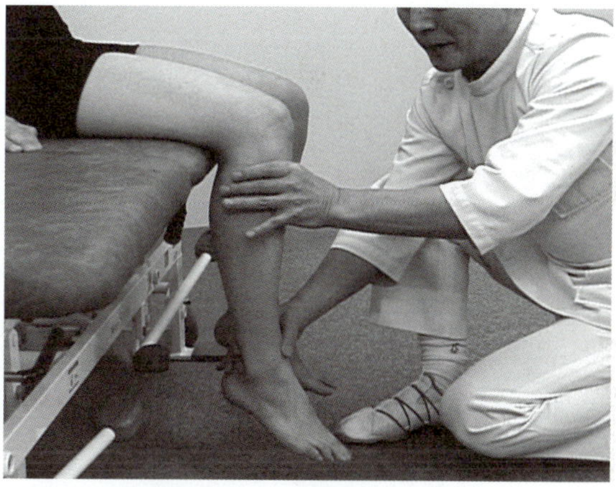

그림 20 구성운동 (6) : 무릎 폄 저항구성운동(resistive component movement) Click 3-10

주머니 · 인대 · 근육 · 힘줄 등의 연부조직은 결과적으로 그 이는곳(기시부) · 닿는곳(정지부) 사이의 거리가 길어진다. 연부조직을 강제적으로 신장시키지 않기 때문에 다음날에 단축한다는 rebound는 일어나지 않는다. 만성이 된 구축에 대해서도 효과가 있다는 것이 임상에서 확인되었다.

d. 신경근육 재교육 · 근력강화

1) 보조구성운동(assistive component movement) : 신경근육 재교육을 위하여

근력이 0 또는 1인 경우 **그림 19** Click 3-9 와 같이 환자에게 힘을 넣도록 구두로 촉구하면서 치료자는 오목(凹)의 법칙에 기초하여 관절면을 전방으로 미는 것에 의해서 뼈 운동을 보조한다. 이와 같이 하여 뼈의 정렬(alignment)을 바꿈으로써 운동에 관여하는 근육의 수축이 용이해진다. 또한 무릎에 관찰되는 능동 폄 부전(extension lag)에

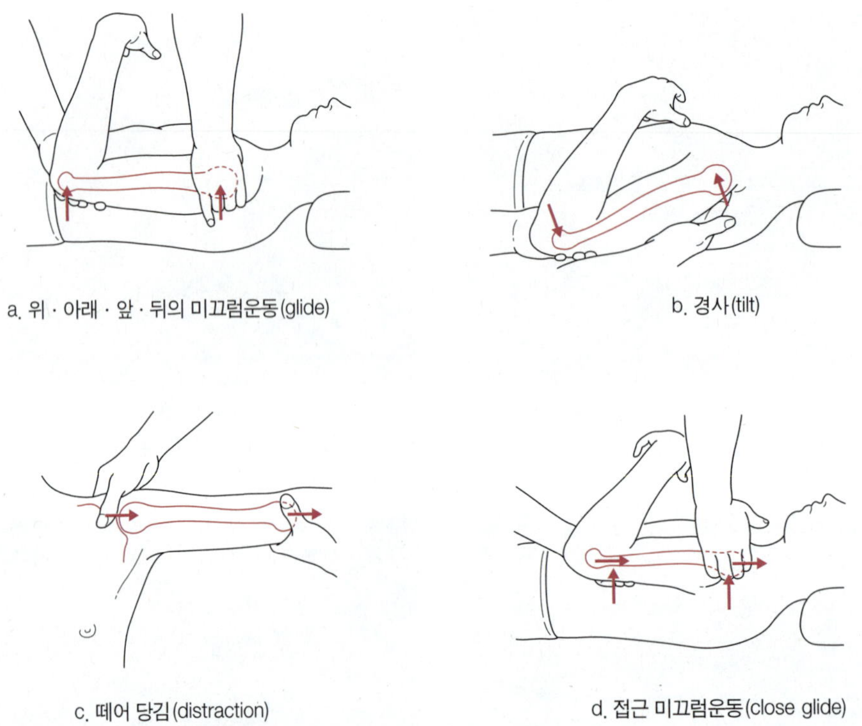

그림 21 어깨위팔관절(견갑상완관절)에서의 관절놀이

는 가장 효과가 인지된다.

2) 저항구성운동(resistive component movement) : 근력강화를 위해

근력이 3이상이 되면 사용하는 기법이다. **그림 20,** Click 3-10 과 같이 뼈 몸통을 위쪽으로 움직이는 근력을 강화하고 싶은 경우, 우선 굽힘(굴곡)을 향해서 뼈 운동과 오목(凹)의 법칙에 기초하는 구성운동을 시행한다. 조금 지나서 뼈 운동을 중지하고 구성운동만을 계속한다. 그렇게 하면 밀고 있는 쪽의 관절주머니가 긴장을 하게 되므로 근육의 수축이 일어나기 직전에 관절 안 운동에 대해서 순간적인 신장(quick stretch)을 주어 운동의 방향부여를 한다. 횟수로서는 1~3회로 충분하다. 그 후에 치료 전의 근력과 비교하면 약 20%의 강화를 얻을 수 있다.

E. 각 관절에서의 SJF 기법

기법으로서는 검사기법으로서의 "관절놀이"와 치료기법으로서의 "구성운동"이 있다. 관절마다 형태가 다르기 때문에 각각의 기법의 종류를 열거하지만, 실시하는 관절의 위치는 가장 느슨한 위치(최대 느슨한 자세, least-packed position : LPP)를 선택한다〔표 6(82쪽) 참조〕. 지면 사정으로 어느 관절에나 공통되는 기본적인 기법을 어깨위팔관절(견갑상완관절)에서 조금 상세하게 보여주고 다른 기법은 임상에서 가장 자주 사용되는 것을 선택하여 소개한다.

1 팔(상지)

a. 어깨복합체

1) 어깨위팔관절

a) 관절놀이(joint play)

① **위 · 아래 · 앞 · 뒤의 미끄럼운동(glide)(그림 21a)** 치료사의 두 손으로 환자의 위팔뼈(상완골)를 잡는다. 위팔뼈머리(상완골두)를 배쪽(복측) · 등쪽(배측) · 머리쪽(두측) · 꼬리쪽(미측)으로 이동시켜 아래위, 앞뒤의 관절주머니 · 인대의 단단한 정도를 정상적인 것과 비교한다. 또한 이 때 위팔뼈는 뼈머리의 움직임과 평행으로 움직인다.

② **경사(tilt)(그림 21b)** 치료사의 왼손으로 위팔뼈 아래 끝부분을 잡는다. 오른손 손가락을 위팔뼈머리 윗면 등쪽에 둔다. 어깨를 다양한 방향으로 운동시키면서 뼈머리 부위는 뼈 몸통과 반대로 미는 것에 의해서 관절면을 경사시킨다. 관절면이 벌어지는 부위에 있는 관절주머니 · 인대의 단단한 정도를 검사한다.

③ **떼어 당김(distraction) (그림 21c)** 어깨뼈(견갑골)를 고정하고, 위팔뼈를 뼈의 장축을 따라서 견인한다. 또는 그림에는 없지만, 위팔뼈가 아래로 늘어진 위치에서 뼈 몸통(골체)의 장축에 수직방향으로 평행이동을 시키면, 관절면은 서로 떨어진다. 이렇게 함으로써 전체의 관절의 딱딱한 정도를 검사한다.

④ **접근 미끄럼운동(close glide) (그림 21d)** 미끄럼운동(glide)의 기법에 위팔뼈

표 8 어깨위팔관절에서의 뼈 운동과 관절 안 운동의 관계

뼈 운동		관절 안 운동
굽힘(굴곡)	0° → 90°	축회전
	90° → 180°	아래쪽 + 뒤쪽 미끄럼운동
폄(신전)	−180° → −90°	위쪽 + 앞쪽 미끄럼운동
	−90° → 60°	축회전
벌림(외전)		아래쪽 + 앞쪽 미끄럼운동
모음(내전)		위쪽 + 뒤쪽 미끄럼운동
외측회전		앞쪽 미끄럼운동
내측회전		뒤쪽 미끄럼운동

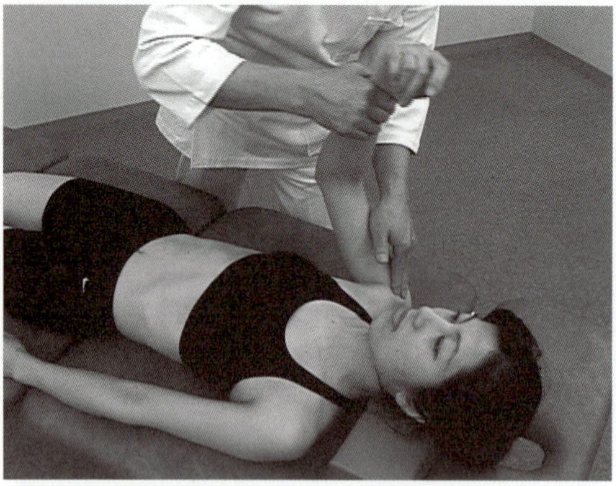

그림 22 어깨 굽힘 · 폄(신전) Click 3-11

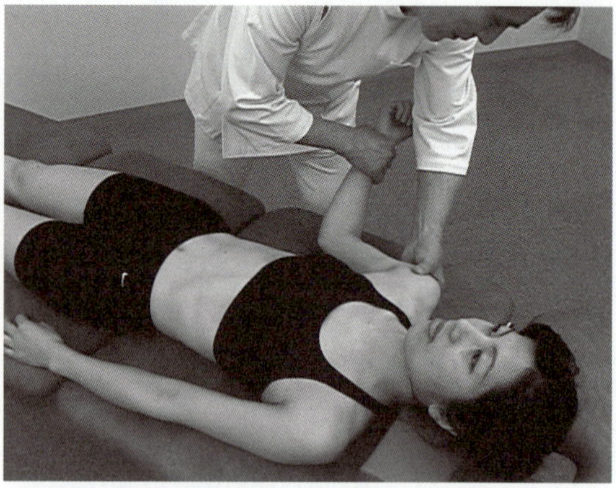

그림 23 어깨 외측회전 · 내측회전 Click 3-12

머리를 가쪽에서부터 어깨뼈를 향해서 가볍게 미는 것에 의해서 관절면을 접근시킨다. 이와 같이 한 후, 관절면을 위아래 앞뒤로 이동시킨다. 관절 안의 윤활기전을 검사한다.

b) 구성운동 (뼈 운동과 관절 안 운동의 관계)

어깨위팔관절에서는 **표 8**에서 보는 것 같은 관계가 있다. 관절 안 운동으로서 뒤쪽으로의 관절면의 미끄럼운동은 뼈 운동으로서의 내측회전을 의미하며 앞쪽으로의 미끄럼운동은 외측회전을 의미한다.

또한 실제로 가동범위 제한이 있는 경우에는 어깨위팔관절에만 원인이 존재하는 일은 적고, **표 9(100쪽 참조)**와 같이 몸통의 관절을 우선 치료하는 일이 많다.

① **어깨의 굽힘에 수반하는 뒤쪽 축회전 (그림 22, Click 3-11)** 어깨의 굽힘(굴곡)운동에서는 위팔뼈(상완골)의 관절면은 뒤쪽으로 회전한다. 치료사의 왼손을 환자의 위팔뼈머리 윗부분의 앞면에 두고, 굽힘(굴곡)운동과 함께 뼈머리(골두)를 머리 등쪽(두배측)으로 밀어 축회전을 시킨다.

② **어깨의 폄에 수반하는 앞쪽 축회전 (그림 22, Click 3-11)** 어깨의 폄(신전)운동에서는 위팔뼈의 관절면은 앞쪽으로 회전한다. 치료사의 손가락을 환자의 위팔뼈머리 윗부분의 등면(배면)에 두고, 폄(시전)운동과 함께 뼈머리를 머리 배쪽(두복측)을 밀어 앞쪽으로의 축회전을 시킨다.

③ **어깨의 벌림(외전)에 수반하는 아래쪽으로의 미끄럼운동 (그림 15, Click 3-5)** 어깨의 벌림(외전)운동에서는 위팔뼈머리 관절면은 볼록(凸)의 법칙에 따라서 아래쪽으로 미끄러진다. 치료사의 왼손으로 위팔뼈를 위로 올려 어깨를 벌리게 할(외전시킬) 때, 오른손의 손가락으로 큰결절(대결절)을 봉우리(견봉)로 향해서 미는 것에 의해서 관절면을 아래쪽으로 미끄러지게 한다.

④ **어깨의 외측회전에 수반하는 앞쪽으로의 미끄럼운동 (그림 23, Click 3-12)** 어깨의 외측회전운동에서의 위팔뼈머리 관절면의 움직임은 앞쪽으로의 미끄럼운동이다.

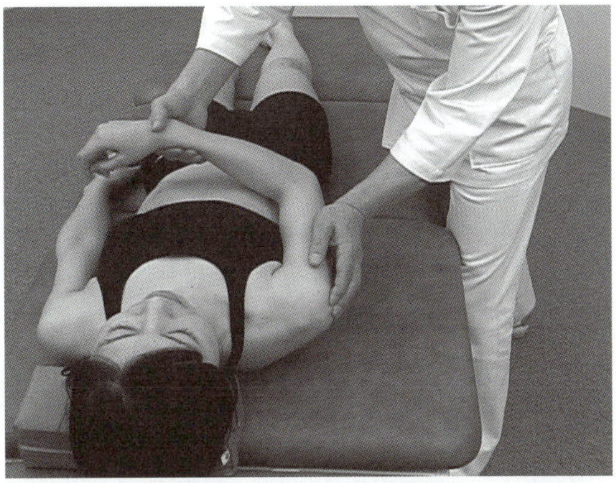

그림 24 어깨 벌림(외전) : 저항구성운동 Click 3-13

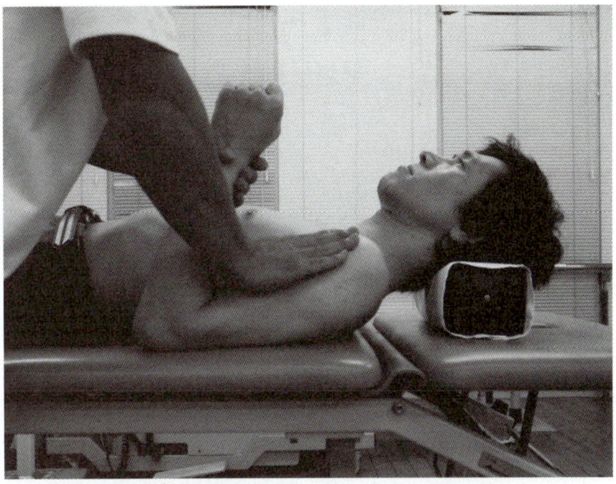

그림 25 내측회전운동에 대한 저항구성운동

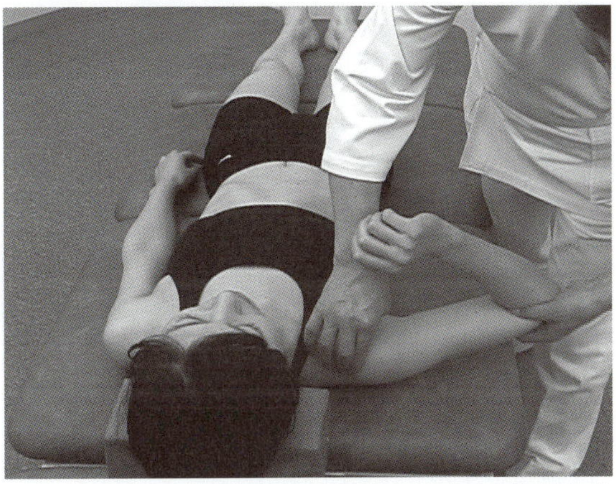

그림 26 봉우리빗장관절(견쇄관절) : 어깨 벌림(외전)에서의 봉우리(견봉) 끝 아래쪽 미끄럼운동 Click 3-14

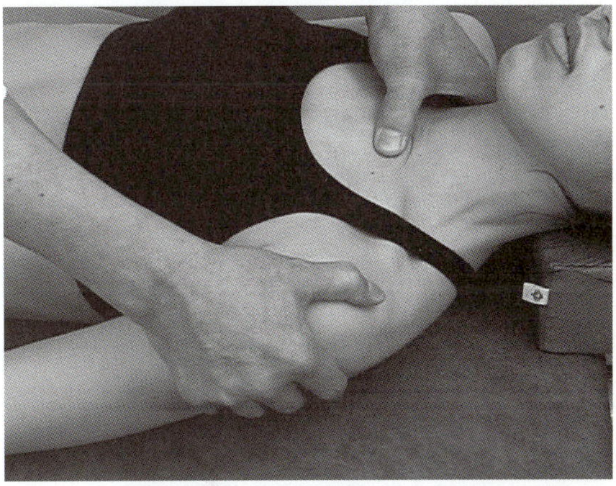

그림 27 복장빗장관절(흉쇄관절) : 어깨뼈(견갑골) 내림(하제)에서의 빗장뼈(쇄골)의 위쪽 미끄럼운동 Click 3-15

어깨의 외측회전과 함께 뼈머리를 가쪽으로 향해서 회전시킴으로써 관절면을 앞으로 미끄러지게 한다.

⑤ **어깨의 내측회전에 수반하는 뒤쪽으로의 미끄럼운동 (그림 23, Click 3-12)** 어깨의 내측회전운동에서의 위팔뼈머리 관절면의 움직임은 뒤쪽으로의 미끄럼운동이다. 어깨의 내측회전과 함께 뼈머리를 안쪽으로 향해서 회전시킴으로써 관절면을 뒤로 미끄러지게 한다.

⑥ **어깨의 벌림(외전)운동에 대한 저항구성운동 (그림 24, Click 3-13)**

뼈 운동 : 벌림 (능동보조 또는 저항운동)

구성운동 : 위팔뼈머리 관절면의 아래쪽 미끄럼운동

어깨의 내측회전을 시킨 위치에서 저항구성운동은 치료사의 왼손으로 위팔뼈 큰결절을 벌림근(외전근)이 수축하기 직전에 아래쪽으로 향해서 순간적으로 당긴다.

⑦ **어깨의 내측회전운동에 대한 저항구성운동 (그림 25)**

뼈 운동 : 내측회전 (능동보조 또는 저항운동)

구성운동 : 위팔뼈머리 관절면의 뒤쪽으로의 미끄럼운동

팔꿈치를 90° 굽힌 채로 어깨를 외측회전방향으로 움직인다. 우선 치료사의 오른손으로 위팔뼈머리 가쪽을 등쪽(배측)으로 밀어 관절면을 앞쪽으로 미끄러지게 하여 앞면의 관절주머니를 긴장시킨다. 다음으로 어깨의 외측회전과 동시에 순간적인 신장을 등쪽(배측)에 준다.

⑧ **어깨위팔관절의 굽힘 · 외측회전 때의 접근 순수한 축회전 (그림 17** Click 3-7**)** 치료사의 오른손으로 환자의 아래팔(전완)을 유지하고, 팔꿉관절(주관절) 90° 굽힘위치인 채로 어깨위팔관절의 외측회전 · 굽힘을 시킨다. 운동이 끝나면 치료사의 왼손으로 위팔뼈머리를 어깨뼈(견갑골) 관절면에 가볍게 미는 것에 의해서 접근시키면 더욱 운동을 계속할 수 있다.

⑨ **어깨위팔관절의 폄 · 내측회전 때의 접근 순수한 축회전 (그림 17** Click 3-7**)** 치료사의 오른손으로 환자의 아래팔을 유지하고, 팔꿉관절(주관절) 90° 굽힘위치인 채로 어깨위팔관절의 내측회전 · 폄을 시킨다. 운동이 끝나면 치료사의 오른손으로 위팔뼈머리를 어깨뼈 관절면에 가볍게 미는 것에 의해서 접근시키면 더욱 운동을 계속할 수 있다.

2) 봉우리빗장관절(견쇄관절)

① **어깨의 벌림(외전)에 수반하는 빗장뼈(쇄골)의 아래쪽 미끄럼운동 (그림 26** Click 3-14**)** 치료사의 둘째손가락을 사용해서 어깨관절 70°에서부터의 벌림(외전)에 수반해서 봉우리(견봉) 끝을 꼬리 쪽으로 민다.

3) 복장빗장관절(흉쇄관절)

① **어깨뼈의 내림(하제)에 수반하는 빗장뼈의 위쪽 미끄럼운동〔볼록(凸)의 법칙〕 (그림 27** Click 3-15**)** 어깨뼈를 치료사의 오른손으로 내림으로써 빗장뼈를 아래쪽 굽힘을 시킨다. 치료사의 왼손 엄지손가락을 빗장뼈의 아래 끝에 두고 빗장뼈의 움직임과 함께 머리 쪽으로 밀고, 복장뼈(흉골) 끝을 볼록(凸)의 법칙에 기초하여 머리 쪽으로 미끄러지게 한다.

② **어깨의 내측회전에 수반하는 빗장뼈의 앞쪽 회전 축회전 (그림 28)** 어깨뼈를 치료사의 오른손으로 올리고 앞쪽 돌출시킴으로써 빗장뼈를 앞쪽으로 회전시킨다. 이 경우의 복장빗장관절에서의 빗장뼈의 복장뼈 끝은 전방으로 향해서 축회전한다. 치료사의 손가락을 빗장뼈의 윗면에 두고 꼬리 쪽으로 당겨 복장뼈 끝을 앞쪽으로 회전시킨다.

b. 팔꿈치의 관절

위팔노관절(완요관절) 및 위팔자관절(완척관절)에서의 굽힘 · 폄 운동에서는 오목(凹)의 법칙에 따른다.

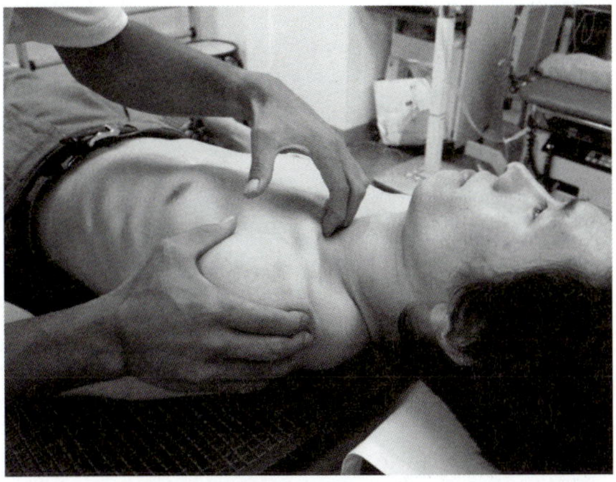

그림 28 어깨의 내측회전에 수반하는 빗장뼈의 앞쪽 회전 축회전

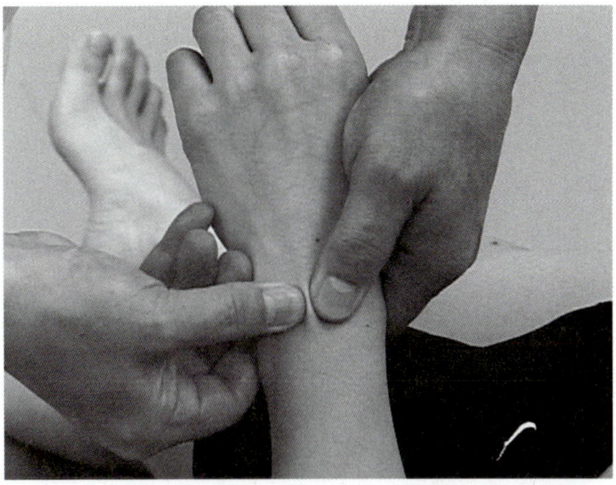

그림 29 원위 노자관절(요척관절) : 뒤침(회외) · 엎침(회내) 때의 노뼈 접근 미끄럼운동 Click 3-16

① **팔꿉관절에서의 앞쪽 미끄럼운동〔오목(凹)의 법칙〕(그림 16, Click 3-6)** 팔꿉관절의 굽힘운동에서는 아래팔뼈(전완골)는 오목(凹)의 법칙에 따라 배쪽(복측)으로 미끄러진다. 치료사의 오른손으로 아래팔을 굽힘 방향으로 밀면서 왼손의 둘째손가락으로 팔꿈치머리(주두)를 걸어 배쪽(복측)으로 민다.

② **팔꿉관절의 접근 연장법(그림 18, Click 3-8)** 치료사의 오른손 엄지손가락으로 팔꿈치머리를 위팔뼈를 향해서 밀고, 왼손으로 노뼈(요골) 원위 끝을 잡고 위팔뼈에 대해서 관절면을 접근시킨 다음에 팔꿉관절을 굽히게 한다.

c. 손 · 손목뼈(수근골)

① **원위노자관절(요척관절) 접근 뒤침(회외) (그림 29, Click 3-16)** 치료사의 왼손 엄지손가락과 둘째손가락으로 노뼈(요골) 원위 끝을 잡는다. 치료사의 오른손 엄지손가락과 둘째손가락으로 자뼈(척골) 원위 끝을 잡고, 원위 노자관절(요척관절)을 접근시키면서 노뼈를 자뼈 위에서 손바닥쪽으로 미끄러지게 한다.

② **노뼈손배뼈관절(요골주상골관절) 접근 축회전 (그림 30, Click 3-17)** 환자의 노뼈 원위 끝을 치료사의 엄지손가락과 둘째손가락으로 고정한다. 치료사의 왼손 엄지손가락과 둘째손가락으로 잡고 노뼈(요골)에 접근시키면서 축회전을 시킨다.

2 다리(하지)

a. 엉덩관절(고관절)

① **엉덩관절 외측회전 굽힘 접근 순수한 축회전(그림 31, Click 3-18)** 환자의 무릎관절을 90° 굽힌 자세인 채로 치료사의 왼손 아래팔로 유지하고, 엉덩관절의 굽힘 · 외측회전을 시킨다. 운동이 끝나면, 환자의 큰돌기(대전자)를 골반을 향해 가볍게 밀면서 더욱 운동을 계속한다.

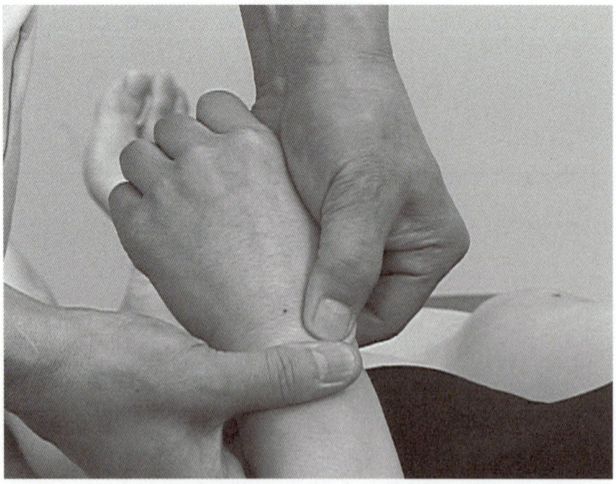

그림 30 노뼈손배뼈관절(요골주상골관절) : 축회전 Click 3-17

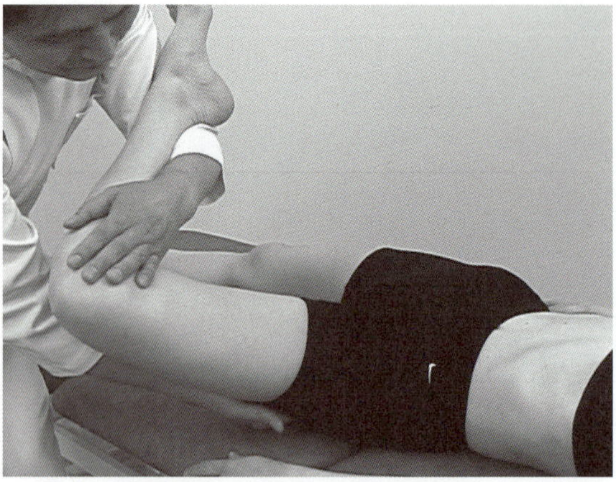

그림 31 엉덩관절(고관절) : 굽힘 외측회전 순수한 축회전 Click 3-18

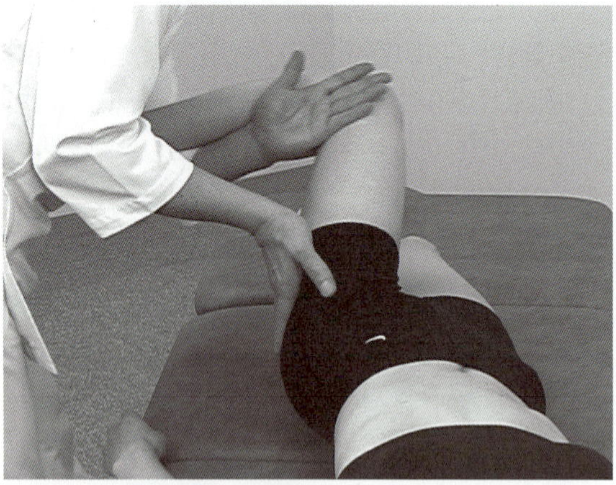

그림 32 엉덩관절(고관절) : 폄 내측회전 순수한 축회전 Click 3-19

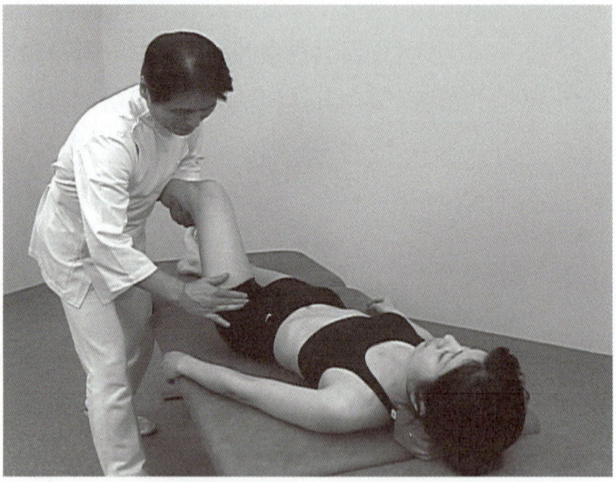

그림 33 엉덩관절(고관절) : 폄 저항구성운동 Click 3-20

② **엉덩관절 내측회전 폄 접근 순수한 축회전 (그림 32,** Click 3-19) 환자의 무릎관절을 90° 굽힌 자세로 치료사의 왼손 아래팔을 유지하고 엉덩관절의 폄 · 내측회전을 시킨다. 환자의 큰돌기를 골반을 향해 가볍게 밀면서 더욱 운동을 계속한다.

③ **엉덩관절 폄(신전)에 대한 저항구성운동 (그림 33,** Click 3-20) 우선 엉덩관절 굽힘운동에 대해서 수동구성운동을 시행한다. 어느 시점에서 굽힘운동을 멈추고, 큰돌기에 대한 등쪽(배측)으로의 미끄럼운동을 계속하여 뒷면의 관절주머니를 긴장시킨다. 긴장한 시점에서 같은 방향으로 순간적 신장(quick stretch)을 가하며 직후에 엉덩관절을 펴지게(신전) 한다.

b. 무릎관절

① **무릎관절 굽힘에서의 축회전 (그림 34,** Click 3-21) 무릎관절 90°에서부터의 굽

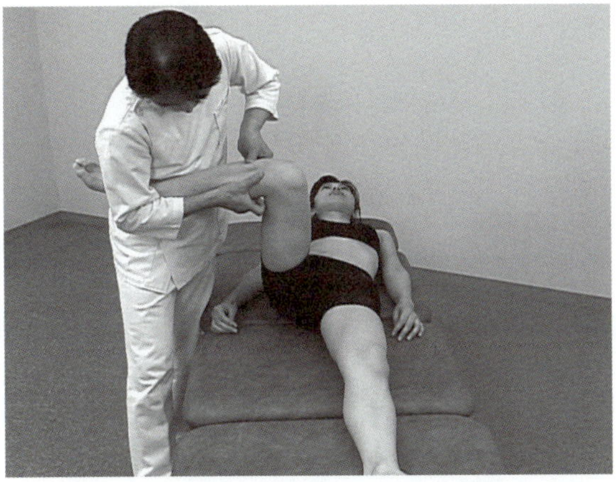

그림 34 무릎관절 : 내측회전 축회전 Click 3-21

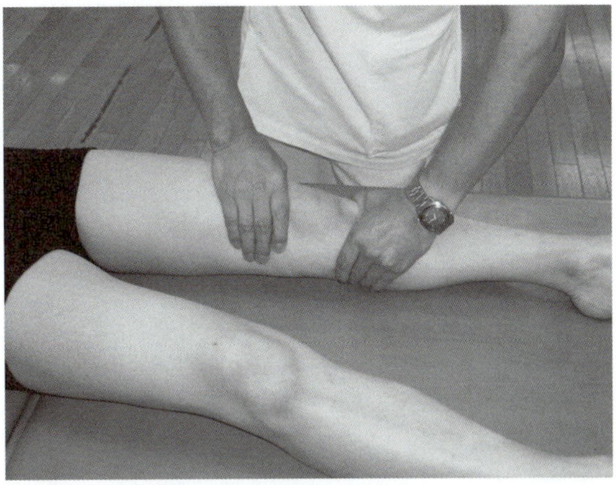

그림 35 무릎관절 폄의 접근 연장법

힘에는 종아리(하퇴)의 내측회전을 수반하다. 환자의 종아리를 치료사의 몸통과 오른쪽 위팔로 사이에 끼고, 손가락은 정강뼈(경골) 근위부위 뒤 가쪽에 댄다. 치료사의 몸통을 오른쪽 옆굽힘(우측굴)을 시킴으로써 종아리의 내측회전을 시키는데 정강뼈의 가쪽을 중심으로 한 내측회전을 시킨다.

② **무릎관절 폄의 접근 연장법 (그림 35)** 치료사의 오른손으로 환자의 넙다리뼈(대퇴골) 원위부위를 등쪽(배측)으로 민다. 치료사의 왼손은 종아리의 내측회전을 시키면서 등쪽으로 민다.

③ **무릎관절 폄에 대한 저항구성운동 (그림 20, Click 3-10)**

뼈 운동 : 폄, 능동보조운동, 또는 저항운동

관절 안 운동 : 오목(凹)의 법칙

치료사의 오른손을 정강뼈 위 앞 부위에 두고 무릎관절의 폄 운동이 일어나기 직전에 정강뼈 위관절면(경골상과절면)에 대해서 등쪽 방향으로 순간적 신장(quick stretch)을 준다.

④ **무릎관절 폄의 보조구성운동 (그림 19, Click 3-9)**

뼈 운동 : 폄, 능동보조운동

관절 안 운동 : 오목(凹)의 법칙

정강뼈의 앞쪽방향으로의 미끄럼운동을 보조한다. 근력이 0~1일 때 또는 능동 폄의 곤란(extension lag)이 있는 경우에 시행한다.

c. 발목관절(족관절) · 발목뼈(족근골)

① **발목관절 발등굽힘 접근 연장법 (그림 36, Click 3-22)** 치료사의 오른손 엄지손가락과 둘째손가락으로 목말뼈(거골) 윗면을 사이에 끼고, 발등쪽으로 미끄러지게 한다. 치료사의 왼손 손가락으로 발꿈치를 다리뼈(하퇴골)에 접근시킨 다음에 왼손 손바닥을 사용하여 발목관절의 발등굽힘을 시킨다.

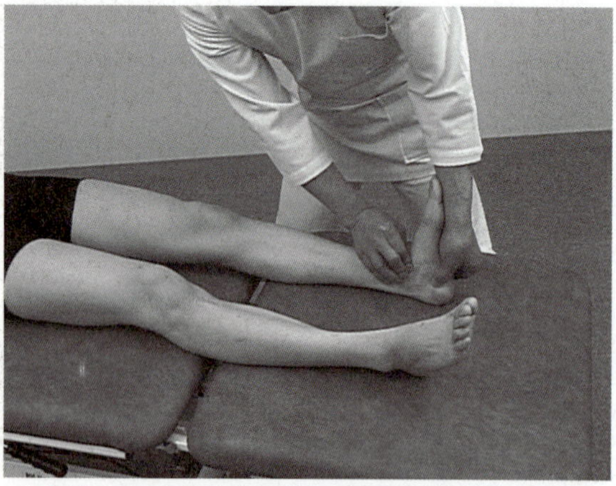

그림 36 발목관절(족관절) : 발등굽힘(배굴) 접근 미끄럼운동 Click 3-22

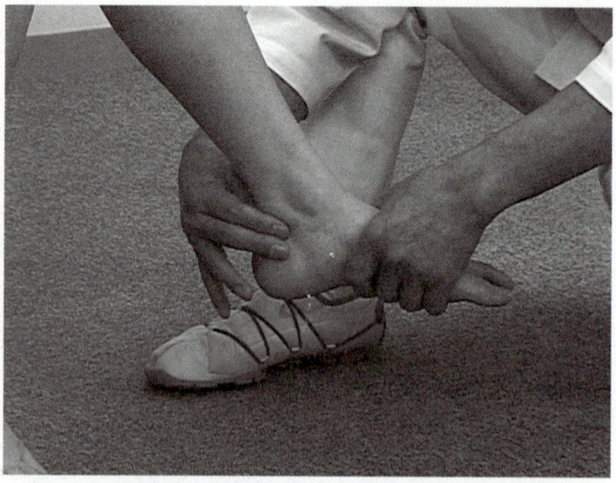

그림 37 발목관절(족관절) : 발등굽힘(배굴) 저항구성운동 Click 3-23

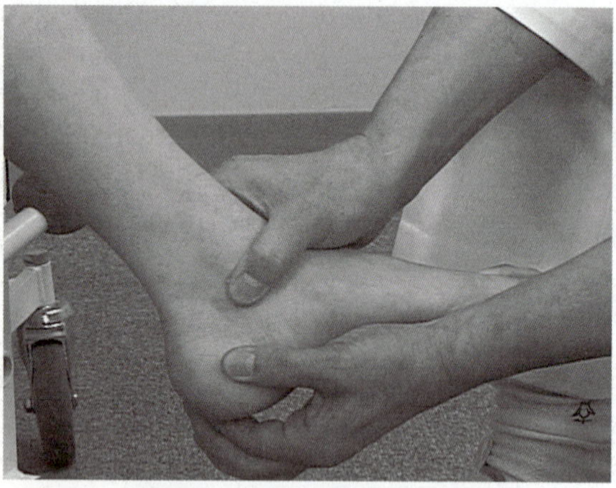

그림 38 발목발꿈치관절(거종관절) : 축회전 Click 3-24

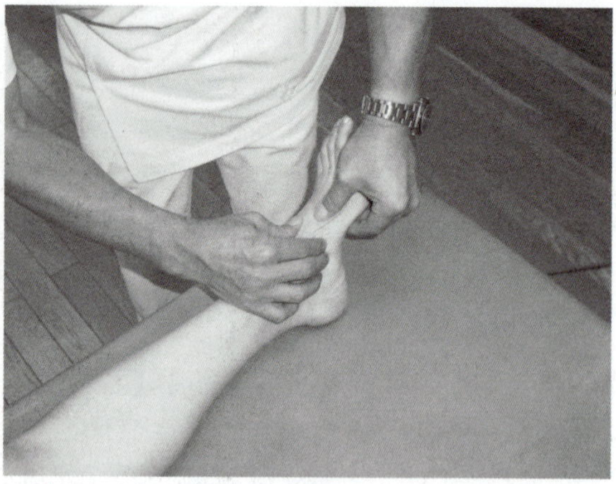

그림 39 제1쐐기발허리관절(설상골중족골관절) 접근 축회전

② **발목관절 발등굽힘 저항구성운동 (그림 37, Click 3-23)**

뼈 운동 : 발등굽힘(능동보조 또는 저항운동)

구성운동 : 목말뼈(거골) 윗면의 뒤쪽으로의 미끄럼운동

저항은 목말뼈의 뒤쪽에서부터 위 앞쪽으로 향해서 순간적으로 민다.

③ **목말뼈아래관절(거골하관절) 접근 축회전 (그림 38, Click 3-24)** 발 속젖힘(족부내번) · 바깥젖힘(외반) 중간위치에서 안쪽복사(내과) 아랫부분에서 목말뼈를 고정한다. 발꿈치뼈(종골)를 수평면에서 가쪽 또는 안쪽으로 회전시킨다.

④ **제1쐐기발허리관절(제1설상골중족골관절) 접근 축회전 (그림 39)** 제1쐐기뼈(설상골)를 치료사의 엄지손가락과 둘째, 셋째손가락으로 고정하고, 왼손으로 제1발허리뼈(제1중족골)를 잡고 쐐기뼈 쪽으로 밀면서 회전시킨다.

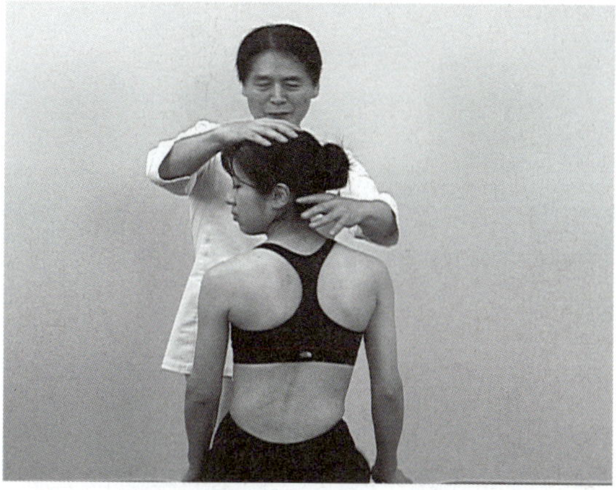

그림 40 목뼈 1/2 척추사이관절 : 수동구성접근 연장법 Click 3-25

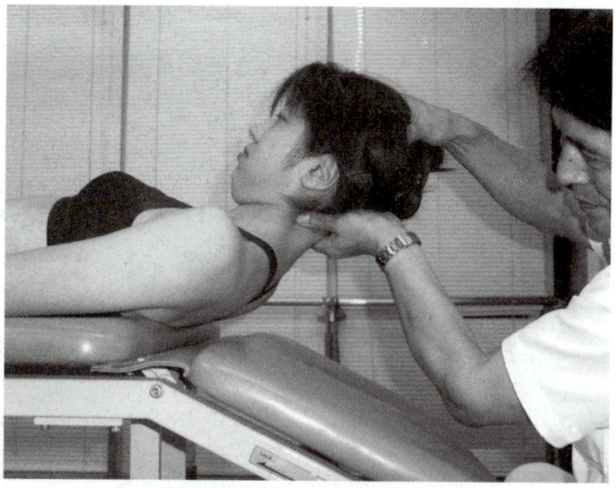

그림 41 목뼈 2/3 척추사이관절 굽힘 (C2 앞쪽방향 미끄럼운동)

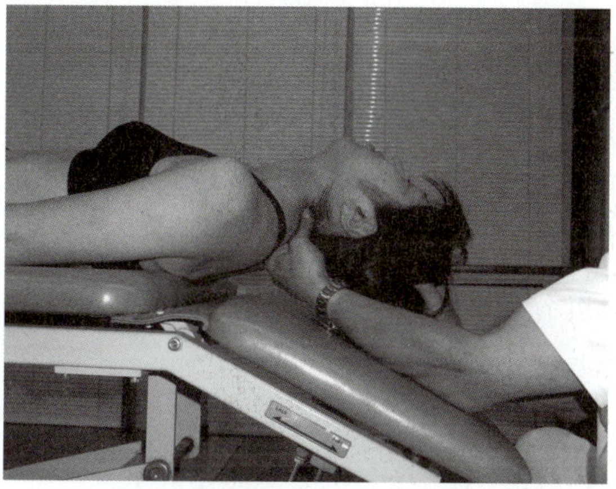

그림 42 목뼈 2/3 척추사이관절 폄(C2 접근 뒤 아래쪽방향 미끄럼운동)

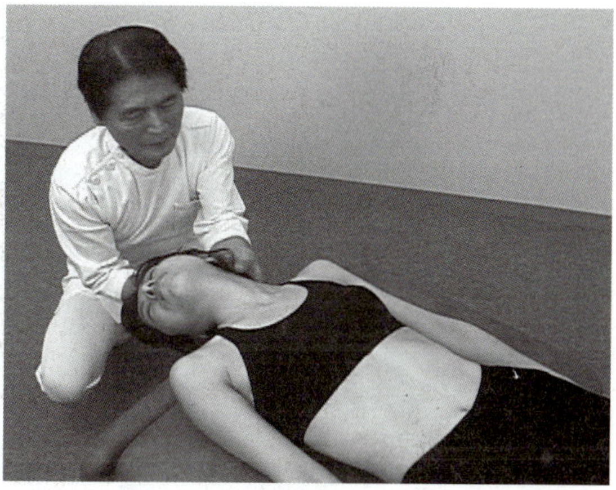

그림 43 목뼈 2/3 척추사이관절 : 옆굽힘 회전 폄 접근 미끄럼운동법 Click 3-26

3 몸통(체간)의 관절

a. 척추사이관절(추간관절)

1) 목뼈척추사이관절(경추추간관절) : 구성운동

① 목뼈(경추) 1/2척추사이관절 : 수동구성 접근 연장법(그림 40, Click 3-25) 목을 왼쪽으로 회전시키는 경우에는 제1목뼈의 오른쪽 척추뼈고리판(추궁판)을 치료사의 엄지손가락으로 앞쪽으로 민다. 다음으로 목을 왼쪽으로 회전시킨다. 회전이 멈추면 치료사의 오른 손바닥으로 환자의 머리를 아래로 밀고, 거듭 좌회전시키면서 치료사의 왼손의 엄지손가락으로 오른쪽의 제1목뼈 척추뼈고리판을 왼쪽 앞쪽으로 향해서 민다.

② 목뼈 2/3척추사이관절 굽힘 (C2 앞쪽방향 미끄럼운동)(그림 41) 목을 치료사의 오른손으로 굽힌다. 치료사의 왼손 엄지손가락과 둘째손가락으로 제2목뼈 가시돌

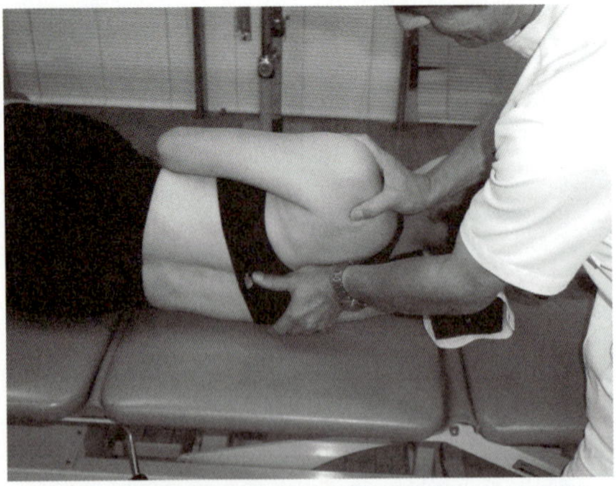

그림 44 등뼈 5/6 척추사이관절 회전 (T5 아래 옆쪽방향 미끄럼운동)

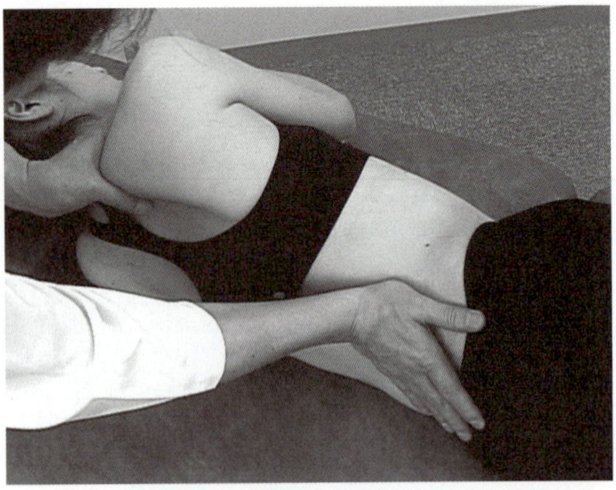

그림 45 허리뼈 2/3 척추사이관절 : 아래쪽방향 미끄럼운동법 Click 3-27

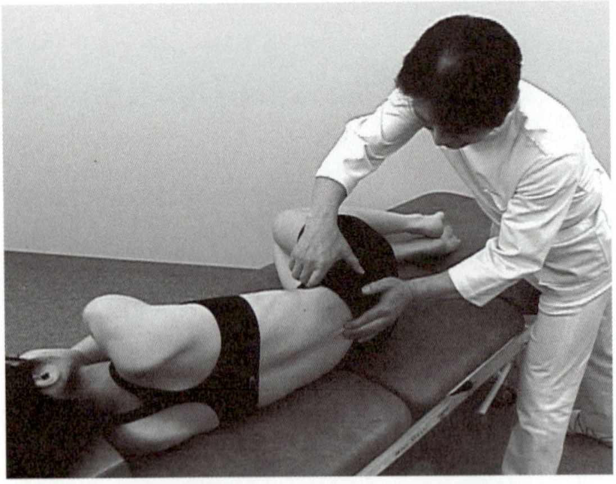

그림 46 허리엉치관절 : 앞 위 미끄럼운동법(au) Click 3-28

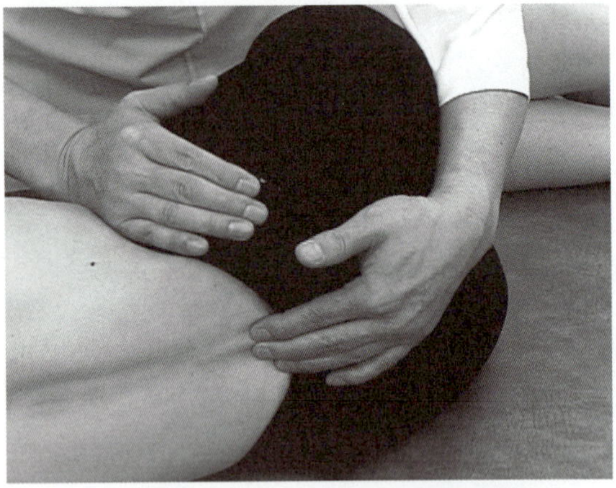

그림 47 허리엉치관절 : 앞 위 미끄럼운동법(au) (특별한 방법) Click 3-29

기(극돌기)를 사이에 끼고 좌우 동시에 앞 위쪽으로 민다.

③ **목뼈 2/3척추사이관절 폄 (C2 접근 뒤 아래쪽방향 미끄럼운동)(그림 42)** 치료사의 왼손 엄지손가락, 둘째손가락 끝마디 안쪽으로 제2목뼈 가시돌기를 사이에 낀다. 치료사의 오른손은 두정부위에 대고 편다. 폄이 멈추면 머리를 꼬리 쪽으로 밀면서 거듭 펴면서(신전) 좌우 동시에 제2목뼈 가시돌기를 뒤 아래쪽으로 민다.

④ **목뼈 2/3척추사이관절 옆굽힘(측굴)·회전·폄 (C2 접근 뒤 아래쪽방향 미끄럼운동)(그림 43, Click 3-26)** 치료사의 오른손으로 환자의 머리를 사이에 끼우고 오른쪽으로 옆굽힘·회전시키면서 편다(신전). 머리의 움직임이 멈추면 꼬리 쪽으로 밀면서 거듭 편다. 왼손의 셋째손가락으로 환자의 오른쪽 목뼈 가시돌기를 왼쪽으로 밀고 목뼈의 움직임과 동시에 뒤 아래쪽으로 민다.

2) 등뼈(흉추) 척추사이관절 : 구성운동

① **등뼈 5/6 척추사이관절 회전 (T5 아래 옆쪽방향 미끄럼운동)(그림 44)** 치료사의

왼손 엄지두덩(무지구) 안쪽을 제5등뼈 가시돌기의 왼쪽에 댄다. 치료사의 오른손으로 몸통을 왼쪽으로 회전시킨다. 20° 부근에서 제5등뼈 가시돌기가 오른쪽으로 움직이는 것을 확인한 후, 몸통의 좌회전과 동시에 제5등뼈 가시돌기를 오른쪽 아랫방향으로 누른다.

3) 허리뼈(요추) 척추사이관절 : 구성운동

① **허리뼈 2/3 척추사이관절 폄(신전)에 수반하는 L2 접근 아래쪽 미끄럼운동(그림 45,** Click 3-27**)** 환자에게 옆으로 누운 자세를 취하게 하며 두 엉덩관절은 70° 굽힘 위치, 허리뼈는 약간 앞으로 굽은 위치, 두 무릎은 90° 굽힘 위치로 한다. 치료사의 왼손으로 몸통 윗부분을 고정하고, 우선 등 쪽으로 당기고 이어서 꼬리 쪽으로 민다. 오른손은 왼손과 동시에 움직이지만, 우선 새끼두덩(소지구)으로 제2허리뼈 가시돌기를 배 쪽(복측)으로 밀고 이어서 꼬리 쪽으로 민다.

② **허리엉치관절(요천관절) 앞 위쪽방향 미끄럼운동(그림 46,** Click 3-28**)** 환자에게 옆으로 누운 자세를 취하게 하고, 두 엉덩관절은 70° 굽힘 위치, 허리뼈는 편평위치, 두 무릎은 90° 굽힘 위치로 한다. 치료사의 오른손으로 골반의 최상부위를 뒤쪽으로 민다. 동시에 왼손의 손바닥을 제3엉치뼈(천추) 이하의 가시결절에 대고, 뒤쪽으로 굽히도록 앞 위쪽으로 민다. 왼손의 둘째, 셋째손가락의 끝을 제5허리뼈 가시돌기에 걸어 골반의 뒤경사와 함께 꼬리 쪽으로 당긴다.

③ **허리엉치관절 앞 위쪽방향 미끄럼운동(특수 기법)(그림 47,** Click 3-29**)** 환자에게 환부 쪽을 위로 하는 옆으로 누운 자세를 취하게 하고, 두 엉덩관절은 70° 굽힘 위치, 허리뼈는 편평 위치, 두 무릎을 90° 굽힘 위치로 한다. 치료사는 환자의 배쪽(복측)에 서서 왼손으로 엉치뼈(천골) 아랫부분을 싸는 것처럼 한다. 오른손은 엉덩뼈(장골) 윗부분을 새끼두덩으로 싸는 것처럼 유지하고, 골반을 뒤로 경사지게 하면서 엉치뼈 아랫부분을 앞쪽으로 민다. 왼손의 둘째, 셋째손가락의 끝을 제5허리뼈 가시돌기에 걸어 골반의 뒤경사와 함께 꼬리 쪽으로 당긴다.

④ **허리엉치관절 뒤 아래쪽방향 미끄럼운동(그림 48,** Click 3-30**)** 환자에게 환부 쪽을 위로 하는 옆으로 누운 자세를 취하게 하고, 두 엉덩관절은 70° 굽힘 위치, 허리뼈는 약간 앞으로 굽은 위치, 두 무릎은 90° 굽힘 위치로 한다. 치료사의 오른손 다섯째손가락으로 아래앞엉덩뼈가시(하전장골극)를 꼬리 쪽으로 당기면서 골반을 앞으로 경사지게 한다. 동시에 왼손 새끼두덩을 제5허리뼈 가시돌기에 걸어 배 쪽 머리 쪽으로 민다.

b. 갈비가로관절(늑횡돌기관절) : 구성운동

① **제3갈비가로관절 아래쪽방향 미끄럼운동(그림 49,** Click 3-31**)** 치료사의 왼손으로 환자의 오른쪽 어깨뼈(견갑골)를 안쪽 아래쪽방향으로 미는 것에 의해서 환자의 몸통을 옆으로 굽히게 하고, 오른쪽 갈비뼈(늑골)를 아래쪽방향으로 움직인다. 치료사의 오른손 엄지두덩을 제3갈비뼈에 직각으로 교차하는 방향으로 민다.

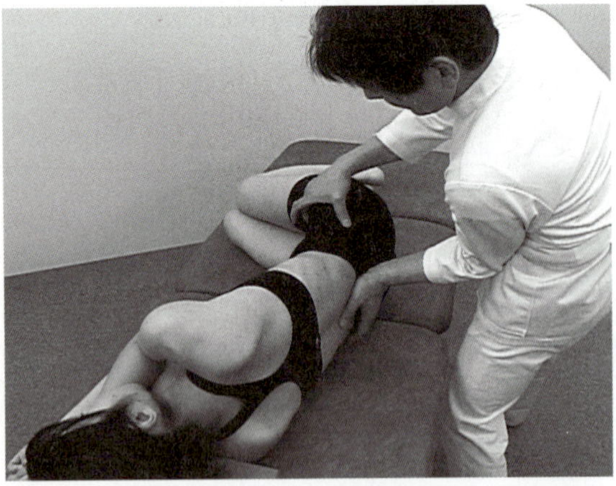

그림 48 허리엉치관절 : 뒤 아래쪽방향 미끄럼운동 (pd) Click 3-30

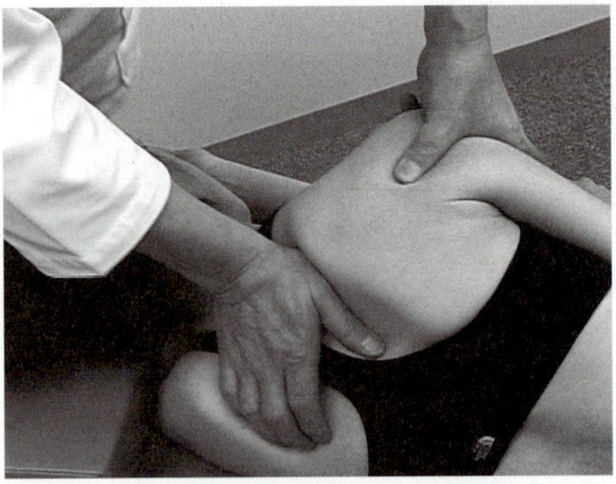

그림 49 제3갈비가로돌기관절 : 아래쪽방향 미끄럼운동 Click 3-31

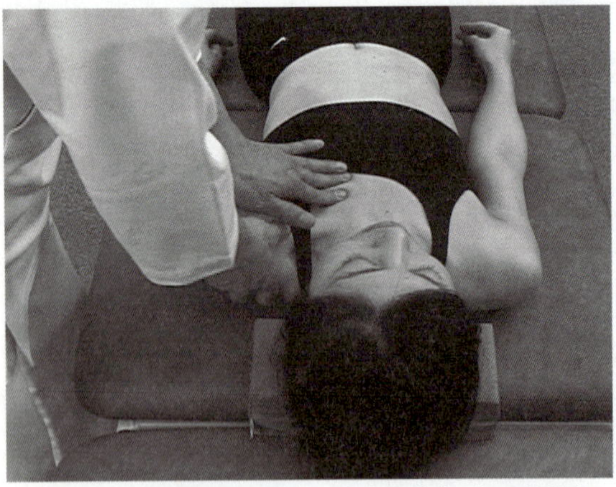

그림 50 제2복장갈비관절 : 아래쪽방향 미끄럼운동 Click 3-32

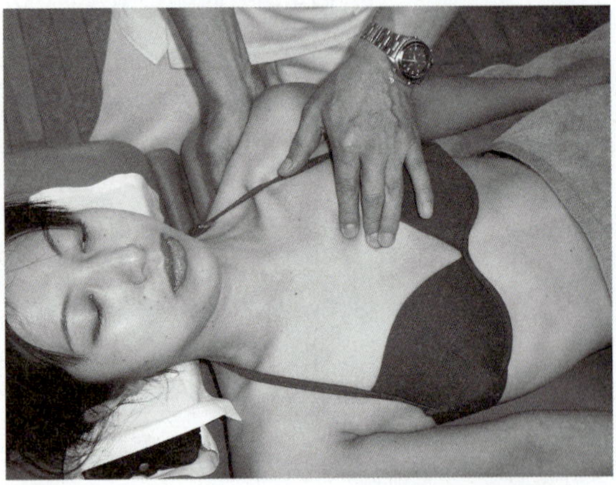

그림 51 제3복장갈비관절 : 위쪽방향 미끄럼운동

갈비뼈의 움직임과 맞춰서 움직이지만, 엄지두덩을 미는 방향은 환자의 제5등뼈 가시돌기를 향한다.

c. 복장갈비관절(흉늑관절) : 구성운동

① **제2복장갈비관절 아래쪽방향 미끄럼운동 (그림 50, Click 3-32)** 치료사의 왼손 둘째손가락을 제2갈비뼈 복장갈비관절 부근에 머리 쪽으로부터 댄다. 치료사의 오른손으로 환자의 등면(배면)으로부터 배쪽(복측)으로 밀고 몸통을 우회전시킨다. 거듭 오른손으로 머리 쪽으로 움직임과 동시에 제2갈비연골(늑연골) 뼈머리를 볼록(凸)의 법칙에 기초하여 왼손으로 아래쪽방향으로 미끄러지게 한다.

② **제3복장갈비관절 위쪽방향 미끄럼운동 (그림 51)** 치료사의 왼손 셋째손가락을 제3갈비뼈 복장갈비관절 부근에 꼬리 쪽으로부터 댄다. 치료사의 오른손으로 환자의 등면(배면)으로부터 배쪽(복측)으로 밀고 우회전시킨다. 거듭 오른손으로

갈비뼈를 꼬리 쪽으로 움직임과 동시에 제3갈비연골 뼈머리를 볼록(凸)의 법칙에 기초하여 위쪽방향으로 미끄러지게 한다.

F. 질환별 도수치료의 요점

여기서는 뼈관절 장애의 질환과 중추성 신경질환으로서 뇌졸중에 대해서 언급한다.

1 오십견

a. 검사

이른바 오십견의 증후는 통증과 구축이다.

검사로서 통증의 부위 및 운동방향의 제한을 조사해야 한다. 오십견이라 진단되어 있고, 어깨 복합체의 벌림(외전)·외측회전·내측회전운동의 제한과 가동범위의 최종영역에서 통증을 호소하는 환자가 많이 관찰된다. SJF의 치료에 의해서 즉각 이 통증과 가동범위 제한이 동시에 소실되는 경우는 오십견이 아니다. 통증에 의해서 길항근에 근육경련(spasm)이 일어나 운동범위를 제한하고 있었던 것이 되기 때문이다. 따라서 오십견이 참된 진단명이 되기 위해서는 SJF의 치료 후도 통증과 구축이 잔존하여야 한다.

관절가동범위 측정에 의해서 정상과의 차이가 있는 경우, 모든 원인이 어깨위팔관절(견갑상완관절)에 있다고는 할 수 없다. 어깨관절이라는 해부학적 용어는 존재하지 않으며 어깨부위의 운동은 위팔뼈(상완골)·어깨뼈(견갑골)·빗장뼈(쇄골)가 동시에 움직이는 것에 의해서 기능적인 운동을 구성하고 있기 때문에 이 운동은 "어깨 복합체의 운동"이라 일컬어지고 있다. SJF에서는 이에 더해서 굽힘 운동을 할 때에 제2갈비뼈, 벌림(외전)운동을 할 때에 제3갈비뼈가 수반해서 움직이는 것을 발견하였다. 갈비뼈가 움직이기 위해서는 앞쪽방향에서 복장갈비관절(흉늑관절)이, 뒤쪽방향에서는 갈비척추관절(늑추관절)이 움직이지 않으면 안된다. 갈비뼈의 관절에 제한인자가 있어도 어깨 복합체의 가동범위는 제한을 받게 되는 것이다.

어깨 복합체의 운동검사에서는 관절로서 어깨위팔관절(견갑상완관절), 복장빗장관절(흉쇄관절), 봉우리빗장관절(견쇄관절), 제2, 제3갈비척추관절(늑추관절), 복장갈비관절(흉늑관절)을 조사해야 한다. 이 밖에 어깨를 에워싸는 근육에 대해서 근육경련(spasm)의 유무를 확인할 필요가 있다.

b. 치료

표 9는 어깨 복합체의 가동범위 제한과 치료관절의 실제이다. 각 운동의 가동범위를 계측하여 제한이 있는 경우에는 치료관절에 열거되어 있는 관절에 대해서 SJF를 시행한다. 예컨대, 외측회전 제한에 대해서 제2, 제3복장갈비관절(흉늑관절)을 치료한다.

표 9 어깨 복합체의 가동범위 제한과 치료관절

가동범위 제한이 관찰되는 운동	치료관절
굽힘(굴곡) (90°)~	제2복장갈비관절(흉늑관절)
폄(신전)	없음
벌림(외전)	제3복장갈비관절, 봉우리빗장관절(견쇄관절)
모음(내전)	제2갈비가로관절(늑횡돌기관절), 봉우리빗장관절
외측회전	복장빗장관절(흉쇄관절), 제2 · 제3복장갈비관절
내측회전	복장빗장관절, 제3갈비가로관절
수평 굽힘(수평굴곡)	제2복장갈비관절
수평 폄(수평신전)	제2갈비가로관절

제2, 제3갈비뼈를 위 또는 아래로 움직이고 볼록(凸)의 법칙에 따라서 갈비연골 관절면을 뼈 몸통의 움직임과는 반대의 방향으로 미끄러지게 한다. 이렇게 하면 큰가슴근(대흉근)에 있었던 근육경련이 소실하고, 어깨의 외측회전운동 제한이 경감한다. 이 밖의 운동에 대해서도 마찬가지의 치료를 실시하면 된다.

오십견에서 제한되는 운동은 어깨위팔관절에서의 벌림(외전) · 외측회전 · 내측회전운동이라는 것은 잘 알려져 있으나, 이들의 뼈 운동에 의해서 일어나는 관절 안 운동의 공통점은 미끄럼운동이다. 어깨의 뼈 운동 중 90°까지의 굽힘 · 폄에 의해서 관절 안에 일어나는 구성운동은 축회전(spin)이고, 이 운동은 임상에서 거의 제한이 관찰되지 않는다. 어깨의 뼈 운동 중에 굽힘(굴곡)과 폄(신전)에 가동범위 제한이 적은 것은 이 때문이다. SJF 치료 후도 역시 잔존하는 구축에 대한 치료에 이 축회전운동을 이용한다. 축회전 중에 위팔뼈머리(상완골두)의 꼭지점이 접점이 되고, 관절오목(관절와)에 접하여 위팔뼈 뼈 몸통이 원뿔을 그리는 것처럼 회전할 때 이 운동은 '순수한 축회전(pure spin)"이라 일컬어진다. SJF에서는 순수한 축회전에 접근을 가하여 치료에 응용한다.

오십견의 예후는 일반적으로 양호하며 3~6개월 후에 기능장애는 완전히 소실하는 것이 보통이다. 가동범위 제한이나 통증이 있을 때에 쓸데없이 신장운동이나 막대체조 등을 시행하면, 오히려 회복을 지연시키는 일이 많다. 환자에게는 통증이 없는 운동만을 시행시켜 치료자는 2차적으로 일어나는 장애를 예방하는 것이 중요하다.

2 요통

요통이라는 증후가 진단명으로서 사용되고 있지만, 이 진단으로 외래를 방문하는 환자는 반드시 허리부위(요부)에만 통증을 호소하는 것은 아니다. 볼기부위(둔부) · 넙다리부위(대퇴부) · 다리(하퇴부) · 등부위(배부) 등, 허리 이외의 부위에 통증을 호소하는 환자는 많다.

a. 검사

척추원반탈출(추간판헤르니아), 척주관협착증, 척추분리증 또는 변형성척추증에 의한 요통으로서 처방이 나온 경우에는 신경뿌리증후가 있는지 어떤지를 검사한다. 말초의 신경압박에 의해서 발생하는 증후는 해당 신경에 지배되어 있는 근육의 근력저하와 마비뿐이다. 통증이 있으면 이들의 지배영역이 불명확해지기 쉽다. 또한 얼핏 보기에 뿌리증후가 일치하고 있는 경우에서도 허리엉치관절(요골천골관절) 치료 후 증후가 즉각 소실하는 일이 있다. 검사에서는 감각이상의 범위와 통증의 부위를 조사하고, 관절기능이상에 의한 관련증후도와 비교한다. 통증에 관해서는 종류나 세기는 중요하지 않고, 호소가 있는 부위를 명확히 하는 것이 가장 중요하다.

b. 치료

이 경우의 치료에서 가장 효력이 있는 관절은 허리엉치관절이다. 이제까지 엉치엉덩관절(천골장골관절)에서 유래된 통증이 많다고 생각되고 있었으나, 효과의 정도를 비교한 결과 허리엉치관절 치료의 결과가 의미있는 차이로 컸다. 검사에서 fadire 장애가 있는 경우에는 au기법을, 또한 fabere 장애가 있는 경우에는 pd기법을 사용한다. 이 치료기법을 잘못 선택하면, 증후가 악화하는 경우가 있으므로 주의가 필요하다. 허리엉치관절 치료 후에 척주세움근(척주기립근)의 근육경련(spasm)이 잔존한 경우에는 다른 허리뼈 척추사이관절의 치료를 추가한다. 이제까지 근육 · 근막성 요통의 진단명으로 요통을 호소한 환자는 거의 전원이 허리엉치관절의 SJF로 요통이 소실하고 있다.

3 뇌졸중

뇌졸중의 기능장애에는 ① 의식장애, ② 정신장애, ③ 지능장애, ④ 행위상실증(실행) · 인식불능증(실인) · 언어상실증(실어), ⑤ 지각장애, ⑥ 운동장애, ⑦ 배뇨 · 배변장애, ⑧ 통증(시상통) 등이 있고, 2차장애로서, ① 정신장애, ② 지능장애, ③ 통증, ④ 지각장애, ⑤ 근력저하, ⑥ 관절가동범위 제한, ⑦ 종창(swelling) · 발적(reddening), ⑧ 배변 · 배뇨장애, ⑨ 전신의 생리적 기능저하, 피부결손(욕창) 등을 열거할 수 있다.

a. 검사

관절기능이상에 의한 증후와 뇌졸중에 의한 2차 장애는 유사한 것이 많이 존재한다. 뇌졸중에 의한 1차 장애의 기능적 예후는 일반적으로는 양호하지 않다. 그러나 2차 장애가 겹쳐 1차 장애를 보다 중증으로 보이고 있는 증상사례는 많다. 2차 장애의 대부분은 말초의 기관이 원인인 경우가 많고, 치료에 의해서 소실시키는 것이 가능하다. 여기서 필요한 것은 앞에서 언급한 치료적 검사법이다. 앞에서 언급한 2차 장애에서 열거한 ③~⑦까지의 증후는 바로 관절기능이상의 증후와 마찬가지이다. 관련증후도[**그림 2(69쪽) 참조**]를 참조하고, 인체의 동일부위에 있는 증후에 관해서는 SJF에 의해서 치료를 실시한다. 이것에 의해서 뇌졸중에 의한 2차 장애인지 관절기능이상에 의한 증후인지를 구별할 수 있다. 관절기능이상에 의한 증후라면, SJF 치료에 의해서 즉각 소실하기 때문이다.

b. 치료

SJF는 뇌졸중의 증후에 대한 치료로서도 널리 사용된다. 예컨대, 마비의 치료에서의 신경근육 재교육으로서 보조구성운동이 사용되고, 또한 근력강화를 위해 근육수축이 일어나기 직전에 해당 관절에 대해해서 저항구성운동이 사용된다. 운동이 완만하게 밖에 일어나지 않는 경우에는 해당 관절의 관절면을 접근시킴으로써 관절의 움직임을 가볍게 움직이는 상태로 할 수도 있다. 또한 SJF에 의하여 치료한 결과 1차 장애라 생각된 반마비(편마비)가 개선되거나 행위상실증(실행)·인식불능증(실인)이 개선되거나, 합병증으로 되어 있는 어깨관절 부분탈구(아탈구)가 즉각 소실한 예도 적지 않다. 보행연습에서도 다리(하지)를 내딛는 것을 용이하게 하기 위해 엉덩관절(고관절)의 축회전을 보조하는 사용방법도 있다.

이상과 같이 SJF의 임상응용은 관절기능이상을 제외하면 모두 질환 자체에 대한 치료방법은 아니다. 그러나 관절기능이상으로부터 나타나는 증후의 대부분이 원질환으로부터 발생하는 증후와 중복되는 일이 많기 때문에 이들을 구별하기 위해서는 반드시 필요한 기법이라 할 수 있다. 원질환이 무엇이던지 간에.

■ 문 헌

1) 笹田　直，塚本行男，馬渕清資：バイオトライボロジー—関節の摩擦と潤滑，産業図書，東京，1988
2) 宇都宮初夫：関節ファシリテーション，第 1 版，2000
3) Mennell JM: Back Pain: Diagnosis and Treatment Using Manipulative Techniques, Little Brown and Company, Boston, Toronto, 1960
4) Mennell JM: Joint Pain: Diagnosis and Treatment Using Manipulative Techniques, Little Brown and Company, Boston, 1964
5) 宇都宮初夫：関節ファシリテーション，第 3 版，2002
6) Paris SV: Extremity Dysfunction and Mobilization, Course Notes, Institute of Graduate Health Sciences, 1979
7) Kaltenborn FM: Manual Therapy for the Extremity Joints Specialized Techniques: Tests and Joint-Mobilization, Olaf Noris Bokhandel, Oslo, 1976
8) 亀井俊幸：関節ファシリテーション，SJF 技術研修会コース③資料，2005
9) 宇都宮初夫：関節ファシリテーション，第 2 版，2001
10) Williams PL, Warwick R: Gray's Anatomy, 36th ed, Churchill Livingstone, Edinburgh, London, Melbourne, New York, 1980
11) 宇都宮初夫：関節ファシリテーション，第 5 版，2004

4 마이오튜닝(MT) 접근
(Myotuning Approach)

A. 개념 · 치료원리

마이오튜닝 접근(myotuning approach : MT 접근)[1]은 임상장면에서 보다 효과적이고 환자의 부담이 가장 적은 치료법을 추구하여 개량을 계속하고 있는 단계이며 완성된 도수치료는 아니다. 2000년에 전공자들이 모여 연구회를 만들고 기술의 연찬을 쌓고 있으나, 향후도 임상경험을 통해서 이론적 배경 및 도수치료의 개량이 필요하다.

이 책에서는 현 시점에서 필자가 시행하고 있는 MT 접근의 도수치료를 중심으로 소개하고, 개념 및 기본적 원리는 간단히 설명하는 데에 그친다. 또한 도수치료는 부록의 DVD에서 소개하지만, 시간관계에 의해서 기본 도수치료, 마이오튜닝(MT) 스트레칭[2] 및 뇌혈관장애 후유증에 의한 운동마비에 대한 기본적인 시행방법만을 간단히 소개한다.

MT접근은 근육(myo)을 조절(tuning)하는 접근(근육조절 접근)이며 신경생리학적 현상을 이용해서 주로 근육(드물게 피부에서부터 피하조직)이 원인으로 일어나고 있는 증상을 개선하는 도수치료이다. 중심이 되는 도수치료는 기본 도수치료 및 MT 스트레칭이다.

기본 도수치료에서는 근육 촉진(palpation)에 의해서 재현증상이 출현하는 책임근육섬유*를 핀 포인트(pinpoint)로 찾고 재현시킨 증상을 억제부위에 대한 압력자극에 의해서 개선한다. 재현증상은 책임근육섬유(드물게 피부에서부터 피하조직)의 자극에 의해서 출현하고 억제부위의 자극에 의해서 개선되므로 증상의 원인으로 되어있는 것은 책임근육섬유(드물게 피부에서부터 피하조직)라고 추측된다. 재현증상을 확정할 수 있었던 경우에는 그 증상은 대부분의 경우 확실하게 소실할 수 있다. 재현증상을 확정할 수 없었던 경우에는 그 증상은 어느 정도 경감할 수 있어도 완전히 소실하는 일은 없다.

MT 스트레칭은 기본 도수치료의 동적 시행방법으로 증상을 개선하면서 문제의 동

---

* : 이 이름은 증상의 원인으로 되어있는 근육섬유라는 의미로부터라면 "원인근육섬유" 쪽이 적절하다. MT 접근의 논문에서는 책임근육섬유를 원인근육섬유로 기재하고 있는 것도 있다. 향후는 책임근육섬유를 원인근육섬유, 책임근육을 원인근육으로 통일할 예정이다. 또한 마이오튜닝(MT) 접근을 마이오튜닝 접근(MTA), 마이오튜닝(MT) 스트레칭을 마이오튜닝 접근 스트레칭(MTA 스트레칭)으로 통일할 예정이다.

작을 시행시키고 최종가동범위에서 책임근육섬유를 자가-신장시키는 도수치료이다.

필자의 데이터에서는 MT 접근에 의해서 통증 · 마비 · 근육긴장 등이 현저하게 개선되어 근육출력이 증가하기 때문에 어려웠던 치료가 즉시적으로 가능해지고, 그 질이나 효율, 및 동기부여(motivation)를 크게 향상시킬 수 있다.

상기의 것에 의해서 정형외과질환에서부터 뇌혈관장애 후유증에 의한 운동마비 등의 중추성 질환까지의 많은 증상이나 운동기능장애를 개선할 수 있다. 또한 기본 도수치료에서는 촉압각 자극에 의해서 접근하고 있기 때문에 조직을 손상하여 증상을 악화시킬 위험성이 적다.

통증은 주로 **그림** 1에 나타내는 가쪽계통(외측계)과 안쪽계통(내측계)의 두 종류의 전달경로에 의해서 수용기에서부터 뇌로 전달된다. 전자는 부위가 분명한 예리한 통증인 1차 통증을 전달하고, 조직의 손상을 알려 조직을 방어하는 위험신호인 급성통증을 일으킨다. 이 통증은 단시간에 소실하기 때문에 우리들의 치료대상이 되는 일은 적다. 후자는 정서 등에도 관여하고 있는 복잡한 증상을 일으키고, 국재성이 낮은 막연한 둔한 통증인 2차 통증을 전달한다. 만성통증은 2차 통증이기 때문에 자기의 통증 부위 및

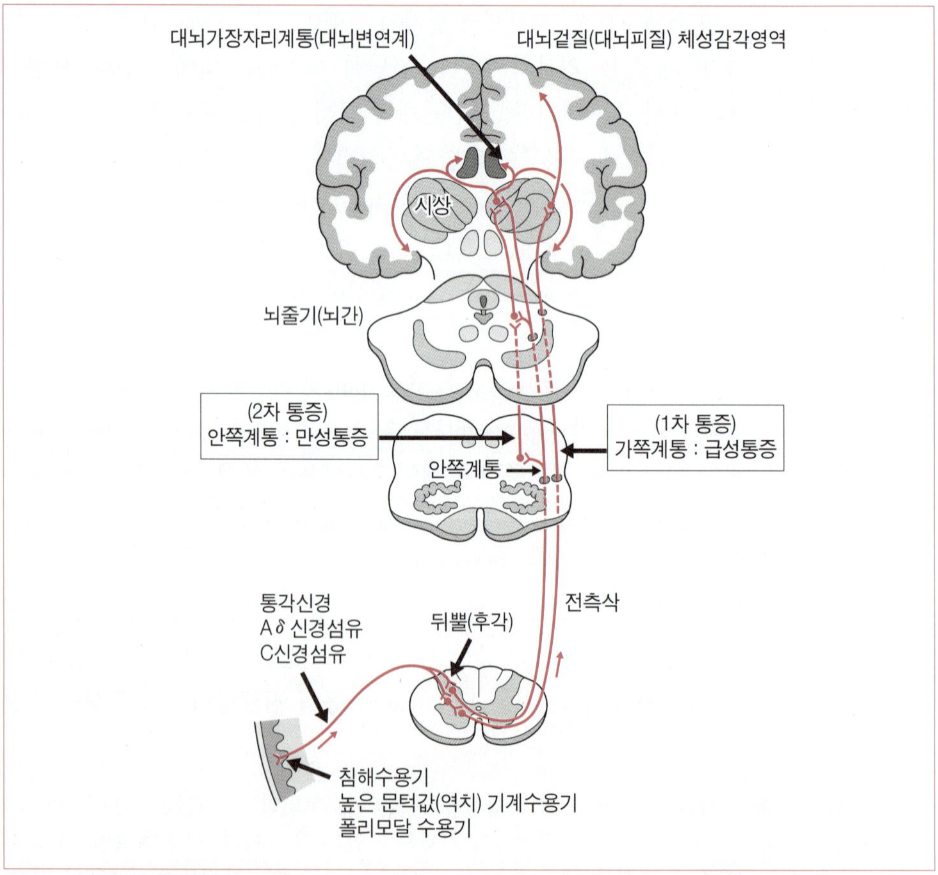

그림 1 **통증의 전달경로**
(横田敏勝 : 임상의를 위한 통증의 기전. 제2판, p 24, 南江堂, 도쿄, 1997에서 일부 변경)

증상을 자각할 수 없는 환자가 대부분이다.

근육통은 여러 가지 원인으로 발생하는 교감신경반사(혈관의 수축과 근육긴장)와 운동신경반사(굽힘근 반사)를 포함하는 반사활동으로도 일어나고(**그림** 2), 이것이 지속되면 반사성 수축에 참여하는 근육이 증가하여 많은 근육에 허혈과 근육수축에 의한 통증이 일어나 통증의 악순환이 형성된다. 또한 통증은 침해수용섬유의 임펄스가 뇌에 도달한 시점에서 비로소 통증이나 정서로서 인식되기 때문에 통증의 증상은 침해수용섬유의 임펄스가 뇌에 도달하기 전에 차단되면 소실한다.

신경차단(block)은 앞에서 기술한 기전을 이용하여 증상을 개선시키는 치료방법이

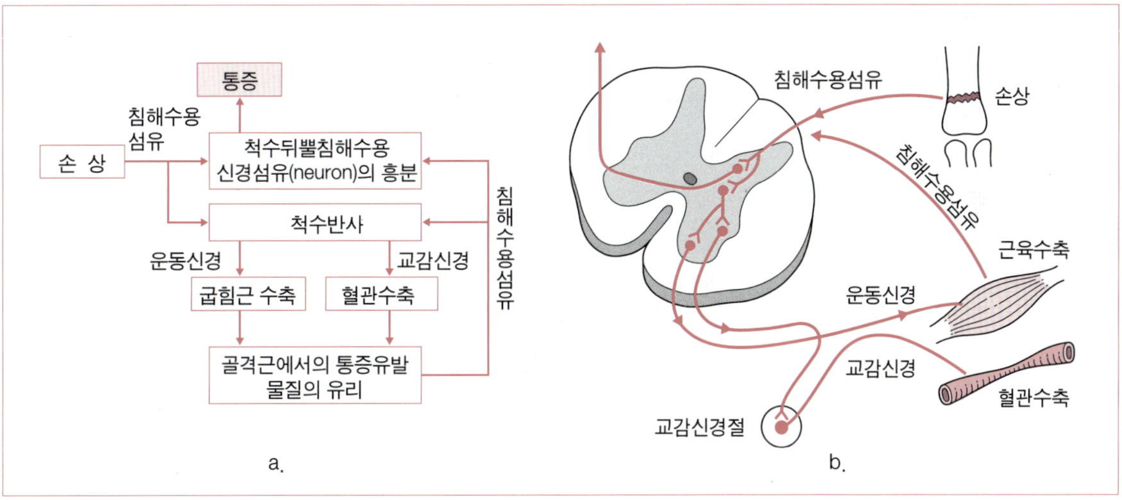

그림 2 **반사성 근육통증의 발생기전**

(橫田敏勝 : 임상의를 위한 통증의 기전. 제2판, p101 南江堂, 도쿄, 1997)

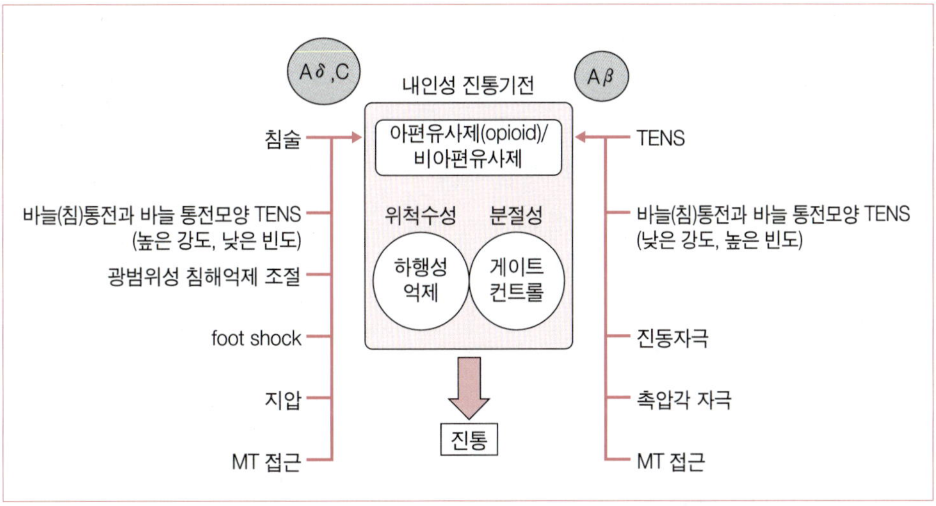

그림 3 **각종 조건자극에 의해서 부활되는 내인성 진동계통**

(川喜田健司 : TENS, DNIC와 침술진통 침술임상의 과학, 西條一止, 熊澤孝郎 (감수), p469~481, 의치약출판, 도쿄, 2000에서 일부 변경)

다. 한편 생체 내에는 진통물질을 몸 안에 생성하거나 통증정보를 별개의 자극에 의해서 수식하여 통증의 정보를 도중에서 차단하는 억제기전이 있다. 주된 통증억제 기전에는 ① 뇌내 통증억제계통, ② 하행성 통증억제계통, ③ 게이트 컨트롤(gate control)설[5]에 기초한 억제, ④ 광범위성 침해억제 조절6) 또는 ⑤ 촉압각 자극에 의한 억제 등이 있다. MT 접근은 주로 이들의 통증억제 기전을 활성화시키는 도수치료(**그림** 3)라고 추측된다. 또는 MT 접근에서는 책임근육섬유와 억제부위의 검사를 기초로 책임근육섬유를 추정하고, 치료효과의 가설을 세워 치료를 시행하여 증상의 변화를 확인한다. 증상에 변화가 인지되지 않는 경우는 책임근육섬유, 억제부위, 또는 치료효과에 대한 어느 것인가의 가설이 잘못이었다고 하여 별개의 가설을 설정하고, 그것을 검증하는 작업을 반복하여 치료를 시행한다.

메모 : MT 접근에서 사용되는 용어

① **재현증상** : 환자가 호소하고 있는 증상과 완전히 같은 증상이며 재현통증 · 재현마비 등이 있다.

② **책임근육** : 자극에 의해서 재현증상이 일어나는 근육이며 움직임을 억제하고 있는 근육이다. 이 근육이 증상의 원인이 되는 근육이라 생각된다.

③ **책임근육섬유** : 책임근육 안에 있는 근육섬유이며 자극에 의해서 재현증상이 일어나고, 움직임을 억제하고 있는 근육섬유이다. 이 근육섬유가 증상의 원인이 되는 근육섬유이고, 치료대상이라 생각된다.

④ **억제부위** : 재현증상(책임근육섬유의 증상)을 개선할 수 있는 부위이다.

1 MT 접근의 목적

① 통증의 개선
② 마비의 개선
③ 근육긴장이상의 개선
④ 관절가동범위의 개선
⑤ 운동능력의 개선
⑥ 일상생활동작(ADL)의 향상
⑦ 생활의 질(QOL)의 향상
⑧ 정신적 고통의 개선
⑨ 기타

2 MT 접근의 작용기전

① 통증의 악순환의 차단

② 근육긴장의 개선
③ 순환부전의 개선
④ 근육수축기능의 개선
⑤ 통증유발물질의 환부로부터의 제거
⑥ 통각수용기의 문턱값(역치)의 개선
⑦ 파괴된 조직의 수복
⑧ 기타

3 MT 접근에서 관여하고 있다고 생각되는 주된 신경생리학적 현상

MT 접근에서 관여하고 있다고 생각되는 주된 현상을 세 가지로 대별하여 아래에 언급한다.

a. 촉압각 자극에 의해서 일어나는 현상

1) 게이트 컨트롤설에 의한 억제(그림 4)

이 설은 촉압각 신경섬유의 임펄스에 의해서 통각신경섬유의 임펄스가 억제되어 통증이 억제된다는 설이며 척수분절성으로 일어난다고 생각되고 있다.

2) 교감신경의 억제

부드럽고 완만한 촉압각수용기에 대한 자극은 교감신경의 활동을 감소시켜 부교감신경의 작용을 우위로 한다. 그 결과 지속적인 근육긴장이 억제되어 통증이 개선된다고 추측되고 있다.

3) 운동신경섬유(motor neuron)의 억제

촉압각수용기의 자극에 의해서 일어나 올라간(상행한) 임펄스는 중추를 통해서 내려가(하행하여) 근육으로 향하는 운동신경섬유를 억제한다. 그 결과 지속적인 근육긴장이 저하하여 통증이 개선된다고 추측되고 있다.

b. 통각자극에 의해서 일어나는 현상

1) 내인성 모르핀모양 물질(엔도르핀 등)에 의한 억제(뇌내 통증억제계통)

이 억제계통은 뇌 안에서 만들어지는 아편유사제(opioid)물질(모르핀모양 물질)이 생체 안의 opioid수용체와 결합하여 모르핀모양의 진통작용에 의해서 통증을 억제한다고 추측되고 있다.

2) 하행성통증억제계통에 의한 억제

이 통증억제계통에서는 통증자극이 중추에 전달된 후, 반대로 하행성의 섬유에 의해서 세로토닌 또는 노르아드레날린 등이 척수 뒤뿔(후각)로 분비되어 통각신경섬유의 임펄스가 척수 뒤뿔에서 억제된다. 그 결과 통증을 개선할 수 있다고 생각되고 있다.

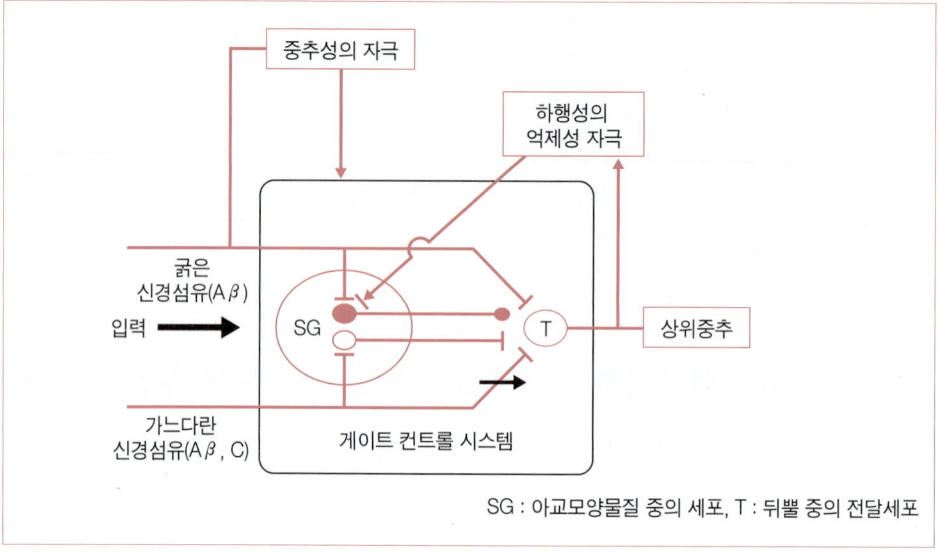

그림 4 게이트 컨트롤설

(표준 물리치료학 전문분야. 물리요법, 奈良 勳(감수), 의학서원, 도쿄, 2002)

3) 광범위성 침해억제 조절(diffuse noxious inhibitory controls : DNIC)에 의한 억제

이 현상은 1979년에 Le Bars 등에 의해서 마취 하의 쥐(rat)에 의한 실험에서 확인된 현상이다. 실험에서는 마취한 쥐의 척수 뒤뿔 및 삼차신경척수로핵으로부터 넓은 작동영역 신경섬유(neuron)를 기록하고, 그 수용영역에 전기자극을 가하여 유발되는 신경섬유의 활동이 전신의 피부, 근육, 내장 등에 주어진 침해자극에 의해서 억제되어 있다. 일본에서는 광범위 침해억제성 조절[9]이라고 불리고 있다. 이 현상은 예부터 과잉자극유발 진통요법 등으로 치료에 이용되어 왔다. 이 억제기전은 西條, 熊澤에 의해서 『침구임상의 과학』[7] 안에서 침술의 이론적 배경의 설명에 사용되고 있다.

c. 기타의 현상

신경림프반사, 신장반사 또는 고유수용기의 자극에 의한 근육의 활성화 등을 이용한다. 신경림프반사는 中野의 제안에 의해서 MT 접근 안에 도입된 방법이다.

4 MT 접근의 도수치료와 사고방법

도수치료는 아래의 a. 기본 도수치료, b. MT 스트레칭, c. 촉압각 자극과 통각자극을 사용해서 시행하는 도수치료, d. 통각자극을 사용해서 시행하는 도수치료, e. 부전마비, 이완성마비에 시행하는 도수치료의 다섯 가지로 대별할 수 있다. 그러나 접근의 대부분은 기본 도수치료와 MT 스트레칭을 사용해서 시행한다. 또한 이들 도수치료의 시행방법에는 동적 시행방법과 정적 시행방법의 두 가지가 있다. 전자는 주로 운동통증을 개선하는 도수치료이고, 증상을 개선하면서 목적하는 동작을 시행시키는 시행방법이다. 이것에 의해서 근육의 수축 및 신장기능이 개선되고 근육기능이 활성화한다. 후자는 누운 자세, 앉은 자세 또는 선 자세 등의 정지상태에서 시행하는 방법이다. MT 접근은 동적 시행방법에 의한 운동치료를 중심으로 하여 시행한다.

a. 기본 도수치료

기본 도수치료는 MT 접근의 중심 도수치료이고, 동적 시행방법과 정적 시행방법의 양쪽을 사용하여 실시한다. 또한 책임근육섬유와 억제부위의 양쪽에 촉압각 자극을 가하여 신경생리학적 현상을 활성화시킴으로써 증상을 개선하는 접근이다. 책임근육섬유에 대한 촉압각 자극은 주로 게이트 컨트롤설, 교감신경 활동의 억제 및 운동신경섬유의 억제 등의 억제기전이 작용한다고 추측하고 있다. 억제부위에 대한 촉압각 자극에서는 게이트 컨트롤설에 의한 통증의 억제기전을 거듭 활성화시킴으로써 치료효과가 높아진다고 추측하고 있다.

b. MT 스트레칭

MT 스트레칭은 기본 도수치료의 동적 시행방법을 실시하며 최종가동범위에서 책임근육섬유를 자가-신장을 시키는 도수치료이다. 기본 도수치료로 재현증상을 개선하면서 가능하다면 책임근육섬유의 길항근에도 촉압각 자극을 가한 상태에서 시행한다. 길항근이 책임근육섬유의 피부분절(dermatome) 안에 있는 경우에는 길항근 상층의 연부조직을 억제부위로서 이용한다.

MT 스트레칭에서는 기본 도수치료에 의한 증상의 개선과 동시에 길항근 상층의 연부조직에 대한 촉압각 자극에 의해서 길항근 자체의 근육긴장이 저하함과 동시에 척수의 반사성 근육수축이 약화되어 책임근육섬유의 긴장도 저하하기 때문에 효율적인 자가-신장을 시행할 수 있다고 추측된다.

또한 촉압각 신경자극에 의한 억제는 근육의 수축 또는 관절운동이 증가하는 것에 의해서 촉진된다고 생각되고 있으므로 능동운동에 의한 최종가동범위까지의 MT 스트레칭은 통증 억제효과를 향상시킨다고 추측된다. 그리고 책임근육섬유의 스트레칭은 천천히 호흡과 맞춘 길항근의 수의수축에 의해서 시행함으로써 부교감신경의 활동의 항진, 과잉 수축의 억제, Ib억제 및 상반성 억제 등의 상승효과에 의해서 긴장이 저하한 상태에서 시행할 수 있다.

이상에 의해서 MT 스트레칭은 통증을 억지하고 근육긴장을 저하시켜 이상적인 상태에서 책임근육섬유의 자가-신장을 시행할 수 있기 때문에 관절가동범위 제한 · 통증 · 마비 · 근육긴장 및 혈류를 효율적으로 개선할 수 있다.

c. 촉압각 자극과 통각자극을 사용하여 시행하는 도수치료

이 도수치료에서는 촉압각 자극과 통각자극에 의해서 일어나는 신경생리학적 현상을 이용하여 증상을 개선한다. 앞에 기술한 a. 및 b.로 재현증상이 개선되지 않는 경우에 사용하는 도수치료이다.

d. 통각자극을 사용하여 시행하는 도수치료

이 도수치료에서는 통각자극에 의해서 일어나는 신경생리학적 현상을 이용하여 증상을 개선한다. 앞에서 기술한 a., b. 및 c.로 재현증상이 개선되지 않는 경우에 사용하는 도수치료이다.

e. 기본 도수치료로 수의운동이 활성화하지 않는 증상사례 또는 지각장애를 수반하는 부전마비 · 이완성마비에 시행하는 도수치료

이 도수치료에서는 신장반사 및 고유수용기를 활성화시킴으로써 목적하는 움직임을 유발할 수 있다고 생각되고 있다.

5 MT 접근의 이용방법

MT 접근의 이용방법은 아래의 두 가지로 대별할 수 있다.

a. 운동치료의 저해인자를 개선하는 도수치료로서 이용하는 방법

통증 · 마비 또는 근육긴장의 이상 등이 저해인자가 되어 효율적인 관절가동범위훈련, 근력강화훈련, ADL(몸 구르기 동작 · 일어나 앉기 동작 · 착탈의 동작 등) 지도, 또는 보행연습 등이 곤란하거나 효율이 저하하여 있는 경우에 이용한다.

b. 도수치료로서 이용하는 방법

요통 · 오십견 · 삼키기(연하) 장애 또는 뇌혈관장애 후유증 등의 치료에 이용한다.

B. 적응과 금기

현 시점에서 생각할 수 있는 적응 및 금기를 아래에 기술한다.

1 적응

① 평가에서 재현증상이 출현하는 통증 · 마비

② 정형외과질환 및 내과질환의 수술 후에서 근육이 원인인 통증 · 마비 · 근육긴장 및 그들의 증상에 의해서 일어나는 관절가동범위 제한 및 운동기능 장애

③ 변형성관절증 · 변형성척추증 · 헤르니아 · 채찍질증(편타증) · 관절류마티스 등에 의해서 2차적으로 발생하는 침해수용성 통증 · 관절가동범위 제한 및 운동기능 장애

④ 뇌혈관장애 후유증에 의한 통증 · 마비 · 근육긴장 및 시상통에 의해서 2차적으로 일어나는 침해수용성 통증

⑤ 뇌혈관장애 후유증에 의한 운동마비
⑥ 삼키기 장애
⑦ 팔다리(사지)절단술 후의 헛다리통증(환상지통증, phantom limb pain)
⑧ 악성종양이 원인으로 2차적으로 일어나는 침해수용성 통증
⑨ 생리통에 의해서 2차적으로 일어나는 침해수용성 통증
⑩ 기타, 2차적으로 일어나는 침해수용성 통증

2 금기

① 피부의 화상
② 전신 또는 국소의 감염부위
③ 열린 상처(개방창, open wound)
④ 악성종양의 부위
⑤ 기타

C. 평가와 치료 프로그램의 입안

1 평가

평가의 주요 목적은 재현증상을 일으키고 있는 책임근육섬유의 확정이다. 책임근육섬유는 문진 및 운동검사로 추측하지만 최종적인 책임근육섬유의 확정은 근육의 촉진에 의해서 시행한다.

만성통증의 대부분의 환자는 자기의 증상의 부위 및 종류를 인식하고 있지 않다. 치료사는 근육 촉진에 의한 평가에서 재현증상을 확실하게 발생시켜 환자에게 인식시켜야 한다. 그 결과 환자는 치료해야 할 자기의 증상의 부위 및 종류를 인식하며 책임근육섬유의 확정에 적극적으로 협력하게 된다.

아래에 기본적인 평가항목을 언급한다.

a. 문진

문진은 증상의 부위 · 종류 · 정도 · 출현시간 · 현 병력 및 기왕력 등을 중심으로 시행한다. 문진에서는 어느 정도의 원인을 추측한다.

1) 부위

만성통증의 경우는 둔하고 짓눌리는 감각이며 책임근육섬유의 부위가 본인으로도 확인할 수 없다. 그래서 주의를 집중시키기 위해서 집게손가락 등 1개의 손가락으로 증상이 있는 부위를 가리키게 한다.

2) 종류와 정도

안정할 때의 통증에서는 통증이 일어나는 시간대가 잠이 깨어있을 때인가 수면할 때인가, 어느 부위에 어떠한 증상이 어느 정도의 세기로 일어나는가를 확인하다. 만성통증의 경우는 본인이 증상의 종류를 인식할 수 없기 때문에 통증의 종류나 정도에 관한 질문에 대답할 수 없는 일이 많다. 그러나 종류와 정도를 아는 것은 중요하므로 다소 시간이 걸려도 반드시 확인하여 본인에게 자각시켜야 한다. 그 후 문제라고 생각되는 부위를 촉진(palpation)에 의해서 자극하고, 환자가 호소하고 있는 증상을 재현시키는 작업이 필요하다.

3) 현 병력

현 병력은 가능한 한 과거로 소급해서 생각해내게 한다.

b. 자세의 관찰

머리(두부) · 빗장뼈(쇄골) · 두 어깨 · 어깨뼈(견갑골) · 척추 · 골반 및 전신의 앞뒤 · 좌우에의 기울기나 회전상태(정렬, alignment)를 주의해서 관찰한다. 통증억제 자세를 주의해서 관찰한다.

c. 운동검사

① 통증의 종류를 신장통증 · 단축통증 · 수축통증으로 나눠서 확인한다.
② 능동운동에서 환자가 호소하고 있는 증상이 출현하는 움직임을 시행시키고, 증상이 나타나는 자세에서 재현증상(부위 · 정도 · 종류)을 확정한다.
③ 근력의 좌우차이를 확인한다.
④ 책임근육섬유에 대한 나쁜 영향을 주고 있는 연결근육을 확인한다. 책임근육이라 생각되는 근육에 연결되고 있는 근육을 가볍게 압박한 상태에서 재현증상이 일어나는 동작을 시행시켜 증상의 변화를 확인한다.
⑤ 책임근육이라 생각되는 근육을 가볍게 압박한 상태에서 재현증상이 일어나는 동작을 시행시켜 증상의 변화를 확인한다.
⑥ 책임근육섬유의 길항근의 근육긴장 및 근력의 저하를 확인한다.

d. 책임근육섬유 이외의 통증근육섬유의 확인

근육 촉진으로 책임근육섬유 이외의 통증근육을 확인한다.

2 치료 프로그램의 입안

MT 접근에 의한 치료는 대부분의 증상사례에 운동할 때의 통증이 있으므로 기본 도수치료의 동적 시행방법부터 시작하는 일이 많다. 그 후 기본 도수치료와 MT 스트레칭을 필요에 따라서 시행한다. 또한 잔존하여 있는 책임근육섬유는 깊은 부분(심부)에 있는 일이 많으므로 깊은 부분의 책임근육섬유를 검사하여 치료하는 것이 중요하다. 또한 실제의 치료에서는 치료효과를 높이고, 지속시간의 향상을 도모하기 위해 ① 근력의 좌우차이가 있는가, ② 책임근육섬유 이외의 통증이 근육연결(**그림 5**)을 통해서 책임근육섬유의 긴장을 높이고 있지 않은가, ③ 책임근육의 길항근에 근력저하 및 통증이 있는가, ④ 책임근육섬유 이외의 근육의 통증이 척수의 반사성 근육수축(**그림 2 참조**)에 의해서 책임근육섬유의 긴장을 높이고 있지 않은가, 등을 평가하여 치료 프로그램을 입안한다.

위에서 기재한 ①에서는 기본 도수치료로 약화되어 있는 근육을 강화한다. ②에서는 그 근육의 긴장을 기본 도수치료로 개선한다. ③에서는 기본 도수치료로 길항근의 근력을 강화하여 근육긴장을 개선한다. ④에서는 책임근육섬유 이외에서 통증을 갖고 있는 근육에 대해서도 시행하고 증상의 재발을 적게 하는 것도 필요하다. 그러나 기본 도수치료 및 MT 스트레칭으로 아무래도 재현증상이 개선되지 않는 경우에는 촉압각자극과 통각자극을 사용해서 시행하는 도수치료를 시행한다. 그래도 증상이 개선되지

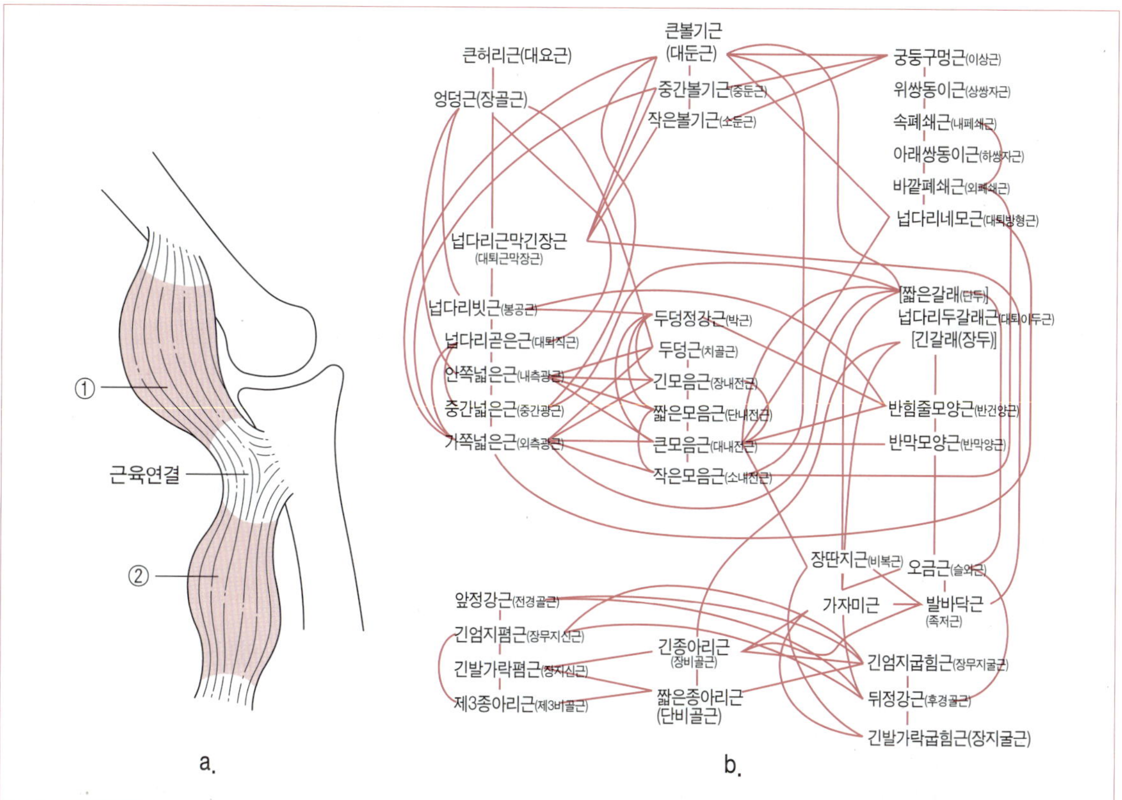

그림 5 **근육연결**

a : ①의 근육이 긴장하여 있다면 ② 의 근육도 당겨져서 긴장한다.

b : 다리(하지)의 근육연결 : 오른쪽 다리 1열에 확인할 수 있었던 근육연결을 나타냈다. 근육연결이 있는 근육끼리 실선으로 연결하였다.

[골격근의 형태와 촉진법. 河上敬介, 小林邦彦(편집), p479, 大峰閣, 熊本, 2004에서 일부 변경]

않는 경우에는 통각자극을 사용하여 시행하는 도수치료를 시행한다. 자가-신장은 증상의 재발을 최소한으로 그치게 하기 위해 재가 프로그램(home program)으로서 지도한다.

D. MT 접근의 구체적 도수치료의 개략적 설명

1 기본 도수치료

이 책에서는 통증에 대한 정적 시행방법의 기본적인 실시순서 및 가시아래근(극하근)의 아랫부분을 사용한 연습방법을 언급한다.

또한 책임근육섬유 및 억제부위에 대한 자극은 치료사의 손가락 · 손바닥 · 엄지두덩(무지구) · 새끼두덩(소지구) · 아래팔(전완) · 팔꿈치 및 환자의 손가락 등 많은 부위를 사용해서 시행하지만 여기서는 손가락에 한정하여 설명한다.

a. 구체적인 시행순서

1) 책임근육섬유 확정을 위한 검사

문진, 운동검사 및 근육 촉진에 의해서 책임근육섬유를 확정하고 통증의 세기를 확인한다.

① 환자에게 재현증상이 일어나는 동작을 시행시킨 상태에서 1개의 손가락으로 통증이 일어나는 부위를 가리키게 하여 책임근육섬유를 확인시킨다(**그림 6**, Click 4-1).

② 환자에게 재현증상이 일어나는 동작을 시행시킨 상태에서 환자가 확인한 책임근육섬유를 기초로 근육 촉진에 의해서 책임근육섬유를 확정한다(**그림 7**, Click 4-2).

③ 엎드려 누운 자세가 되고 엄지손가락에 의한 근육 촉진으로 책임근육섬유를 확정한다(**그림 8a**, Click 4-3).

④ 책임근육섬유가 확정되면 근육 촉진을 엄지손가락에서부터 둘째~넷째손가락으로 바꿔놓고, 책임근육섬유를 다시 확정하여 통증의 세기를 재확인한다(**그림 8b**, Click 4-3).

2) 억제부위 확정을 위한 검사

책임근육섬유를 놓치지 않도록 주의하고, 책임근육섬유의 압박을 약화하여 임시의 억제부위에 촉압각 자극을 가한 상태에서 책임근육섬유를 다시 자극하여 재현통증이 50%(이상적으로는 소실) 이하로 개선되는 부위를 찾아 그 부위를 억제부위로 한다(**그림 9a**, Click 4-4). 억제부위는 기본적으로는 책임근육섬유와 같은 수준의 피부분절(dermatome) 안에서 찾는다.

억제부위에 대한 적합한 자극은 피부에 가볍게 접촉하여 천천히 압박하고, 되밀려오는 압력을 손가락으로 느낄 정도의 세기이다(**그림 9b**, Click 4-4).

3) 책임근육섬유의 치료

책임근육섬유에 촉압각 자극을 가하면서 억제부위를 10~15초 자극한다(**그림 10**, Click 4-5).

4) 치료효과를 확인하기 위한 검사

① 책임근육섬유의 통증이 개선되어 있는지 어떤지를 확인한다(**그림 11**, Click 4-6).

② 통증이 개선되어 있다면 종료한다.

이상에 의해서 통증이 개선되어 있지 않으면, 앞에서 기재한 1)의 검사부터 다시 시작한다. 책임근육섬유가 여러 개가 있는 경우는 모든 책임근육섬유에 대해서 1)~4)의 접근을 시행한다.

b. 시행의 요점과 주의할 점

1. 앞에서 기술한 1)-①에서 환자가 확인한 부위는 책임근육섬유와는 다른 경우가 대부분이다. 이 때문에 근육 촉진으로 출현한 재현통증을 기초로 책임근육섬유를 정확히 확정하는 것이 중요하다.
2. 검사에서는 환자와의 대화를 통해서 단순한 통증과 재현통증과를 정확히 구별하는 것이 중요하다. 재현통증이라면 환자는 질문에 대해서 명확하게 "그것입니다"라 대답한다. 단순한 통증이라면 "그렇다고 생각합니다" "거의 같은 통증입니다" 등과 같이 애매하게 대답한다.
3. 1)-②의 근육 촉진은 책임근육섬유를 뼈 표면에 직각으로 압박하여 근육이 뻗는 것에 대해서 직각으로 교차하도록 자극한다.
4. 1)-③에서 누운 자세가 되고, 엄지손가락으로 찾는 것은 몸통을 안정시켜 책임근육섬유를 찾기 쉽게 하기 위해서이다. 임상장면에서는 선 자세인 채로 시행하는 일이 많다.

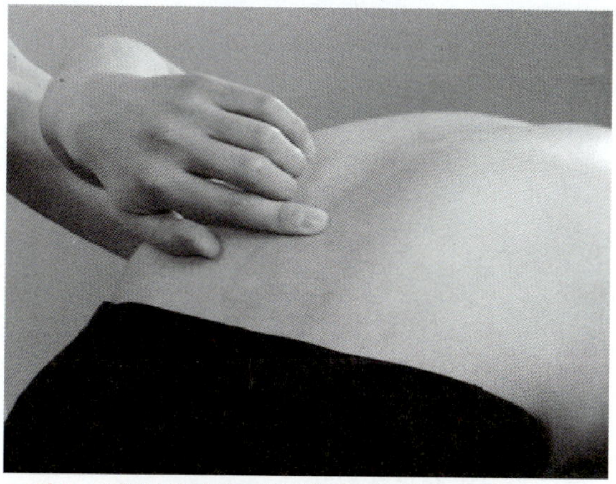

그림 6 환자 자신에 의한 책임근육섬유의 확인
Click 4-1

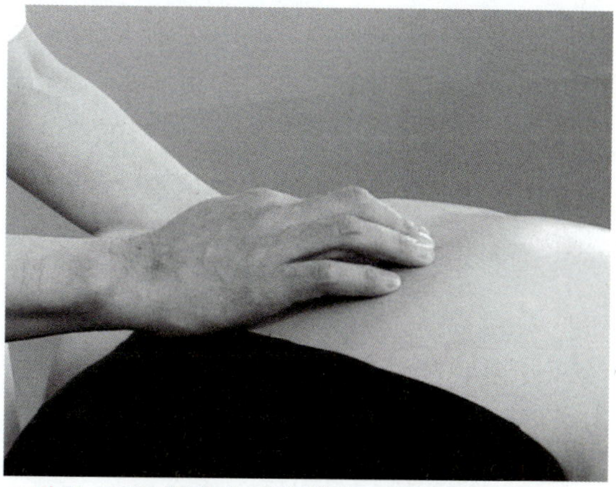

그림 7 근육 촉진에 의한 책임근육섬유의 확정
Click 4-2

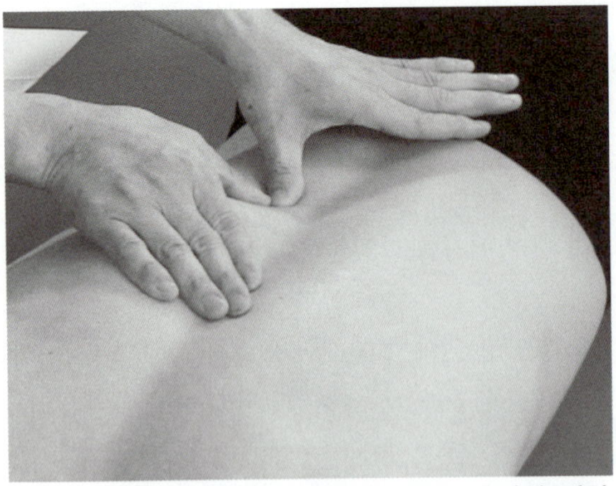

그림 8a 엎드려 누운 자세에서의 근육 촉진에 의한 책임근육섬유의 확정 Click 4-3

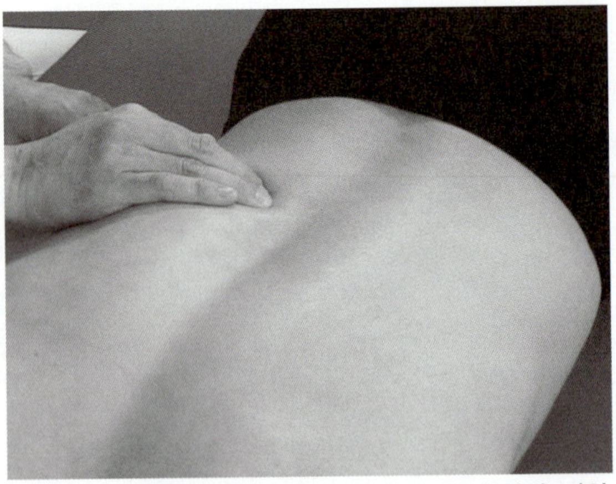

그림 8b 둘째~넷째손가락에 의한 근육 촉진에 의한 책임근육섬유의 확정 Click 4-3

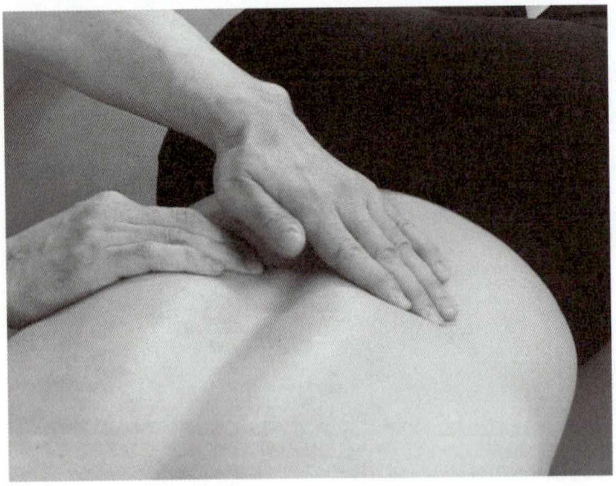

그림 9a 억제부위의 확정 Click 4-4

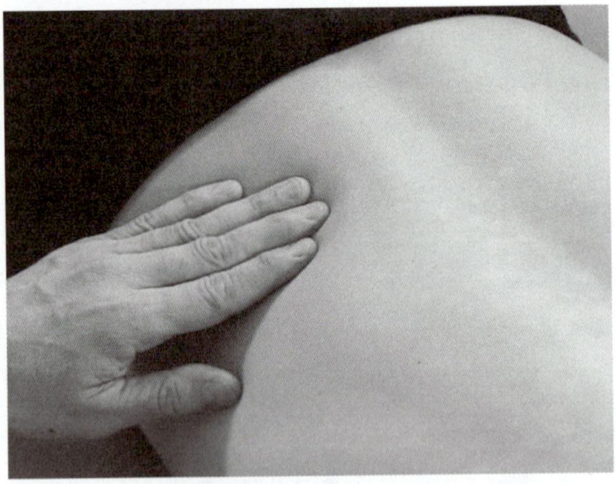

그림 9b 억제부위에 대한 자극의 세기 Click 4-4

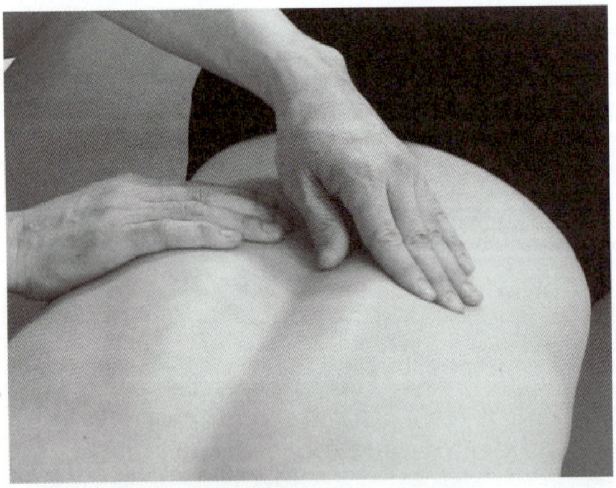

그림 10 책임근육섬유의 치료 Click 4-5

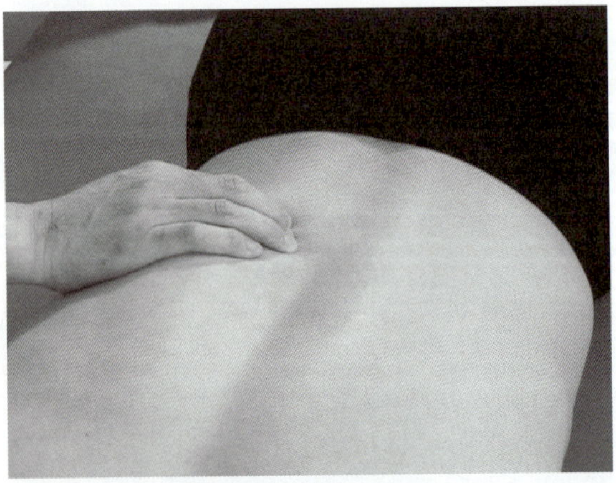

그림 11 치료효과의 확인 Click 4-6

5. 통증의 세기는 0~10의 10단계로 환자에게 기억시킨다. 통증의 검사에서는 1)-④의 세기를 10으로 하고, 증상이 소실한 경우를 0으로 한다. 2) 및 4)-①의 통증의 정도를 환자에게 질문하여 대답을 하게 하여 1)-④와 비교한다.
6. 1)-④에서 손가락을 둘째~넷째손가락으로 바꿔놓는 것은 근육섬유의 자극 면을 넓게 하여 근육에 대한 과도한 자극을 회피하기 위해서이다. 자극은 지나치게 세거나 자극 면이 지나치게 좁으면 조직을 손상시켜 환자에게 고통을 주고, 통증이 악화하므로 조직을 손상하지 않는 정도의 세기 및 넓은 면에서 시행하는 것이 중요하다.
7. 억제부위에 대한 적당한 자극은 피부에 가볍게 접촉하고, 천천히 압박해가서 되밀려오는 압력을 느낄 정도의 세기이다.
8. 억제부위에서는 치료사의 손가락과 촉압각수용기의 깊은 부분에 있는 뼈와의 사이에 촉압각수용기를 사이에 끼워 넣고 뼈 표면에 직각으로 꽉 누름으로써 효율적으로 통증을 억제할 수 있다고 추측된다.
9. 기본 도수치료에서는 1)~2)의 검사가 중요하며 2)의 검사로 통증의 경감이 인지되지 않는 경우에는 치료를 시행해도 뚜렷한 효과는 없다. 2)의 검사에 의해서 통증의 경감이 인지된 경우에만 3)의 치료로 진행한다.
10. 3)에서의 억제부위의 자극은 억제가 완전하다면 압박만으로도 좋지만, 통증이 조금이라도 남아있다면 압박한 상태에서 손가락을 1~2 cm 왕복을 시켜(**그림 10 참조**, Click 4-5), 게이트 컨트롤설에 의한 억제효과를 향상시킨다.
11. 4)-①에서는 억제부위로부터 손가락을 떼고 책임근육섬유를 1)-④와 같은 방법으로 자극하여 증상의 억제효과가 지속하고 있는지 아닌지를 확인한다.
12. 필자가 억제부위를 확정할 때에는 책임근육섬유에 가까운 쪽에서부터 먼 쪽으로 피부분절(dermatome)을 기준으로 찾아가는 일이 많다.
13. 검사는 세 번 시행한다. 첫 번째는 책임근육섬유의 확정 및 증상의 세기의 확인, 두 번째는 억제부위의 확정, 세 번째는 치료효과의 확인을 위해서 시행한다.
14. 세 번의 검사의 자극방법은 세 번 모두 같아야 한다. 예컨대, 첫 번째에 500 g의 압력자극을 가하여 근육섬유에 직각으로 교차하도록 1 cm 폭의 자극으로 검사하였다면, 두 번째, 세 번째도 같은 압력자극으로 같은 폭 및 방향으로의 자극을 가하여 검사해야 한다.
15. 책임근육섬유가 여러개 있는 경우에는 환자의 호소가 강한 증상부터 시행한다.

c. 가시아래근(극하근)의 아랫부분을 사용한 기본 도수치료의 연습방법

근육 촉진으로 통증을 일으키는 근육섬유를 찾고, 임시의 책임근육섬유로 하여 연습하는 방법을 아래에 설명한다.

① 엄지손가락에 의한 가시아래근의 아랫부분의 촉진으로 가장 강하게 통증이 일어나는 근육섬유를 찾아 책임근유섬유라 가정한다(**그림 12a**, Click 4-7).

가시아래근의 아랫부분은 어깨뼈(견갑골) 아랫각(하각)의 가쪽에서부터 약 세 손가락 폭 안쪽에서 1~2 cm 폭의 불거져 나온 약간 딱딱한 근육을 찾아 봉우리(견봉)의 약간 가쪽(외측)을 향해서 촉진한다. 이는곳(기시부)에서부터 닿는곳(정지부)까지 촉진한다.

② 책임근육섬유를 자극하고 있는 손가락을 엄지손가락에서부터 둘째~넷째손가락으로 바꿔놓고, 책임근육섬유를 재확정을 하여 통증의 세기를 재확인한다(**그림 12b**, Click 4-7). 이 때의 통증의 세기를 10으로 한다.

③ 책임근육섬유를 놓치지 않도록 주의하고, 책임근육섬유의 압박을 약화시킨다.

④ 억제부위라 생각되는 부위에 촉압각 자극을 가한 상태에서 책임근육섬유를 재 자극을 하여 재현증상이 50% 이하(이상적으로는 소실)로 개선되는 부위를 찾아 그 부위를 억제부위로 한다(**그림 13**, Click 4-8). 억제부위는 기본적으로는 책임근육섬유와 같은 수준의 피부분절(dermatome) 안에서 찾는다.

⑤ 책임근육섬유에 촉압각 자극을 가하면서 억제부위를 압박하여 10~15초 자극한다(**그림 14**, Click 4-9).

⑥ 책임근육섬유의 증상이 개선되어 있는지 아닌지를 평가한다(**그림 15**, Click 4-10).

⑦ 증상이 개선되어 있다면 종료한다.

⑧ 종료되어 있지 않다면 ①부터 다시 한다.

2 MT 스트레칭

여기서는 재현증상을 통증에 한정하여 언급하지만, 마비 등에 관해서도 마찬가지의 방법으로 시행한다. MT 스트레칭은 두 종류로 나눠서 시행한다. 하나는 신장통증, 또 하나는 단축통증 및 수축통증에 대해서 시행한다. 몸통을 굽히고 펼 때의 통증에 대한 MT 스트레칭의 구체적인 시행방법을 아래에 언급한다. 또한 목(경부) · 어깨관절 등

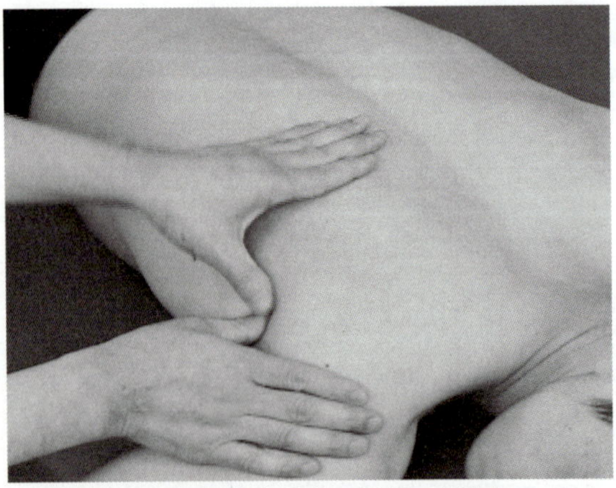

그림 12a 근육 촉진과 책임근육섬유의 확정 Click 4-7

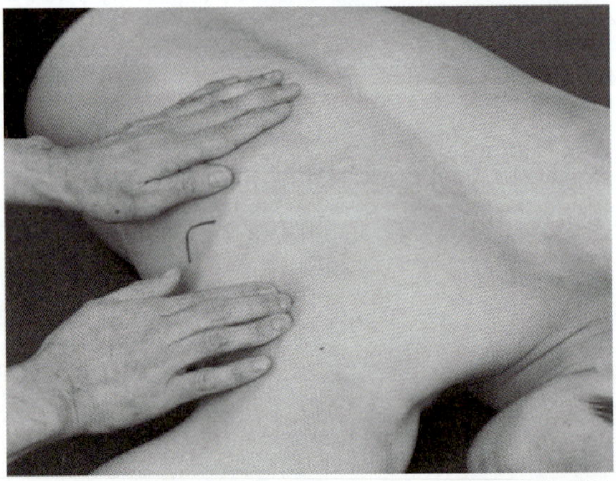

그림 12b 둘째~넷째손가락에 의한 근육 촉진에 의한 책임근육섬유의 재확정 Click 4-7

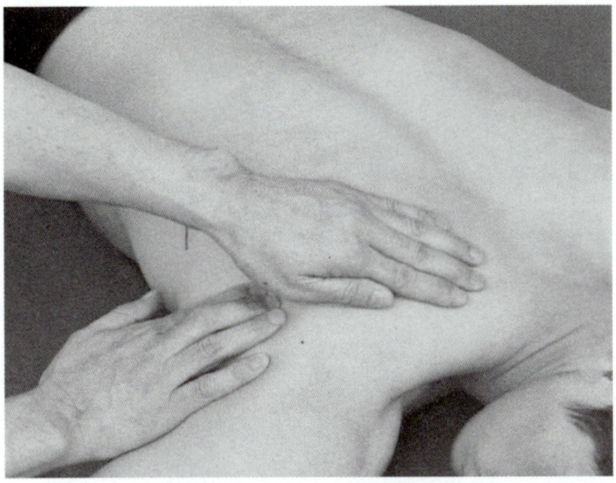

그림 13 억제부위의 확정 Click 4-8

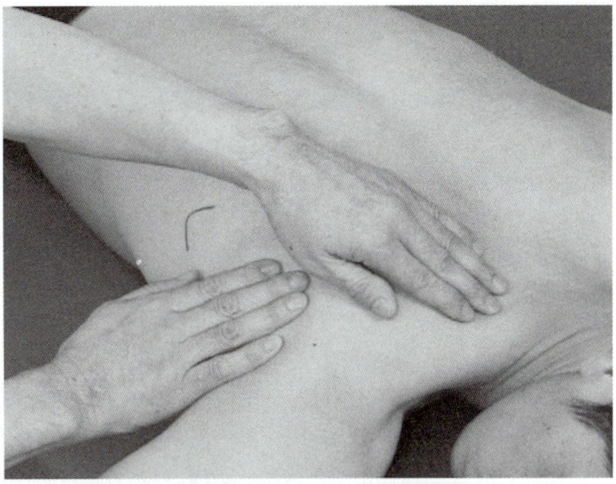

그림 14 책임근육섬유의 치료 Click 4-9

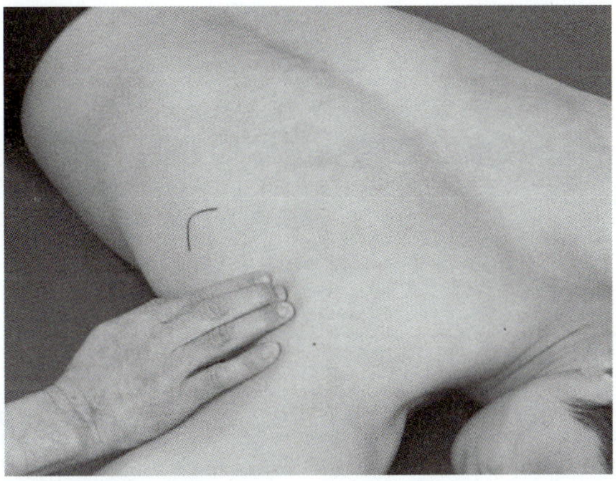

그림 15 치료효과의 확인 Click 4-10

다른 모든 관절에 관해서도 마찬가지의 방법으로 시행한다.

a. 신장통증에 대한 MT 스트레칭의 시행방법

신장통증에서는 기본 도수치료로 책임근육섬유의 통증을 억제하고, 가능한 한 길항근에도 촉압각 자극을 가하면서 책임근육섬유를 자가-신장을 시킨다. 아래에 구체적인 순서를 언급한다.

1) 몸통 굽힘에서 신장통증이 일어난 경우 [가장긴근(최장근)을 책임근육섬유로 하여 설명한다]

① 몸통 굽힘으로 일어나는 재현통증을 기초로 환자에게 1개의 손가락으로 통증이 일어나는 부위를 가리키게 하여 책임근육섬유를 확인시킨다(**그림 16**, Click 4-11).

② 몸통을 굽히게 하여 재현통증을 일으킨 상태에서 환자가 지시한 부위의 주위의 근육 촉진을 시행하여 재현통증을 기초로 책임근육섬유를 확정하고(**그림 17**, Click 4-12) 확정한 근육섬유를 놓치지 않을 정도로 압박을 약화한다.

메모 : 몸통의 굽힘에서 신장할 때의 통증이 일어나는 경우의 요점

기본 도수치료로 가장긴근(최장근)의 통증을 억제하면서 배근육군을 사용하여 몸통을 굽히게 하고, 책임근육섬유인 가장긴근을 자가-신장(self-stretching)을 시킨다. 이 때, 길항근인 배근육 또는 배빗근(복사근)의 상층에 있는 촉압감각수용기에의 자극에 길항근의 긴장을 저하시킴과 동시에 책임근육섬유(가장긴근)에 대한 억제자극으로서도 사용된다.

③ 억제부위 및 길항근에 촉압각 자극을 가한 상태에서 책임근육섬유를 자극하여 통증의 개선상태를 확인하고 억제부위를 확정한다(**그림 18**, Click 4-13).

④ 통증이 개선되어 있다면, 책임근육섬유, 억제부위 및 길항근에 촉압각 자극을 가한 상태에서 서서히 숨을 내뱉게 하면서 몸통을 굽히게 하고, 책임근육섬유의 자가-신장을 시행시켜서 몇 초 동안 유지시킨다(**그림 19a**, Click 4-14). 이 시점에

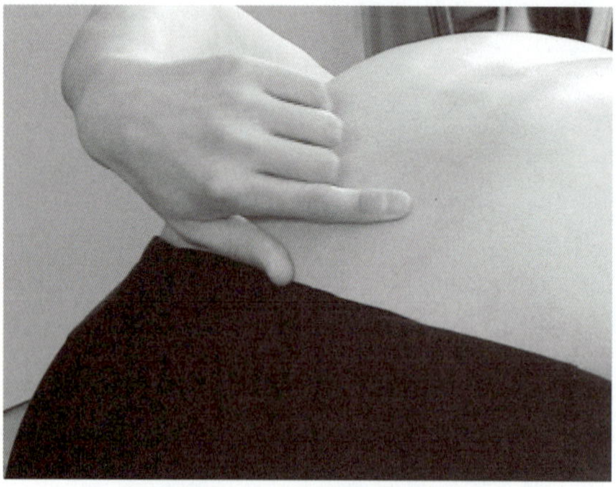

그림 16 환자 자신에 의한 책임근육섬유의 확인 Click 4-11

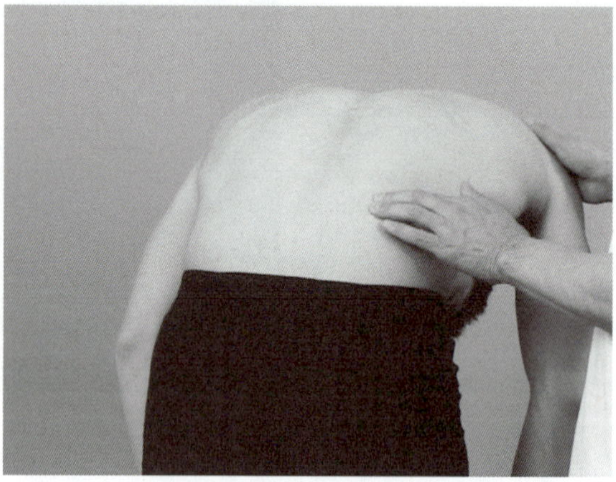

그림 17 근육 촉진에 의한 책임근육섬유의 확정 Click 4-12

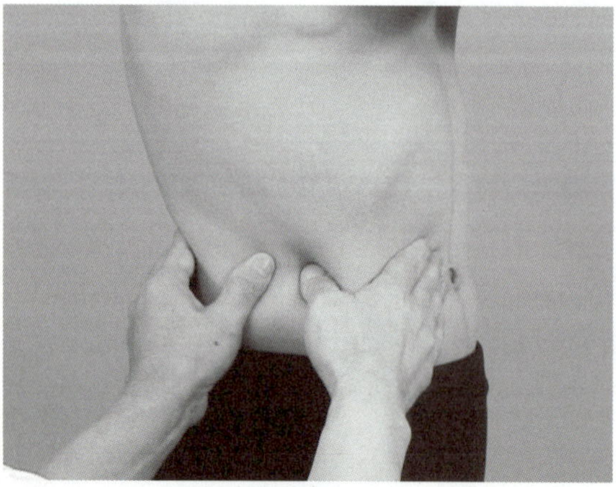

그림 18 억제부위를 확정하는 평가 Click 4-13

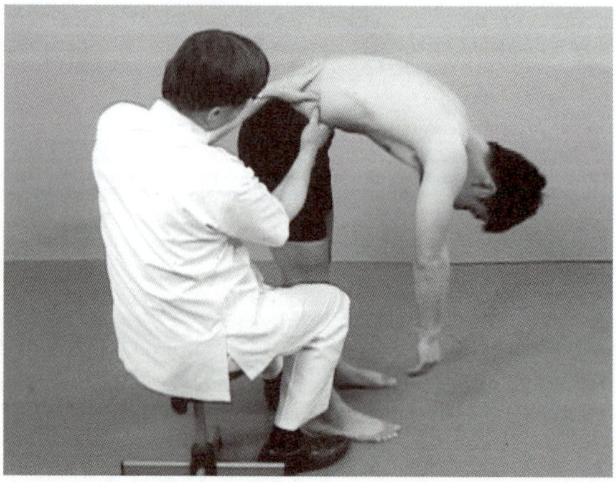

그림 19a 책임근육섬유의 자가-신장 Click 4-14

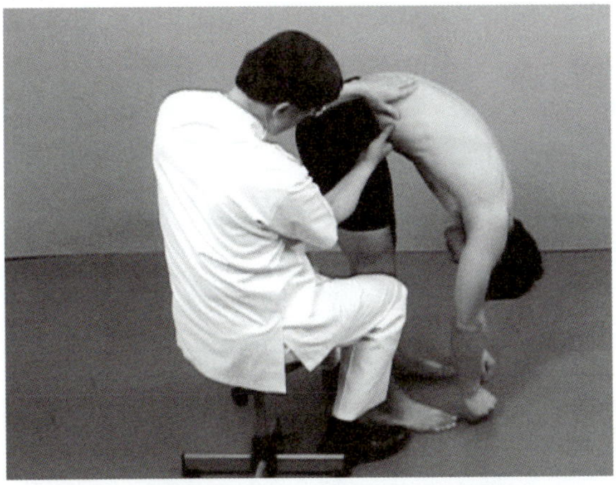

그림 19b 책임근육섬유의 거듭나는 자가-신장 Click 4-14

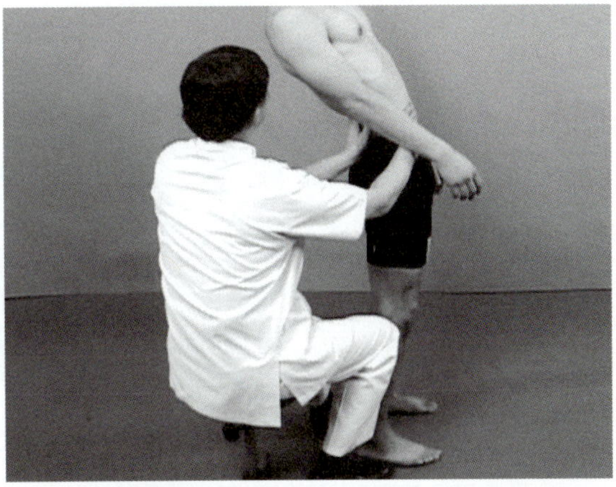

그림 19c 몸통의 폄(신전) Click 4-14

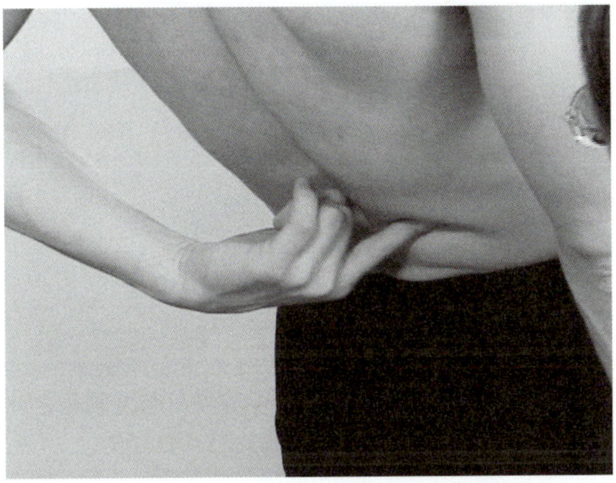

그림 20 환자 자신에 의한 책임근육섬유의 확인 Click 4-15

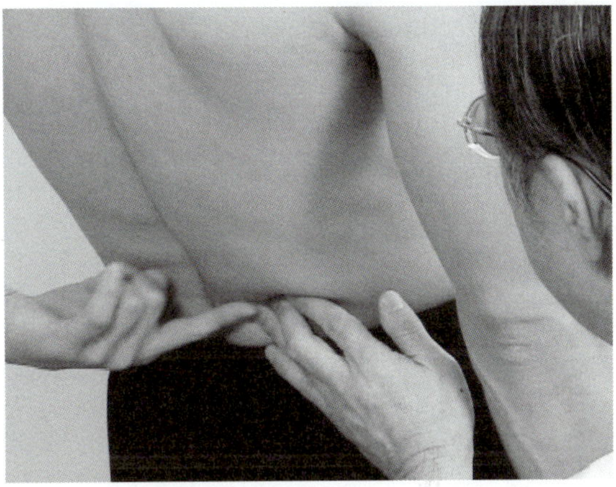

그림 21 근육 촉진에 의한 책임근육섬유의 확정 Click 4-16

서 통증이 잔존하여 있는 경우는 별개의 부위에도 책임근육섬유가 있으므로 재현 통증을 기초로 별개의 책임근육섬유를 찾아 마찬가지의 접근을 시행한다.

⑤ 숨을 들이마시게 한 후 천천히 내뱉게 하면서 다시 몸통을 굽히게 하여 약 10초 유지시킨다(**그림 19b**, Click 4-14).

⑥ 천천히 숨을 들이마시게 하면서 몸통을 펴게 한다(**그림 19c**, Click 4-14).

⑦ 앞에서 기재한 ④ ~⑥의 자가-신장을 5~10회 반복한다.

b. 수축통증에 대한 MT 스트레칭의 시행방법

수축통증에서는 최초에 수축할 때의 통증을 개선하고, 근육을 충분히 이완시킴으로써 신장효과의 향상을 도모한다. 아래에 구체적인 순서를 언급한다.

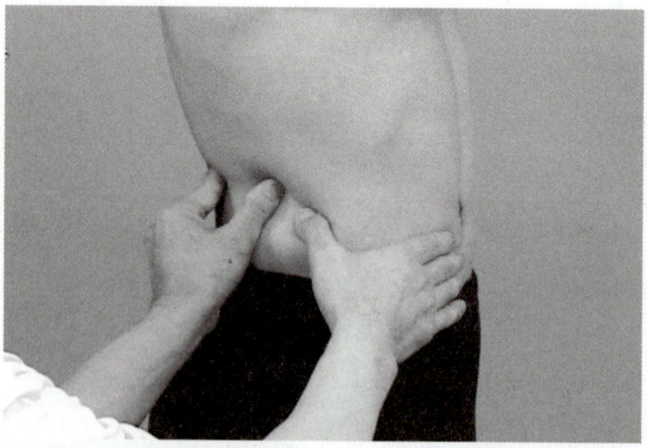

그림 22 억제부위를 확정하는 평가 Click 4-17

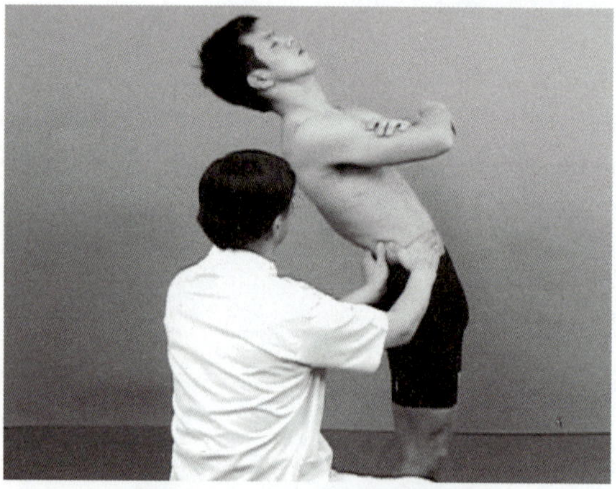

그림 23a 책임근육섬유의 수축통증의 치료 Click 4-18

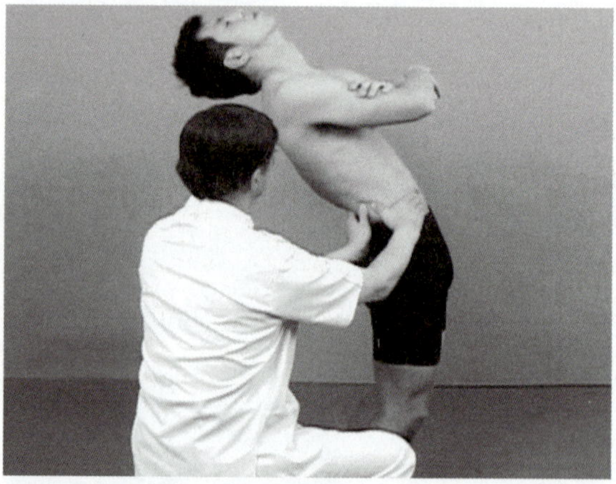

그림 23b 책임근육섬유를 더욱 수축시켜 수축통증을 치료한다. Click 4-18

1) 몸통을 펴게 하여(신전) 수축통증이 일어나는 경우 [엉덩갈비근(장늑근)을 책임근육섬유로 하여 설명한다)

① 몸통을 펴게 하여(신전) 일어나는 재현통증을 기초로 환자에게 1개의 손가락으로 재현통증이 일어나는 부위를 가리키게 하고 책임근육섬유를 확인시킨다(**그림 20**, Click 4-15).

② 몸통을 펴게 하여(신전) 재현통증을 일으킨 상태에서 환자가 가리킨 부위의 주위의 근육 촉진을 시행하여 재현통증을 기초로 책임근육섬유를 확정하고(**그림 21**, Click 4-16) 확정한 근육섬유를 놓치지 않을 정도로 가볍게 압박한다.

③ 억제부위 및 길항근에 촉압각 자극을 가한 상태에서 책임근육섬유를 자극하여 통증의 개선상태를 확인한다(**그림 22**, Click 4-17).

④ 통증이 개선되어 있다면 책임근육섬유, 억제부위 및 길항근에 촉압각 자극을 가한 상태에서 숨을 내뱉게 하면서 책임근육섬유의 수축에 의해서 몸통을 펴게 하여(신전) 몇 초 유지시킨다(**그림 23a**, Click 4-18). 이 시점에서 통증이 잔존하여 있는

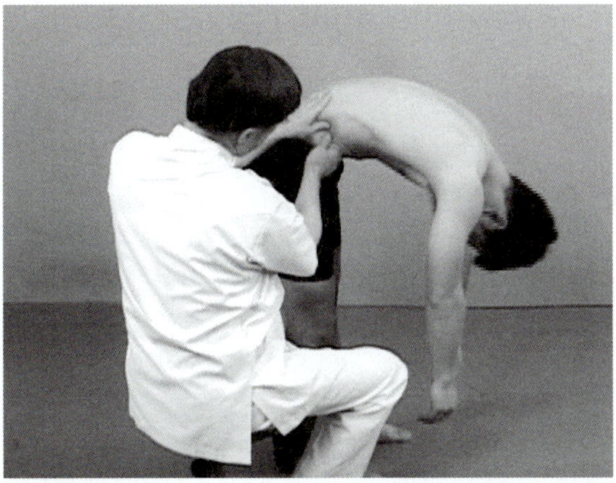

그림 24a 책임근육섬유의 자가-신장 Click 4-19

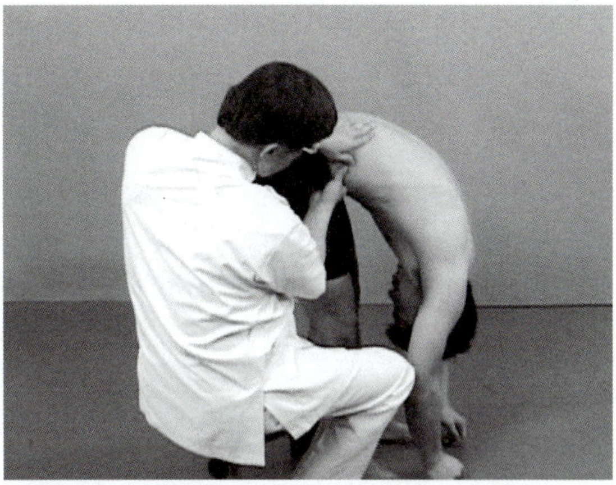

그림 24b 책임근육섬유의 거듭나는 자가-신장 Click 4-19

경우에는 별개의 부위에도 책임근육섬유가 있으므로 재현통증을 기초로 별개의 책임근육섬유를 찾아 마찬가지의 접근을 시행한다.

⑤ 숨을 들이마시게 한 후 내뱉게 하면서 다시 몸통을 펴게 하여(신전) 몇 초 유지시킨다(**그림 23b**, Click 4-18). 또한 반대쪽의 길항근에도 근육긴장이 있는 경우에는 양쪽의 길항근에 촉압각 자극을 가하여 시행한다.

⑥ 숨을 내뱉게 하면서 몸통을 굽히게 하여(굴곡) 책임근육섬유의 자가-신장을 시행시켜서 몇 초 유지시킨다(**그림 24a**, Click 4-19).

⑦ 숨을 들이마시게 한 후 내뱉게 하면서 다시 몸통을 굽히게 하여 약 10초 유지시킨다(**그림 24b**, Click 4-19).

⑧ 앞에서 기술한 ④~⑦을 5~10회 반복한다.

3 기본 도수치료로 증상을 개선할 수 없는 경우의 도수치료

a. 촉압각 자극과 통각자극을 사용해서 시행하는 도수치료

이 도수치료는 책임근육섬유에 촉압각 자극을 가하여 억제부위에 아프지만, 기분이 좋을 정도의 통증자극을 가하여 시행한다. 또한 억제할 수 있는 부위라면, 어디서도 억제부위로서 이용하는 것 이외는 기본 도수치료와 같기 때문에 시행방법의 설명은 생략한다.

b. 통각자극을 사용해서 시행하는 도수치료

이 도수치료는 책임근육섬유에 통증자극을 주는 방법으로 시행한다. 여기서는 상세한 것은 생략한다. a. 및 b.의 도수치료의 어느 경우에서도 기본 도수치료를 우선하고, 필요한 경우에만 병용하여 시행한다.

E. ADL동작의 저해인자를 개선하고 훈련효과를 향상시키는 것을 목적으로 하는 경우의 시행방법

1 통증 때문에 ADL 지도가 어려운 경우의 시행방법

아래에 통증이 저해인자가 되어 몸 구르기 연습 및 허리띠 매기 동작연습이 어려운 경우의 시행방법을 간단히 소개한다.

a. 몸 구르기 연습이 어려운 경우

몸 구르기에 의해서 일어나는 재현증상을 기초로 책임근육섬유를 찾아 기본 도수치료에 의해서 재현증상을 개선한 상태에서 몸 구르기 연습을 몇 회 시행시킨다. 그 후 잔존하여 있는 책임근육섬유를 찾아 기본 도수치료로 개선한 후 본격적인 몸 구르기 연습을 시행한다. 통증의 억제가 충분하다면, 즉시적으로 몸 구르기가 가능해진다. 구체적인 치료순서를 아래에 언급한다.

① 몸 구르기 동작을 시행시키고, 환자에게 1개의 손가락으로 재현통증이 일어나는 부위를 가리키게 하여 책임근육섬유를 확인시키다(**그림 25a**, Click 4-20).

② 몸 구르기 동작을 시행시키고, 재현증상을 일으킨 상태에서 환자가 가리킨 부위의 주위의 근육 촉진을 시행하여 재현증상을 기초로 책임근육섬유를 확정한다(**그림 25b**, Click 4-20).

③ 평가에 의해서 억제부위를 확정한다(**그림 26**, Click 4-21).

④ 재현증상을 개선하면서 기본 도수치료의 동적 시행방법에 의해서 몸 구르기 연습을 시행시킨다(**그림 27**, Click 4-22).

⑤ 잔존하는 책임근육섬유를 근육 촉진으로 찾아 기본 도수치료의 정적 시행방법으로 개선한다(**그림 28**, Click 4-23).

⑥ 본격적인 몸 구르기 연습을 시행한다(**그림 29**, Click 4-24).

b. 허리띠 매기 동작연습이 어려운 경우

① 허리띠 매기 동작을 시행시켜 재현증상을 기초로 책임근육섬유를 확인시킨다(**그림 30**, Click 4-25).

② 허리띠 매기 동작을 시행시켜 책임근육섬유를 촉진에 의해서 확정한다(**그림 31**, Click 4-26).

③ 억제부위의 확정(**그림 32**, Click 4-27).

④ 책임근육섬유, 억제부위 및 길항근을 압박하고 MT 스트레칭으로 허리띠 매기동작 연습을 몇 회 시행시킨다(**그림 33a**, Click 4-28).

⑤ 잔존하여 있는 책임근육섬유를 찾아 기본 도수치료의 정적 시행방법으로 개선한다(**그림 33b**, Click 4-28).

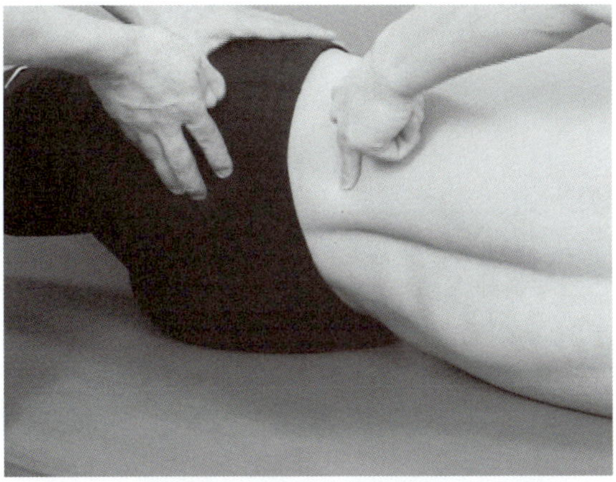

그림 25a 재현통증이 일어나는 동작에 의한 책임 근육섬유의 확인 Click 4-20

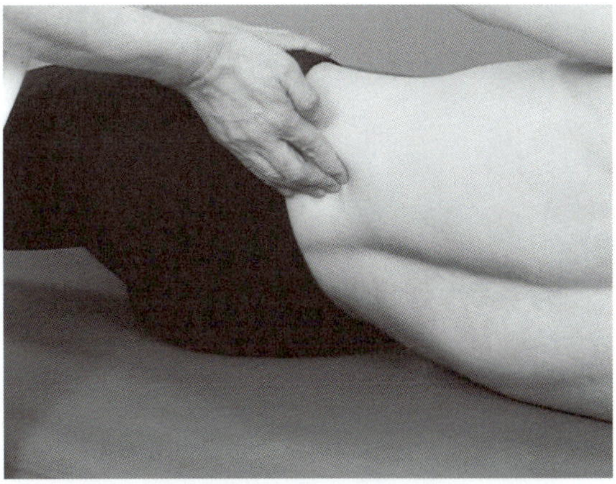

그림 25b 근육 촉진에 의한 책임근육섬유의 확정 Click 4-20

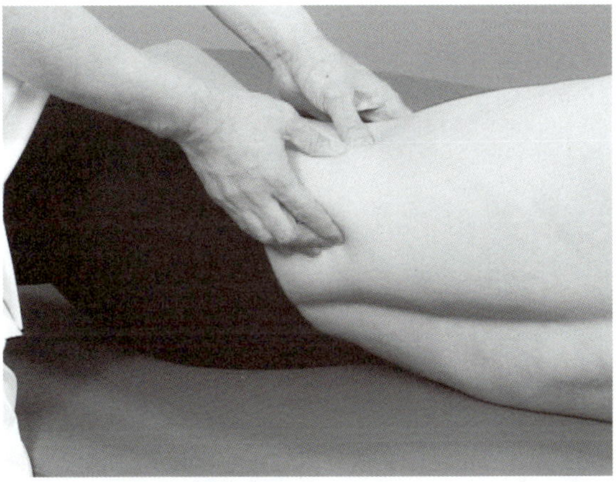

그림 26 억제부위의 확정 Click 4-21

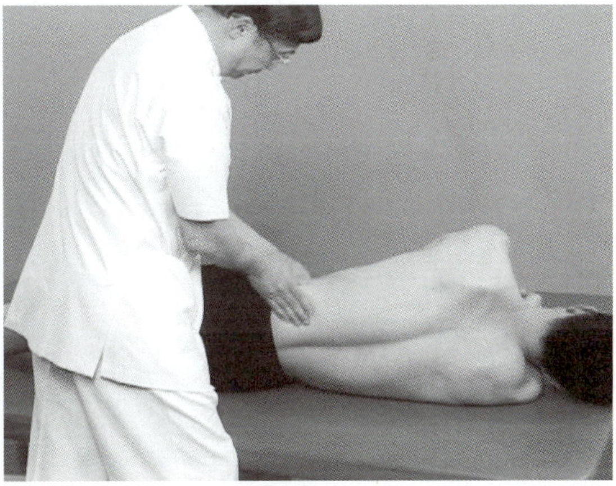

그림 27 재현증상을 개선하면서 하는 몸 구르기 연습 Click 4-22

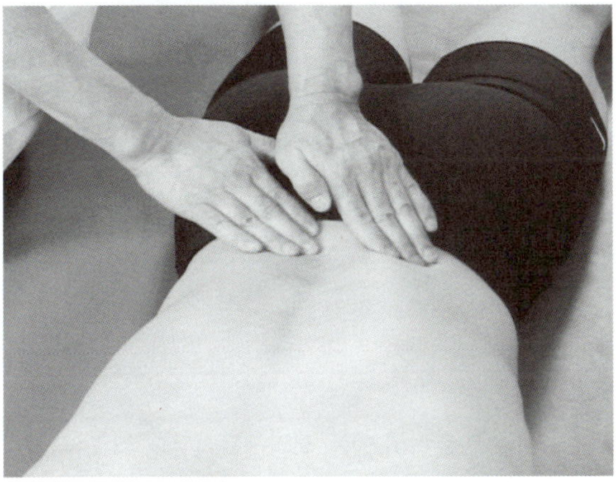

그림 28 잔존하여 있는 책임근육섬유의 치료 Click 4-23

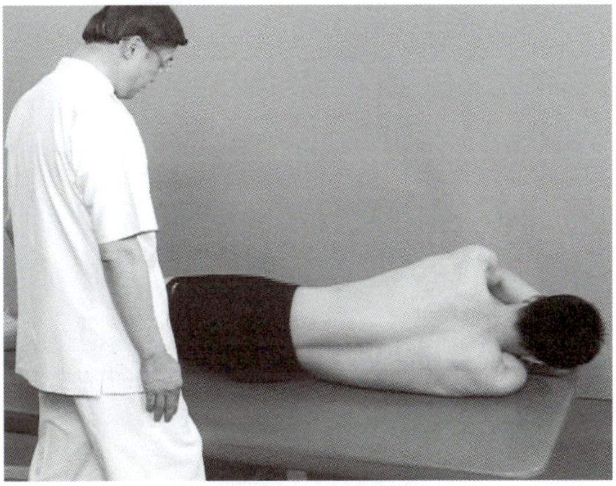

그림 29 몸 구르기 연습 Click 4-24

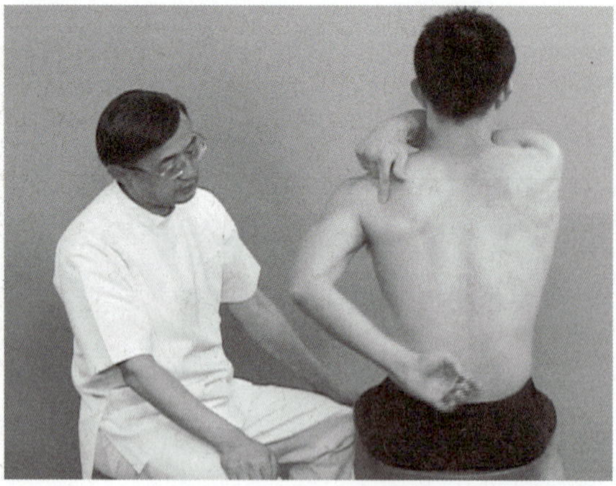

그림 30 재현통증이 일어나는 동작에 의한 책임근육섬유의 확인 Click 4-25

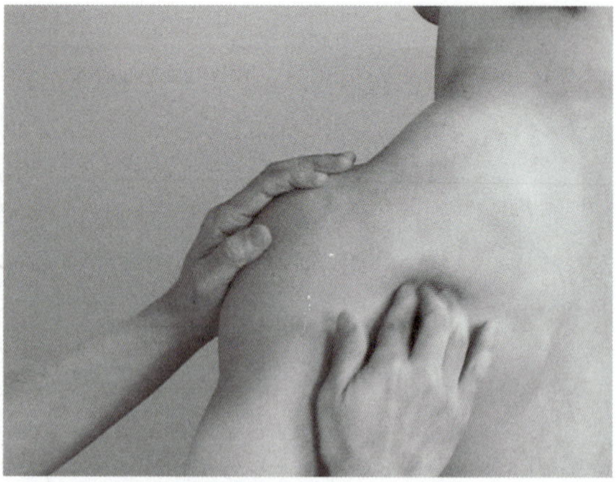

그림 31 책임근육섬유의 확정 Click 4-26

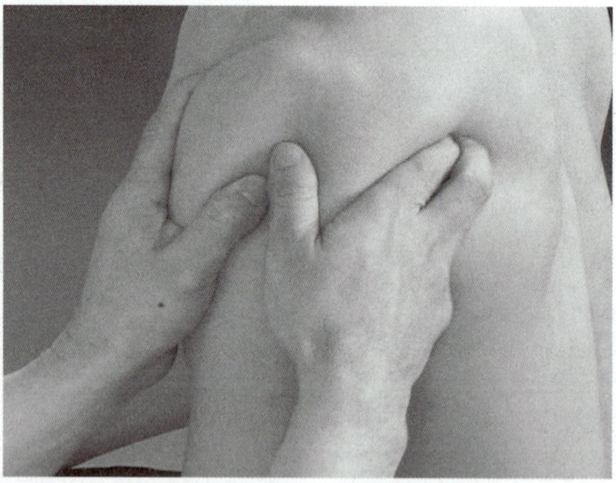

그림 32 억제부위의 확정 Click 4-27

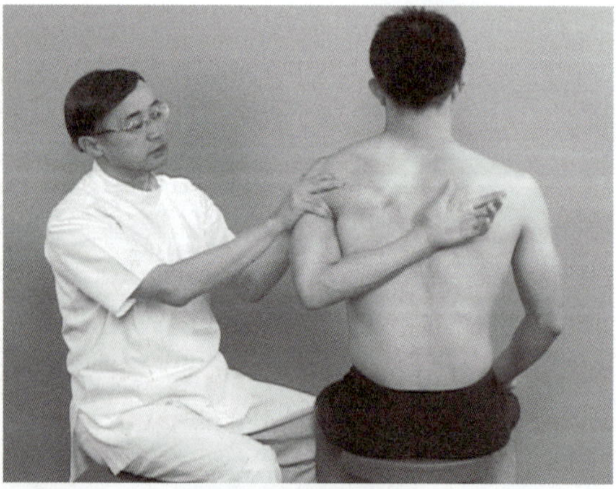

그림 33a 재현통증을 억제한 상태에서의 허리띠 매기 동작연습 Click 4-28

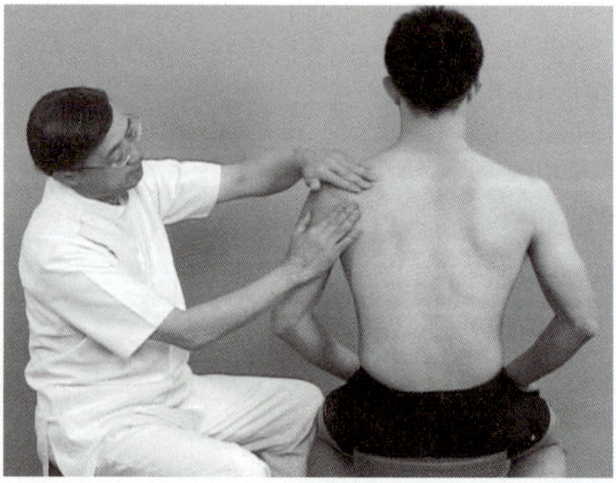

그림 33b 잔존하여 있는 책임근육섬유의 치료 Click 4-28

F. 질환별 도수치료의 요점

이 원고에서는 요통과 뇌혈관장애 후유증에 의한 통증 · 마비 및 운동기능장애의 증상 사례를 통해서 평가에서부터 치료의 기본적인 흐름을 대략 서술한다.

1 요통에 대한 MT 접근

여기서는 근육 · 근막성 요통 및 허리뼈 척추사이 헤르니아에 대한 평가 및 치료방법을 개략적으로 설명한다.

a. 평가

X선 등의 영상진단에 의해서 척추의 골절이나 척추에의 암의 전이 등의 문제가 없는지를 확인한다. 문제가 없다면, 평가에서는 재현증상(통증 · 마비)을 기초로 환자가 호소하고 있는 증상의 부위 및 종류를 확인한다. 아래에 주된 평가를 나타내지만 시행순서는 증상사례에 따라 다르다.

① 선 자세에서 몸통의 굽힘/폄 · 옆굽힘 · 회전 및 요통이 일어나는 동작을 시행시켜 재현증상을 일으키고, 환자에게 1개의 손가락으로 그 부위를 가리키게 하여 책임근육섬유를 확인시킨다(**그림 20 참조**, *Click* *4-15*). 몸통의 관절가동범위도 확인한다.

② 환자가 가리킨 부위를 기초로 근육 촉진에 의해서 통증을 일으키고(**그림 21 참조**, *Click* *4-16*), "이 통증은 당신이 고쳤으면 하는 통증입니까" 또는 "이 통증은 이제까지 느낀 일이 있는 통증입니까"라 질문한다. 대답이 환자가 호소하고 있는 통증과 완전히 같다면, 재현통증이므로 그 부위를 책임근육섬유로 한다.

③ 책임근육 전체 및 그 주위의 근육섬유를 촉진하여 잔존하여 있는 책임근육섬유를 확정한다.

④ 요통의 책임근육이라 생각되는 근육〔가장긴근(최장근) · 엉덩갈비근(장늑근) · 뭇갈래근(다열근) · 허리네모근(요방형근) · 중간볼기근(중둔근) · 큰볼기근(대둔근) · 엉덩허리근(장요근) 등〕을 가볍게 압박하면서 재현증상이 일어나는 동작을 시행시켜 증상의 변화를 확인한다. 증상이 개선된 경우에는 압박한 근육 안에 있는 책임근육섬유 또는 통증근육을 촉진에 의해서 찾는다.

⑤ 엉덩관절(고관절)의 근력의 좌우차이를 검사하고 저하하여 있는 근육 안에 있는 통증이 일어나는 근육섬유를 촉진에 의해서 찾는다.

⑥ 책임근육섬유의 길항근을 검사하여 근력이 저하하여 있으면, 그 근육 안에 있는 통증이 일어나는 근육섬유를 촉진으로 찾는다. 또한 이 평가는 **그림 34**의 스윙도어(swinging door)를 사용한 근육균형의 사고방법(메모란 참조)을 이용해서 문제의 근육섬유를 찾을 때에 시행한다.

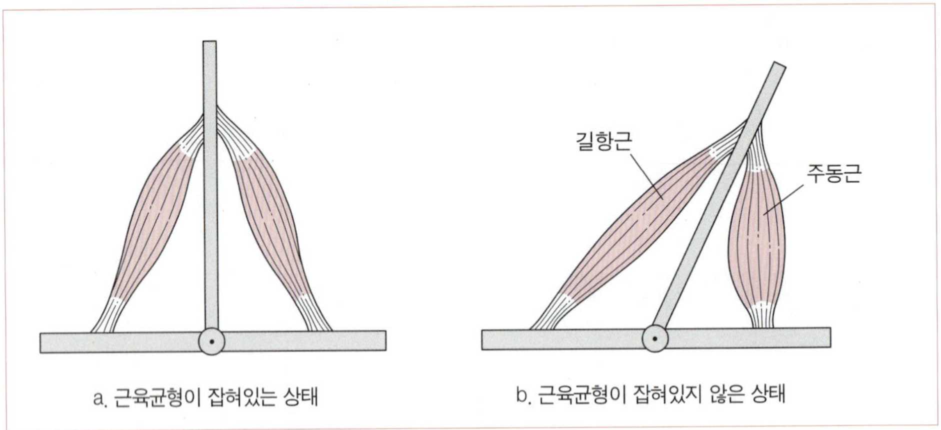

그림 34 스윙도어를 사용한 근육균형의 사고방법
이 사고방법에서는 주동근과 짝을 이루고 있는 길항근이 약화되어 늘어져 있으면
주동근은 긴장하여 짧아져 통증이 일어난다고 생각한다.
(Frost R : Allied Kinesiology 입문, 栗原 修(감역), 醫道の日本社, 神奈川, 2004에서 일부 변경)

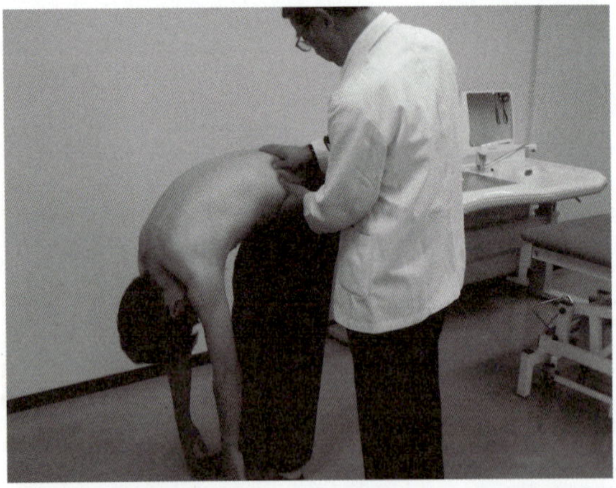
그림 35 엉덩갈비근(장늑근)에 대한 MT 스트레칭의 시행

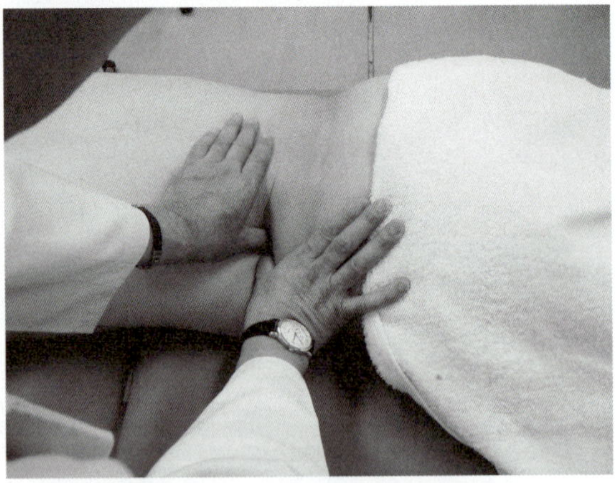
그림 36 허리네모근(요방형근)의 책임근육섬유의 평가

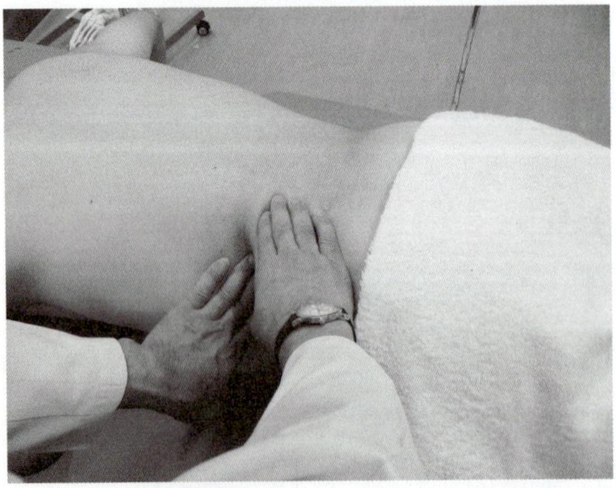
그림 37 허리네모근(요방형근)의 책임근육섬유의 치료

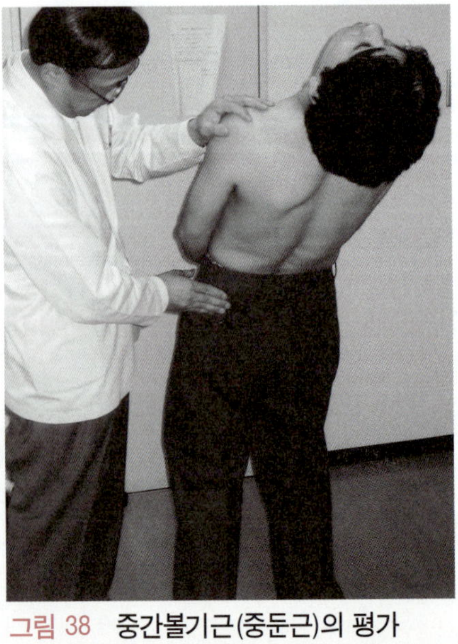
그림 38 중간볼기근(중둔근)의 평가

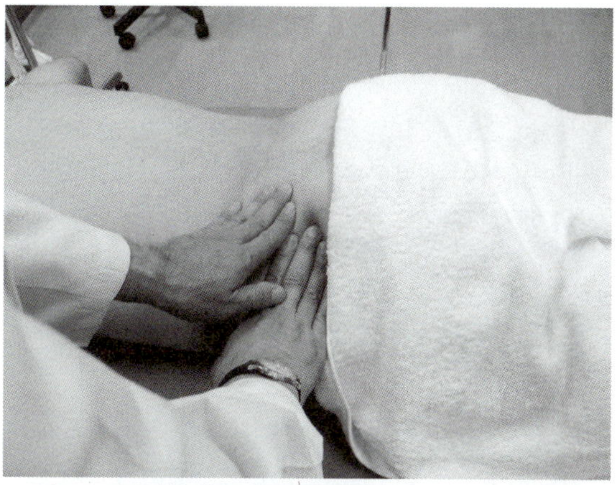

그림 39 중간볼기근(중둔근) 안에 있는 책임근육섬유의 치료

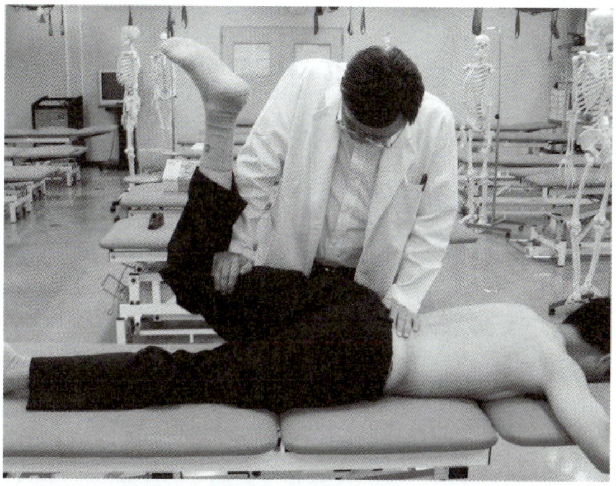

그림 40 좌우의 큰볼기근(대둔근)의 근력검사

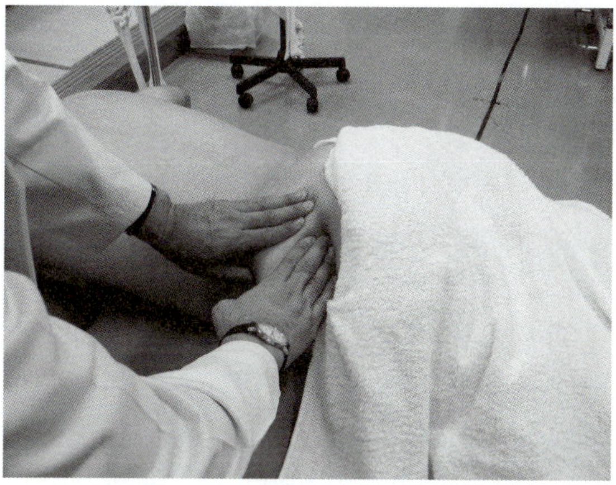

그림 41 큰볼기근(대둔근) 안에 있는 책임근육섬유의 치료

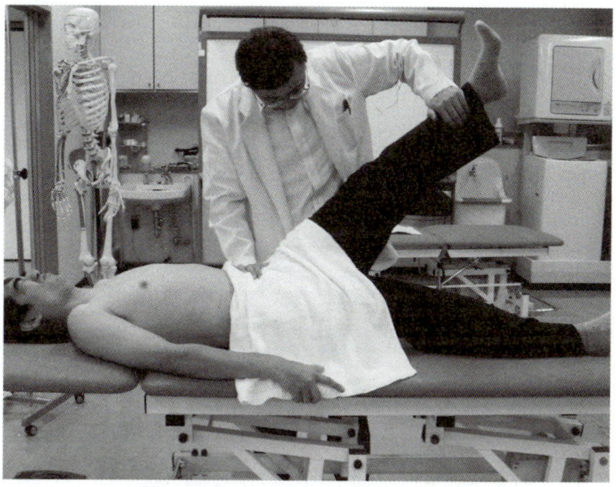

그림 42 왼쪽 엉덩허리근(장요근)의 근력검사

⑦ 책임근육섬유의 연결근육인 등세모근(승모근) · 척주세움근(척주기립근) · 배근(복근) · 엉덩허리근(장요근) · 중간볼기근(중둔근) · 뒤넙다리근(hamstrings) · 종아리세갈래근(하퇴삼두근) 등을 가볍게 압박하고, 재현증상이 일어나는 동작을 시행시켜 증상의 변화를 검사한다. 증상이 개선된 경우는 압박한 근육을 촉진하여 통증을 일으키는 근육섬유를 찾는다.

⑧ 환자의 호소 및 근육 촉진에 의해서 책임근육섬유 이외의 통증근육을 찾는다.

평가의 문제점은 환자가 자기의 재현통증을 거의 인식하고 있지 않다는 것이다. 이 때문에 처음으로 오는 환자는 근육 촉진에 의해서 일어나는 통증이 치료해야 할 재현통증인지 별개의 통증인지를 대답할 수 없다. 그래서 처음으로 오는 환자의 평가에서는 다소 시간을 들여서라도 재현통증을 확실하게 인식시키는 환자교육이 중요하다. 환자가 재현통증을 분명히 인식할 수 있게 되면 촉진에 의해서 일어난 통증이 재현통증인지 단순한 통증인지를 치료자에게 가르쳐주게 된다.

메모 : 스윙도어(swinging door)를 사용한 근육균형의 사고방법을 이용하는 방법

스윙도어를 사용한 근육균형의 사고방법에서는 주동근과 짝을 이루고 있는 길항근이 약화하여 늘어져 있으면, 주동근은 긴장하여 짧아진다고 생각한다(**그림 34 참조**). 그래서 길항근을 강화하면, 주동근은 긴장이 저하하여 신장한다. 그 결과 주동근과 길항근의 근육균형이 개선되어 주동근의 증상이 개선된다.

b. 도수치료

아래에 필자가 시행하고 있는 기본적인 도수치료를 언급하는데 시행순서는 증상사례에 따라서 다르다. 치료에서는 앞에서 기술한 a-① 및 ②의 평가에서 책임근육섬유가 왼쪽 가장긴근(최장근)섬유이고, 재현증상이 몸통이 펴질(신전) 때에 출현하는 수축통증이라고 하면, 우선 왼쪽 가장긴근섬유(최장근섬유)에 대해서 수축통증에 대한 기본 도수치료의 동적 시행방법 및 MT 스트레칭을 시행한다(**그림 20~24a,b 참조,** *Click 4-15~4-19*). 가장긴근섬유의 증상이 개선되어 몸통 폄(신전)의 관절가동범위가 증가한 것에 의해서 새로이 왼쪽 엉덩갈비근섬유에 재현증상이 출현하였다 하면, 다시 왼쪽 엉덩갈비근섬유에 대해서 기본 도수치료의 동적 시행방법 및 MT 스트레칭을 시행한다(**그림 35**). 이와 같이 우선 운동검사로 확정한 모든 책임근육섬유를 앞에서 기술한 방법으로 치료한다.

다음으로 엎드려 누운 자세에서 a-③의 평가에 의해서 확정한 책임근육섬유가 왼쪽의 중간볼기근섬유 · 허리네모근섬유 및 가장긴근섬유의 깊은 층이라 하면 기본 도수치료로 이들의 근육섬유를 모두 치료한다(**그림 36, 37**).

책임근육섬유를 확정할 수 없는 경우는 a-④의 평가를 시행한다. 예컨대, 몸통의 폄(신전)에서 왼쪽 볼기부위(둔부)에 수축통증이 출현하는 증상사례에서 책임근육섬유를 확정할 수 없는 경우는 왼쪽 중간볼기근섬유를 압박하여 몸통을 펴게 하였을(신전) 때에 증상이 개선되었다고 하면, 압박부위 주위의 근육의 촉진에 의해서 책임근육섬유 또는 통증근육섬유를 찾아 그 근육섬유를 기본 도수치료로 치료한다(**그림 38, 39**).

이 밖에 치료효과를 높이고 지속시간의 향상을 도모하기 위해 a-⑤~⑧의 평가로 확인한 근육섬유를 기본 도수치료로 치료한다. 예컨대, ⑤에서 왼쪽 큰볼기근에 근력저하가 있고, 촉진에 의해서 왼쪽 큰볼기근 안의 통증근육섬유를 확정할 수 있다면, 그 근육섬유를 기본 도수치료로 개선한다(**그림 40, 41**). ⑥에서 책임근육섬유(왼쪽 엉덩갈비근)의 길항근인 왼쪽 엉덩허리근(장요근)에 근력저하가 있고, 그 안의 통증근육섬유를 확정할 수 있다면 그 근육섬유를 기본 도수치료로 치료한다(**그림 42, 43**). ⑦에서 왼쪽 등세모근(승모근)의 압박에 의해서 증상이 개선되고(**그림 44a, b**), 왼쪽 등세모근의 촉진에 의해서 책임근육섬유가 확정되면, 그 모든 부위를 기본 도수치료로 개선한다(**그림 45**). ⑧에서 책임근육섬유 이외의 통증근육섬유가 확정되면 그 모든 부위를 기본 도수치료로 개선한다. 또한 책임근육섬유를 ④의 평가로도 확정할 수 없는 경우는 ⑤~

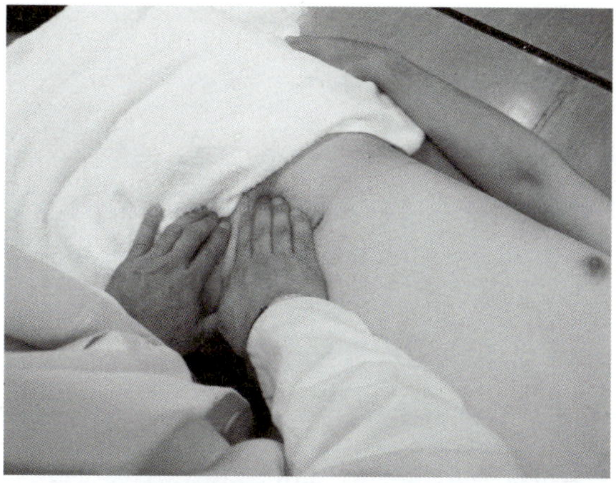

그림 43 왼쪽 엉덩허리근(장요근) 안에 있는 책임근육섬유의 치료

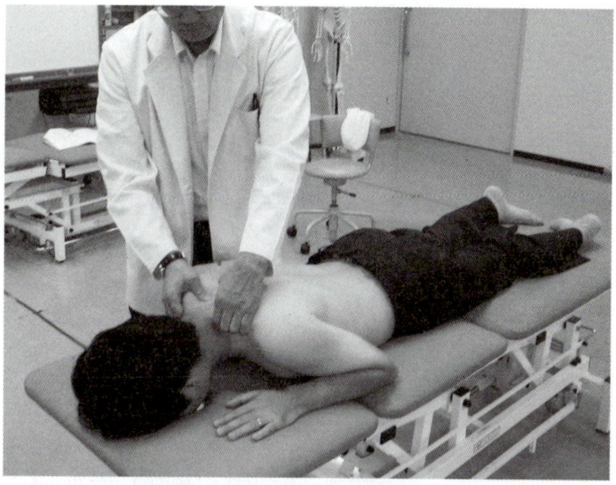

그림 44a 등세모근(승모근)의 압박에 의한 평가 전의 자세 (1)

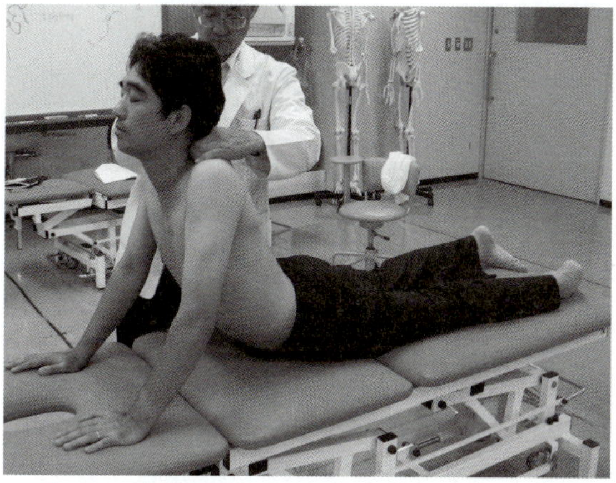

그림 44b 등세모근(승모근)의 압박에 의한 평가 전의 자세 (2)

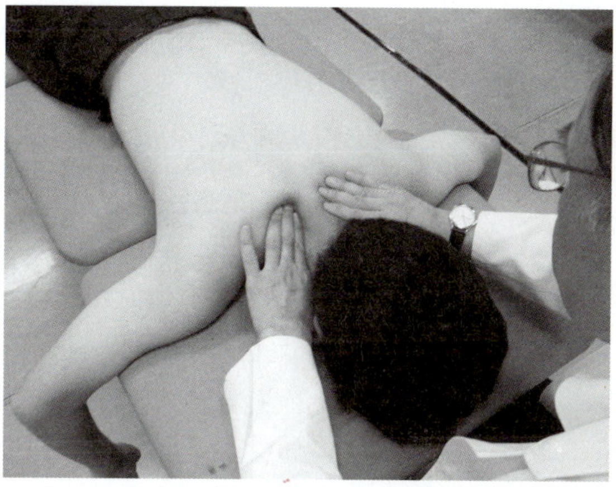

그림 45 등세모근(승모근)의 책임근육섬유의 기본 도수치료에 의한 치료

⑦의 평가와 치료부터 시행한다.

마지막으로 가정운동(home exercise)으로서 자가-신장을 지도한다. 치료의 시행순서는 시행시간 및 증상의 정도에 따라서도 변화한다. 다만 요통을 MT 접근으로 개선함과 동시에 약화되어 있는 근육의 근력강화훈련, 장구요법, 발바닥판요법 등 다른 치료도 필요하다.

2 뇌혈관장애 후유증에 의한 통증 · 마비 및 운동마비에 대한 MT 접근

통증 및 마비에 관해서는 다른 방법과 마찬가지이므로 생략하고, 이 책에서는 운동마비에 대한 평가방법 및 치료방법을 간단히 소개한다.

a. 평가

평가는 아래의 세 가지로 대별할 수 있다.

1) 근육 촉진에 의해서 통증 · 마비 및 위화감 등의 증상이 일어나고 그 증상을 기본 도수치료로 억제함으로써 목적으로 하는 움직임을 활성화할 수 있는 경우

이 경우는 우선 활성화시키고 싶은 근육을 촉진하고, 앞에서 기술한 증상이 일어나는 근육섬유를 찾는다. 다음으로 그 증상을 기본 도수치료로 억제하고, 동적 시행방법으로 목적으로 하는 움직임이 일어나는 부위를 찾는다. 기본 도수치료로 증상을 억제하여 움직임을 활성화할 수 있는 근육의 부위를 책임근육섬유로 한다.

2) 근육 촉진에 의해서 통증, 마비 및 위화감 등의 증상은 일어나지만, 그 증상을 기본 도수치료로 억제하여도 목적하는 움직임을 활성화할 수 없는 경우

이 경우는 수의운동을 활성화하고 싶은 근육을 손가락으로 뼈 표면에 대해서 직각으로 압박하고, 근육섬유를 진행방향에 대해서 직각으로 교차하도록 자극하면서 목적으로 하는 움직임이 활성화하는 부위를 찾는다. 목적으로 하는 움직임이 활성화한 경우에는 치료로 옮겨간다.

3) 지각이 둔마 또는 탈실하여 있기 때문에 앞에서 기술한 증상이 일어나지 않는 경우

이 경우는 근육 촉진을 시행하여도 증상이 나타나지 않기 때문에 책임근육섬유를 찾는 것이 곤란하다. 그래서 앞에서 기술한 2)와 마찬가지의 방법에 의해서 목적으로 하는 움직임이 활성화하는 부위를 찾는다. 목적으로 하는 움직임이 활성화한 경우에는 치료로 옮겨간다.

b. 치료

앞에서 기술한 1)의 평가에 대한 치료는 우선 평가에서 유발한 수의운동을 동적 시행방법으로 10회 정도 수축시킨다. 그리고 증상에 맞춰서 5~10세트 시행한다. 이 때 가능하다면, 길항근도 동시에 압박하면서 시행한다. 2)의 평가에서 수의운동이 유발된 경우의 치료는 평가와 마찬가지로 움직임을 10회 정도 시행시킨다. 이 때 근육섬유가 직접 신장(direct stretching)되는 것에 의해서 신장반사가 유발됨과 동시에 고유수용기의 자극에 의한 근육활동의 활성화를 도모하여 수의운동을 유발한다. 이러한 증상사례는 이완성마비가 대부분이고, 부전마비에서는 적다. 또한 처음에는 신장반사에 의한 불수의운동이 일어나고, 그 후 수의운동을 시행할 수 있게 되는 일이 많다. 이 때문에 움직임을 유발할 수 있을 때까지에 몇 분간의 자극을 몇 세트 필요로 하는 증상사례가 많은 것 같다. 또한 평가에서 유발한 움직임을 수의운동으로 변화시키기 위해 피드백 트레이닝을 시행하는 것이 중요하다. 3)의 평가에서 수의운동이 유발된 경우에는 2)와 마찬가지의 방법으로 수의운동을 유발하는 일이 많다. 이러한 증상사례는 이완성마비에 많이 인지된다. 1)~3)의 평가에 기초하는 치료에서 가장 중요한 점은 유발된 수의

운동의 감각을 시각과 지각(심부감각 · 위치각 · 운동각 등)에 의해서 뇌에 인식시키고, 그 감각을 기초로 목적으로 하는 움직임을 시행시키는 피드백 트레이닝을 시행하는 것이다. 수의운동을 충분히 유발한 후는 최대 수축위치에서의 등척성 수축 및 원심성 수축에 의해서 근육의 수축 및 신장능력을 향상시킨다. 어느 경우에도 시각이나 청각(말을 겂)에 의한 자극을 최대한으로 이용한다.

c. 구체적인 훈련방법

손목관절 손등굽힘의 움직임을 개선하고 싶은 경우는 긴 · 짧은노쪽손목폄근(장 · 단요측수근신근)을 이는곳(기시부)에서부터 닿는곳(정지부) 방향으로 촉진하여 가고, 통증 · 마비 및 위화감 등의 증상이 출현하는 근육섬유를 찾아(**그림** 46a, Click 4-29) 그 부위의 증상을 개선할 수 있는 억제부위를 사용해서 증상을 억제하면서 손목관절의 손등굽힘(배굴)을 시킨다. 이 때 손목관절 손등굽힘의 움직임을 향상시킬 수 있는 부위를 책임근육섬유로 한다. 치료에서는 책임근육섬유의 증상을 억제부위에서 개선하면서 동적 시행방법으로 10회 전후 손목관절 손등굽힘의 능동운동을 시행시킨다. 이 때 가능하다면, 길항근도 동시에 압박한다(**그림** 46b, Click 4-29). 앞에서 기술한 운동을 5~10세트 시행한다. 몇 분 휴식을 취한 후 손목관절을 최대한으로 손등굽힘을 시키고 등척성 수축 및 원심성 수축에 의한 저항운동을 몇 회 시행시킨다.

d. 실제의 환자에 대한 치료

1) 근육 촉진에 의해서 통증 등의 증상이 일어나는 부전마비의 증상사례에 대한 평가와 치료

발병〔오른쪽 내낭 뒷다리(후각)의 뇌경색〕부터 41일째에 시행한 부전마비의 환자에 대해서 발목관절(족관절) 발등굽힘(배굴)을 활성화시키는 치료를 시행한 결과를 소개한다. 우선 앞정강근(전경골근)의 책임근육섬유를 근육 촉진으로 확정하고(**그림** 47a, Click 4-30), 억제부위 및 길항근에 대해서 촉압각 자극을 가하면서 기본 도수치료의 동적 시행방법에 따라 수의운동을 활성화시켰다(**그림** 47b, Click 4-30). 그 결과 발목관절의 중간위치에서의 발등굽힘이 가능해졌다(**그림** 48, Click 4-30). 마지막으로 종아리근(비골근)군에 마찬가지의 평가를 시행하고, 기본 도수치료의 동적 시행방법에 의해서 수의운동을 활성화시켰다. 그 결과 발목관절의 바깥젖힘(외반) 발등굽힘이 가능해졌다(**그림** 49, Click 4-30). 몇 분 휴식한 후 발목관절을 최대한으로 바깥젖힘 발등굽힘을 시키고, 등척성 수축 및 원심성 수축에 의한 저항운동을 몇 회 시행시켰다. 치료 후의 끝에 걸터앉은 자세에서의 움직임을 **그림** 50(Click 4-30)에 나타냈다. 종아리근(비골근)의 수축을 확인할 수 있다. 이 증상사례에서 알 수 있는 것처럼 근육 촉진에 의해서 통증 등의 증상사례가 일어나는 부전마비의 증상사례에서는 MT 접근 시행(trial) 직전과 직후에 극적으로 수의운동이 변화하는 증상사례가 많다.

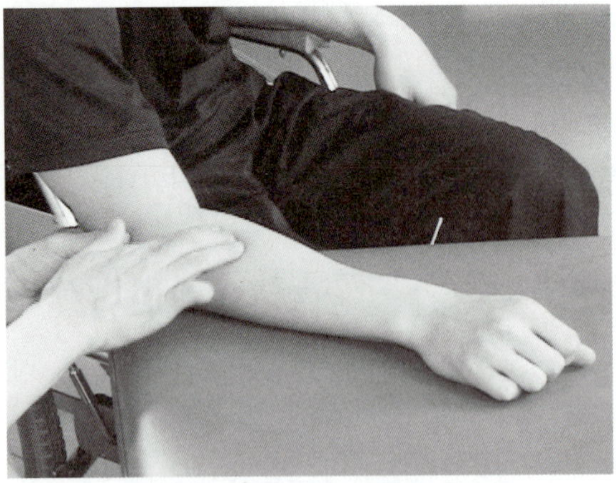

그림 46a 책임근육섬유를 찾는 평가 Click 4-29

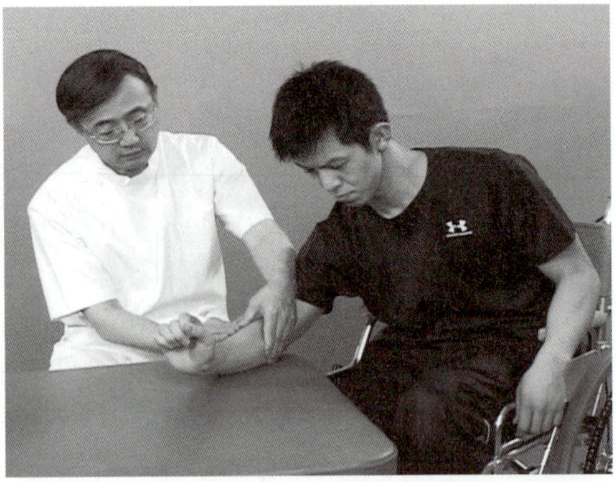

그림 46b 치료 : 증상을 개선하여 움직임을 유발한다. Click 4-29

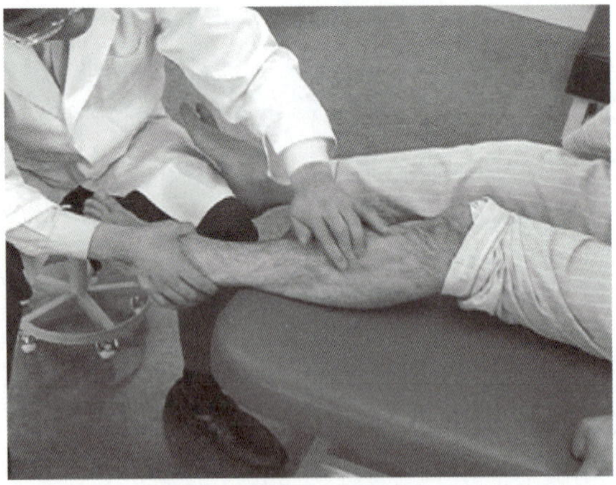

그림 47a 앞정강근(전경골근)의 평가 : 책임근육섬유를 찾는 평가 Click 4-30

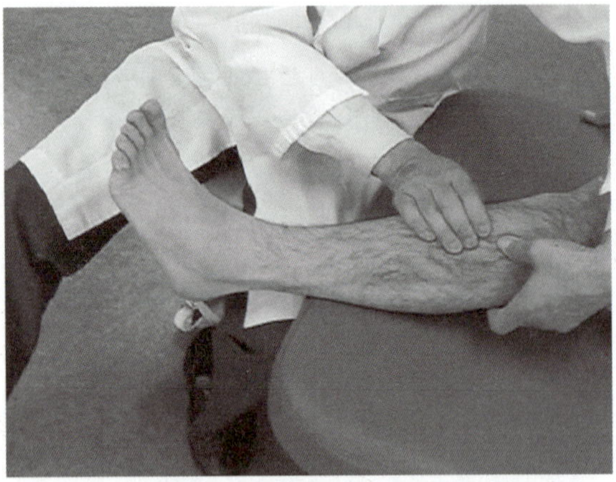

그림 47b 앞정강근(전경골근)의 치료 : 증상을 개선하여 움직임을 유발한다. Click 4-30

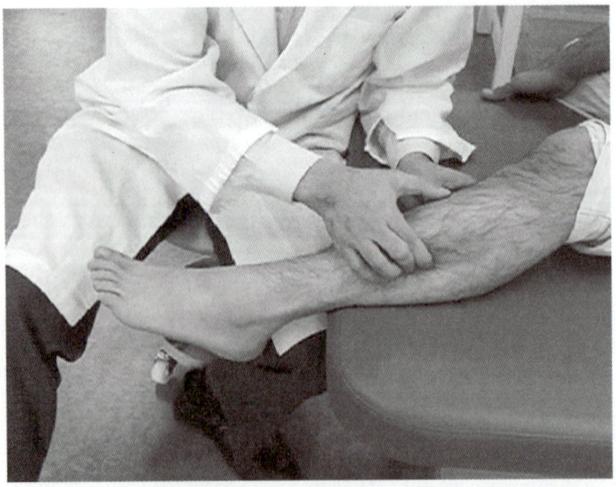

그림 48 긴발가락폄근(장지신근)의 평가 : 책임근육섬유를 찾는 평가 Click 4-30

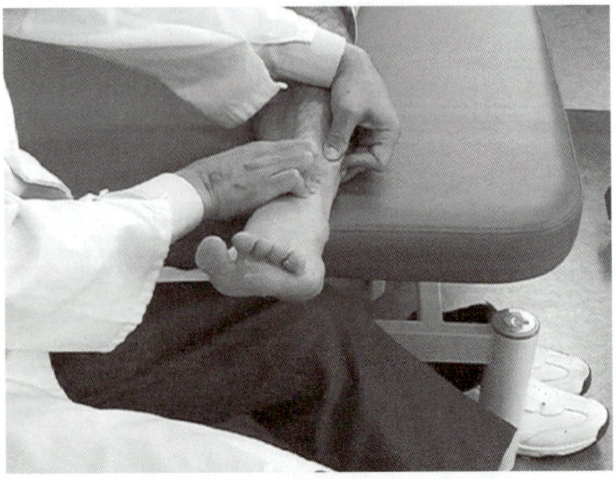

그림 49 종아리근(비골근)군의 치료 Click 4-30

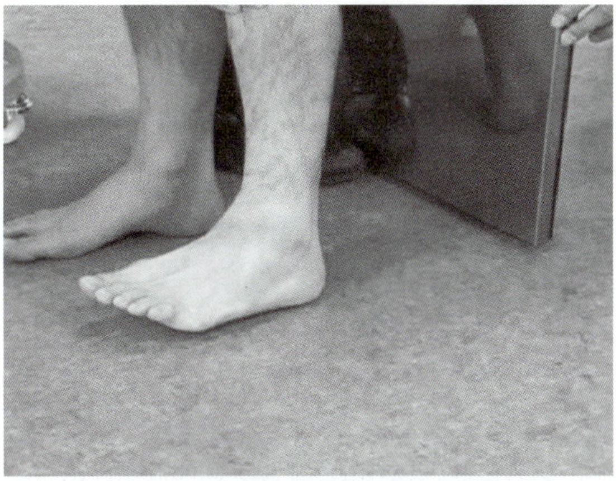

그림 50 치료 후의 발목관절(족관절) 발등굽힘의 수의운동 Click 4-30

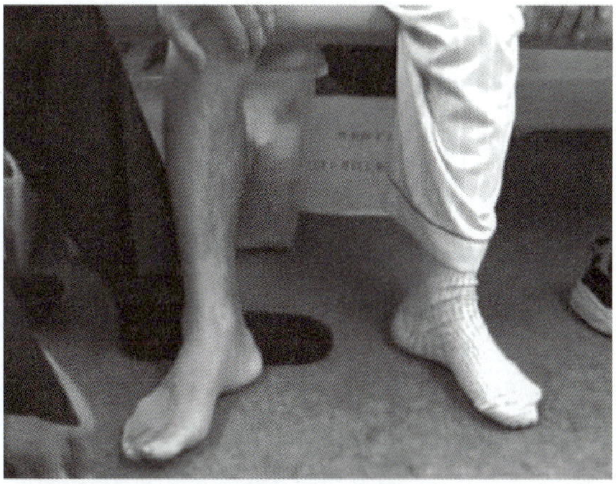

그림 51 치료 전의 상태 : 수의운동은 인지되지 않는다. Click 4-31

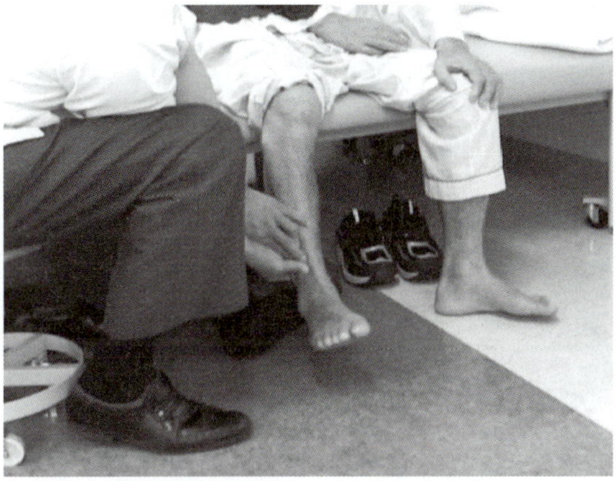

그림 52 앞정강근(전경골근) · 긴발가락폄근(장지신근)의 치료 Click 4-31

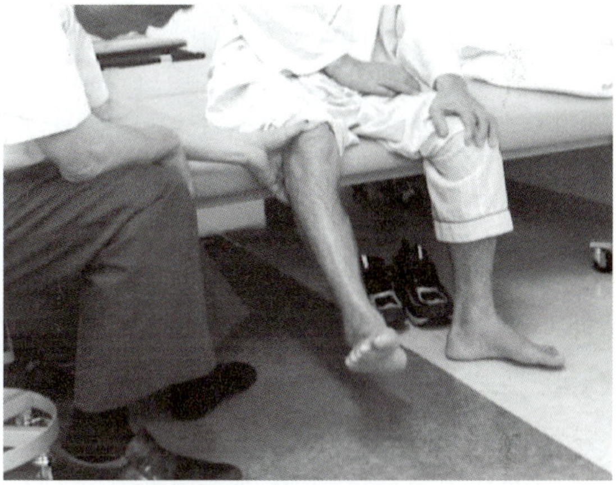

그림 53 발목관절(족관절) 발등굽힘의 능동운동 Click 4-31

2) 근육 촉진을 시행하여도 증상이 일어나지 않는 이완성마비의 증상사례에 대한 평가와 치료

이 증상사례는 발병에서부터 3개월 경과하였으나, 이 접근 시행(trial) 전은 표재지각이 탈실하여 있는 이완성마비이고, 근육 촉진에 의한 통증 · 마비 등의 증상은 인지되지 않았다(**그림 51**, Click 4-31). 치료에서는 우선 앞정강근, 긴발가락폄근(장지신근)의 닿는곳(정지부)을 뼈 표면에 직각으로 교차하도록 압박하고, 근육섬유를 직접적인 신장에 의해서 자극하면서 목적으로 하는 동작을 시행하도록 노력시켰다. 그 후 이는곳(기시부)의 방향으로 몇 cm씩 이동시키면서 목적으로 하는 동작을 시행하도록 노력시켰다. 그 결과 3분 후에 발목관절의 발등굽힘이 약간 출현하고, 약 5분 후에는 수의운동을 충분히 유발할 수 있게 되었다. 4일 후(4회째)의 시행에서는 앞정강근, 긴발가락폄근의 움직임이 크게 개선되고(**그림 52**, Click 4-31), 직접적인 신장을 시행하지 않는 상태에서도 수의운동을 시행할 수 있게 되었다(**그림 53**, Click 4-31).

근육 촉진을 시행하여도 앞에서 기술한 증상이 일어나지 않는 이완성마비의 많은 증상사례에서는 우선 직접적인 신장에 의해서 신장반사에 의한 불수의운동이 유발되어 수의운동으로 변화하는 일이 많다. 아무튼 목적으로 하는 움직임을 유발하기까지에 몇 분이 필요하며 목적으로 하는 근육섬유에 대해서 직접적인 신장을 반복하여 가할 필요가 있다. 또한 증상사례에 따라서는 시행 2~3회째에서 수의운동을 유발할 수 있게 되는 경우도 있다.

이번에 소개한 방법은 뇌혈관장애 후유증에 의한 운동마비에 대한 MT 접근의 기본적인 방법이다. 경축근육의 긴장이 강한 경우는 그 근육을 MT 접근으로 활성화시켜 근육긴장을 저하시킴과 동시에 길항근의 수의운동을 충분히 유발하는 것에 의해서 치료효과를 높이는 것이 가능하다. 예컨대, 엉덩허리근(장요근)에 경축이 있으면, 엉덩허리근에 MT 접근을 시행함과 동시에 큰볼기근(대둔근)·궁둥구멍근(이상근)에도 시행한다.

실제의 치료에서는 경축의 항진에 충분히 주의하며 분리·정교성 운동의 획득, 기본동작 연습, ADL 지도 등에도 MT 접근을 이용하여 치료효과를 높이고 있다. 또한 MT 접근은 단독으로 시행하기보다 다른 도수치료와 조합하여 치료함으로써 보다 효과를 높이는 것이 중요하다.

문 헌

1) 高田治実：マイオチューニングアプローチ．専門リハビリテーション 4：2-13，2005
2) 高田治実，坂本 雄，奥 壽郎ほか：疼痛筋に対するストレッチングの効果．理学療法 12：1456-1467，2004
3) 横田敏勝：臨床医のための痛みのメカニズム，第２版，p24，南江堂，東京，1997
4) 横田敏勝：臨床医のための痛みのメカニズム，第２版，p101，南江堂，東京，1997
5) Melzack R，Wall PD：Pain mechanisms：A new theory．Science 150：971-979，1965
6) Le Bars D，Dickenson AH，Besson JM：Diffuse noxious inhibitory controls（DNIC）．I．Effects on dorsal horn convergent neurons in the rat．Pain 6：283-304，1979
7) 川喜田健司：TENS，DNICと鍼鎮痛．鍼灸臨床の科学，西條一止，熊澤孝朗（監），p469-481，医歯薬出版，東京，2000
8) 標準理学療法学 専門分野，物理療法学，第２版，奈良 勲（監），網本 和（編），医学書院，東京，p151-159，2002
9) 佐藤昭夫：広範囲侵害抑制性調整（DNIC）．Clin Neurosci 6：571，1988
10) 骨格筋の形と触察法，河上敬介，小林邦彦（編），p479，大峰閣，熊本，2004
11) Frost R：アプライド・キネシオロジー入門，栗原 修（監訳），医道の日本社，神奈川，2004

5 촉압각 자극법

A. 개념 · 치료원리

1 촉압각 자극법의 개념

관절가동범위 치료의 목적은 관절의 가동성을 획득함과 동시에 주위근육군의 근육경련(spasm)의 개선을 도모하고, 동시에 관절주위조직의 방어반응과 염증증상에 대한 억제적 영향을 주는 것이다. 촉압각 자극법의 도수조작(자극부위와 자극 도입을 위한 관절조작)에 의해서 근육경련의 감소가 일어난다.[1] 통증성 운동억제 시스템은 해제되고, 목적으로 하는 운동을 완수할 수 있었다는 데이터가 입력되는 것에 의해서 과거에 학습된 정상운동상과의 대조가 이루어져 과거에 학습한 근력과 관절운동을 사용하는 기회를 다시 얻게 된다. 원활하게 된 대조(matching)에 의해서 가동범위 제한에 영향을 받은 팔다리(사지)나 몸통의 동작에 따라서 개방계제계(open loop system)의 운동촉진이나 폐쇄계체계(closed loop system)의 운동학습의 효과가 높아진다. 걸림이나 당김(근육의 경직), 또는 통증의 감소에 의해서 관절운동의 정상적인 운동궤적을 얻게 되고 운동의 준비가 갖춰지는 것이다. 이 방법과 마찬가지로 바깥수용기로 분류되는 피부감각에 적당한 자극을 가하여 치료에 결부시키는 방법에는 Rood법[2]이나 PNF법[3] 등으로 대표되는 도수치료의 프로그램 중에 일부 보고가 있으며 널리 사용되고 있다. 최근의 보고 중에서 특히 피부자극에 의해서 관절운동에 직접 변화를 미치는 방법으로서 다나카 등의 spiral taping[4]이나 Cummings의 pseudo-myostatic contracture의 치료[5]가 소개되어 있다.

치료를 목적으로 한 피부의 적당한 자극의 개념은 "보다 안정된 관절의 위치정보를 피부에 대한 적당한 자극으로서 입력하는 촉압각 자극"이라 상정하였다. 이 피부자극은 입력하는 손가락의 감각으로서는 '피부에 촉압을 가하면 피부의 탄성, 지압을 되미는 것 같은 힘을 느끼고, 몇 초 지나면 피부의 긴장하고 있는 부분이 천천히 녹아드는 것 같은 가라앉는 감각을 손가락 끝에 얻는 것 같은 자극"으로서 입력된다고 생각하였다. 치료에는 Margot와 Shirley[6]의 부교감신경을 우위로 하게 하는 트로포트로픽(trophotropic)계의 식별적인 촉압각을 사용한다.

2 촉압각 자극법의 2개의 수용기의 종류와 기능에 관한 특징

피부의 지각신경 종말은 특이적인 감각수용세포에 접착하거나 복잡한 구조의 감각수용기의 일부가 되거나 하는 일이 많다. 피부수용기의 상세한 수용기의 해설은 다른 책에 미루지만, 촉압각 자극은 주된 2개의 수용기를 관찰하여 그 특성을 따라가는 자극방법을 사용한다.

하나는 근육경련(spasm)에 의한 관절의 가동성 저하가 있다. Oscarson에 의해서 굽힘반사 구심섬유(flexor reflex afferents)라 불리는 것 중의 문턱값(역치)이 낮은 피부신경이나 관절(low threshold cutaneous and joint)수용기의 섬유에 대한 자극이 운동신경을 억제하고 운동신경을 촉진하다는 보고가 있으며 피부 구심계 자극 하위운동중추를 통해서 위로 올라가서(상행) 아래올리브핵(하올리브핵) 또는 소뇌 가쪽핵(외측핵)인 치아핵(치상핵)을 거쳐 뇌줄기그물체(뇌간만상체)를 통해서 적색핵그물체척수로(적핵망상체척수로)를 아래로 내려가(하행) 운동신경원을 억제하는 구조(**그림** 1)로서 도입된 촉각세포(메르켈세포)(**그림** 2)가 있다. 메르켈세포는 진피-표피 사이에 있는 표피 기저층에 위치하고, 이 부분의 모낭상피의 기저층에 다수 분포한다. 유두하신경층으로부터는 말이집신경섬유(유수섬유)(그룹 A)가 특정의 감각신경 종말기관을 지배하기 위해 뻗어 나온다. 진피를 위로 올라온(상행한) 신경섬유는 표피돌기 지각에서 여러 개의 본으로 가지가 갈리고, 표피 기저에 평행하면서 촉각세포(메르켈세포)에 부착한다. 촉각세포에 부착하는 말단에서는 축삭으로부터 부풀러 결절모양을 나타내고 있다.[7,8] 이 세포의 기능에 관해서는 전기생리학적 실험으로부터 물리적 자극에 대한 감각수용세포이고 촉각을 감지하는 기계적 수용기(mechanoreceptor)(**표** 1)라 생각되고 있다. 실험결과[1]로부터 촉압각 자극법의 수용기는 피부 접촉시간이 1분 정도 필요하고, 지름 20 mm의 스트레인 게이지를 통한 압력은 엉덩관절 가쪽 뒷면에서 500 g 전후이기(지방조직이 적고 피부 바로 아래가 뼈의 부분에서는 90 g이다) 때문에 정적 촉각정보를 감지하는 기능을 가진 지순응성의 수용기인 촉각원반(메르켈촉반)에 의한 것이라 추찰할 수 있다.

둘째는 림프부종에 의한 세포내압이 항진할 때에 관절가동성을 상실한다. 얕은 층(천층) 림프관의 수축[7~9]에 영향을 주는 피부 표층면에 선상자극을 반복하는 동적 촉각(moving touch)정보를 감지하는 기능을 가진 속순응성(rapidly adapting: RA)의 마이스너소체(**그림** 3)에 의한 것이라 관찰된다.[10,11] 마이스너소체의 신경종말의 말단은 소체 안에서 여러 개의 가느다란 섬유가 모여 부풀어서 구형 · 고리모양 또는 섬세한 그물코모양을 만들고 있다. 마이스너소체는 파치니소체나 촉각원반(메르켈촉반)과 달리 개개의 섬유의 말초수용영역을 중복하여 다중 신경 지배를 하고 있다.

마이스너소체에 대한 적성자극은 손가락 끝마디 안쪽으로 쓰다듬는 촉지각과 날개치기 진동(30 cps의 음차에 잘 반응)이다. 또한 동적 촉인지(동적 2점식별)에 반응한다. 신경섬유의 특성으로서 속순응성이다. 피부의 기계적 자극에 의해서 모세혈관이나

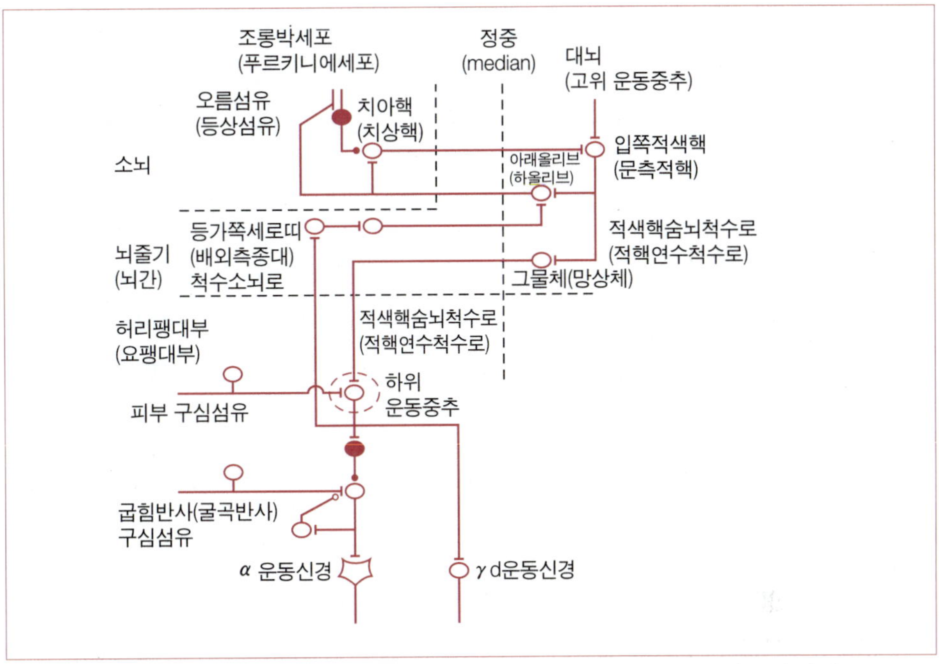

그림 1 **소뇌피질 세로띠(종대)와 오름섬유(상행성섬유), 하위운동중추의 기능적 관계**

흥분성 및 억제성 자극을 가진 신경군을 각각 백색 동그라미와 적색 동그라미로 나타냈다.

(Oscarsson, 1980)

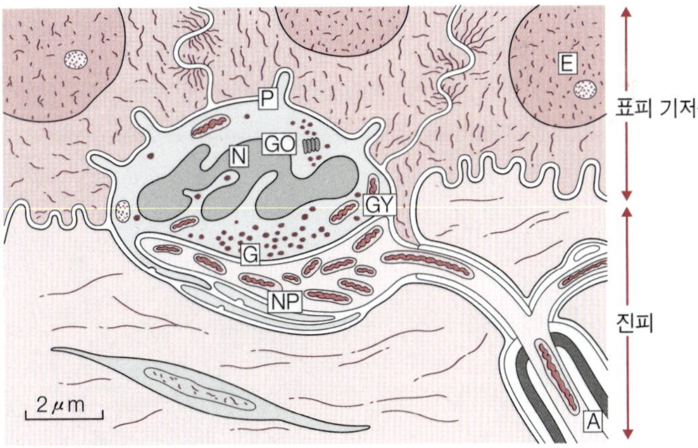

그림 2 **촉각세포(메르켈세포)의 구조**

신경축삭의 말이집신경섬유(유수섬유) (A), 신경의 종말(NP)은 원반모양이 되고, 촉각세포(메르켈세포)에 접하여 있다. 촉각세포는 핵(N), 과립포(G), 글리코겐(GY), 골지장치(GO) 등을 포함한다. 세포의 돌기(P)가 표피 기저층에 돌입하여 있다.

(Iggo & Muir, 1969)

표 1 속순응성섬유/수용기 기전 및 지순응성섬유/수용기 기전과 임상과의 관계

	파치니소체	마이스너소체	촉각원반(메르켈촉반)
속순응성섬유/수용기 기전	■	■	
지순응성섬유/수용기 기전			■
정적 촉각			■
동적 촉각	■	■	■
촉각인지	■	■	
날개치기 진동(flutter)		■	
진동	■		
손가락에 의한 압력			■
폰 · 프레이의 촉모			■
2PD			■
M2PD	■	■	
30CPS		■	
256CPS	■		

■ 는 각 수용기의 특성을 나타낸다.

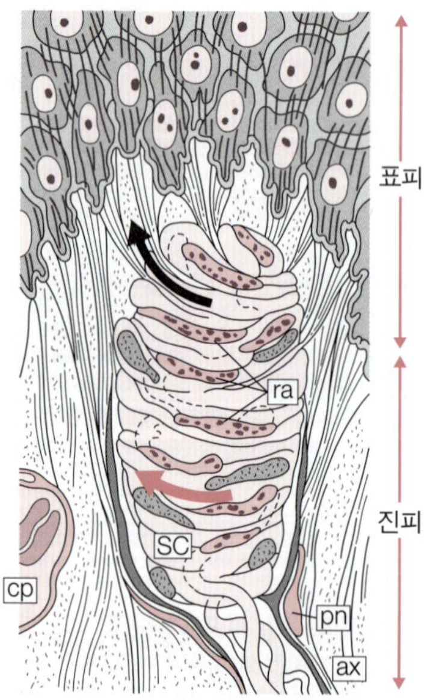

그림 3 마이스너소체의 구조

흑색 화살표 : 밀라겐섬유에 의해서 신경축삭이 표피와 결합하는 방향을 나타낸다.

적색 화살표 : 소체의 아래 절반의 움직임을 나타낸다.

ax : 축삭(유수), ra : 수용기 안 축삭, SC : 쉬반세포, pn : 신경주위세포, cp : 모세혈관

(Andres & During, 1973)

모세림프관의 피부신경에 전달되어 수축확장이 일어난다. 마이스너소체는 얕은 층 림프관의 순환에 중요한 역할을 갖는다(이하 림프순환에 대해서는 다른 서적에 미룬다). 동측성 폄반사(신전반사)를 응용한 탄성섬유의 운동촉진이론으로서 굽힘근(굴근)은 팔다리(사지)의 어디를 자극해도 수축하지만, 길항근의 표면의 피부를 자극한 경우는 오히려 억제된다. 이에 반해서 폄근(신근)은 팔다리(사지)의 어디를 자극해도 억제되지만, 그 근육의 표면을 자극한 경우는 흥분한다는 원리가 있다.[17)]

B. 적응과 금기[15)]

1 적응

① 팔다리(사지)관절의 골절에 대한 고정 후의 관절가동범위 제한
② 인공뼈머리 치환술이나 인공관절 또는 인공인대의 수술 후 조기의 근육경련에 의한 가동범위 제한
③ 급성 · 만성요통
④ 어깨관절주위염
⑤ 관절류마티스
⑥ 구속성폐질환
⑦ 뇌혈관장애의 지각장애가 비교적 경증의 부전편마비
⑧ 용수철손가락
⑨ 척수손상의 장애 경계부위의 포착감이나 근육경련(spasm) 등

메모 : 경축(구축, contracture)의 감별진단

무심코 하는 동작 때에 신체의 경직이나 걸림(impingement) 또는 가벼운 통증이나 부분적인 열감 등에 의해서 운동제한을 느끼는 것을 자주 경험한다. 관절가동범위 장애의 원인이 근육의 경축에 의한 경우가 많고, 관절치료에서 근육의 비정상 긴장의 감별이 중요하다.

2 금기

① 급성기의 외상이 있는 피부나 화상을 입은 피부의 부분은 근육경련을 조장한다.
② 뇌혈관장애에 의해서 고도의 지각장애를 수반하는 반마비(편마비)
③ 척수손상의 완전하반신마비(대마비)나 사지마비
④ 지각의 인지가 형성되어 있지 않는 중증 뇌성마비
⑤ 만성기의 외상에 의한 지각 탈출부분이나 화상 후의 흉터성 피부나 피부이식부분 등

메모 : 촉압각 자극법을 시행할 때의 주의사항

근육경련이 적은 부분이나 증상이 없는 관절에 대한 촉압각 자극법을 가하고, 다시 수동 스트레칭을 시행하면 정상범위 밖의 과도한 가동범위가 발생한다. 이 때 관절이나 각 근육의 손상을 일으키는 일이 있으므로 주의해야 한다.

C. 평가와 치료 프로그램의 입안

1 평가

a. 조작부위의 평가

조작부위의 평가는 ① 관절가동범위의 제한, ② 조작관절의 피부의 관찰, ③ 수동운동통증의 유무와 통증 출현의 위치, ④ 능동운동통증의 유무와 통증 출현의 위치, ⑤ 근육에 대한 촉진(palpation)에 의한 긴장근육 또는 단축근육의 특정, ⑥ ①~⑤의 정보에 기초하여 평가한 근육연결에 의한 장애의 유무, ⑦ ⑥의 정보에 의한 연동관절의 운동이상의 유무 등의 순서에 따라서 시행한다(표 2).

b. 자극부위의 피부상태 관찰

① 종창(swelling)의 유무, ② 부종의 유무, ③ 외상의 유무, ④ 피부에 대한 촉진(palpation)에 의한 발한(perspiration)의 유무(습성 · 정상 · 건성), ⑤ 피부에 대한 촉진에 의한 긴장(경화 · 탄성 · 이완) 또는 두께(두껍다 · 정상 · 얇다) 또는 탄력성, ⑥ 피부에 대한 촉진에 의한 국소 열감부위의 유무, ⑦ 촉압각 자극에 의한 감각이상의 유무(둔마 · 정상 · 과민)(표 3).

표 2 조작부위의 평가순서

1. 관절가동범위의 제한(제한방향의 특정 · 클릭의 유무)
2. 조작관절의 피부의 관찰 ① 관절주머니의 딱딱한 정도(예 : 전벽장애 · 후벽장애 등) ② 관절의 동요성의 유무(인대손상의 유무) ③ 피부긴장(경화 · 탄성 · 이완)
3. 수동운동통증의 유무와 통증 출현의 위치
4. 능동운동통증의 유무와 통증 출현의 위치
5. 근육에 대한 촉진(palpation)에 의한 긴장근육 또는 단축근육의 특정
6. 상기 1.~5.의 정보에 의한 근육연결에 의한 장애의 유무
7. 상기 6.의 정보에 의한 연동관절의 운동이상의 유무

표 3 자극입력부위의 평가순서

1. 구심성신경의 장애부위의 특정(수용기, 제1차, 제2차, 제3차성 신경)
2. 자극부위의 피부상태 관찰 ① 종창의 유무 ② 부종의 유무 ③ 외상의 유무 ④ 피부에 대한 촉진에 의한 발한의 유무(습성 · 정상 · 건성) ⑤ 피부에 대한 촉진에 의한 긴장(경화 · 탄성 · 이완) 또는 두께(두껍다 · 정상 · 얇다) 또는 탄력성 ⑥ 피부에 대한 촉진에 의한 국소 열감부위의 유무 ⑦ 촉압각 자극에 의한 감각이상의 유무(둔마 · 정상 · 과민)

2 자극형태와 관절의 조작방법

a. 촉압각의 접촉방법

피부에 대한 자극은 치료사의 손가락으로 시행한다. 손가락 끝 · 손가락 끝마디 안쪽 · 손가락 띠 모양의 세 가지 방법[16](**그림 4**)으로 촉압 자극을 시행한다(**그림 5**, Click 5-1), 촉압점은 털(모)(**그림 6a**), 표피(**그림 6b**), 진피 · 피하조직(**그림 6c**), 근막 · 근육층(**그림 6d**)으로 차례로 표층에서부터 심부까지 어디를 촉진하여 가는지를 손가락 끝이나 손바닥에 의해서 (감별) 평가한다.

접촉법(touching)은 표층에서부터 표피에 직접 접촉함이 없이 표피에 부속되는 털에 접촉한다. 피부의 표면에 접하는 것처럼 접촉하면 표피에 접촉하게 된다. 표피는 표면이 약간 찌그러지는 것처럼 누르면 진피의 탄력성을 느낄 수 있다. 이 시점이 촉압각 자극법의 촉압각점이다(**그림 6b 참조**). 다시 계속 강하게 누르면, 딱딱한 근막 표면에 도달한다. 이 구간에는 지방층이 있으며, 인체의 부분에 따라서 피하조직으로서 두꺼운 부분과 얇은 부분이 있어 차이를 느낀다. 다시 근막을 꿰뚫는 것처럼 누르면, 근육

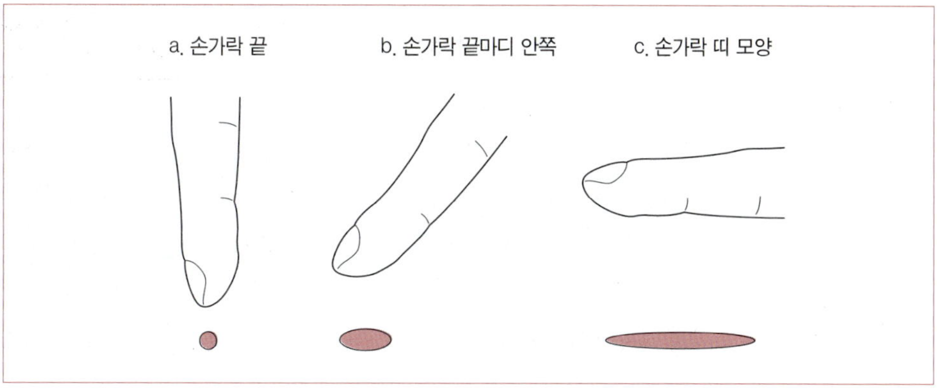

그림 4 자극 형태

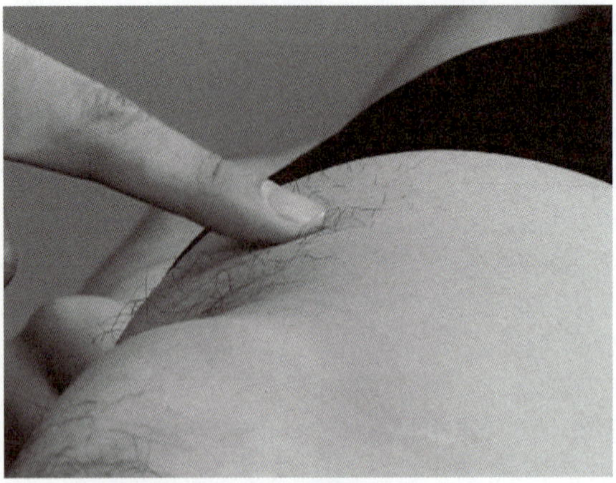

그림 5 촉압자극 입력을 위한 접촉(touching)

Click 5-1

또는 뼈에 도달하는 것 같은 느낌을 얻는다. 촉진(palpation)을 하면 이해할 수 있으며 부드러운 지방조직이 풍부한 부위나 피부 바로아래에서 즉각 뼈를 촉진할 수 있는 부위 등이 있다. 또한 흉터성의 조직을 감지하거나 피부조직이 얇아져 있는 것 같은 촉감

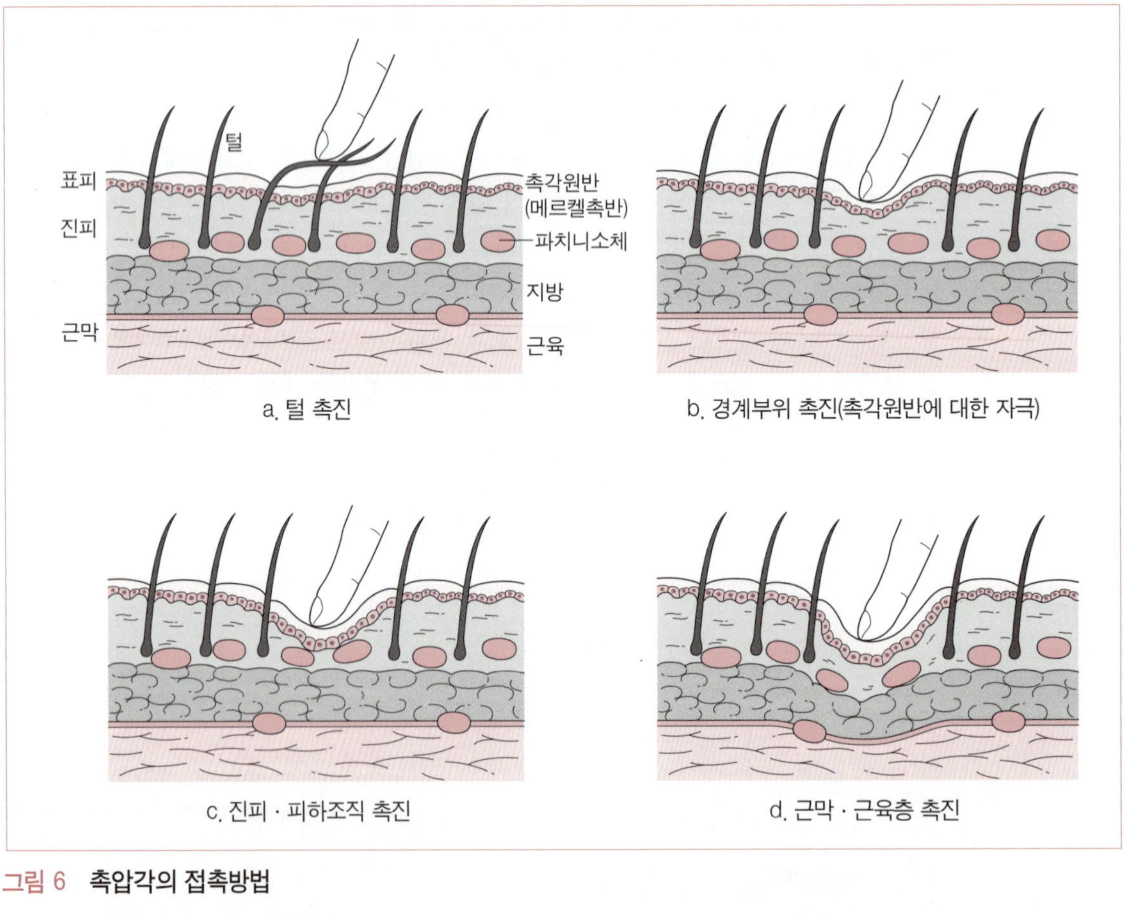

그림 6 촉압각의 접촉방법

을 느끼는 일도 있다. 촉진의 경험을 쌓으면, 피부의 발한의 사태나 국소 열감 등 자율신경반응상태를 평가하는 것도 가능해진다. 피부상황을 신속하게 살펴서 알고 숙련함으로써 필요로 하는 수용기에의 적합자극 즉, 질과 양을 한정해서 입력하는 것이 가능해진다. 또한 운동감각입력은 능동 · 수동운동에서 Maitland의 수동운동 단계에서의 I의 범위(**그림 7**)[17]이다.

b. 관절 조작방법의 원칙

관절조작을 사용해서 촉압각 자극을 입력하는 경우는 팔다리(사지)관절은 그 관절의 자유도에 따라서 조작한다. 입력할 때의 관절운동은 자연자세에서부터 필요한 가동범위를 구하는 방향으로 중간위치까지로 한다. 또는 Maitland의 수동운동 단계에서의 Ⅰ 또는 Ⅱ의 단계를 주로 사용한다(**그림 7 참조**).[17,18] 척추사이관절(추간관절)은 등쪽(배측)에서 2개의 자극점을 사용한다. 배쪽(복측)의 촉압각 자극점도 등쪽과 마찬가지이다. 굽힘(굴곡) · 옆굽힘(측굴) · 회전으로 3방향을 사용한다. 입력할 때의 관절운동은 손바닥 근위부위 또는 아래팔(전완) 안쪽 근위부위를 사용한다. 예컨대, 아래허리뼈(하부요추)는 굽힘을 중심으로 약간 회전운동을 사용한다. 등뼈/허리뼈의 이행부분(transition zone)은 굽힘운동과 회전운동을 같은 정도로 사용하고, 근육경련이 뻗어가는 것에 따른 방향으로 대응시킨다. 위 가슴부위는 굽힘운동은 약간이며 회전운동을 중심으로 조작을 시행한다. 틀려서는 안되는 것은 자극을 입력할 때의 관절조작은 관절가동범위 개선을 위해 근육신장을 하는 것이 아니라, 어디까지나 관절주위의 피부의 변화를 일으키는 것을 목적으로 하여 조작하는 것이다.

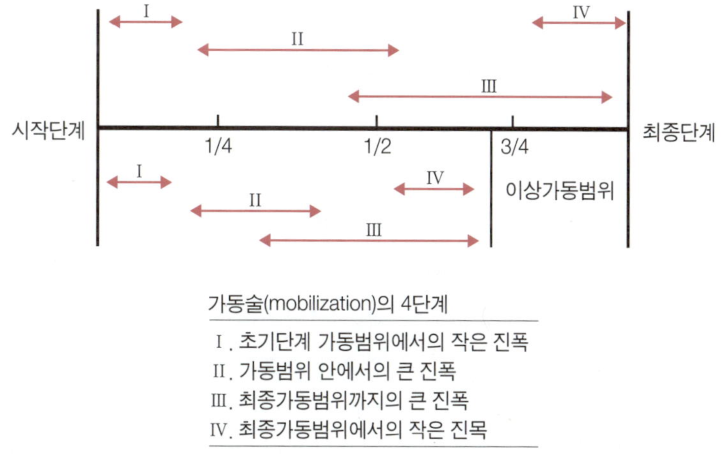

그림 7 Maitland의 수동운동단계

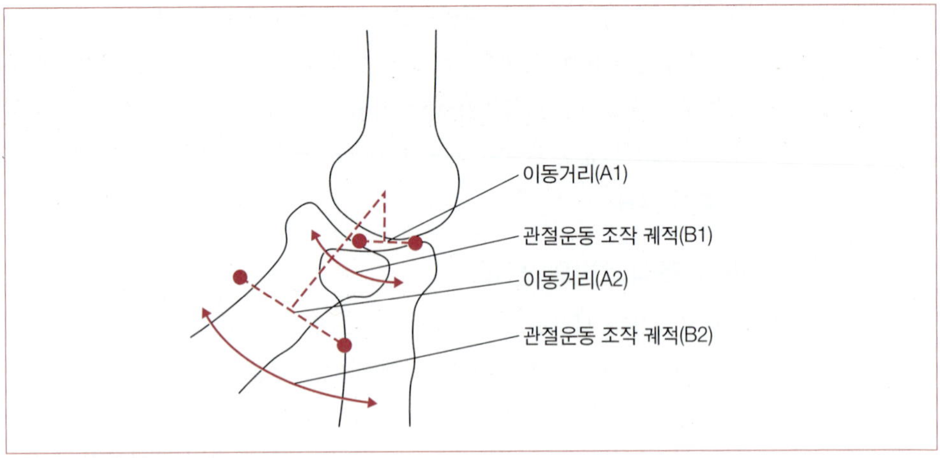

그림 8 관절운동 조작 궤적(trace)

c. 관절운동의 원칙

1) 조작 시의 운동궤적

치료사는 촉압각 자극 시에 관절운동을 시행하지만, 통증을 수반하면 효과가 없어진다. 운동학이나 관절운동학적 접근(arthrokinematic approach) 등에서 언급되어 있는 것처럼 관절운동은 구르기 운동과 미끄럼운동을 고려하는 것이 중요하다.[19] 또한 구르기 운동 때에 축이 이동하는 관절이 있다는 것도 잊어서는 안된다. 이 이론을 실천할 때 관절에 가까운 위치에서 힘점(역점)을 얻으면서 구르기 운동과 미끄럼운동으로 나눠서 조작하게 된다(자주 축회전운동을 가하는 일이 있다). 그러나 자연의 관절운동은 이 2개 또는 3개의 운동요소를 하나하나로 나눠서 시행하고 있는 것은 아니다. 관절운동은 여러 개의 운동요소(구르기 운동과 미끄럼운동)를 조합하면서 그 요소를 동시에 시행하는 접촉이동궤적의 능동 · 수동운동을 시킨다는 의미이다. 촉압각 자극법의 도수조작의 실제에서는 관절축 (지지)점에서부터 힘점(역점)까지의 거리를 가미하는 것이 필요하다. 이론상의 관절면의 이동거리와 운동방향으로 조작하고 있어도 착각하여 이론상의 힘점보다도 관절면에 가까워져버려 자칫하면, 조작운동이 작아져 상정한 관절운동은 얻을 수 없는 경우가 있다. 관절면에서부터 거리가 일정한 거리를 가지는 힘점(조작부위)은 상정한 크게 호를 그리는 것 같은 운동궤적을 조작함으로써 적합한 관절운동이 얻어지는 것이다(**그림 8**).

2) 정상적인 근육긴장

관절운동의 제한에는 뼈나 관절주머니 등의 관절유래의 문제와 피부 · 근육 · 힘줄 · 인대의 문제가 있다. 그 중에서 근육경련(spasm)이 큰 관절운동의 저해인자가 되는 일이 있다(근방호의 기전 안에서). 근육경련은 관절에 특정의 장애가 발생하였을 때에 그 문제의 방어기전반응의 하나로서 발생하고 있다고 생각된다. 이 근육경련에 의해서 예컨대, 구르기 운동과 미끄럼운동의 리듬이 파괴되어 운동제한을 받은 어떤 점에서 미끄럼운동이 곤란해지고, 1점을 축으로 한 구르기 운동을 일으킨다. 이것은 받침점(지지점)이나 힘점(역점)의 비정상적인 위치관계에 의해서 관절면에 대한 강한 힘을 가하는 "후비는" 것같은 조작을 하고 있는 것과 같은 운동이다. 이러한 상태 또는 impingement 상태를 무시하고 근육경련을 개선함이 없이 관절운동을 계속하는 것은 관절을 파괴하는 것과 마찬가지의 행위이다. 따라서 정상적인 근육긴장으로 가다듬은 다음에 관절을 조작해야 한다. 또한 어깨의 경우는 앞벽(전벽)의 이완이 얻어져 뼈머리가 등쪽으로 가라앉는 감각이 얻어진다. 이른바 정상적 관절의 이완이 획득되어 자극 후 근육긴장의 정상화가 도모되는 것이다.

D. 기본 도수치료

1 치료 때의 준비

a. 침대

승강식 침대는 치료사 자신의 키에 상응하는 조작이나 머리목부위법(두경부법) 또는 몸통법(체간법)에 의한 조작이 용이해지도록 높이의 조절을 하기 쉽도록 한다. 머리목부위법이나 몸통법을 시행할 때에 머리의 위치를 바꾸기 때문에 머리의 높이를 조절할 수 있는 침대가 보다 사용하기 쉽다.

b. 좁고 긴 베개

다리(하지)나 팔(상지)의 체위잡기(positioning)에 사용한다.

2 촉압각 자극법의 기본 도수치료

촉압각 자극법을 ① 팔다리(사지)관절법, ② 손목관절 · 손가락관절법, ③ 몸통법(체간법), ④ 머리목부위법(두경부법)의 네 가지로 나누고, 치료사의 자세나 환자의 자세 등 순서에 따라서 해설한다.

a. 팔다리(사지)관절법

환자의 자세는 설명을 위해 원칙적으로 반듯이 누운 자세(배와위)로 한다. 실제의 결과에 관해서는 자세에 의한 영향은 적다.

1) 어깨관절 굽힘(그림 9, Click 5-2)

접촉부위[90° 이상 굽히면 겨드랑부위에서 위팔뼈 뼈머리(상완골 골두)가 앞쪽방향으로 밀어 올려지는 점의 중앙부분보다 1~2 손가락 폭 근위부분]는 손가락 끝마디 안쪽에 의해서 앞쪽방향에서부터 들어간다. 다만 위팔뼈가 이동하는 방향이 접촉점으로부터 보아 가쪽으로 이동하면 자극점을 몸통쪽으로 이동한다. 모음(내전)방향으로 이동하면 자극점을 가쪽으로 이동한다. 운동을 할 때의 뼈머리가 밀어 올려지는 것에 의해서 접촉면의 압력을 조정할 필요가 있다. 자극 2초 후에 운동을 시작한다. 운동에 뒤따라서 자극을 계속하면 효과적이다.

2) 어깨 벌림 (외전) (그림 10, Click 5-3)

접촉부위(90° 이상 벌리면(외전) 겨드랑부위에서 위팔뼈 뼈머리가 가쪽으로 밀려나오는 점의 중앙부분보다 1~2 손가락 폭 근위부분)는 손가락 끝마디 안쪽에 의해서 옆쪽방향(측방)으로부터 들어간다. 운동을 할 때의 뼈머리가 밀려나오는 것에 의해서 접촉면의 압력을 조정할 필요가 있다. 자극 2초 후에 운동을 시작한다. 운동에 뒤따라서 자극을 계속하면 효과적이다.

3) 어깨 폄 (신전)(그림 11, Click 5-4)

자극부위는 어깨세모근(삼각근) 후부섬유의 뒤쪽 근육 이행부분(transition zone)과

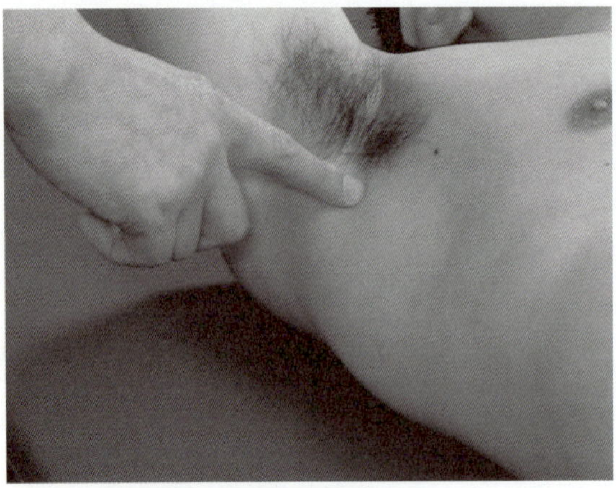
그림 9 어깨관절 굽힘 Click 5-2

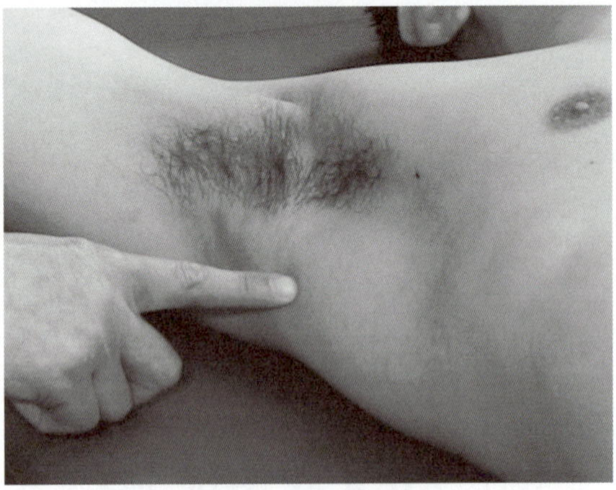
그림 10 어깨 벌림(외전) Click 5-3

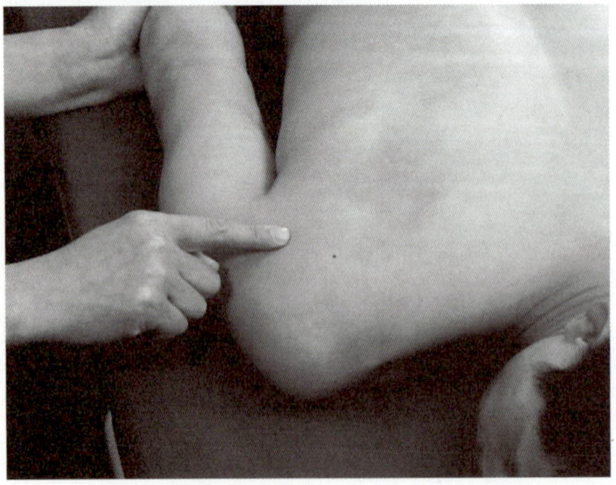
그림 11 어깨 폄 Click 5-4

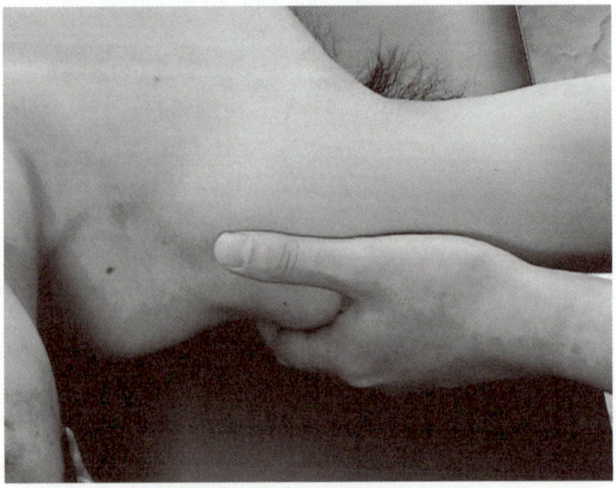
그림 12 어깨 외측회전 Click 5-5

넓은등근(광배근)과 어깨뼈(견갑골) 가쪽모서리 윗부분에 에워싸인 점이다. 손가락 끝마디 안쪽에 의해서 접하지만, 운동을 할 때에 위팔뼈 뼈줄기(골간부)의 자극점이 상승하기 때문에 뒤따라서 손가락을 들어올려 자극압력을 일정하게 한다. 자극 2초 후에 운동을 시작한다. 운동에 뒤따라서 자극을 계속하면 효과적이다.

4) 어깨 외측회전(그림 12, Click 5-5)

접촉부위는 엄지손가락을 손가락 띠 모양으로 접하고, 뼈머리를 따라서 빗장뼈(쇄골)와의 사이에서 자극한다. 외측회전 제Ⅱ자세〔어깨 벌림(외전) 90° 자세)에서 외측회전을 시작할 때에 약간 내측회전방향으로 피부를 누르고, 외측회전운동이 시작된 후는 뼈 등의 운동에 뒤따라서 자극을 시행한다. 이 때 어깨세모근(삼각근) 전부섬유의 긴장의 개선에 의해서 앞벽(전벽)으로의 운동이 용이해진다. 자극 2초 후에 운동을 시작한다. 운동에 뒤따라서 자극을 계속하면 효과적이다.

5) 어깨 내측회전(그림 13, Click 5-6)

엄지손가락을 손가락 띠 모양으로 접하고, 뼈머리(골두)를 따라서 빗장뼈(쇄골)와의 사이에서 자극한다. 외측회전 제Ⅱ자세〔어깨 벌림(외전) 90° 자세)에서 내측회전을 시작할 때에 약간 외측회전방향으로 피부를 누르고, 내측회전운동이 시작된 후는 뼈 등의 운동을 뒤따라서 자극을 시행한다. 이 때 어깨세모근(삼각근) 후부섬유의 긴장의 개선에 의해서 앞벽(전벽)으로의 운동이 용이해진다. 자극 2초 후에 운동을 시작한다. 운동에 뒤따라서 자극을 계속하면 효과적이다.

6) 어깨관절 전체방향(그림 14, Click 5-7)

어깨의 배쪽(복측)으로부터는 내측회전 · 외측회전 자극의 손가락 띠 모양의 자극을 주고, 등쪽(배측)으로부터는 어깨 폄(신전) 자극부위를 손가락 끝마디 안쪽으로 접촉한다. 운동방향은 굽힘(굴곡) · 모음(내전) · 외측회전과 폄(신전) · 벌림(외전) · 내측회전을 동시에 시행한다. 자극 2초 후에 운동을 시작한다. 운동에 뒤따라서 자극을 계속하면 효과적이다.

7) 팔꿉관절 굽힘(그림 15, Click 5-8)

배쪽(복측)으로부터 둘째손가락을 손가락 띠 모양으로 접한다. 노자뼈(요척골) 긴뼈에 대해서 직각으로, 위팔두갈래근(상완이두근)의 1~2 손가락 폭 원위를 자극한다. 머리꼬리방향으로 약간 밀고 굽힘운동을 시작하면 아래팔(전완)의 운동에 따라서 접촉압력을 바꾸지 않고 뒤따라서 한다. 자극하는 손가락이 아래팔에 접촉하였을 때 신속하게 빼낸다. 천천히 자극하면 반감되는 경우가 있다. 굽힘 가동범위를 더 한층 증가하는 경우는 처음에 아래팔 뒤침(회외) 자극을 가하면 효과적이다. 또한 관절을 지키기 위해 굽힐 때에는 아래팔 뒤침(회외)위치를 지켜야 한다. 자극 2초 후에 운동을 시작한다. 운동조작에 뒤따라서 자극을 계속하면 효과적이다.

8) 팔꿉관절 폄 (그림 16, Click 5-9)

등쪽(배측)으로부터 둘째손가락을 손가락 띠 모양으로 접한다. 위팔뼈 긴뼈에 대해서 직각으로, 위팔뼈머리 뒷면에서부터 1~2 손가락 폭 근위부위를 자극한다. 머리꼬리방향으로 약간 밀고 굽힘운동을 시작하면, 아래팔의 운동에 따라서 접촉압력을 바꾸지 않고 뒤따라서 한다. 팔꿉관절을 펴는(시전) 경우 둘째손가락 · 셋째손가락 · 넷째손가락의 3개의 손가락을 사용하고 둘째손가락을 자극 손가락으로 사용하면, 압력의 조절이 용이해진다. 폄 가동범위를 더 한층 증가하려면, 아래팔 엎침(회내)자극을 가하면 효과적이다. 또한 관절을 지키기 위해 아래팔 엎침 위치를 지켜야 한다. 자극 2초 후에 운동을 시작한다. 운동조작에 뒤따라서 자극을 계속하면 효과적이다.

9) 아래팔 엎침(전완 회내) (그림 17, Click 5-10)

고리인대(윤상인대)의 중앙부분을 손가락 끝마디 안쪽으로 가쪽(외측)에서부터 접촉한다. 엎침운동을 시작할 때에 팔꿈치머리(주두) 방향으로 민다. 운동이 시작되면, 동시에 노뼈 붓돌기(요골 경상돌기) 방향으로 압력을 조절하여 뒤따라서 한다. 자극 2초 후에 운동을 시작한다.

10) 아래팔 뒤침(전완 회외) (그림 18, Click 5-11)

고리인대(윤상인대) 중앙부분을 손가락 끝마디 안쪽으로 가쪽에서부터 접촉한다. 뒤침운동을 시작할 때에 노뼈 붓돌기(요골 경상돌기) 방향으로 민다. 운동이 시작되면, 동시에 팔꿈치머리 방향으로 압력을 조절하여 뒤따라서 한다. 자극 2초 후에 운동을 시작한다.

11) 엉덩관절 굽힘(무릎관절 폄) (그림 19, Click 5-12)

자극부위는 엉덩관절(고관절) 뒤가쪽(후외측)으로부터 들어가고 손가락 끝마디 안쪽으로 접촉한다. 뒤위엉덩뼈가시(후상장골극)와 큰돌기(대전자)의 중앙부분을 연결하는 선 위의 중앙점이다. 대상은 가쪽 뒤넙다리근(hamstrings)이다. 조작방법은 피부를 꼬리머리 쪽으로 밀면서 접촉한다. 자극시간은 40~60초이다.

12) 엉덩관절 벌림(외전) · 굽힘 (그림 20, Click 5-13)

자극부위는 엉덩관절 앞안쪽으로부터 들어가고, 엄지손가락 끝마디 안쪽으로 접촉한다. 긴모음근(장내전근)과 두덩정강근(박근) 사이에서 궁둥뼈(좌골)부위의 높이이다. 대상은 안쪽 뒤넙다리근(hamstrings)과 모음근(내전근)이다. 자극시간은 3초이다. 운동조작에 뒤따라서 자극을 계속하면 효과적이다.

13) 엉덩관절 굽힘 (무릎관절 굽힘) (그림 21, Click 5-14)

자극부위는 머리꼬리방향으로부터 들어가고 궁둥뼈가시(좌골극)의 높이에서 궁둥뼈(좌골)와 넙다리(대퇴) 가쪽의 접선의 연장과의 교차점의 2점의 주앙에서부터 손가락 끝으로 자극한다. 넙다리뼈(대퇴골)의 운동방향에 따라서 그 관상면(전두면)에 수직으로 궁둥뼈 높이에서 접촉함으로써 엉덩관절 굽힘모음(굴곡내전)방향의 가동범위의 증

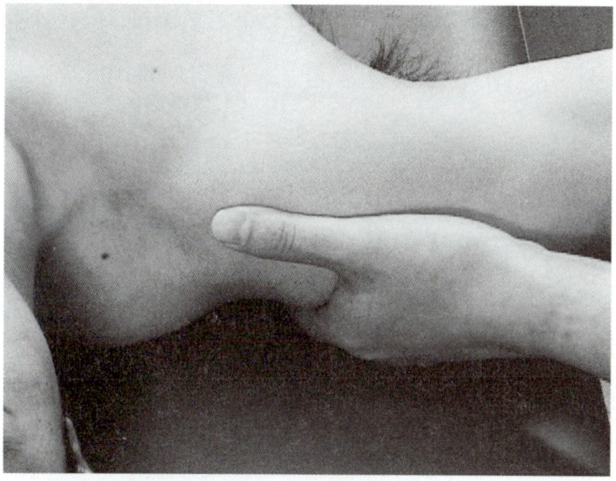

그림 13 어깨 내측회전 Click 5-6

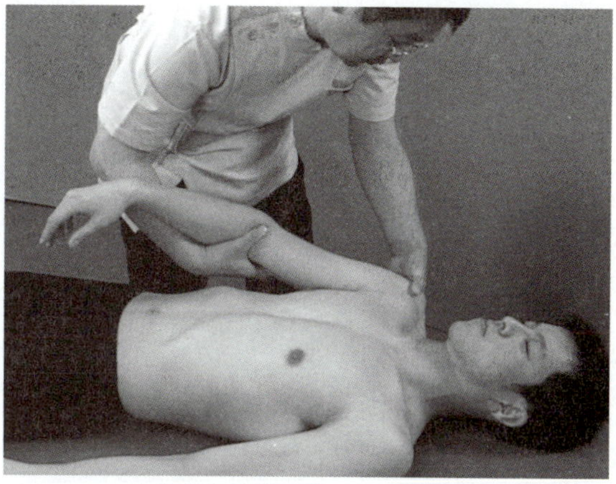

그림 14 어깨관절 전체방향 Click 5-7

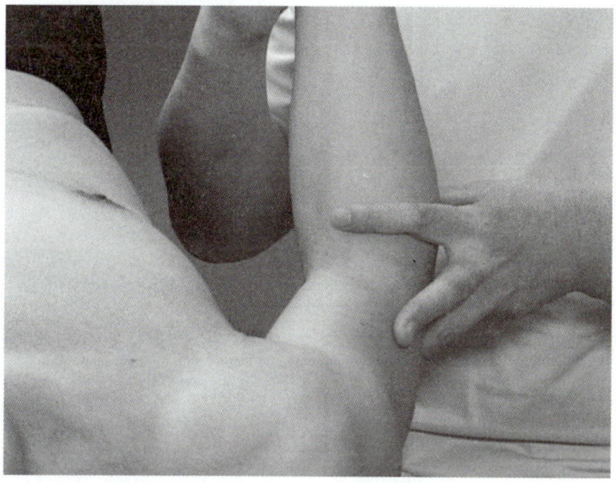

그림 15 팔꿈치관절 굽힘 Click 5-8

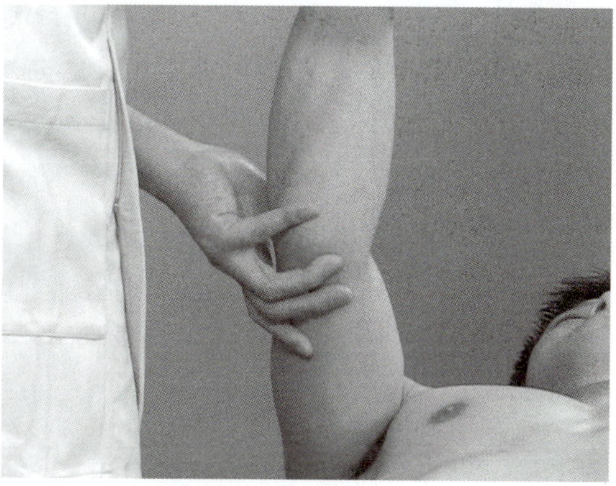

그림 16 팔꿈치관절 폄 Click 5-9

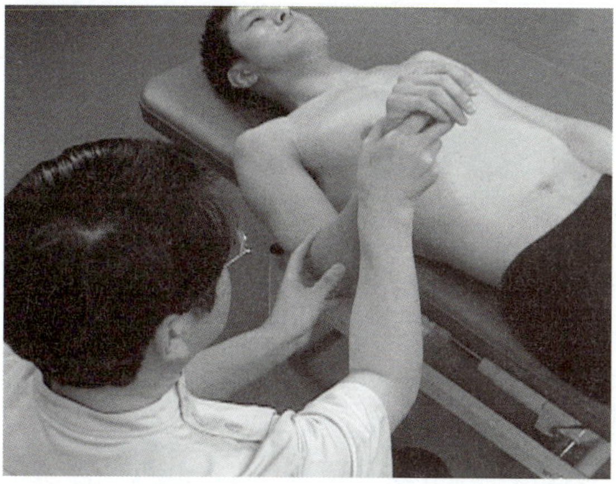

그림 17 아래팔 엎침 Click 5-10

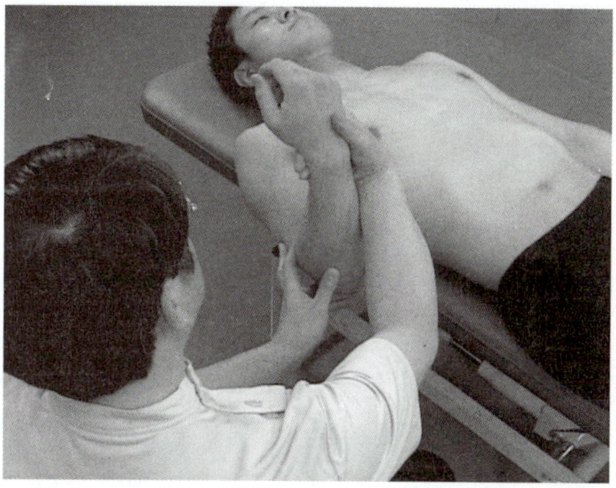

그림 18 아래팔 뒤침 Click 5-11

가를 얻을 수 있다. 조작방법은 약간 굽힘위치에서부터 무릎관절 굽힘위치에서 천천히 굽힌다. 자극시간은 2초이다. 운동을 시작한 후 엉덩관절 굽힘운동 조작에 뒤따라서 자극을 계속하면 효과적이다.

14) 엉덩관절 폄 (그림 22, Click 5-15)

자극부위는 엉덩관절 배쪽(복측)으로부터 들어가고 샅고랑인대(서혜인대) 중앙부분에 접촉한다. 대상근육은 엉덩허리근(장요근) 닿는곳(정지부)과 넙다리네갈래근(대퇴사두근)이다. 조작방법은 피부를 꼬리머리방향으로 미는 것처럼 한다. 자극시간은 2초이다. 운동을 시작한 후 엉덩관절 폄운동(고관절 신전운동) 조작에 뒤따라서 자극을 계속하면 효과적이다.

15) 무릎관절 굽힘 (그림 23, Click 5-16)

자극부위는 등쪽(배측)에서부터 들어가고 뒤넙다리근(hamstrings)의 닿는곳(정지부)보다 1~2 손가락 폭 원위부위에 손가락 띠 모양으로 접촉한다. 접촉할 때 종아리(하퇴)가 피부면에 접촉하도록 손가락을 형상에 맞춰 굽힌다. 조작방법은 머리꼬리방향으로 피부를 민 다음에 운동을 시작함에 따라서 접촉압력을 조절한다. 가쪽 · 안쪽으로 나눠서 시행할 수 있다. 자극시간은 2초이다.

16) 무릎관절 폄 (그림 24, Click 5-17)

자극부위는 배쪽(복측)에서부터 들어가고, 정강뼈거친면(경골조면)이 손가락 하나의 폭 근위부위에 손가락 띠 모양으로 접촉한다. 조작방법은 머리꼬리방향으로 피부를 민다. 폄운동에 의해서 접촉면의 접촉압력이 증가하기 때문에 조정한다. 자극시간은 2초이다.

17) 무릎관절 굽힘 · 폄 (그림 25, Click 5-18)

자극부위는 앞에서 언급한 부위이고, 두 손 엄지손가락을 정강뼈거친면(경골조면) 손가락 하나의 폭 근위부에 종아리(하퇴) 장축에 수직으로 접하고 손가락 띠 모양이 되도록 한다. 또한 종아리 뒷면은 양쪽 뒤넙다리근의 1~2 손가락 폭 원위부위에 1/4 원형으로 접촉한다. 자극시간은 2초이다. 자극방법은 원칙적으로 능동운동이다. 펼 때는 등쪽면(배측면)의 손가락을, 굽힘 때는 배쪽면(복측면)의 손가락을 각각 고정에 사용한다.

18) 발목관절(족관절) 발바닥굽힘(저굴) · 발등굽힘(배굴) (그림 26, Click 5-19)

자극부위는 한쪽 다리는 배쪽(복측)에서부터 들어가 안쪽복사(내과) · 가쪽복사(외과)의 앞부분에, 다른 다리는 등쪽(배측)에서부터 들어가 안쪽복사 · 가쪽복사의 뒷부분에 접촉한다. 안쪽복사 · 가쪽복사의 앞부분에서부터 배등(복배)방향과 안쪽복사 · 가쪽복사의 뒷부분에서부터 등배(배복)방향으로 각각 피부에 직각으로 손가락 끝부분으로 사이에 끼는 것처럼 한다. 자극시간은 2초이다. 조작방법은 뒷면 가쪽복사에 접촉하는 손바닥으로 발꿈치부위를 충분히 잡는다. 무릎 뒷면의 근육군이 지나펴짐(과신전)에 의한 통증이 일어나지 않도록 약간 굽힘 위치를 유지하는 것에 유의한다.

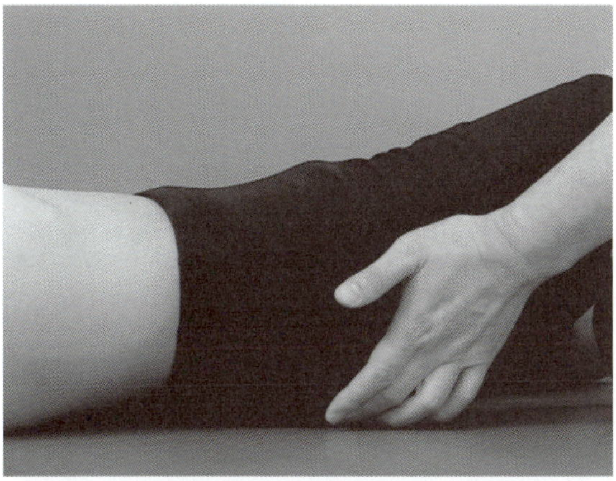

그림 19 엉덩관절 굽힘 (무릎관절 폄) Click 5-12

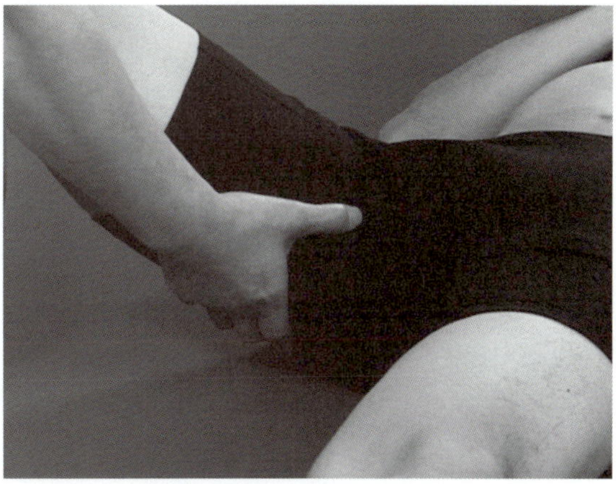

그림 20 엉덩관절 벌림 · 굽힘 Click 5-13

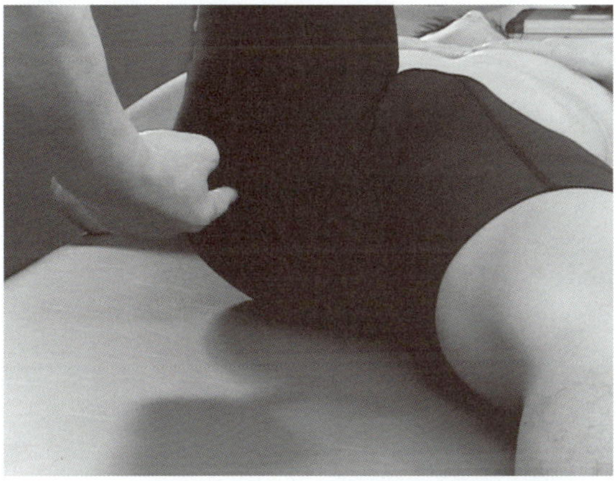

그림 21 엉덩관절 굽힘 (무릎관절 굽힘) Click 5-14

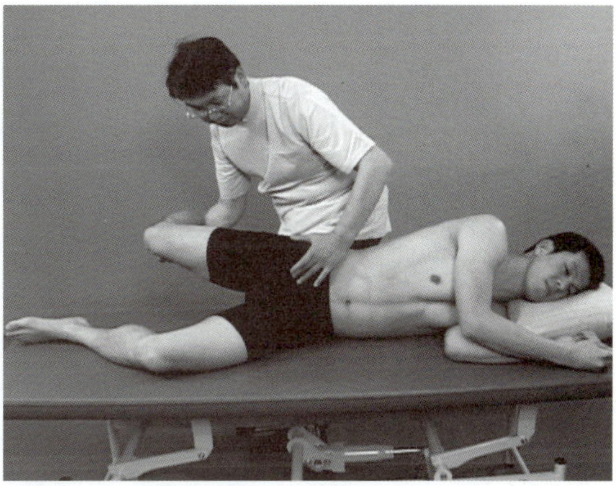

그림 22 엉덩관절 폄 Click 5-15

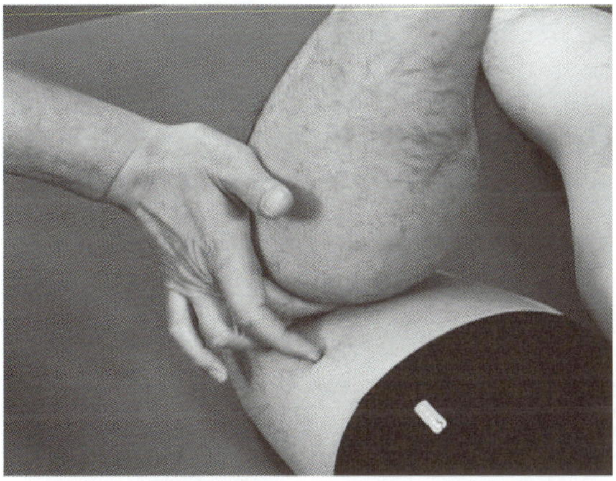

그림 23 무릎관절 굽힘 Click 5-16

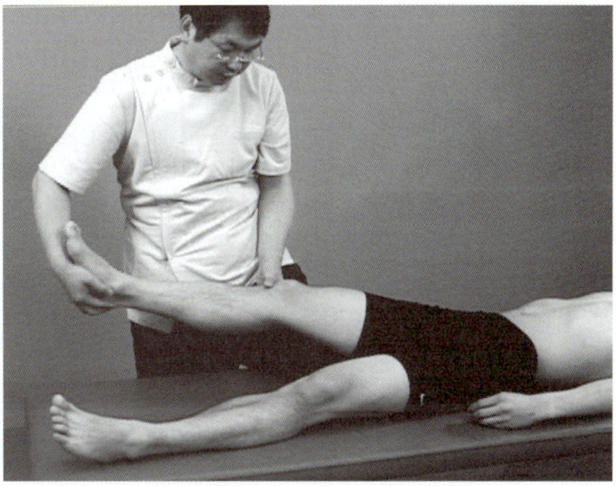

그림 24 무릎관절 폄 Click 5-17

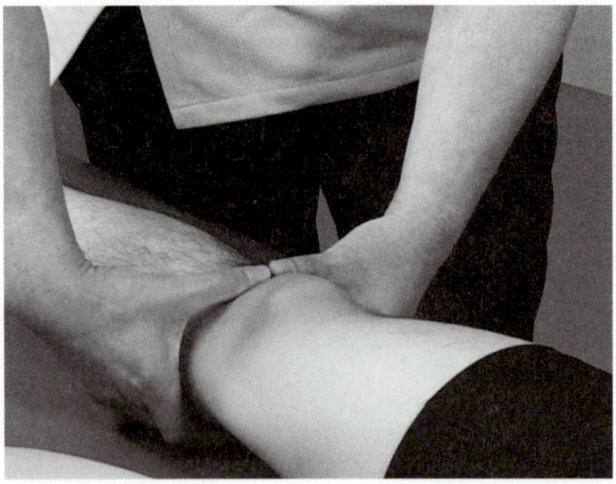

그림 25 무릎관절 굽힘 · 폄 Click 5-18

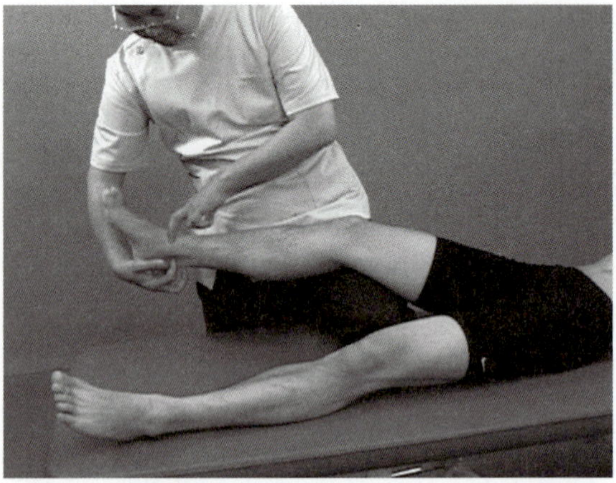

그림 26 발목관절 발바닥굽힘(저굴) · 발등굽힘(배굴) Click 5-19

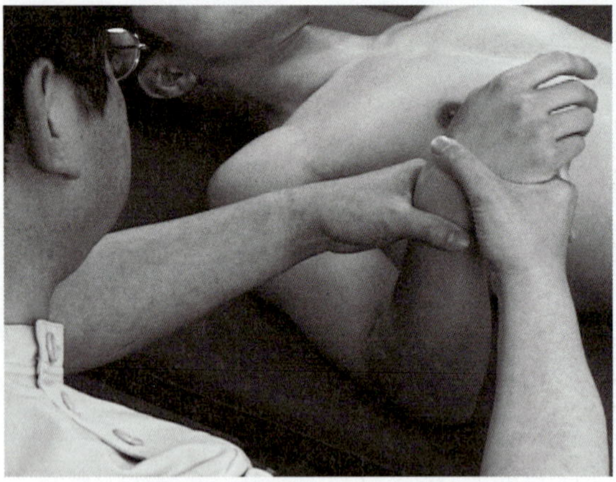

그림 27 손목관절 손등굽힘(배굴) · 손바닥굽힘(장굴) Click 5-20

b. 손목관절 · 손가락관절법

1) 손목관절 손등굽힘 · 손바닥굽힘 (그림 27, Click 5-20)

손목관절의 가동범위 안에서 가능한 0 포지션에 가까운 위치에서 자극을 시행한다. 양 손의 엄지손가락과 둘째손가락을 손목관절 바로 위에서 사이에 끼우는 것처럼 손가락 띠 모양으로 접촉한다. 조작방법은 관절가동범위에 대해서 각각 약간 ① 손바닥굽힘(그림 28a), ② 손등굽힘(그림 28b), ③ 견인(그림 28c), ④ 개방(그림 28d), ⑤ 유지(그림 28e)의 순서로 시행한다. 근육의 이완을 얻는 시기는 ⑤의 "유지"이다. 3초 이상 유지하는 것이 바람직하다. 이 경우 운동이라 표현하였으나, 실제의 운동은 필요 없다. 피부의 주된 자극요소는 접촉 · 신장압축자극이다.

2) 손허리손가락(MP)관절(중수지절관절) (그림 29 ; 그림 30, Click 5-21)

자극방법 및 조작방법은 손가락 끝에서부터 들어가고 치료사의 엄지손가락을 손허

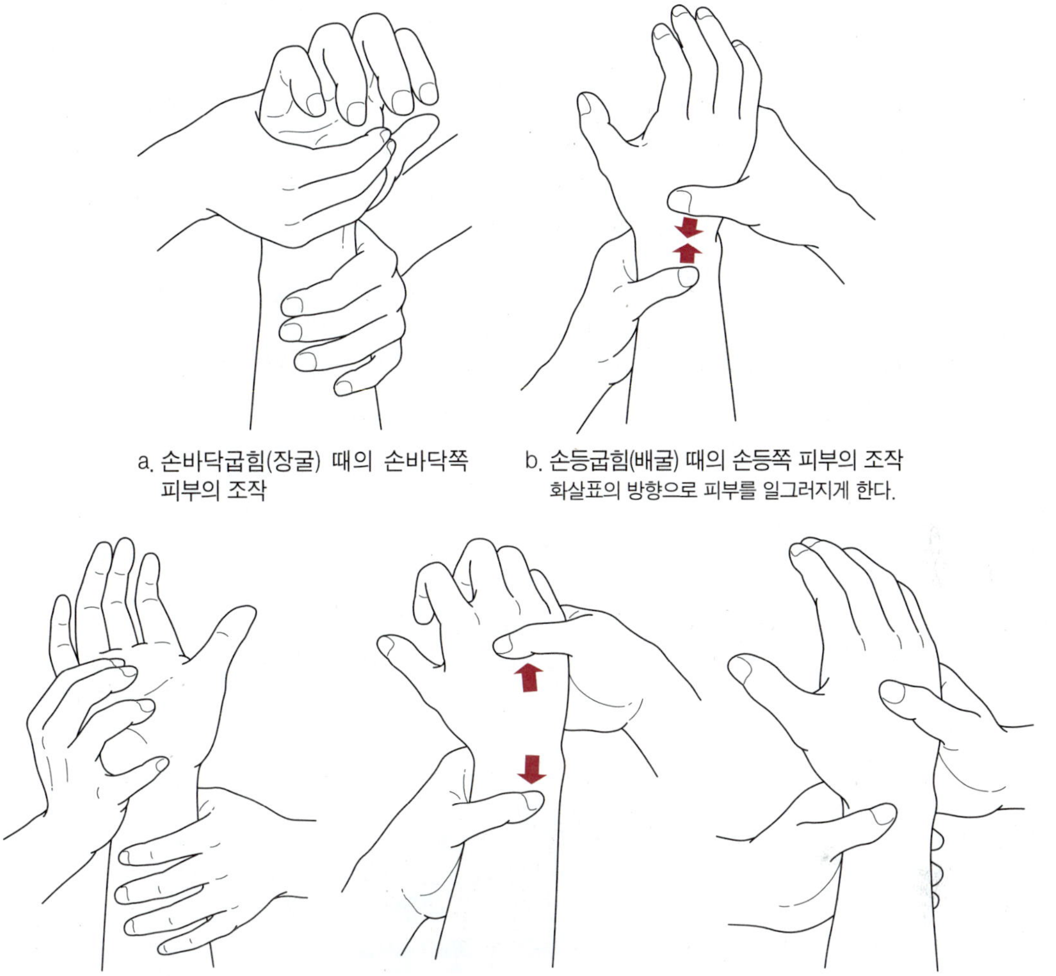

a. 손바닥굽힘(장굴) 때의 손바닥쪽 피부의 조작

b. 손등굽힘(배굴) 때의 손등쪽 피부의 조작
화살표의 방향으로 피부를 일그러지게 한다.

c. 손등굽힘 때의 손바닥쪽 피부의 조작

d. 손바닥굽힘 때의 손등쪽 피부의 조작
화살표의 방향으로 일그러지게 하고 피부를 중간위치로 되돌린다. 그 때 아래 노자관절(하요척관절)에 손목관절이 올라타도록 한다.

e. 중간위치까지 되돌렸으면 유지하고 있는 양 손을 순간적으로 놓고, 또 유지하여 몇 초 동안 잡는다.

그림 28 손목관절에 대한 촉압각 자극법의 순서

리뼈(중수골)에 손가락 띠 모양으로 접촉한다. 다른 손가락은 쥐는 것처럼 4개의 손가락을 가지런히 하고 첫마디뼈(기절골) 긴뼈를 따라서 손가락 띠 모양으로 접촉한다. 접촉부위가 손허리뼈(중수골)의 엄지손가락 쪽인 경우는 첫마디뼈의 다섯째손가락 쪽에 접촉하면서 손바닥 쪽으로 신연(distraction, 이개) · 회전하도록 자극한다. 또한 손허리뼈의 다섯째손가락 쪽의 경우는 첫마디뼈의 엄지손가락 쪽에 접촉하면서 손바닥 쪽으로 신연 · 회전하도록 접촉자극을 시행한다. 자극시간은 2초이다. 자극할 때의 각각의 손가락관절은 완전히 폄 위치가 아니라, 5° 정도의 굽힘 위치를 얻어둔다.

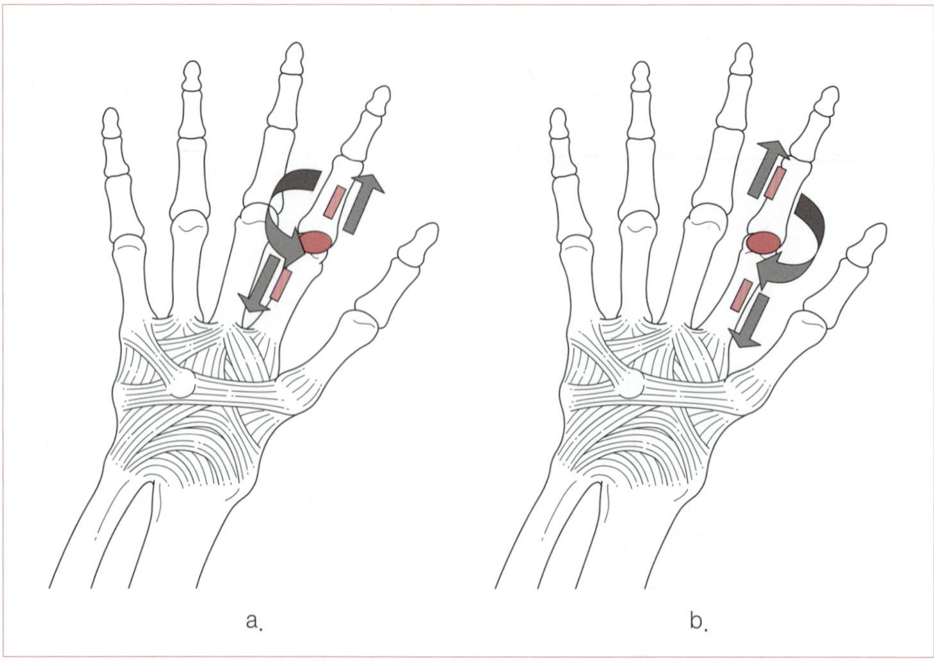

그림 29 **손허리손가락관절(중수지절관절)에 대한 촉압각 자극법의 순서**
손허리손가락관절을 중심으로 엄지손가락을 편 위치로 하여 손허리뼈(중수골)에 둔다. 다른 손가락은 쥐는 것처럼 하면서 첫마디뼈(기절골)에 둔다. 화살표의 피부를 일그러지게 하면서 접촉한다(a). 동시에 반대 방향으로도 회전 일그러짐 자극을 준다(b).

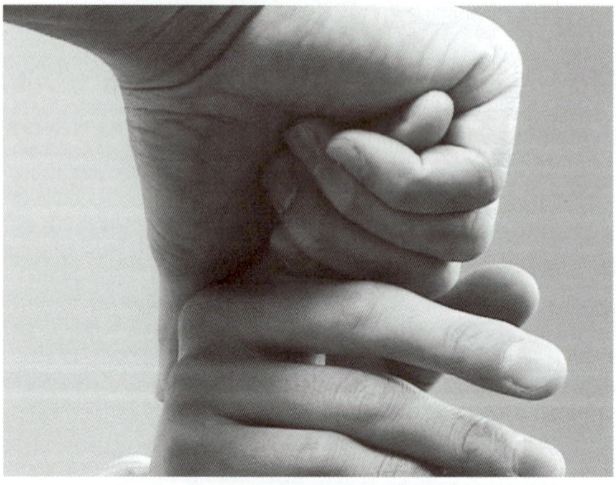

그림 30 **손허리손가락관절(중수지절관절)** Click 5-21

3) 근위손가락뼈사이(PIP)관절(근위지절관절) (그림 31 ; 그림 32, Click 5-22)

자극방법 및 조작방법은 손가락 끝에서부터 들어가고, 치료사의 엄지손가락을 첫마디뼈에 손가락 띠 모양으로 접촉한다. 다른 손가락은 4개의 손가락을 가지런히 하고 중간마디뼈(중절골) 긴뼈를 따라서 손가락 띠 모양으로 접촉한다. 접촉부위가 첫마디뼈의 엄지손가락 쪽인 경우는 중간마디뼈의 다섯째손가락 쪽에 접촉하면서 손바닥 쪽으

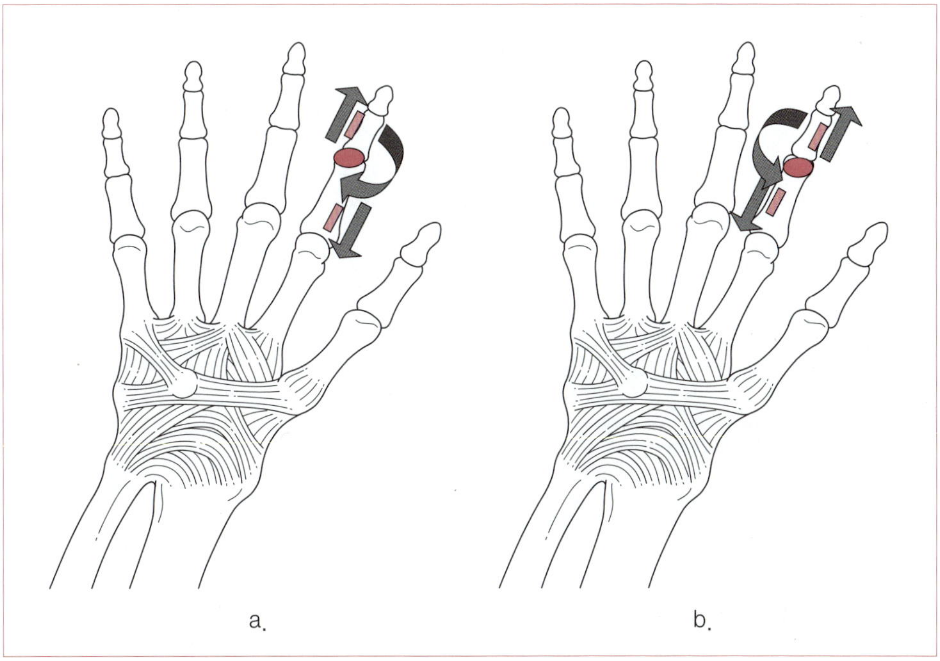

그림 31 **근위손가락뼈사이관절(근위지절관절)에 대한 촉압각 자극법의 순서**
근위손가락뼈사이관절을 중심으로 엄지손가락을 폄 위치로 하여 첫마디뼈(기절골)에 둔다. 다른 손가락은 중간마디뼈(중절골)에 둔다. 화살표를 따라서 피부를 일그러지게 하면서 접촉한다(a). 동시에 반대방향으로도 회전 일그러짐 자극을 준다(b).

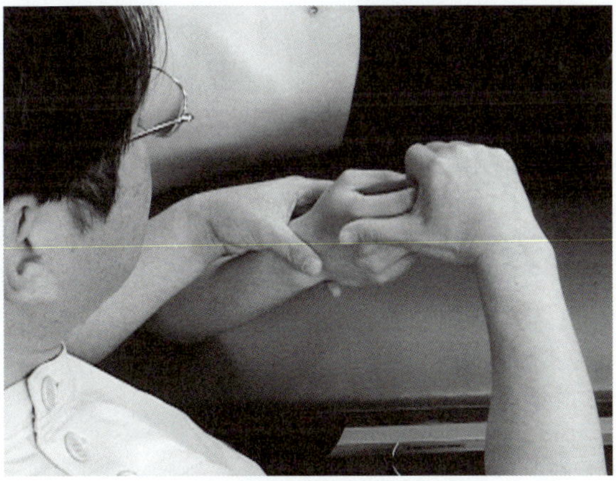

그림 32 **근위손가락사이관절(근위지절관절)** Click 5-22

로 신연 · 회전하도록 접촉자극을 시행한다. 자극시간은 2초이다. 자극할 때의 각각의 손가락관절은 완전히 폄 위치가 아니라 5° 정도의 굽힘 위치를 얻어둔다.

발목발허리관절(족근중족관절) · 발허리발가락관절(중족지절관절) · 근위발가락관절(근위지절관절) · 발가락사이관절(지절간관절)은 생략한다.

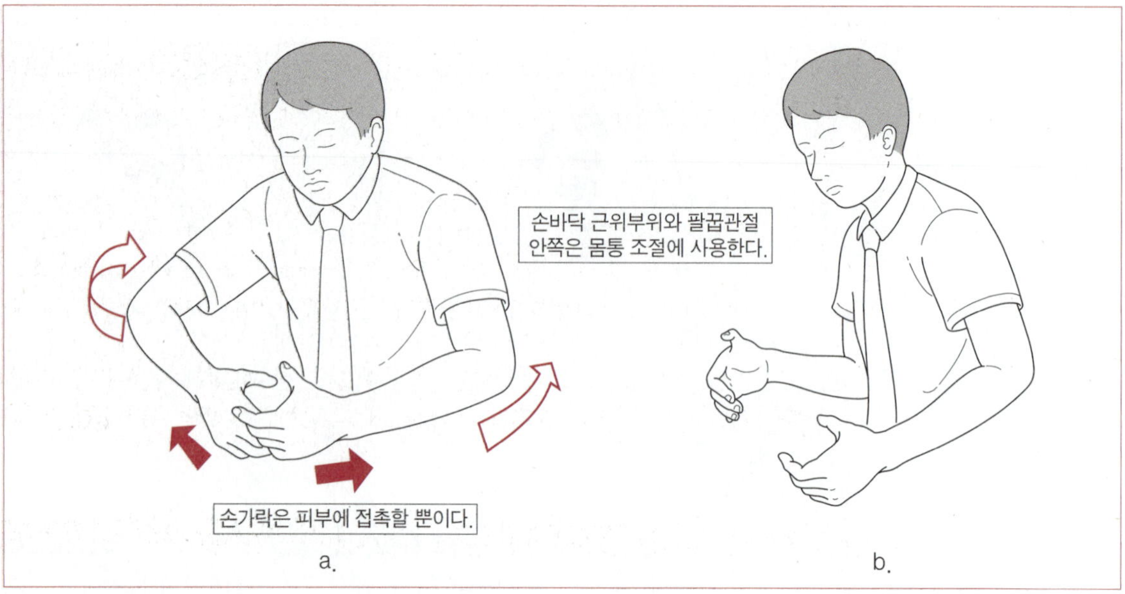

그림 33 몸통에 대한 조작법

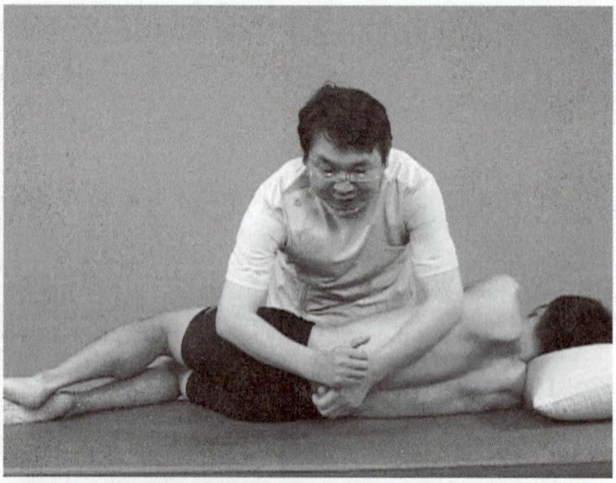

그림 34 몸통법(오른쪽 몸통)을 시행하는 경우의 운동 자극 Click 5-23

c. 몸통법 (체간법)

몸통에 대한 운동조작은 **그림** 33과 같이 팔꿈치 또는 손바닥 근위부위를 사용해서 시행한다(**그림** 34, Click 5-23). 이는곳/닿은곳의 위치관계로부터 근육수축의 운동방향을 따라서 자극점을 2점으로 하여 가한다. 운동자극을 근육이 뻗는 방향에 맞춘 신장방향으로 시행하지만, 2점 사이의 거리는 **그림** 35와 같이 유지해야 한다. 운동자극은 이는곳(기시부)/닿은곳(정지부)의 두 방향을 조작해도 한 방향만으로도 가능하다.

1) 등뼈관절(흉추관절) 굽힘 (그림 36, Click 5-24)

자극부위 및 대상근육은 가슴가장긴근(흉최장근) · 가슴엉덩갈비근(흉장늑근) · 가

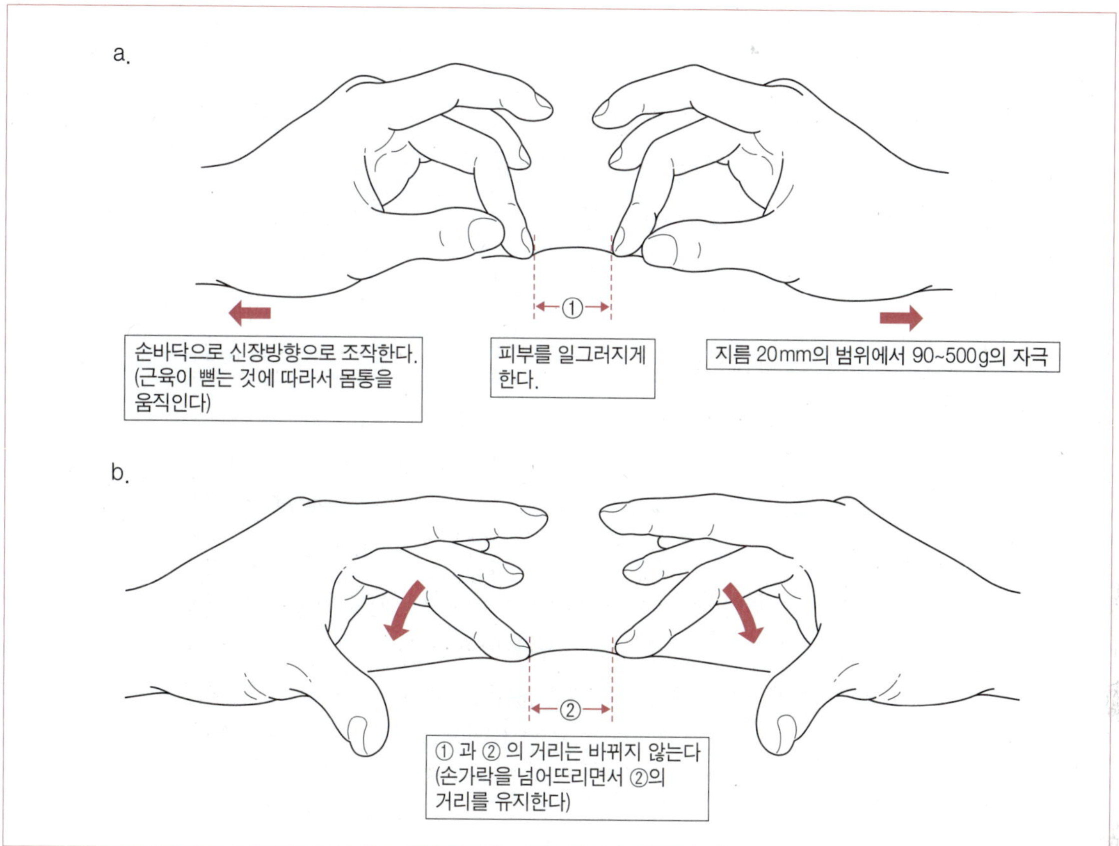

그림 35 **피부에 대한 조작방법**

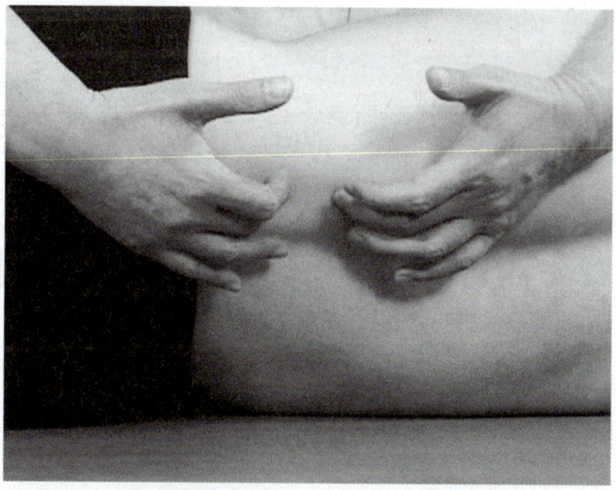

그림 36 **등뼈관절 굽힘[가슴가장긴근(흉최장근)]**

Click 5-24

슴가시근(흉극근)·넓은등근(광배근)이다. 조작방법은 등뼈에 대해서는 굽힘/폄 운동은 적고 회전운동이 주가 되지만, 동작에 수반하는 피부 신장압축은 굽힘/폄 운동으로서 다룬다. 실제의 피부의 신장위치와 동작에 의한 피부운동감각을 준다. 예컨대, 가슴

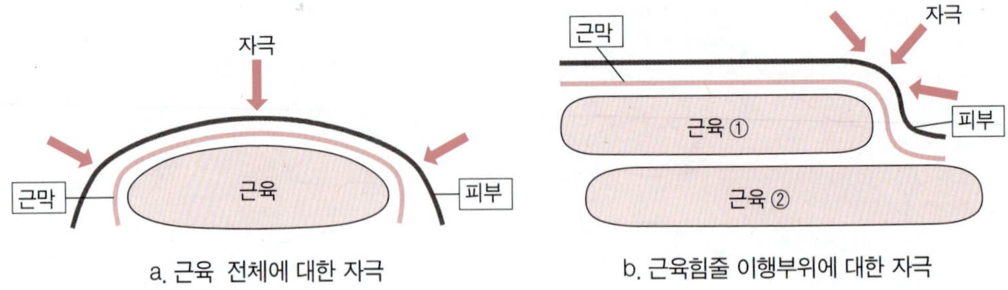

그림 37 **세 방향으로부터의 자극**

가장긴근은 등쪽에서부터 접촉하고 손가락 끝으로 자극한다. 가장긴근(최장근)과 그 바로 위의 피부의 시상면(sagittal plane)으로부터 본 피낭 단면의 기복을 가진 형상에 맞춰서 세 방향의 각각으로부터 직각으로 접하도록 자극을 시행한다(**그림 37**).

자극 1초 후에 운동자극을 시작한다. 자극은 1 척추뼈몸통(추체) 또는 1~2 손가락 폭의 간격으로 2점의 간격이 신장되지 않도록 수축방향으로 피부를 모으도록 밀면서 접촉한다. 자세는 반쯤 누운 자세(반와위)를 사용하면 환자의 체중을 항상 치료사의 두 손으로 잡고 반복해서 시행하는 조작이 가능해지고, 치료사의 팔꿈치 또는 손바닥을 항상 접촉할 수 있다.

2) 등뼈관절 폄 (그림 38, Click 5-25)

자극부위 및 대상근육은 배곧은근(복직근) · 배속빗근(내복사근) · 배바깥빗근(외복사근)이다. 조작방법은 예컨대, 배곧은근에 대해서는 배쪽(복측)에서부터 접촉하고 손가락 끝으로 자극한다. 운동의 힘점(역점)은 갈비뼈(늑골) 또는 두덩뼈(치골)와 배곧은근에서 두 손을 사용한다. 배곧은근과 그 바로 위의 피부의 시상면으로부터 본 피낭 단면의 기복을 가진 형상에 맞춰서 세 방향의 각각으로부터 직각으로 접하도록 자극을 시행한다(**그림 37b 참조**). 자극은 1 척추뼈몸통(추체) 또는 1 손가락 폭의 간격으로 2점의 간격이 신장되지 않도록 접촉한다. 자세는 반듯이 누운 자세(배와위)이다. 배곧은근 닿는곳의 갈비뼈 부착부분은 두 방향으로 갈리기 때문에 유의해서 시행한다.

3) 위등뼈관절(상흉추관절) 굽힘 (그림 39, Click 5-26)

자극부위 및 대상근육은 등세모근(승모근) · (위 · 중간 · 아래) 목엉덩갈비근(경장늑근) · 큰마름근(대능형근) · 작은마름근(소능형근) · 어깨올림근(견갑거근)이다. 조작은 어깨뼈(견갑골)를 사용해서 시행한다. 어깨뼈 조작 시작위치는 근육이 이완할 수 있어 온갖 방향으로 조작할 수 있는 내림(하제)과 올림(거상)위치의 중간위치로 한다. 2점 자극으로 접촉한다. 자극 2점 사이의 거리는 1 손가락 폭이다.

4) 위등뼈관절(상흉추관절) 폄 (그림 40, Click 5-27)

자극부위 및 대상근육은 큰가슴근(대흉근)과 작은가슴근(소흉근)이다. 조작을 어깨뼈를 사용해서 시행한다. 어깨뼈 조작 시작위치는 근육이 이완할 수 있어 온갖 방향으로 조작할 수 있는 내림(하제)과 올림(거상)위치의 중간위치로 한다. 자세는 반듯이 누운 자세(배와위)이다. 운동의 힘점(역점)은 복장뼈자루(흉골병)와 위팔뼈머리(상완골두)이다.

5) 허리뼈관절(요추관절) 굽힘 (그림 41, Click 5-28)

자극부위 및 대상근육은 가슴가장긴근(흉최장근) · 허리네모근(요방형근) · 배바깥빗근(외복사근) · 배속빗근(내복사근) · 엉덩갈비근(장늑근)의 이는곳(기시부)이다. 허리뼈(요추)는 굽힘/폄을 주된 운동으로 하지만 동작에 수반하는 피부 신장압축운동은 회전운동도 많이 시행된다. 예컨대, 허리네모근이나 배빗근(복사근) 등 회전운동을 주로 한 근육군이 있다. 이 경우 볼기뼈(관골)를 받침점(지점)으로 조작한다. 주동근에 근육이 뻗는 것을 이는곳/닿는곳으로부터 맞춰서 2점 자극으로 접촉한다.

6) 아래허리부위(하부요부) 및 볼기부위(둔부) 굽힘 (그림 42, Click 5-29)

자극부위 및 대상근육은 작은볼기근(소둔근) · 중간볼기근(중둔근) · 큰볼기근(대둔근)이다. 각 근육의 이행부위(transition zone)는 3점 방향의 자극을 명확히 하여 자극하는 것에 유의한다. 조작방법은 운동의 힘점으로서 큰돌기(대전자)를 사용해서 시행한다(**그림 37b 참조**). 엉덩관절(고관절)의 놀이 가동성은 적지만, 운동범위가 적어도 충분히 반응을 얻을 수 있다. 자극 2점 사이의 거리는 1 손가락 폭이다.

d. 머리목부위법(두경부법)[19)]

머리(두부) 또는 목(경부)을 유지하기 위한 치료사의 자세는 **그림 43**과 같다. 치료사의 팔꿈치관절 90° 굽힘위치에서 아래팔 수평이 되도록 승강식 침대와 의자의 높이를 조절한다. 유지하는 머리의 무게를 배(복부)로 고정함으로써 조작하기 쉬워진다. 또한 머리를 지지할 수 없는 경우는 침대 테이블과 머리의 사이에 손을 찔러 넣어 시행하는 것으로도 충분히 조작할 수 있다.

1) 목(경부)

자극부위 및 대상근육은 두 손 엄지손가락은 관자근(측두근) 이는곳에 두고, 다른 둘째~다섯째손가락은 바깥뒤통수융기(외후두융기)와 꼭지돌기(유양돌기)를 연결하는 선 위의 1 손가락 폭 근위부위에서 머리반가시근(두반극근) · 머리널판근(두판상근) · 머리가장긴근(두최장근) · 목빗근(흉쇄유돌근)의 닿는곳에 손가락 바닥으로 접촉하는 정도로 둔다(**그림 44 ; 그림 45**, Click 5-30). 등쪽(배측)으로부터 접촉한다. 조작방법(**그림 46**)은 두 손의 근위 끝을 접촉하고, 아래위(상하)이동(1 cm) 또는 양쪽으로 약간 회전하는 것 같은 운동을 시행한다. 아래위(상하)운동시간은 4~6초 정도로 천천히 하는 조작이다. 머리의 자체무게는 두 손 엄지손가락~다섯째손가락의 첫마디뼈(기절골)와 다섯째손가락 쪽으로 지지한다.

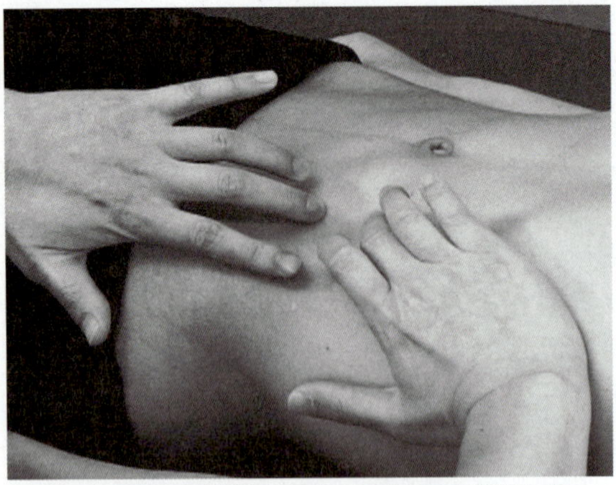

그림 38 등뼈관절(흉추관절) 폄 [배곧은근(복직근)] Click 5-25

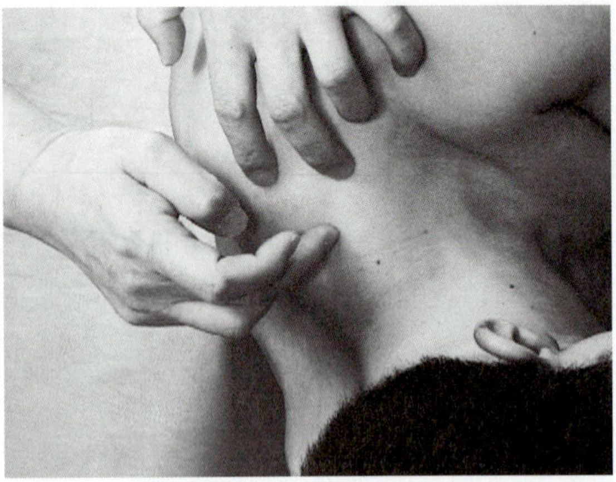

그림 39 위등뼈관절(상흉추관절) 굽힘(등세모근 상부 섬유) Click 5-26

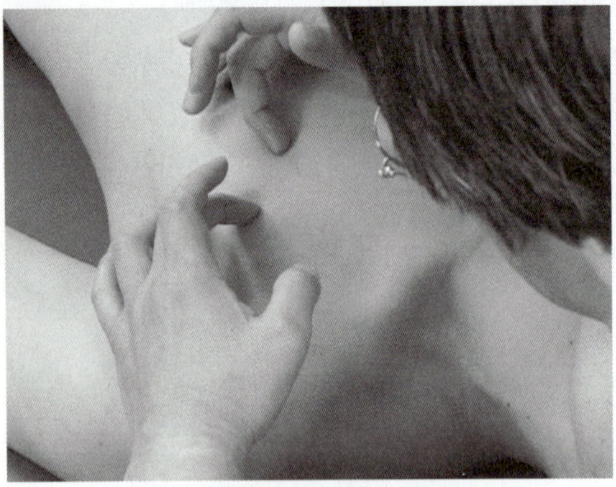

그림 40 위등뼈관절(상흉추관절) 폄 [큰가슴근(대흉근)] Click 5-27

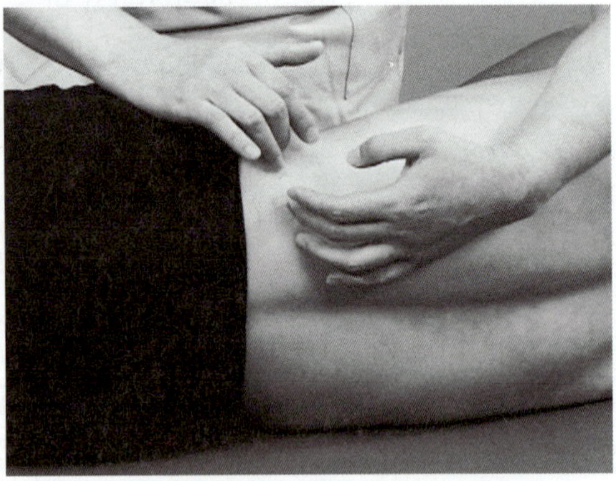

그림 41 허리뼈관절(요추관절) 굽힘(허리네모근) Click 5-28

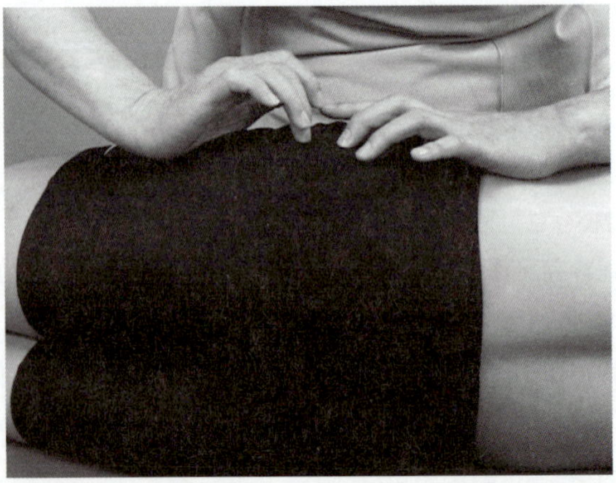

그림 42 아래허리부위 및 볼기부위 굽힘[중간볼기근(중둔근)] Click 5-29

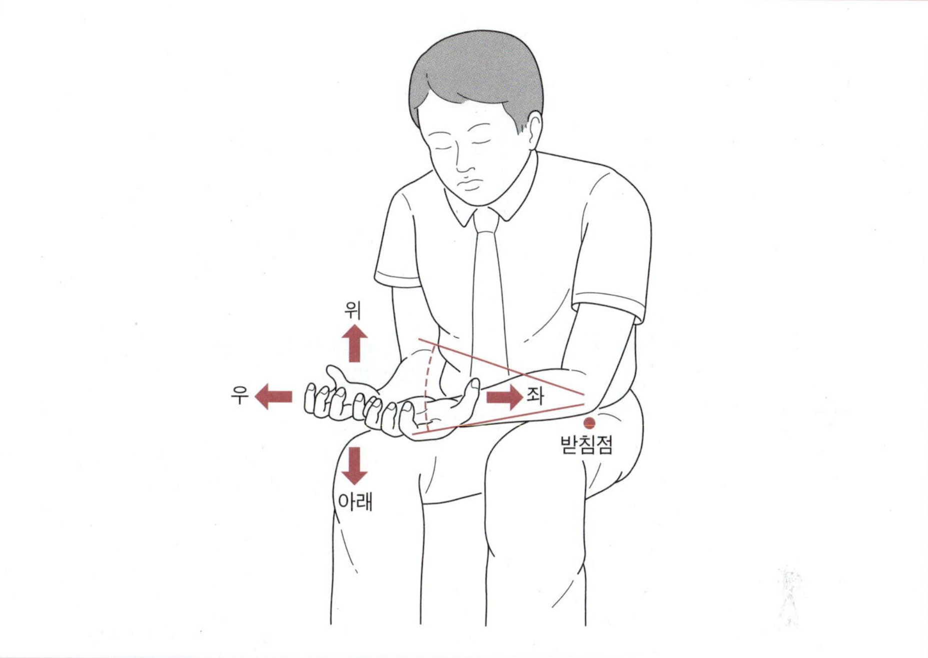

그림 43 **머리목부위법(두경부법) (1) : 조작자세**

메모 : 머리목부위법(두경부법) 조작을 때의 주의사항

아래위(앞뒤)의 조작을 할 때에 목의 굽힘/폄을 시키지 않도록 한다. 잘못 시행하면, 목의 통증(경부통)의 원인이 될 우려가 있다.

2) 머리(두부)

자극부위 및 대상근육은 엄지손가락은 이마힘살(전두근), 둘째손가락은 나비뼈이마뼈봉합부위(접전두봉합부) 부근의 관자근(측두근), 셋째 · 넷째손가락은 람다봉합선 부근의 뒤통수근(후두근)에 손가락 바닥으로 접촉한다(**그림** 47 ; **그림** 48, Click 5-31). 엄지손가락을 제외한 첫마디뼈(기절골)는 머리를 지지하는 데에 사용한다. 유지가 불안정한 경우는 두 손 손바닥 근위 끝을 합쳐서 고정에 사용한다. 다섯째손가락의 손허리뼈머리(중수골두)를 받침점(지지점)으로 아래쪽에서부터 위쪽으로 45°의 각도로 밀어 넣으면 고정이 안정된다. 조작방법(**그림** 49)은 아래위이동(1 cm)의 운동을 시행하고, 두 손 가쪽 끝을 접촉한다. 운동시간은 4~6초 정도로 천천히 하는 조작이다. 머리의 자체무게는 다섯째손가락쪽 손바닥으로 지지한다. 시행 후 근육경련이 남는 근육섬유에는 근막 마사지를 가한다.

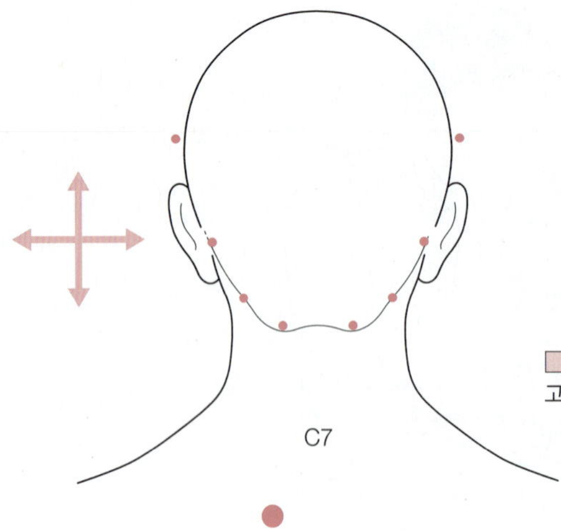

a. 목의 자극부위

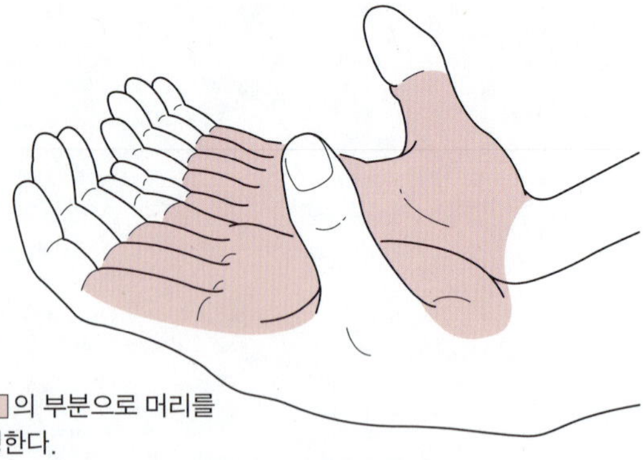

b. 머리의 유지

① 두 손 엄지손가락은 관자근(측두근) 또는 가쪽날개근(외측익돌근)의 이는곳(기시부)에 둔다.

② 다른 둘째~다섯째손가락은 바깥뒤통수융기(외후두융기)와 꼭지돌기(유양돌기)를 연결하는 선 위의 1 손가락 폭 근위부위에서 머리반가시근 · 머리널판근 · 머리가장긴근 · 목빗근의 닿는곳(정지부)에 손가락바닥으로 접촉할 정도로 둔다. 등쪽(배측)에서부터 접촉한다.

그림 44 머리목부위법(두경부법) (2) : 목의 자극부위와 유지

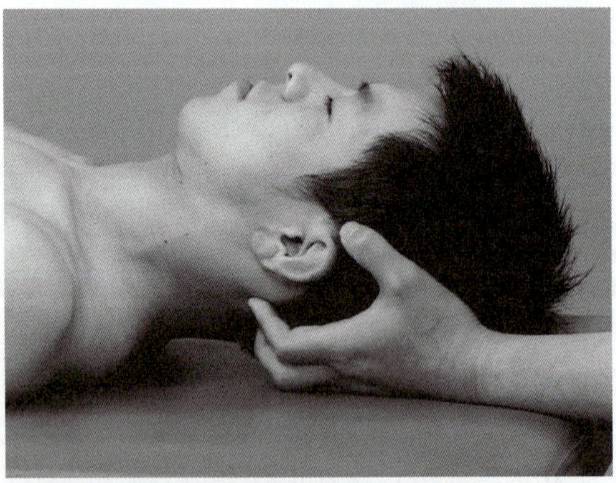

그림 45 머리목부위법의 목(경부) Click 5-30

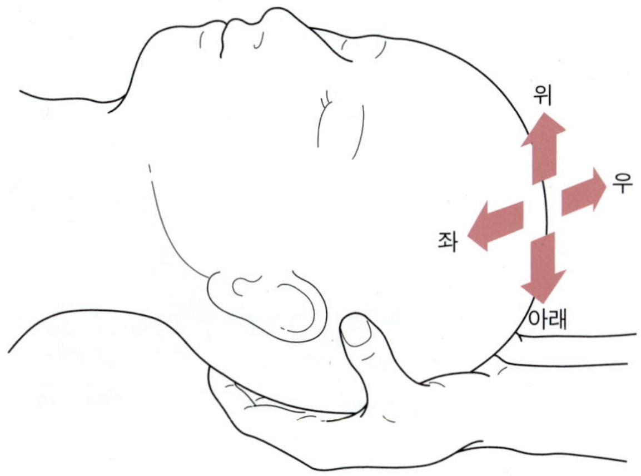

① 두 손 근위 끝을 접촉한다.
② 아래위이동(1 cm) 또는 양쪽으로 약간 회전하는 것 같은 운동을 시행한다.
③ 아래위운동시간은 4~6초 정도로 천천히 하는 조작이다.
④ 머리의 자체무게는 두 손 손바닥으로 지지한다.

그림 46 **머리목부위법 (3) : 목의 조작방법**

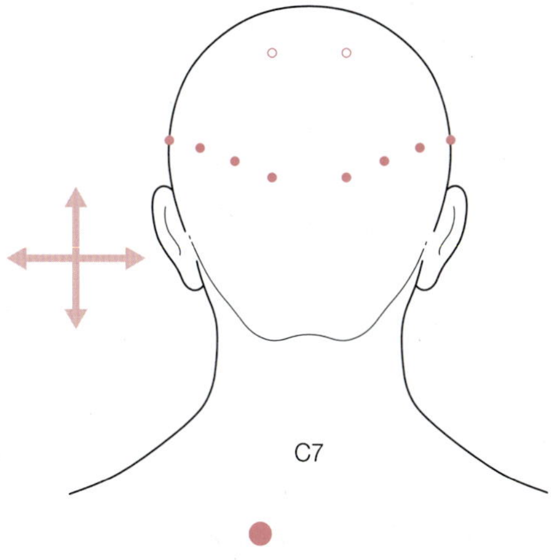

a. 머리의 자극부위

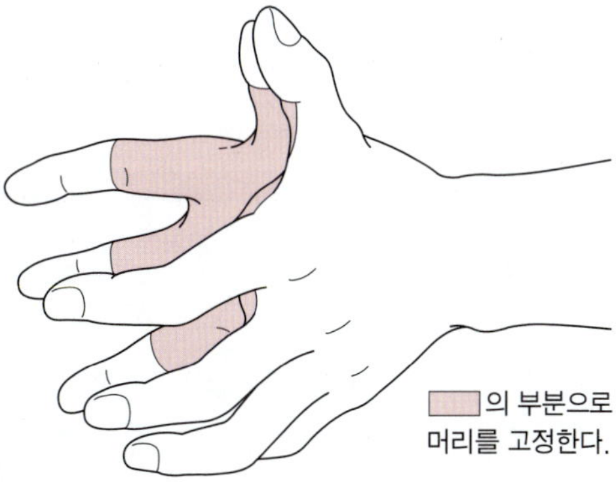

b. 머리의 유지

① 엄지손가락은 이마힘살(전두근), 둘째손가락은 나비뼈 이마뼈 봉합부위(접전두봉합부) 부근의 (관자근)측두근에, 셋째 · 넷째손가락은 람다봉합선 부근의 뒤통수근(후두근)에 각각 손가락 끝마디 안쪽으로 접촉한다.
② 엄지손가락을 제외한 첫마디뼈(기절골)는 머리를 지지하는 데에 사용한다.
③ 유지가 불안정한 경우는 두 손의 손바닥 근위 끝을 합쳐서 고정에 사용한다.

그림 47 **머리목부위법(두경부법) (4) : 머리의 자극부위와 유지**

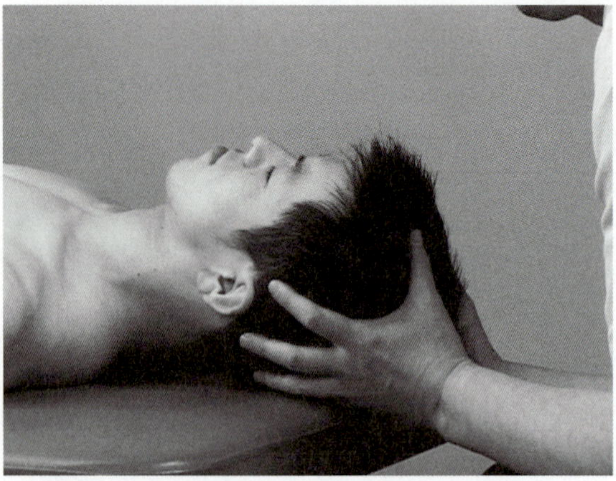

그림 48 머리목부위법의 머리(두부) Click 5-31

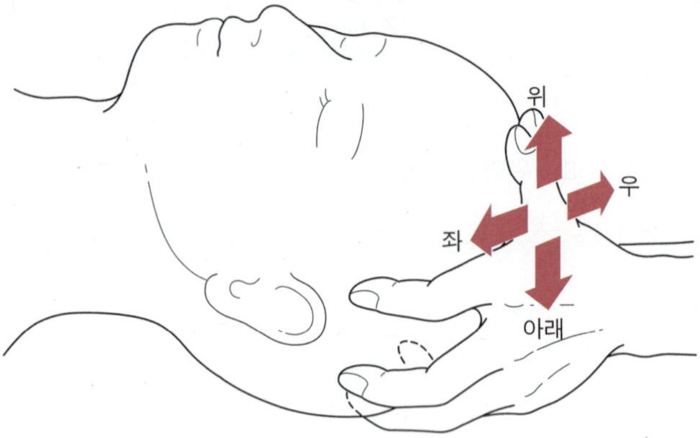

① 아래위(상하)이동(1 cm)의 운동을 시행한다.
② 두 손 가쪽 끝을 접촉한다.
③ 운동시간은 4~6초 정도로 천천히 하는 조작이다.
④ 머리의 자체중량은 엄지손가락을 제외한 첫마디뼈와 다섯째손가락 쪽 손바닥으로 지지한다.

그림 49 머리목부위법(두경부법) (5) : 머리의 조작방법

문 헌

1) 小林孝誌：触圧覚刺激法．理学療法学 22：374-379，1995
2) Feldkamp M et al：神経生理学的治療法の理論と実際，安藤　忠ほか（訳），パシフィックサプライ，大阪，p159-198, 1984
3) Voss DE, Ionta MK, Myers BJ: Proprioceptive Neuromuscular Facilitation, 3rd ed, Harper & Row, New York, 1985
4) 田中信孝：スパイラル・テーピング，メディカルプレス，東京，1994
5) Cummings SG：個人通信，1992
6) Margot CH, Shirley LR：人間行動の発達，斎藤祐子ほか（訳），協同医書出版社，東京，p27-50, 1986

7) 標準皮膚科学, 第 4 版, 佐藤良夫（監), 医学書院, 東京, 1994

8) 人体組織学 2 —結合組織・皮膚とその附属器, 小川和朗ほか（編), 朝倉書店, 東京, 1984

9) 真島英信：生理学, 第 16 版, 文光堂, 東京, 1974

10) Iggo A, Andres KH: Morphology of cutaneous receptors. Annu Rev Neurosci **5**: 1-31, 1982

11) Iggo A, Muir AR: The structure and function of a slowly adapting touch corpuscle in hairy skin. J Physiol **200**: 763-796, 1969

12) Oscarsson O: Functional organization of olivary projection to the cerebellar anterior lobe. The Inferior Olivary Nucleus, Anatomy and Physiology, Courville J, de Montigny C, Lamarre Y(eds), p279-289, Raven Press, New York, 1980

13) Lundberg A, Voorhoeve P: Effects from the pyramidal tract on spinal reflex arcs. Acta Physiol Scand **56**: 201-219, 1962

14) Lundberg A, Norrsell U, Voorhoeve P: Pyramidal effects on lumbo-sacral interneurones activated by somatic afferents. Acta Physiol Scand **56**: 220-229, 1962

15) 小林孝誌：触圧覚刺激法. 理学療法ハンドブック, 第 2 巻, 治療アプローチ, 第 3 版, 細田多穂, 柳澤　健（編), 協同医書出版社, 東京, p249-274, 2000

16) 小林孝誌：触圧覚刺激法. アドバンス版 図解理学療法技術ガイド, 細田多穂, 中山彰一（編), p338-347, 文光堂, 東京, 2005

17) Maitland GD: Peripheral Manipulation, 2nd ed, Butterworths, London, p28-31, 1977

18) Hertling D, Kessler R: Management of Common Musculoskeletal Disorders, 2nd ed, Lippincott Williams & Wilkins, Philadelphia, p16-38, 1990

19) 博田節夫：関節運動学的アプローチ, 医歯薬出版, 東京, 1990

6 PNF

A. 개념 · 치료원리

1 역사

PNF(proprioceptive neuromuscular facilitation, 고유수용성신경근촉진법)는 1946~1951년의 기간에 미국의 Kabat-Kaiser Institute(현 Foundation Rehabilitation Center)에서 연구되었다. 연구자는 H. Kabat(의사), M. Knott(물리치료사), D. E. Voss(물리치료사)이다.[1] 그들이 PNF이론의 근거로 한 것은 Sherrington, Coghill, McGraw, Gesell, Hellebrandt 등의 신경생리학자들의 연구업적이다(**그림** 1).[2]

운동치료로서의 PNF의 특징은 최대저항 · 근육신장 · PNF 패턴 · 강한 부분과의 조합운동 패턴 등의 조작(자극)을 가하는 것이다. 이들의 조작은 반응이 약한 부분의 근육활동성을 높이기 위해 시냅스 전달의 흥분양식의 변화인 발산현상〔하나의 신경절이전섬유(절전섬유)는 다수의 신경절이후섬유(절후섬유)에 접속하여 있으므로 1개의 신경절이전섬유를 자극하면 다수의 신경절이후섬유에 임펄스가 나타나는 것〕, 촉진현상(① 시간적 촉진: 자극빈도의 시간적 요인에 의해서 빈번한 자극이 가해지면 적은 신경절이전섬유로부터 다수의 신경절이후섬유에 임펄스가 나타나는 것, ② 공간적 촉진: 시냅스의 간격적 요인에 의해서 간격이 좁으면 적은 신경절이전섬유 자극으로도 다수의 신경절이후섬유에 임펄스가 나타나는 것) 또는 반복자극 후 강화(신경절이전섬유에

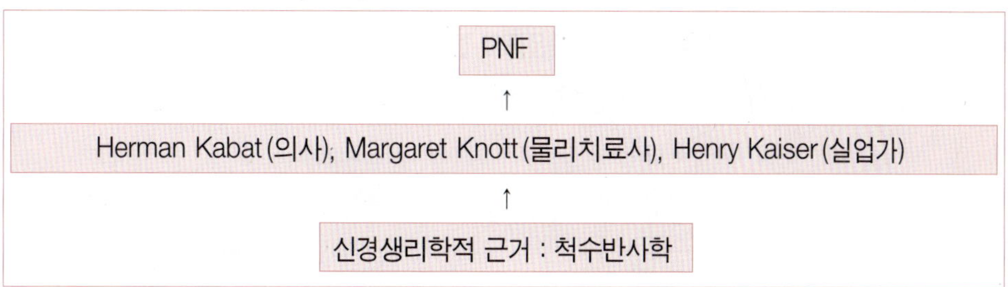

그림 1 PNF의 성립

강한 반복자극을 가하면 그 후에 보통의 자극에 대해서 신경절이후섬유에 보통보다 강한 반응이 나타나는 것) 또는 후발사(신경절이전섬유의 자극을 멈춘 후에도 신경절이후섬유에 잠시 임펄스 발사가 관찰되는 것) 등의 신경생리학의 현상을 이용한다(표 1).

2 정의

PNF란 "바람직한 근육활동의 반응을 단계적으로 유도하는(graded and guided) 기법"이며 주된 기법은 "고유수용기를 자극하는 것에 의해서 신경근육의 반응을 좋게 하는" 것이라 정의되어 있다.

고유수용기를 Sherrington의 분류(표 2)에 기초하여 생리학적으로 수용영역의 국소화(localization)로 설명한다. 고유수용기의 국소화는 미로 · 근육 · 힘줄 · 관절이다(표 3). 고유수용기는 신체의 근골격계의 변화에 의해서 자극을 받는다. 미로의 안뜰기관(전정기관)과 삼반고리관(삼반규관)은 머리의 위치와 운동에 의한 그 변화를 수용한다. 골격근섬유의 사이에 있는 근육방추는 근육이 신장되는 길이의 변화를 수용한다. 힘줄(건) 안에 있는 골지힘줄기관(건방추)은 근육수축과 근육이 신장되는 길이의 변화에 의한 장력의 세기를 수용한다. 관절주머니(관절낭)의 루피니 종말은 관절운동의 방

표 1 촉진을 설명할 때의 신경생리학적 현상

1. 발산 · 촉진현상
2. 반복자극 후 강화현상
3. 후발사현상

표 2 Sherrington에 의한 감각의 분류

수용기	감각	기능
외수용기	외계의 감각	지각
내수용기	내장의 막연한 감각	기분, 정서(?)
고유수용기	위치나 운동의 감각	운동감

(Sherrington, 1947)

표 3 고유수용기 (신체운동의 변화)의 센서

1. 미로 (삼반고리관, 안뜰기관)	: 머리의 위치와 운동
2. 근육(근육방추)	: 근육에의 신장
3. 힘줄(골지힘줄기관)	: 근육수축과 힘줄에의 신장
4. 관절(관절수용기)	: 관절에의 장력과 압력

향 및 속도와 수동 · 능동운동의 변별을 수용한다. 인대의 파치니소체는 최소한 운동이나 운동의 가속도를 수용한다.

3 치료원리

운동치료의 도수치료인 PNF의 치료원리는 특이성과 과부하의 원리이다.

PNF의 특이성의 원리는 인간의 근육수축은 구심성 수축 · 등척성 수축 · 원심성 수축의 상이한 3종류의 수축양상이 있고, 각각의 수축기능을 향상시키는 데에는 상이한 특이적인 자극이 필요하다 라는 것이다. 획일적인 구심성 수축만의 훈련으로는 3종류의 근육수축양상의 기능을 향상시키는 데에는 불충분하다.

PNF의 과부하의 원리는 인간의 근육활동의 기능은 근력 · 지구력 · 협동성 · 속도 등이 있고, 이들의 기능을 향상시키려면 일상에서 사용하고 있는 부하로는 불충분하며 최대의 강한 부하를 가하는 것이 필요하다 라는 것이다.

이들의 원리를 환자 · 장애아(인) · 고령자의 기능으로 생각하면, 이들의 기능은 건강한 현존기능과 장애를 받은 손상기능으로 나뉜다. 기본적으로 PNF는 현존기능에 대한 기법이다. 현존기능은 잔존기능 · 회복기능 · 대행기능으로 나뉜다.

PNF의 최초의 주목표는 우선 잔존기능의 신체적 요소의 행동체력을 특이성과 과부하의 원리로 높이는 것이다. 환자에게 도움이 되는 목표로서는 일상생활동작(ADL)에서의 옮겨타기 · 이동 동작을 우선 자립시키는 것이다. 이것은 결과적으로 폐용증후군을 예방하는 것에 연결된다.

다음으로 강한 부분인 잔존기능의 이용과 촉진기법을 사용함으로써 손상기능의 회복기능을 촉진한다.

최종적으로는 회복이 곤란한 후유증을 보완하기 위해 대행기능을 재획득시킨다. 이때에는 환자 · 장애아(인) · 고령자들이 지역사회 안에서 생활할 수 있도록 지원하는 것을 잊어서는 안된다.

B. 적응과 금기

1 적응

PNF에서는 치료원리에서 설명한 것처럼 신체적 요소의 행동체력을 향상시키는 것이 주된 기법이 된다. 행동체력은 스스로 외부환경에 작용하는 반응이므로 근육활동이 작동한다. 근육활동은 근력 · 파워 · 스피드 · 지구력 · 협동성 · 유연성 · 평형성 등을 관장한다. 따라서 PNF의 적응은 기능장애인 근력저하, 협동운동장애, 근육단축에 의한 관절가동범위 제한이나 활동제한인 ADL장애, 보행장애, 응용보행장애 등이다.

2 금기

의학적 재활은 지역사회의 생활에 복귀하는 것을 지원하는 것이 목적이다. 그 대상은 모든 질병, 임상의학의 각 전문분야에 관여하는 의학의 전문분야이다.[3)]

의학적 재활의 기본적 사고방법은 인간의 신체활동에 대한 영향을 생각하면 과도한 안정은 심신에 해가 된다는 것이다. 즉, 의학적 재활은 인체에 적절한 활동을 가하여 신체의 여러 기관의 기능을 활성화시키는 것이다.

과도한 안정의 폐해를 과학적 · 실천적으로 증명한 것은 우주에서부터 귀환한 1970년대의 우주비행사들이다. 우주의학은 무중력상태 속(근육활동을 거의 하지 않는 점에서 몸져누운 상태에 가깝다)에서 인체가 어떠한 영향을 받는가를 연구하고 있다(메모란 참조).

즉, PNF의 금기는 안정하고 있지 않으면 안되는 상태 · 질환이다. 이러한 것으로부터 의학적 재활에서 관여하는 질환의 대부분이 적응이 된다.

메모 : 무중력상태와 근육활동

무중력상태의 우주공간에서는 집게손가락 1개로 벽을 밀면, 그 반작용으로 10~15미터의 이동을 할 수 있다. 이러한 것은 무중력상태에서는 근육은 거의 사용되지 않는다는 것을 보여준다. 그리고 심장도 근육이므로 거의 안정상태의 활동밖에 하지 않는다. 결과적으로 아무런 케어도 없이 몇 십일이나 우주유영을 하고 있으면, 근육은 상당히 감소한다. 근육활동에 대해서 몸져누운 상태와 무중력상태는 유사성이 크다. 이러한 것으로부터 우주의학의 연구 데이터는 의학적 재활에 응용할 수 있다.

C. 평가, 치료 프로그램의 입안, 효과판정

1 평가

최초에 필요한 것은 인폼드 콘센트(informed consent, 충분한 이해하기 쉬운 설명과 납득한 동의)를 실천하기 위해 환자의 주된 호소를 충분히 듣는 일이다.

그 주된 호소에 기초한 검사측정을 실시한다. 환자의 상태를 무리하게 기법에 적용하도록 유도하는 것은 경계해야 한다. 주체는 기법의 효과성이 아니라, 환자의 주된 호소라는 것을 잊어서는 안된다. 구체적으로는 물리치료는 훈련실에 틀어박혀서 시행하는 것이 아니라 적절하게 생활의 장소인 병동 · 자택 · 시설에 가는 것이다.

PNF운동패턴과 맨손접촉에 의한 가동범위, 근력의 세기, 지구력의 길이, 운동속도의 빠른 정도, 통증의 정도(자발통 · 하중통 · 저항량의 차이에 의해서 일어나는 운동통), 감각장애의 정도, 수동 · 능동운동 때의 근육긴장의 상태 등을 검사 측정하여 간결하게 기재한다.

또한 ADL 중에서 상기의 가동범위 · 근력 · 지구력 · 속도 · 통증 · 감각 · 근육긴장이 어떻게 영향을 미치고 있는지도 검사하여 간결하게 기재한다.

그리고 주된 호소 · 검사측정을 고려하여 무엇이 기능장애 · 활동제한의 원인으로 되어 있는지를 평가한다.

2 치료 프로그램 입안

주된 호소 · 검사측정에 의한 평가에 기초하여 치료 프로그램을 입안한다. 그 때 고려할 것은 문제해결이 실현 가능한 목표를 설정(단기 · 장기)하는 것이다.

아래에 치료 프로그램을 입안하기 위한 필요사항을 열거한다.

a. 치료하는 장소의 선택

운동치료실 · 개인치료실 · 물리치료실 · 수치료(hydrotherapy)실 · 시설 내 복도 · 시설 밖 옥외보도 · 자택 · 시가지 · 전철역 등으로부터 필요에 따라서 선택한다.

b. 치료하는 비품의 선택

침대 · 매트 · 경사 테이블 · 평행봉 · 연습용 계단 · 변기 · 욕조 · 자조장구 · 보행보조기 · 장구 · 휠체어 · 자가용차 · 버스 · 전차 등으로부터 필요에 따라서 선택한다.

c. 자세의 선택

반듯이 누운 자세 · 엎드려 누운 자세 · 옆으로 누운 자세 · 앉은 자세 · 네발로 기기 · 무릎서기 · 선 자세 등, 중력중심의 높이 · 지지 기저면의 넓이 · 자세반사 등을 기초로 난이도를 생각하여 선택한다.

d. PNF 운동패턴의 선택

얼굴(안면) 패턴 · 목(경부) 패턴 · 위몸통(상부체간) 패턴 · 어깨뼈(견갑골) 패턴 · 팔(상지) 패턴 · 골반 패턴 · 아래몸통(하부체간) 패턴 · 다리(하지) 패턴 등 안에서부터 목적으로 하는 PNF 운동패턴을 필요에 따라서 선택한다. 반응을 확인하기 위해 조합 패턴에 의한 강화의 시행착오(trial and error)를 한다.

e. 기본 도수치료의 선택

견인 · 압축 · 손의 압박 · 구두지시 · 시각자극 등 강조하는 기본 도수치료를 선택한다.

f. 특수 기법의 선택

Rhythmic initiation · replication · 반복수축 등 반응을 유도할 수 있는 특수기법을 선택한다.

표 4 운동의 조건과 목적

조건 \ 목적	지구력	속도	근력강화
강도 (%)	25~50	50~80	80~100
반복횟수	40회 이상	약 10회	1~6회
세트 수	5	4	3

표 5 공통 언어로서의 평가방법

1. Barthel index • 식사 · 옮겨타기 · 목욕 · 보행 · 배뇨 등의 10항목이 있다. • 판정기준이 3단계이다. • 간편하다.
2. FIM(functional independence measure) • 식사 · 옮겨타기 · 목욕 · 보행 등에 더해서 의사소통 · 사회인지의 항목이 있다. • 판정기준이 7단계이므로 변화를 알기 쉽다. • 하고 있는 ADL을 평가할 수 있다.
3. 재활 종합실시계획 • 심신기능 · 활동 · 참여 · 심리 · 환경 · 제3자의 불이익의 항목이 있다. • 판정기준은 항목에 따라 다르다. • ICF(국제생활기능분류)의 이념을 반영하고 있다.

g. 운동의 조건과 목적

운동 · 동작의 지구력 · 속도 · 근력강화 등 무엇을 목적으로 하는가에 따라 조건을 설정한다(표 4).

3 효과판정

재평가로서 효과판정은 필수적이다. 효과판정의 객관성 · 보편성 · 논리성을 나타내는 것으로서 재활 팀의 공통 언어로 평가해야 한다. 예컨대, Barthel index, FIM, 재활 종합실시계획 등이다(표 5). 그리고 재평가에서 어떠한 일상생활활동의 확대, 지역사회의 참여로 연계되어 있는가를 잘 보아 확인해야 한다. 의사, 간호사, 작업치료사, 언어청각사, 의료 사회복지사 등이 스태프 사이에서 목표를 공유한다는 의미에서 공통 언어인 평가방법을 사용해야 한다. 더욱이 근거에 기초한 물리치료(evidence-based physical therapy : EBPT)에 기초한 운동치료를 시행한다면, 매치드 페어(matched pair)에 의한 증상사례 대조연구 등을 시행하는 것이 전문직으로서의 물리치료의 발전으로 연결되게 된다. 이와 같이 성의와 책임이 있는 전문직이 사회적 인지를 얻는 것이다.

D. 기본 도수치료

1 촉진요소

촉진요소란, 근육활동을 향상시키는 자극조건을 설정하는 것이다.

a. 보다 좋은 반응을 끌어내기 위한 PNF를 시행할 때의 유의할 점 (그림 2, Click 6-1)

① 환자와 치료사는 가능한 한 접근한 위치관계를 취한다.
② 치료사의 스탠스는 운동패턴의 방향과 평행으로 둔다.
③ 치료사는 환자의 표정을 관찰하면서 실시한다.
④ 운동이 시작되면 치료사의 골반을 운동방향으로 돌린다.
⑤ 치료사의 중력중심 이동을 이용해서 저항을 가한다.
⑥ 치료사의 손은 신장 · 견인 · 압축 등의 기법의 적용에 사용한다.

b. PNF 운동패턴

관절 · 인대 · 근육 특히, 근육의 이는곳 · 닿는곳이 대각선상에서 나선적인 해부학적 구조를 하고 있으므로 PNF 운동패턴의 움직임은 대각선상을 움직이는 굽힘 · 폄, 모음 · 벌림, 내측회전 · 외측회전운동이 조합된 3차원의 운동이 된다(표 6~12).[6] PNF운동패턴은 해부학적 구조와 일치하고 있으므로 관절 · 인대 · 근육에 있는 고유수용기를 효율적으로 자극할 수 있다. 그 조합운동패턴은 힘을 효율적으로 사용하지 않으면 안 되는 스포츠나 동작에 관찰되는 퍼포먼스와 매우 유사하다(표 13, 14).[6]

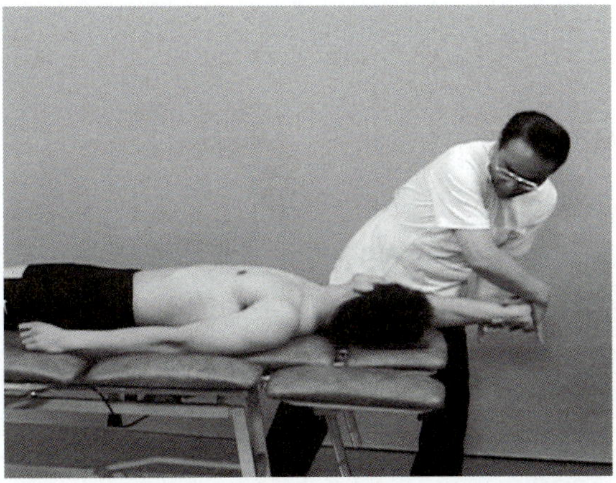

그림 2 보다 좋은 반응을 끌어내기 위한 PNF를 시행할 때의 유의할 점 Click 6-1

표 6 팔(상지) PNF 패턴의 주동근(팔꿉관절 폄 위치 : 폄 패턴)

	어깨뼈	어깨관절	팔꿉관절	아래팔	손목관절	손가락
굽힘-모음-외측회전 패턴	〈앞쪽올림〉	〈굽힘-모음-외측회전〉	〈폄 위치〉	〈뒤침〉	〈손바닥굽힘, 노쪽굽힘〉	〈굽힘〉
	등세모근상부섬유 어깨올림근 앞톱니근	큰가슴근 어깨세모근전부섬유 위팔두갈래근 위팔노뼈근	위팔세갈래근 팔꿈치근	위팔두갈래근 뒤침근	노쪽손목굽힘근	긴 · 짧은엄지굽힘근 엄지모음근 얕은 · 깊은손가락굽힘근
폄-벌림-내측회전 패턴	〈뒤쪽내림〉	〈폄-벌림-내측회전〉	〈폄 위치〉	〈엎침〉	〈손등굽힘, 자쪽굽힘〉	〈폄〉
	등세모근하부섬유 큰·작은마름근	넓은등근 어깨세모근 중 · 후부섬유 위팔세갈래근 큰원근	위팔세갈래근 팔꿈치근	원엎침근 네모엎침근	자쪽손목폄근	긴 · 짧은엄지폄근 긴 · 짧은엄지벌림근 손가락폄근
굽힘-벌림-외측회전 패턴	〈뒤쪽올림〉	〈굽힘-벌림-외측회전〉	〈폄 위치〉	〈뒤침〉	〈손등굽힘, 노쪽굽힘〉	〈폄〉
	등세모근상부섬유 어깨올림근 등세모근중부섬유 앞톱니근	어깨세모근전부섬유 위팔두갈래근(긴갈래) 부리위팔근 가시위근 가시아래근 작은원근	위팔세갈래근 팔꿈치근	위팔두갈래근 뒤침근	긴 · 짧은노쪽손목폄근	긴 · 짧은엄지폄근 긴 · 짧은엄지벌림근 손가락폄근
폄-모음-내측회전 패턴	〈앞쪽내림〉	〈폄-모음-내측회전〉	〈폄 위치〉	〈엎침〉	〈손바닥굽힘, 자쪽굽힘〉	〈굽힘〉
	등세모근하부섬유 앞톱니근 큰마름근	큰가슴근 큰원근 어깨아래근	위팔세갈래근 팔꿈치근	원엎침근 네모엎침근	노쪽손목굽힘근	긴 · 짧은엄지굽힘근 엄지모음근 얕은 · 깊은손가락굽힘근

각각에 팔꿉관절 폄 위치, 굽힘, 폄의 3가지의 패턴이 있다.

c. 신장

골격근은 근육길이가 길어지면 강하게 수축한다. 그것은 골격근섬유의 사이에 있는 근육방추에 장력이 가해져 자극되기 때문이다. 신장의 요점은 회전요소이다. 그 이유는 각 PNF 운동패턴 안의 모든 근육섬유를 잡아 늘이는 것은 회전요소이기 때문이다. 따라서 올바른 신장의 확인방법으로는 PNF 운동패턴의 최초와 최후에 회전요소가 들어가 있는지 아닌지이다.

1) 신장자극

PNF 운동패턴의 반응을 성공시키려면, 우선 시작자세에서 PNF 운동패턴의 근육군이 충분히 잡아 늘여진 연장영역에 두는 것이다. 연장영역에 둠으로써 문턱값(역치)에 접근하고 있으므로 근육군의 흥분성은 높아져 완료가 정동된 상태이다. 이 조작방법을 신장자극이라 한다.

2) 신장반사

신장자극의 조작으로 높아진 흥분성을 급격한 신장을 근육군에 가하여 단숨에 근육군을 반응시킨다. 이 조작방법을 신장반사라 한다.

d. 관절의 견인

운동을 시작할 때나 운동 중에 관절수용기는 관절구조의 위치적 변화에 대해서 반응하다.

견인이란 관절면과 관절면을 떼어 당기는 위치변화의 조작을 가하는 것을 말한다(**그림 3**). 운동을 촉진할 때에 사용하는 조작방법이다.

표 7 다리(하지) PNF 패턴의 주동근(무릎관절 폄 위치 : 폄 패턴)

	엉덩관절	무릎관절	발목관절/발	발가락
굽힘-모음-외측회전 패턴	〈굽힘-모음-외측회전〉 큰허리근 엉덩근 넙다리빗근 모음근군 외측회전근군	〈폄 위치〉 넙다리네갈래근	〈발등굽힘, 속젖힘〉 앞정강근 뒤정강근	〈폄〉 긴엄지폄근 긴 · 짧은발가락폄근
폄-벌림-내측회전 패턴	〈폄-벌림-내측회전〉 중간볼기근 큰볼기근 뒤넙다리근 작은볼기근	〈폄 위치〉 넙다리네갈래근	〈발바닥굽힘, 바깥젖힘〉 장딴지근 가자미근 긴 · 짧은종아리근	〈굽힘〉 긴엄지굽힘근 긴 · 짧은발가락굽힘근
굽힘-벌림-내측회전 패턴	〈굽힘-벌림-내측회전〉 넙다리근막긴장근 넙다리곧은근 중간볼기근 작은볼기근	〈폄 위치〉 넙다리네갈래근	〈발등굽힘, 바깥젖힘〉 앞정강근 긴 · 짧은종아리근	〈폄〉 긴엄지굽힘근 긴 · 짧은발가락굽힘근
폄-모음-외측회전 패턴	〈폄-모음-외측회전〉 모음근군 큰볼기근 뒤넙다리근 외측회전근군	〈폄 위치〉 넙다리네갈래근	〈발바닥굽힘, 속젖힘〉 장딴지근 가자미근 뒤정강근	〈굽힘〉 긴엄지굽힘근 긴 · 짧은발가락굽힘근

각각에 무릎관절 폄 위치, 굽힘, 폄의 3가지 패턴이 있다.

표 8 목(경부) PNF 패턴의 주동근

	위목부위 굽힘	아랫목부위 굽힘	옆굽힘	회전	
굽힘-옆굽힘-회전 패턴	긴머리근 앞머리곧은근 목뿔위근육 목뿔아래근육	긴목근 넓은목근 앞목갈비근 목빗근	긴목근 목갈비근육 목빗근	반대쪽	목갈비근 목빗근
				같은쪽	긴머리근 긴목근 앞머리곧은근
폄-옆굽힘-회전 패턴	엉덩갈비근 가장긴머리근 아래 · 위머리빗근 큰 · 작은뒤머리곧은근 반가시근 머리널판근 등세모근상부섬유	목엉덩갈비근 가장긴근 목널판근 뭇갈래근 회전근 반가시근 목널판근 등세모근상부섬유	목엉덩갈비근 가로돌기사이근 가장긴머리근 머리널판근 위머리빗근 목널판근 머리널판근 등세모근상부섬유	반대쪽	뭇갈래근 회전근 머리반가시근 등세모근상부섬유
				같은쪽	아랫머리빗근 목널판근 머리널판근

표 9 어깨뼈(견갑골) PNF 패턴의 주동근

앞쪽 내림 패턴	뒤쪽 올림 패턴	뒤쪽 내림 패턴	앞쪽 올림 패턴
〈앞쪽 내림〉 (내림-벌림-아래쪽회전)	〈뒤쪽 올림〉 (올림-모음-위쪽회전〉	〈뒤쪽 내림〉 (올림-모음-아래쪽회전〉	〈앞쪽 올림〉 (올림-벌림-위쪽회전〉
등세모근하부섬유 앞톱니근 큰마름근	등세모근상부섬유 어깨올림근 등세모근중부섬유 앞톱니근	등세모근하부섬유 큰 · 작은마름근	등세모근상부섬유 어깨올림근 앞톱니근

표 10 위몸통(상부체간) PNF 패턴의 주동근

왼쪽으로의 chopping pattern	오른쪽으로의 lifting pattern
〈위몸통 굽힘-왼쪽 옆굽힘-왼쪽 회전〉	〈위몸통 폄-오른쪽 옆굽힘-오른쪽 회전〉
오른쪽 배바깥빗근 왼쪽 배속빗근 배곧은근	좌우의 목 · 윗몸통 폄근 왼쪽의 뭇갈래근 · 회전근

e. 관절의 압축

운동을 시작할 때나 운동 중에 관절수용기는 관절구조의 위치적 변화에 대해서 반응한다.

압축이란 관절면과 관절면을 접근시키는 위치변화의 조작을 가하는 것을 말한다(**그림 3 참조**). 관절을 안정시켜 자세를 유지할 때에 사용하는 조작방법이다.

표 11 아래몸통(하부체간) PNF 패턴의 주동근

왼쪽으로의 양쪽 다리(하지) 굽힘 패턴	오른쪽으로의 양쪽 다리(하지) 폄 패턴
〈아래몸통 굽힘〉	〈아래몸통 폄〉
왼쪽 다리 : 굽힘-벌림-내측회전 패턴 오른쪽 다리 : 굽힘-모음-외측회전 패턴	왼쪽 다리 : 폄-모음-외측회전 패턴 오른쪽 다리 : 폄-벌림-내측회전 패턴
오른쪽 배바깥빗근 왼쪽 배속빗근 배곧은근	좌우의 아래몸통 폄근

표 12 골반 PNF 패턴

앞쪽올림 패턴	뒤쪽내림 패턴
〈앞쪽올림〉	〈뒤쪽내림〉
배바깥빗근(외복사근) 배속빗근(내복사근) 배곧은근(복직근) 허리네모근(요방형근)(위쪽)	엉덩허리갈비근(장요늑근) 가슴가장긴근(흉최장근) 허리네모근(요방형근)(아래쪽)

표 13 PNF 패턴과 스포츠에 관찰되는 운동

팔(상지)	어깨관절	굽힘-모음-외측회전 패턴 폄-벌림-내측회전 패턴 굽힘-벌림-외측회전 패턴 폄-모음-내측회전 패턴	배영 등 수영의 크롤, 태권도의 뒤쪽치기 등 유도의 끌어당기기 등 배구의 공격, 테니스의 첫 서브, 수영의 접영(butterfly) 등
다리(하지)	엉덩관절	굽힘-모음-외측회전 패턴 폄-벌림-내측회전 패턴 굽힘-벌림-내측회전 패턴 폄-모음-외측회전 패턴	축구의 슛 등 유도의 안쪽허벅지 걸기 등 태권도의 앞쪽차기 등 유도의 발 걸기 등

f. 저항

PNF에서 가장 중요한 촉진요소이다. 수의운동 때에 가해지는 저항은 근육 · 힘줄 · 관절에 장력을 발생시키므로 이들 중에 있는 많은 고유수용기를 자극할 수 있는 효과가 있는 조작방법이다. 이 자극은 중추신경계의 구심성 임펄스를 전도하고, 시냅스 홍분양식을 변화시켜서 전달(발산 · 촉진)함으로써 중추신경계의 자극을 강화한다. 그리고 이 저항의 자극을 반복(반복자극 후 강화 · 후발사)함으로써 충분한 반응을 얻을 수 있다.

구체적인 협동운동을 촉진하는 저항을 가하는 방법은 구심성 수축의 경우 가동범위의 초기범위는 약하게 하고, 중간범위에서 강하게 하며 최종범위에서 다시 약하게 한

표 14 **PNF 패턴과 스포츠에 관찰되는 운동**

1. 팔꿈치의 굽힘을 수반하는 굽힘-모음-외측회전 패턴	① 음식물을 입으로 운반하는 동작의 촉진 ② 세안(세수)동작의 촉진 ③ 가슴동작의 촉진 ④ 신체의 앞에서 물건을 손바닥으로 지지하는 동작의 촉진
2. 팔꿈치의 폄을 수반하는 폄-벌림-내측회전 패턴	① 지팡이보행의 촉진 ② 자세를 신체의 뒤쪽에서 지지하는 기능의 촉진 ③ 일어나기 동작의 촉진 ④ 스포츠의 끌어들이기 동작의 촉진 ⑤ 팔 굽힘근 경련 패턴의 억제
3. 팔꿈치의 굽힘을 수반하는 굽힘-벌림-외측회전 패턴	① 머리를 다듬는 동작의 촉진 ② 빨래를 너는 동작의 촉진 ③ 팔 굽힘근 경련 패턴의 억제
4. 팔꿈치의 폄을 수반하는 폄-모음-내측회전 패턴	① 자세를 신체의 앞쪽에서 지지하는 기능의 촉진 ② 일어나기동작의 촉진 ③ 전기청소기 조작의 촉진 ④ 스포츠의 투구동작의 촉진
5. 무릎의 굽힘을 수반하는 굽힘-모음-외측회전 패턴	① 보행 · 유각기(swing phase) 가속기의 촉진 ② 계단 오르내리기 동작의 촉진 ③ 욕조 출입동작의 촉진 ④ 장애물을 넘는 동작의 촉진 ⑤ 다리(하지) 폄근 경련 패턴의 억제 ⑥ 스포츠의 다리 올리기 동작의 촉진
6. 무릎의 폄을 수반하는 폄-벌림-내측회전 패턴	① 일어서기(마루 · 의자로부터)동작의 촉진 ② 선 자세 때의 발의 바깥젖힘 · 발바닥굽힘의 촉진 ③ 보행 · 입각기(stance phase) 후기의 촉진 ④ 입각상의 발 속젖힘 억제 ⑤ 다리(하지) 굽힘근 경련패턴의 억제 ⑥ 스포츠의 차는 동작의 촉진
7. 팔꿈치의 굽힘을 수반하는 굽힘-벌림-내측회전 패턴	① 휘돌림(circumduction) 보행의 억제 ② 욕조 출입동작의 촉진 ③ 유각기(swing phase)의 발 속젖힘 억제 ④ 다리(하지) 폄근 경련패턴의 억제 ⑤ 계단 오르내리기 동작의 촉진
8. 무릎을 고쳐 편 폄-모음-외측회전 패턴	① 선 자세 때의 엉덩관절 · 무릎관절 폄의 촉진 ② 입각기(stance phase)의 발꿈치 접지기의 촉진 ③ 보행의 추진력의 촉진 ④ 다리(하지) 굽힘근 경련패턴의 억제 ⑤ 스포츠의 넓이뛰기 등의 도움닫기의 도약동작의 촉진
9. 머리 · 목의 회전을 수반하는 굽힘	① 일어나기 동작의 촉진 ② 축구의 헤딩의 촉진

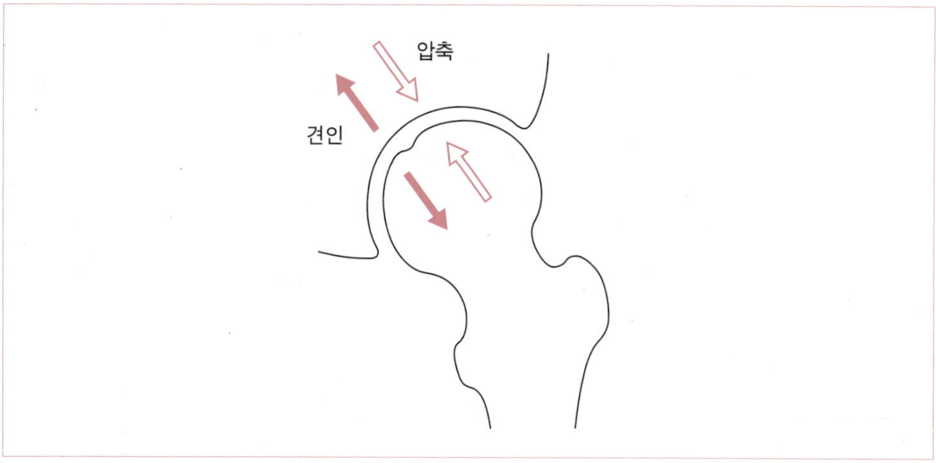

그림 3 **견인과 압축(엉덩관절의 경우)**

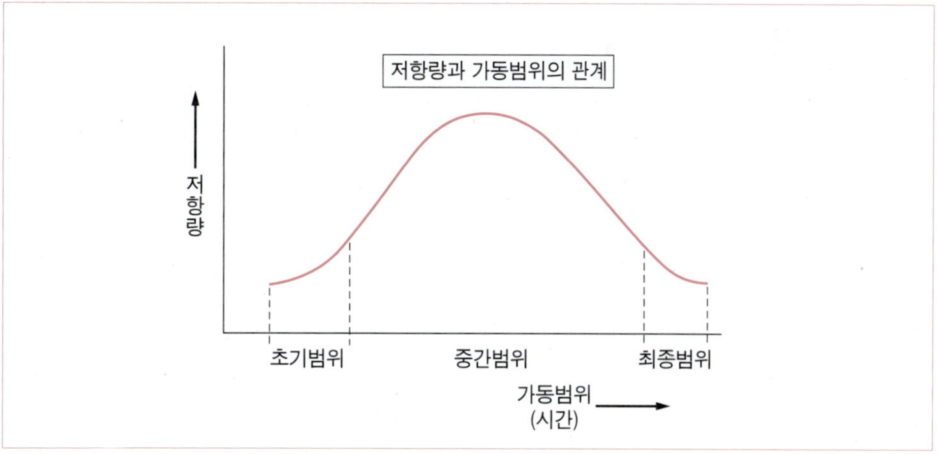

그림 4 **구심성 수축 때의 저항을 가하는 방법**

다(**그림** 4). 그 이유는 초기범위의 경우는 저항이 지나치게 강하면, 골지힘줄기관이 작용하여 억제해버리기 때문이다. 중간범위의 경우는 제3의 지레에 의한 힘의 분해와 관절각도의 영향(**그림** 5),[7] 힘의 모멘트(moment)와 힘의 팔의 길이의 관계(**그림** 6)[8]에 의해서 강한 힘을 발휘할 수 있는 구조로 되어있다. 최종범위의 경우는 액틴(actin) 필라멘트가 미오신(myosin) 필라멘트 쪽으로 활주하여 끝나기 때문이다. 실제로 측정해도 많은 관절은 초기 · 최종범위보다 중간범위에서 최대출력이 나온다(**그림** 7, 8).

등척성 수축의 경우, 서서히 저항을 강하게 하고 서서히 약하게 한다. 이러한 저항을 가함으로써 운동단위의 동원에 의한 근육수축능력의 촉진과 임펄스의 발사빈도의 조정에 의한 역각 자극의 운동조절의 향상을 학습한다(메모란 참조).

원심성 수축의 경우는 환자가 내고 있는 근력보다 강한 저항이 가해진다. 이러한 조건에서는 치료사의 저항량이 약한 경우에는 운동조절 향상의 운동학습이 된다. 강한 저항량의 경우는 구심성 · 등척성 수축보다 효율이 좋은 근력강화가 된다.[9]

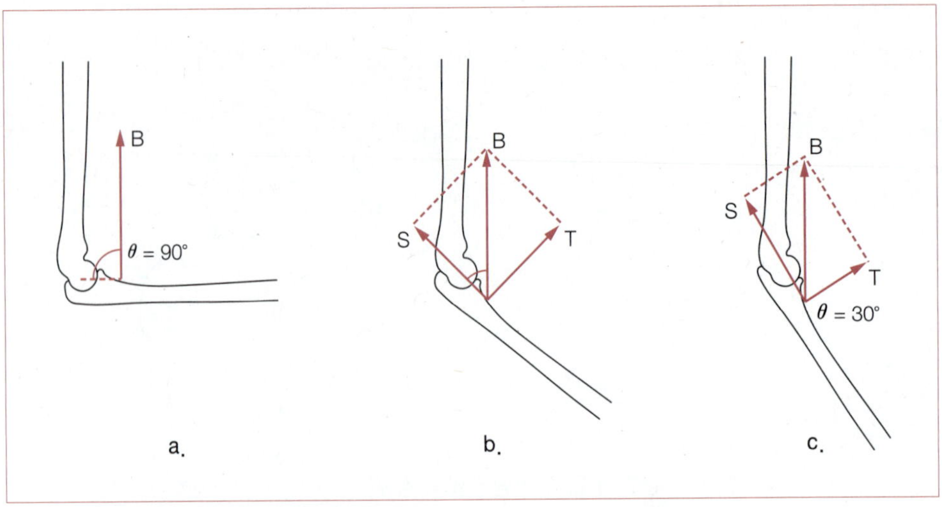

그림 5 힘의 분해와 관절각도의 영향

a그림에서는 θ는 90° 이고 B의 힘은 모두 회전력이 된다. b그림과 c그림에서는 아래팔(전완)의 장축에 대해서 45° 와 30° 의 각도로 작용하는 두갈래근(이두근)이 가지는 직각분력을 나타내고 있다.

T는 회전분력, S는 고정분력을 나타낸다. b그림에서 T와 S는 같고 c그림에서는 S는 T보다 크다.
[Williams M. Lissner H : 바이오메카닉스 - 생체역학과 그 응용, 青池勇雄 외(옮김), p108-109. 의치약출판, 도쿄, 1974]

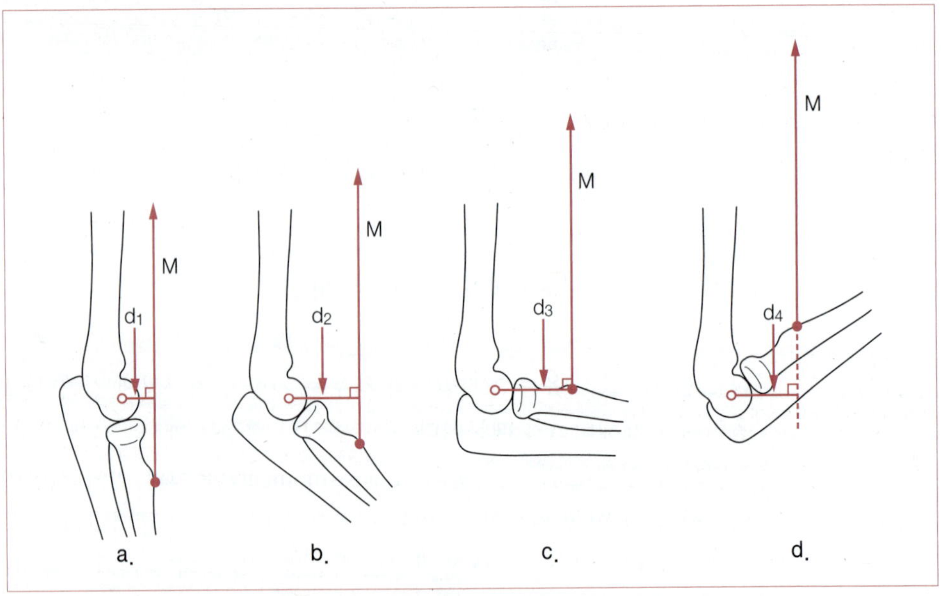

그림 6 힘의 모멘트와 힘의 팔의 길이의 관계

M은 힘의 모멘트, d는 힘의 팔을 나타낸다. 최대 근육 토크는 힘의 팔의 길이가 가장 길 때에 발휘할 수 있다. (d_3의 경우는 뼈에의 근육의 부착이 수직이 되어 가장 길어진다).
(Lehmkuhl LD, Smith LK : Brunnstrom' s Clinical Kinesiology, 4th ed. p63-65, FA Davis, Philadelphia. 1984)

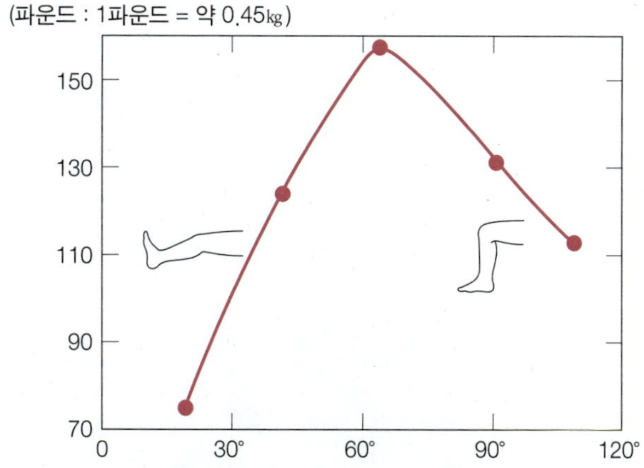

그림 7 남자 대학생에서의 무릎각도와 최대 등척성 무릎을 펴는 힘의 관계

(Williams and Stutzman, 1959)

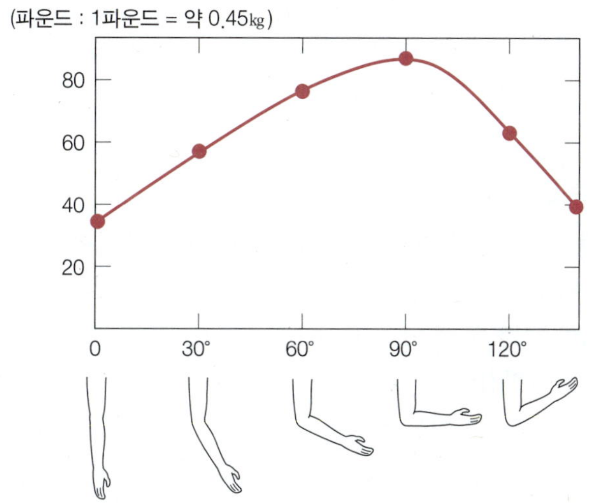

그림 8 남자 대학생에서의 팔꿈치각도와 최대 등척성 팔꿈치를 굽히는 힘의 관계

(Williams and Stutzman, 1959)

메모 : recruitment와 rate coding의 차이

운동단위의 동원(recruitment) : 동작에 관계하는 운동단위의 동원을 말한다. 시작운동 때에 근력의 활동이 상대적으로 낮을 때는 recruitment가 우위로 작동하고 있다고 일컬어진다.

임펄스의 발사빈도(rate coding) : 동작에 관계하는 임펄스의 발사빈도를 말한다. 정교성 동작에서 미세조정에 의해서 협동성을 향상시킨다. 이러한 것은 근력의 활동이 상대적으로 높을 때는 rate coding이 우위로 작동하고 있다고 일컬어진다.

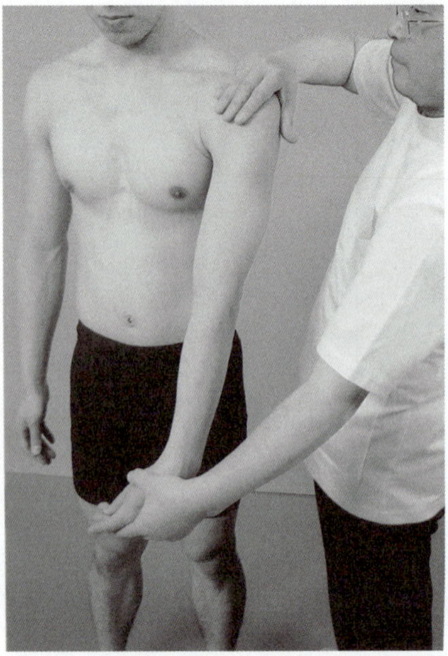

그림 9 **맨손 접촉에 사용하는 벌레모양근(충양근) 쥐기**
손가락 끝에 힘을 넣지 않고 손바닥면을 밀착시켜서 사이에 끼운다.

g. 정상적인 타이밍

협동운동이란 시간적 · 공간적 자세의 변화에서 일련의 근육수축의 순서가 효율적으로 시행되는 것이다. 예컨대, 젓가락으로 밥을 먹을 때는 손가락 · 손목관절의 움직임에서부터 시작하고 이어서 아래팔 · 팔꿈치 · 어깨관절이 움직이기 시작하며 마지막으로 어깨뼈(견갑골)가 움직이기 시작한다. 이 구체적 예처럼 패턴운동은 최초에 회전운동부터 시작되고 이어서 원위관절에서부터 근위관절로의 연속운동이 수행되는 가운데 서서히 회전운동을 시행하면서 끝난다. 이것을 운동 · 동작에서의 정상적인 타이밍이라 한다.

h. 맨손접촉

환자를 치료할 때는 치료사는 환자의 반응을 끌어내기 위해 손바닥면에 의한 압박을 이용한다. 구체적으로는 패턴운동에 관여하는 근육군 · 힘줄 · 관절을 덮는 피부 위에 압박을 가한다. 그리고 맨손접촉은 끌어내고 싶은 운동과 정반대의 방향으로 저항이 가해지도록 조절한다. 저항 이외에 신장 · 견인 · 압축 때에도 사용된다. 또한 힘살(근복, belly)에 대해서 강조하는 압박은 근육방추를 자극할 수 있으므로 근육수축능력을 높일 수 있다. 이 때 올바른 맨손접촉은 접촉면을 넓게 하여 균등하게 압박이 가해지도록 벌래모양근 쥐기〔손허리손가락관절(중수지절관절) 굽힘 · 손가락사이관절(지절간관절) 폄 위치〕에서 시행한다(**그림** 9). 손가락 끝에 힘이 들어가면 압박이 손가락에 집

표 15 구두지시의 어조를 구분해서 사용하기

1. 강한 어조	: 강조할 때에 사용한다.
2. 보통의 어조	: 일상적으로 사용한다.
3. 상냥한 어조	: 이완에 사용한다.

중하여 통증의 원인이 된다. 통증은 도피반사를 일으키므로 피해야 한다.

i. 구두지시

구두지시는 환자와 의사소통을 도모하기 위해 알아들을 수 있게 단순하고 간결한 한 방향을 나타내는 말을 사용한다. 청각자극은 시간의 경과를 인지할 수 있고 주의력을 높이는 의식을 각성할 수 있다.

구체적으로는 "미시오", "당기시오" "움직이지 않도록 하시오" "굽히시오" "펴시오" "비트시오" "올리시오" "내리시오" "여시오" "닫으시오" 등이다. 또한 어조를 구분해서 사용하면 보다 좋은 반응을 촉진할 수 있다(표 15).

j. 시각자극

시각자극은 공간의 상대적 위치관계를 인지할 수 있다. 이 때문에 운동학습을 할 때 특히 학습의 초기에서는 시각이 주로 운동을 제어한다. 구체적으로는 운동패턴을 눈으로 좇아보게 하여 시행하면 효율적이다. 특히 팔(상지)의 운동 · 동작에서는 안구운동과 손의 협동성을 향상시키는 데에 유용하다.

임상적으로는 고유감각장애가 있는 환자는 동작을 할 때에 앉은 자세나 경사대 등에서 보이는 조건설정을 하여 시각자극의 보상을 사용하면 좋다. 이러한 것을 보행에서 강조하면, 앞형 보행보다도 환부 쪽을 선행시키는 가지런한 형의 보행이나 뒤형의 보행이 넘어짐의 예방이 가능한 보다 안전한 보행패턴이 된다.

2 특수기법

수의적 노력에 의해서 3종류의 근육수축 양상(구심성 수축 · 원심성 수축 · 등척성 수축)의 활동성을 향상시키고, 근력강화 · 운동의 속도 · 지구력 · 협동성 · 유연성 · 이완(relaxation)의 개선을 위해 신경생리학 현상을 이용하는 조작을 특수기법이라 부른다.

조작하기 전에 환자에게 목적을 알기 쉽게 설명하여 동의를 얻고 충분히 이해시킬 필요가 있다.

a. rhythmic initiation (그림 10, Click 6-2)

1) 목적

① PNF 운동패턴을 이해시켜 습득하게 한다.

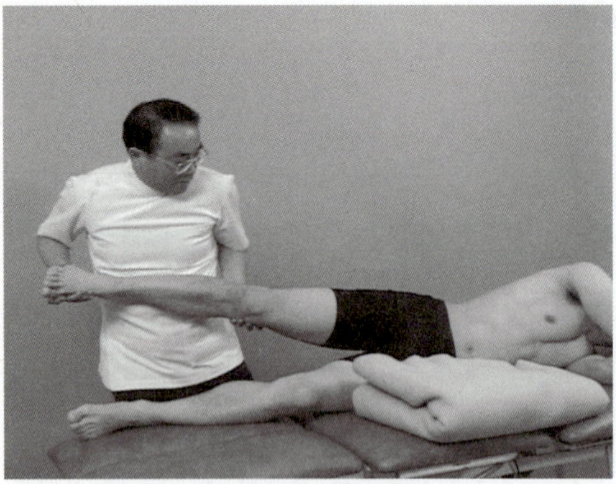

그림 10 rhythmic initiation Click 6-2

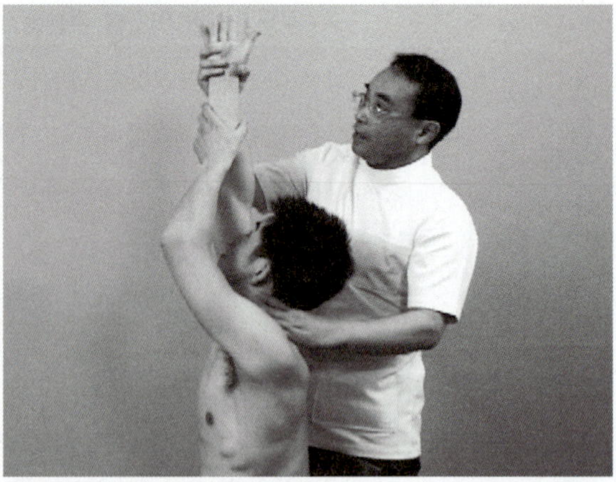

그림 11 replication Click 6-3

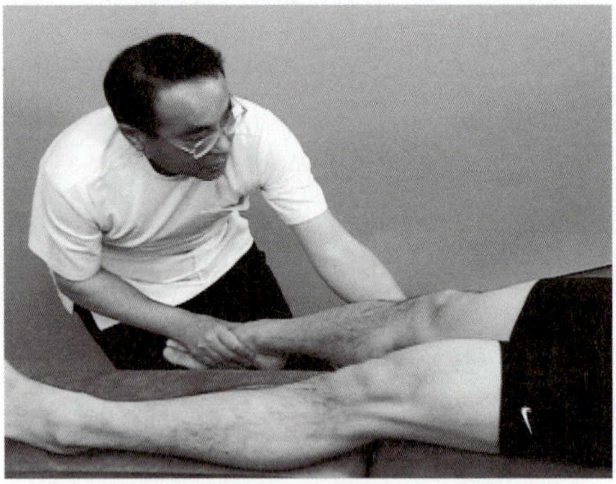

그림 12 시작운동을 위한 반복수축 Click 6-4

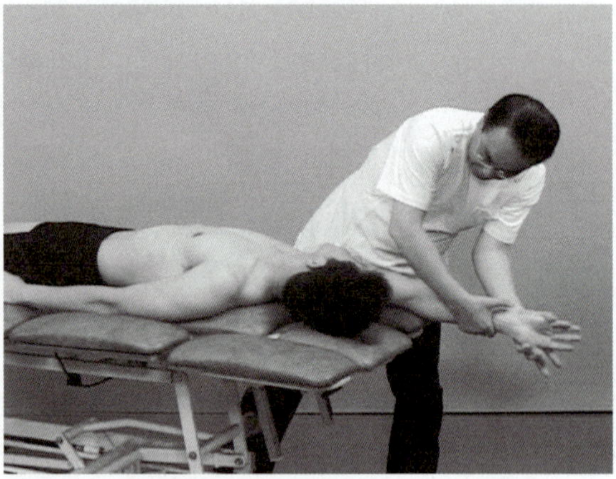

그림 13 전체범위에 걸친 운동을 위한 반복수축 Click 6-5

② 이완(relaxation)

③ 시작운동을 촉진한다(파킨슨증후군).

2) 방법

① 우선 수동운동으로 PNF 운동패턴을 지도한다.

② 다음으로 보조저항운동으로 PNF 운동패턴을 지도한다.

③ 그리고 저항운동으로 PNF 운동패턴을 지도한다.

④ 같은 순서로 길항하는 PNF 운동패턴도 지도한다.

b. replication (그림 11, Click 6-3)

1) 목적

① PNF 운동패턴의 종료자세를 지도한다.

② PNF 운동패턴의 종료자세에서의 유지능력을 검사한다.

2) 방법

① 우선 PNF 운동패턴의 모든 주동근이 수축하여 있는 종료자세로 수동적으로 둔다.
② 다음으로 치료사는 모든 주동근이 수축하도록 유지하면서 구두지시를 한다.
③ 그리고 환자에게 이완하도록 상냥한 어조로 구두지시를 한다.
④ 다시 수동적으로 약간 시작자세로 향해서 되돌린다.
⑤ 약간 되돌린 위치에서부터 종료자세로 구심성 수축으로 되돌리도록 구두지시를 한다.
⑥ 이 조작을 반복하고 서서히 시작자세까지 범위를 넓히다.
⑦ 같은 순서를 반복하고 전체범위에 걸쳐 구심성 수축을 시행한다.

c. 시작운동을 위한 반복수축 (그림 12, Click 6-4)

1) 목적

① 시작운동의 촉진
② 능동운동범위의 확대
③ 근력강화
④ 근육지구력의 향상

2) 방법

① 충분한 신장자극을 가하여 시작자세를 취한다.
② 회전요소를 강조하여 신장반사(급격한 신장)를 가함과 동시에 수의수축을 시킨다.
③ 신장반사와 수의수축에 대해서 저항을 가한다.
④ 같은 순서를 환자의 체력에 따라서 반복한다.

d. 전체범위에 걸친 운동을 위한 반복수축 (그림 13, Click 6-5)

1) 목적

① 능동운동범위의 확대
② 근력강화
③ 근육지구력의 향상
④ PNF 운동패턴의 유도

2) 방법

① 우선 충분한 신장자극을 가하여 시작자세를 취한다.
② 다음으로 회전요소를 강조하여 신장반사(급격한 신장)를 가함과 동시에 수의수축을 시킨다.
③ 그리고 신장반사와 수의수축에 대해서 저항을 가한다.
④ 거듭 PNF 운동패턴을 시행하고 있는 도중에 반응이 약해진 범위에서 근육신장을

약간 가한다.

⑤ 같은 순서를 환자의 체력에 따라서 반복한다.

e. 강조의 타이밍 (그림 14, Click 6-6)

강조의 타이밍에 의한 강화란 하나의 PNF 운동패턴 중에서 강한 관절운동으로 등척성 수축을 가하는 것에 의해서 약한 관절운동에 촉진현상이 미치는 것을 이용하여 약한 관절운동의 활동성을 강화하는 것이다.

1) 목적

① 특정 관절운동의 근력강화(**그림** 14에서는 발 발등굽힘 · 바깥젖힘과 엉덩관절 내측회전)

② 특정 운동패턴의 협동성 향상(**그림** 14에서는 발 발등굽힘 · 바깥젖힘과 엉덩관절 내측회전)

2) 방법

① 우선 PNF 운동패턴이 가장 강하게 반응하는 중간범위에서 등척성 수축을 시킨다(**그림** 14에서는 엉덩관절 굽힘 · 벌림).

② 다음으로 등척성 수축을 시키면서 약한 관절에 대해서 반복해서 근육의 신장을 가한다.

③ 그리고 마지막으로 반복수축을 적용하여 최종범위에서 종료한다.

f. 조합패턴에 의한 강화 (그림 15, 표 16 ; 그림 16, Click 6-7)

조합패턴에 의한 강화란 강한 PNF 운동패턴에 등척성 수축을 가함으로써 약한 다른 팔다리(사지) · 몸통의 PNF 운동패턴의 활동성을 강화하는 것이다(메모란 참조).

1) 목적

① 특정 운동패턴의 근력강화

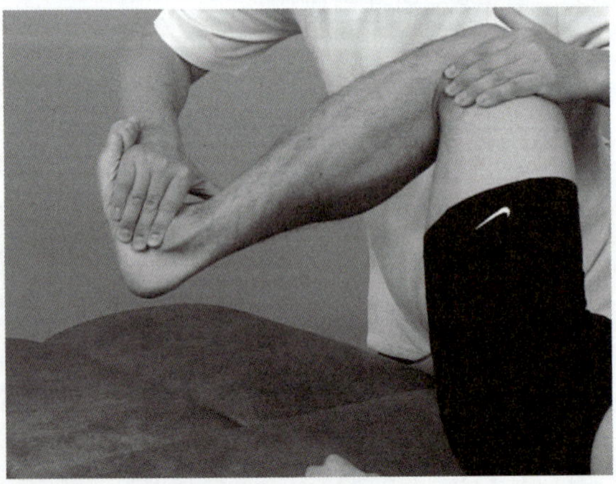

그림 14 강조의 타이밍 Click 6-6

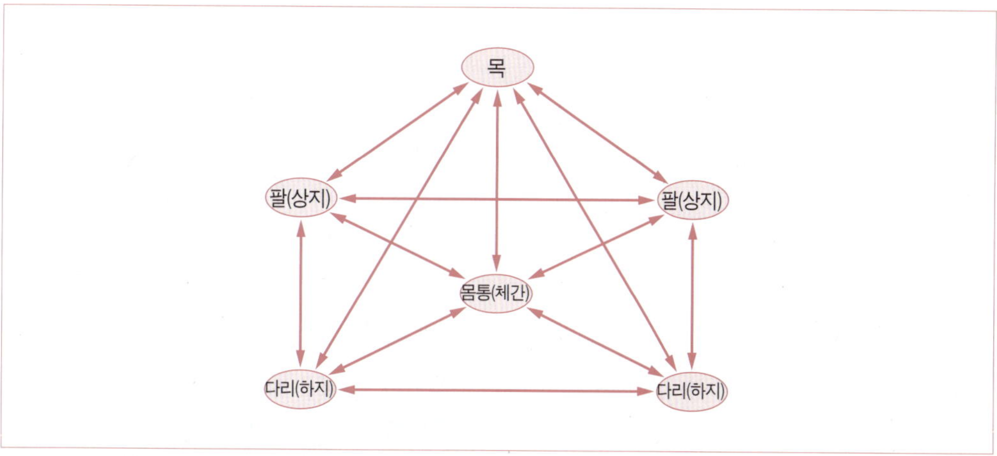

그림 15 조합패턴에 의한 강화
많은 조합패턴에 의한 강화가 가능하다.

표 16 다리(하지)의 굽힘-모음-외측회전 패턴을 예로 한 반대쪽 다리(하지)와의 조합패턴

강화되어야 할 다리 및 패턴	강화용으로서 사용되는 반대쪽 다리의 패턴			
	대칭성 (symmetrical)	비대칭성 (asymmetrical)	상반성(reciprocal)	
			동종 대각선 위 (same diagonal)	이종 대각선 위 (opposite diagonal)
다리(하지) 굽힘— 모음— 외측회전	굽힘— 모음— 외측회전	굽힘— 벌림— 내측회전	폄— 벌림— 내측회전	폄— 모음— 외측회전

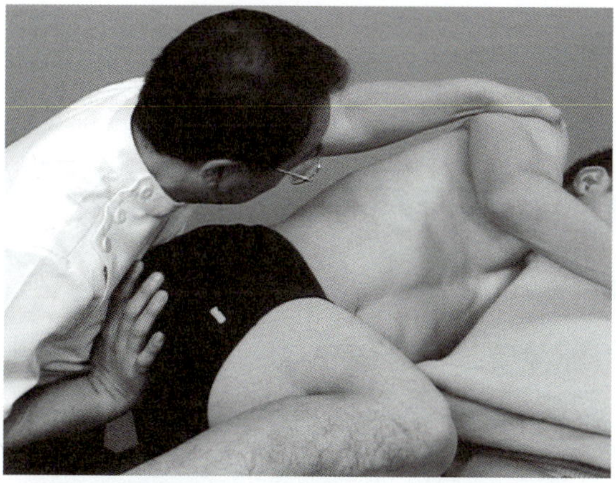

그림 16 조합패턴에 의한 강화 Click 6-7

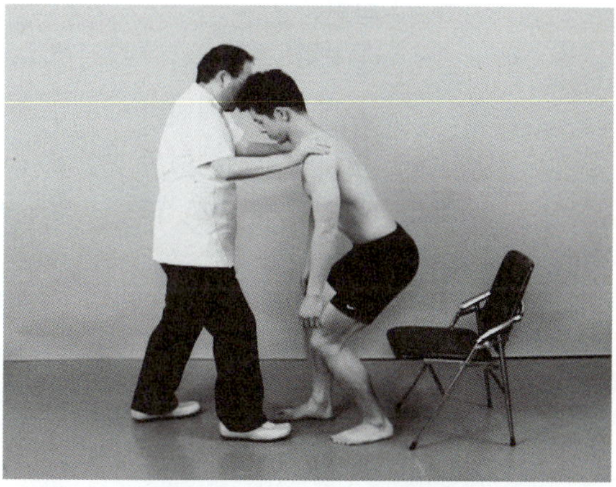

그림 17 근육수축 양상에 의한 조합운동 Click 6-8

② 특정 운동패턴의 협동운동의 향상

2) 방법

① 우선 강한 PNF 운동패턴이 가장 강하게 반응하는 중간범위에서 등척성 수축에

저항을 가한다.

② 다음으로 강한 PNF 운동패턴을 등척성 수축을 시키면서 약한 운동패턴에 대해서 반복수축을 가한다.

③ 그리고 다음으로 약한 PNF 운동패턴에 반복수축을 적용하여 최종범위에서 종료한다.

④ 거듭 강한 PNF 운동패턴에 근육의 신장을 적용하여 최종범위에서 종료한다.

메모 : 조합패턴에 의한 강화의 의미

PNF의 본질을 표현하고 있는 기법이다. 그것은 생물과 같이 환경에 적합한 것만이 생존번영하고 부적합한 것은 쇠퇴 멸망한다는 것이 아니라, 인간사회는 강한 자도 약한 자도 서로 지원하면서 공생사회를 지향한다는 것이다. PNF는 인류의 이상을 구현화한 기법이다.

g. 근육수축 양상에 의한 조합운동(그림 17, Click 6-8)

ADL은 근육이 구심성 수축 · 등척성 수축 · 원심성 수축을 동작에 따라서 적합하게 시행하는 것에 의해서 성립된다. 따라서 PNF 운동패턴 중에 3종류의 근육수축 양상을 조합하는 것은 극히 자연스런 운동 · 동작이다.

1) 목적

3종류의 근육수축(그림 17에서는 의자에서부터 서는 동작과 앉는 동작에 작용하는 무릎 폄근 · 발바닥 굽힘근의 근육수축 양상)의 운동학습

2) 방법

① PNF 운동패턴의 구심성 수축에 저항을 가한다.

② PNF 운동패턴의 등척성 수축에 저항을 가한다.

③ PNF 운동패턴의 원심성 수축에 저항을 가한다.

④ PNF 운동패턴의 수축의 순서 또는 시작자세는 여러 가지로 변화시켜도 좋다.

h. 주동근 · 길항근에 의한 왕복운동

정상운동의 기본이 되는 반사는 즉시유도 · 상반신경 지배 · 계시유도이다. 이 세 가지 반사를 응용하고 있는 것이 이 기법이다. 3개 반사를 왕복운동으로 설명하면, 어떤 주동근군이 수축하면 공동근군은 즉시 촉진되고(즉시유도), 주동근군의 수축이 종료하면 잇달아서 길항근군의 수축이 촉진된다(계시유도). 그리고 주동근군이 수축하고 있는 동안 상반신경 지배에 의한 길항근군에 대한 억제작용이 작동하여 왕복운동이 원활하게 시행된다.

1) 목적

① 협동운동의 획득

② 근육지구력의 향상
③ 근력강화
④ 능동관절가동범위의 확대

2) 방법 1 : slow reversal (그림 18, Click 6-9)

① 처음에 강한 PNF 운동패턴의 구심성 수축에 저항을 가한다.
② 쉬지 않고 약한 PNF 운동패턴의 구심성 수축에 저항을 가한다.
③ 약한 PNF 운동패턴의 구심성 수축으로 종료한다.
④ 환자의 지구력에 따라서 반복한다.

3) 방법 2 : rhythmic stabilization (그림 19, Click 6-10)

① 처음에 강한 PNF 운동패턴의 등척성 수축에 서서히 저항을 가한다.

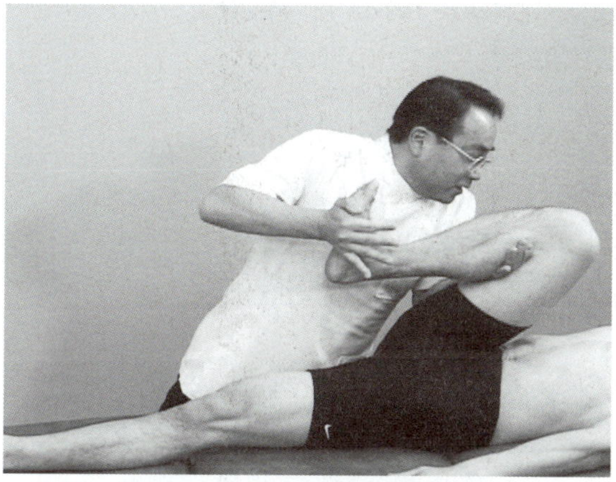

그림 18 주동근 · 길항근에 의한 왕복운동의 방법 (1): slow reversal Click 6-9

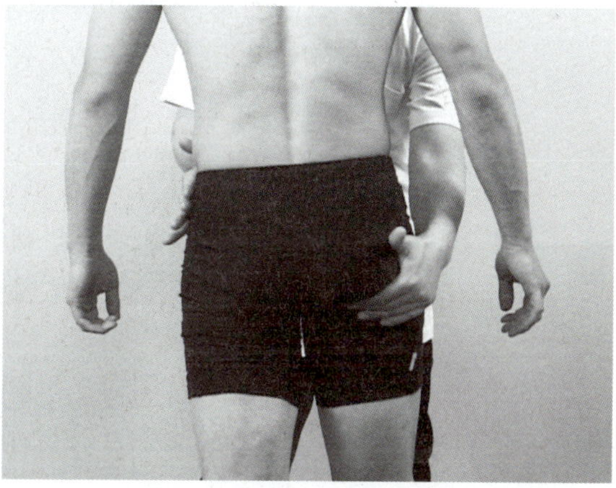

그림 19 주동근 · 길항근에 의한 왕복운동의 방법 (2): rhythmic stabilization Click 6-10

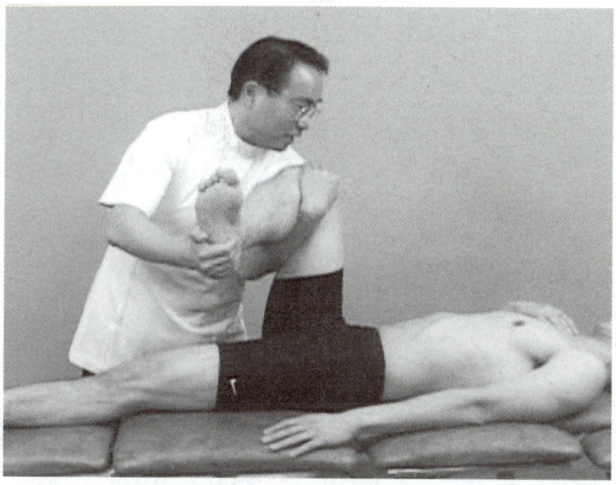

그림 20 이완 기법 (1) : contract relax (회전요소만의 구심성 수축의 이용) Click 6-11

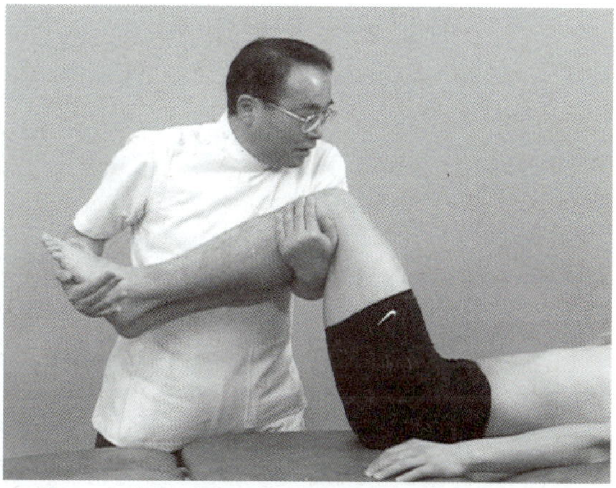

그림 21 이완 기법 (2) : 유지 이완 기법(hold relax) (등척성 수축을 이용한 이완) Click 6-12

② 쉬지 않고 약한 PNF 운동패턴의 등척성 수축에 서서히 저항을 가한다.
③ 약한 PNF 운동패턴의 등척성 수축으로 끝난다.
④ 환자의 지구력에 따라서 반복한다.

i. 이완기법 (relaxation technique)

PNF의 relaxation technique은 골지힘줄기관(건방추)을 자극한다. 해부학적으로 골지힘줄기관은 힘줄 안의 근육섬유와 힘줄의 이행부위(transition zone)에 직렬로 위치하고 있다. 그 결과 골지힘줄기관(건방추)은 근육의 강한 수축과 힘줄에 가해지는 장력에 반응하는 수용기이다. 동작 중의 작용으로서는 강한 근육수축과 함께 힘줄이 잡아 늘여져 골지힘줄기관에 강한 장력이 가해졌을 때 그 근육 · 힘줄이 단열하지 않도록 근육활동을 억제하는 수용기이다.

i-1 회전요소만의 구심성 수축의 이용 (contract relax) (그림 20, Click 6-11)

1) 목적

근육 단축에 의한 관절가동범위 제한의 확대

2) 방법

① 이완시키고 싶은 근육을 제한까지 수동적으로 대비하게 한다.
② 신장한 자세에서 회전요소만의 강한 구심성 수축을 시행시킨다.
③ 이완시킨다.
④ 이완을 확인하고 새로이 확대한 범위까지 수동적으로 대비하게 한다.
⑤ 상기한 조작을 반복하여 관절가동범위를 확대한다.
⑥ 마지막으로 새로이 확대한 관절가동범위에서 주동운동패턴인 굽힘-벌림-내측회전, 무릎 굽힘을 반복한다.

i-2 유지-이완 (hold relax)(등척성 수축을 이용한 이완)(그림 21, Click 6-12)

1) 목적

통증을 수반하는 근육경련 억제에 의한 관절가동범위의 확대

2) 방법

① 통증에 의한 근육경련이 있는 근육을 제한까지 능동적으로 대비시킨다.
② 신장한 자세에서 등척성 수축을 시행시킨다.
③ 통증이 일어나지 않도록 서서히 이완시킨다.
④ 이완을 확인하고 새로이 확대한 범위까지 능동적으로 대비시킨다.
⑤ 상기한 조작을 반복하여 관절가동범위를 서서히 확대한다.
⑥ 마지막으로, 새로이 확대한 관절가동범위에서 주동운동패턴을 반복한다.

E. 질환별 도수치료의 요점

각 질환 공통의 과제로서는 아래의 것이 있다.

① 환자의 주된 호소를 듣는다.

② 조기의 ADL의 자립을 획득하고, 재가 · 시설생활을 잘 확인한 목표를 세운다.

③ 최초의 검사측정 · 평가 · 치료훈련은 잔존기능에 대해서 접근한다.

④ 다음으로 회복기능에 대해서 접근한다.

⑤ 마지막으로 움직임기능에 대해서 접근한다.

1 뇌혈관장애

a. 건전한 쪽 다리(하지)에 대한 접근

다리의 PNF 운동패턴 모두가 촉진의 대상이 된다. 그것은 환부 쪽 다리를 촉진할 때의 강한 패턴으로서 사용하기 때문이다. 다리의 PNF 운동패턴 중에서 특히, 휠체어 · 양식변기 · 의자 등으로부터의 일어서기 동작에 사용되는 무릎 펴기를 하면서 하는 폄 · 벌림 · 내측회전 패턴은 중요하다. 특수기법은 3종류의 근육수축의 조합운동을 적용한다(**그림** 22).

b. 골반에 대한 접근 (그림 23)

골반의 앞쪽올림(전방거상) (환부 쪽의 유각상 가속기 : **그림** 24), 뒤쪽내림(후방하제) (환부 쪽의 체중부하, 입각상 추진기 : **그림** 25)을 촉진하기 위해 적용한다.

c. 아래몸통(하부체간)에 대한 접근 (그림 26, 27)

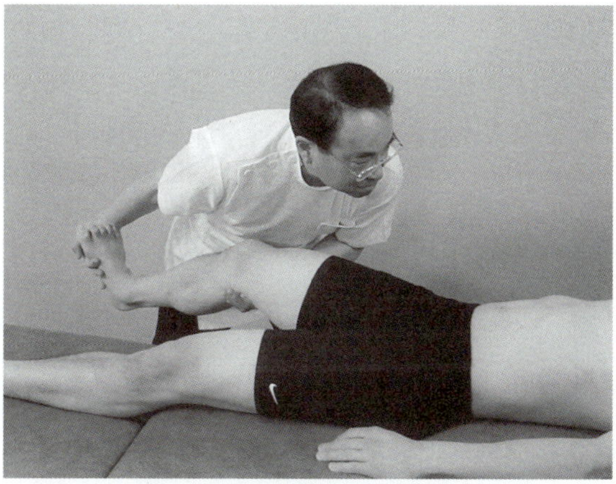

그림 22 반듯이 누운 자세에서의 응용
무릎의 폄(신전)을 수반하는 폄-벌림-내측회전 패턴. 특수기법: 근육수축 양상에 의한 조합운동

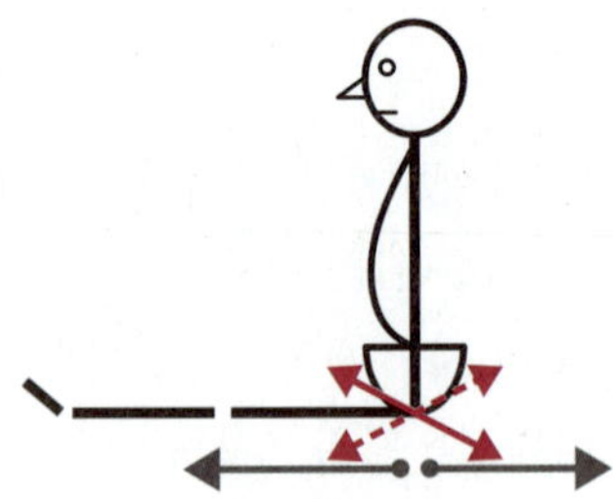

그림 23 다리를 길게 뻗고 앉은 자세에서의 앞뒤 이동과 골반패턴의 관계
앞쪽 이동 ⟷ 지지 쪽(뒤쪽-내림 패턴), 움직이는 쪽(앞쪽-올림 패턴)
뒤쪽 이동 ⇠⇢ 지지 쪽(앞쪽-내림 패턴), 움직이는 쪽(뒤쪽-올림 패턴)

양쪽 다리의 비대칭성 PNF 운동패턴에 의한 몸통근육을 촉진하는 아래몸통패턴이다. 몸통근육의 활동에 의해서 운동 · 동작 때의 골반의 안정이 얻어진다.

d. 환부 쪽 다리에 대한 접근

① 유각상 가속기의 촉진(**그림** 28)
② 입각상 추진기의 촉진(**그림** 29)
③ 다리의 베르니케-만 자세의 예방(**그림** 30)

e. 건전한 쪽 팔(상지)에 대한 접근

팔의 PNF 운동패턴 모두가 촉진의 대상이 된다. 그것은 환부 쪽 팔을 촉진할 때의 강한 패턴으로서 사용하기 때문이다(지팡이 사용의 기초훈련 : **그림** 31).

f. 환부 쪽 팔에 대한 접근

실용적인 회복은 어려운 일이 많지만, 팔의 PNF 운동패턴 모두가 촉진의 대상이 된다. 효율적으로는 지지기능을 획득하기 위해 손바닥 면에 체중부하를 실시함으로써 환부 쪽 인지를 촉진하고, 손가락 · 손목 · 팔꿈치의 굽힘위치 구축(베르니케-만 자세)을 예방할 수 있다. 끝에 걸터앉은 자세를 이용하여 체중부하를 시행한다(**그림** 32).

또한 조기부터 어깨의 부분탈구(아탈구)를 예방할 필요가 있다(**그림** 33).

g. 양쪽 팔에 대한 접근

건전한 쪽 팔에서부터의 척수고유반사인 체성 반사의 촉진현상을 이용하여 환부 쪽 팔의 운동기능을 높이는 조합패턴에 의한 강화(**그림** 34)를 적용한다.

h. 위몸통(상부체간)에 대한 접근

의자나 휠체어와 시각자극 등을 이용해서 의자에 걸터앉은 자세에서 시행하면 반듯이 누운 자세보다 시행하기 쉽다(**그림** 35).

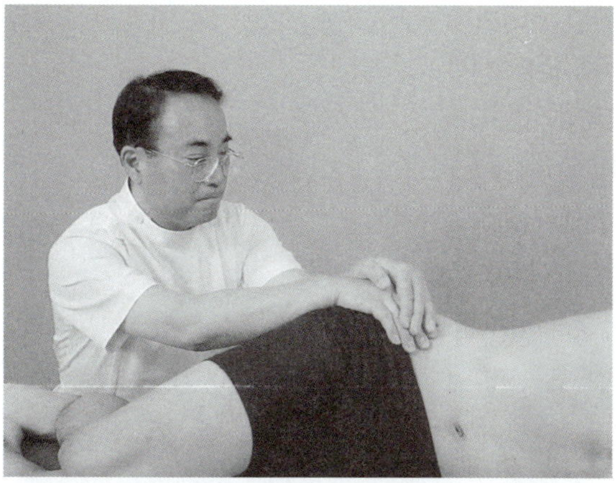

그림 24 옆으로 누운 자세에서의 유각기 가속기의 촉진
골반의 앞쪽올림패턴. 특수기법 : rhythmic initiation, 반복수축 등

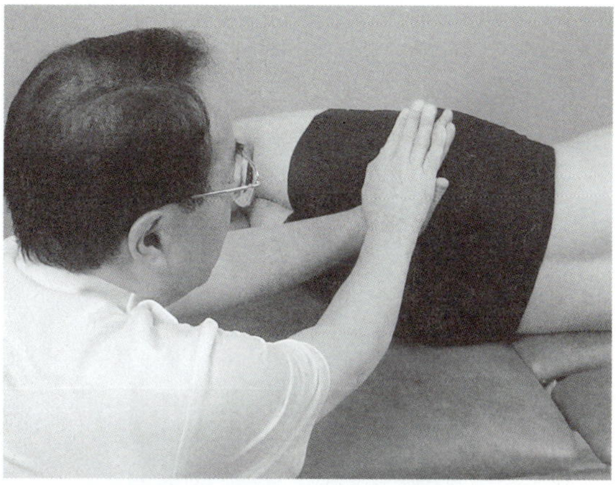

그림 25 옆으로 누운 자세에서의 체중부하, 입각기 추진기의 촉진
골반의 뒤쪽내림패턴. 특수기법 : rhythmic initiation, 반복수축 등

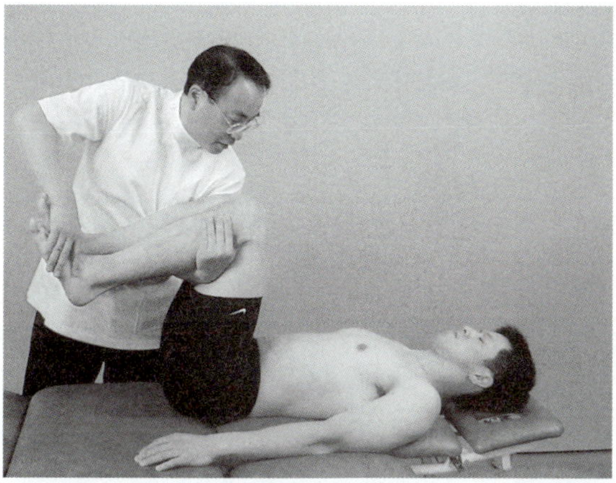

그림 26 반듯이 누운 자세에서의 골반의 안정성의 촉진
아래몸통의 회전과 무릎 굽힘을 수반하는 굽힘패턴. 특수기법 : replication, 반복수축 등

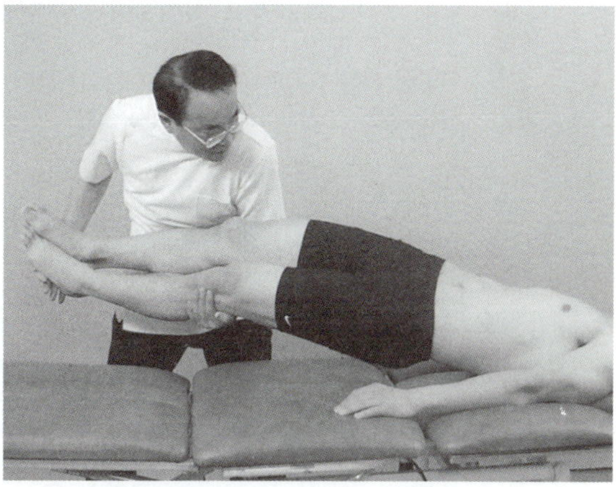

그림 27 반듯이 누운 자세에서의 몸통의 항중력 자세 유지와 골반의 안정성의 촉진
아래몸통의 회전과 무릎 폄을 수반하는 폄 패턴. 특수기법 : replication, 반복수축 등

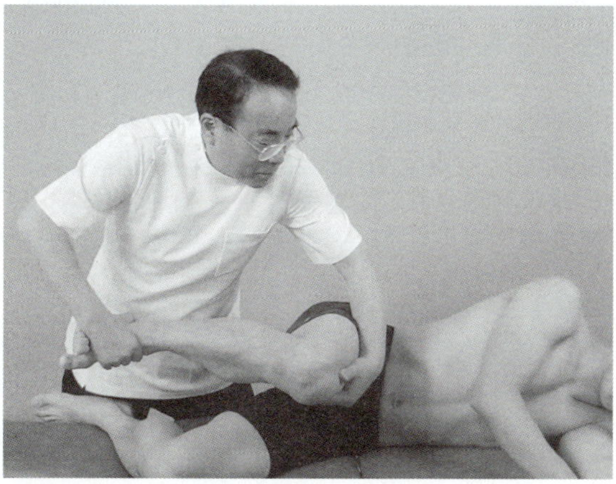

그림 28 옆으로 누운 자세에서의 유각기 가속기의 촉진
무릎의 굽힘을 수반하는 굽힘- 모음-외측회전패턴. 특수기법 : replication, 반복수축 등

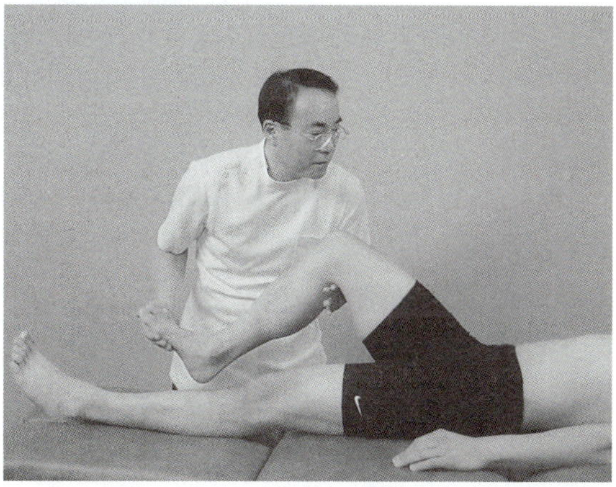

그림 29 반듯이 누운 자세에서의 입각기 추진기의 촉진
무릎의 폄을 수반하는 폄-벌림-내측회전패턴. 특수기법 : replication, 반복수축 등

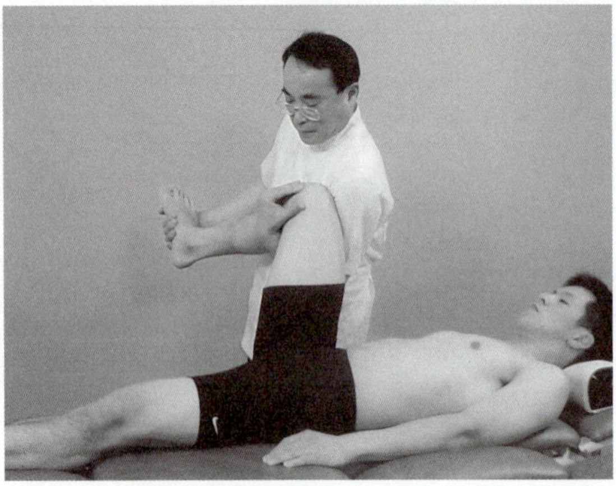

그림 30 반듯이 누운 자세에서의 베르니케-만 자세의 예방

무릎의 폄을 수반하는 폄-모음-외측회전패턴. 특수기법 : 구심성 수축(contract relax)

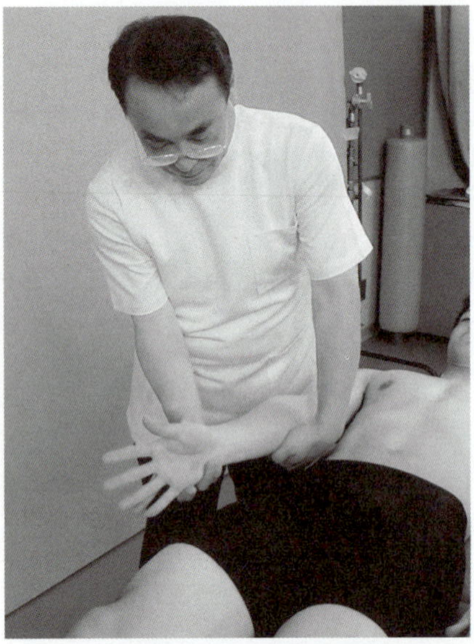

그림 31 반듯이 누운 자세에서의 지팡이 사용의 기초훈련

팔꿈치를 뻗은 채로의 폄-벌림-내측회전 패턴. 특수기법 : 전체범위에 걸친 운동을 위한 반복수축

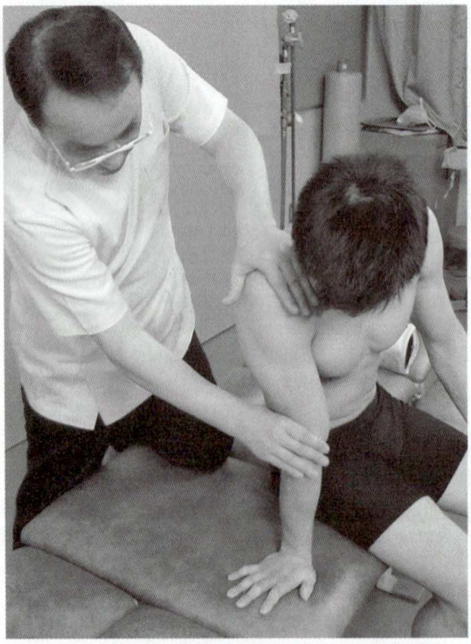

그림 32 끝에 걸터앉은 자세에서의 손바닥 면에의 체중부하를 이용한 팔(상지)의

베르니케-만 자세의 예방. 특수기법 : 압축

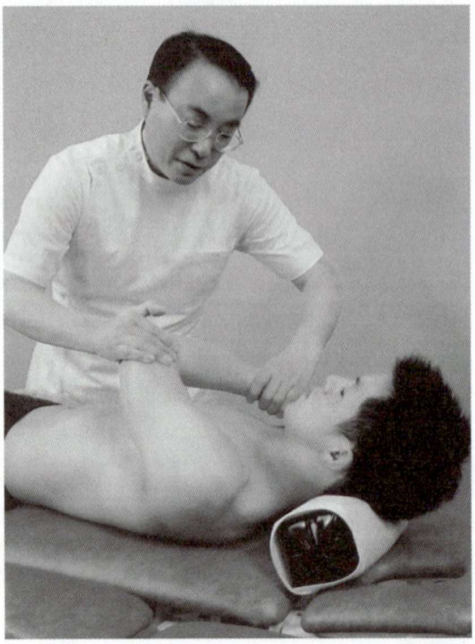

그림 33 반듯이 누운 자세에서의 어깨관절 부분탈구(아탈구)의 개선

팔꿈치의 폄을 수반하는 굽힘-벌림-외측회전 패턴. 특수기법 : 시작운동을 위한 반복수축

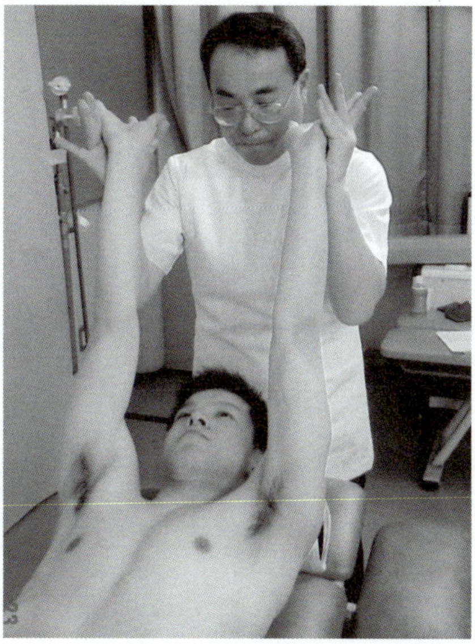

그림 34 **반듯이 누운 자세에서의 팔(상지)의 대칭성 조합패턴**
양쪽에서의 팔꿈치의 폄을 수반하는 굽힘-벌림-외측회전패턴. 척수고유반사인 체절성 반사의 촉진현상을 이용한다.

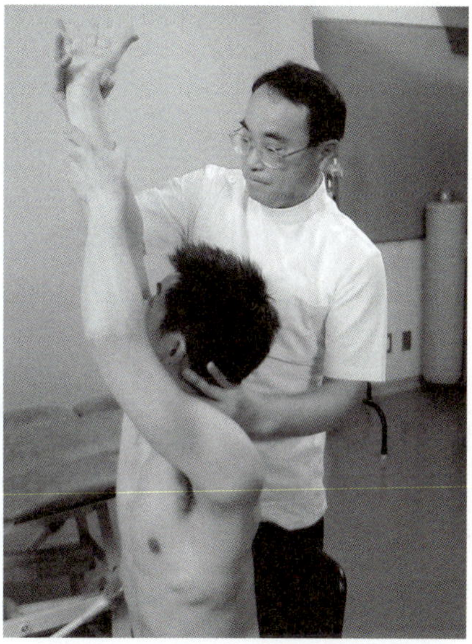

그림 35 **의자에서의 위몸통(상부체간)의 회전을 수반한 폄 패턴**
lifting pattern이라고도 부른다. 시각자극을 이용한다.

i. 호흡에 대한 접근

기본자세는 배근육(복근)의 긴장을 이완시키기 위해 두 무릎·엉덩관절을 굽힌다. 숨을 내뱉는 것은 4~6초간의 숨을 내뱉는 운동에 맞추면서 지속적 압박을 가하고 가능한 한 숨을 내뱉게 한다.

숨을 들이마시는 것은 충분히 숨을 내뱉게 한 후 2~3초간의 숨 들이마시기 운동에 맞춰서 지속적 저항을 가하면서 신장반사를 몇 회 가하고, 가능한 한 숨을 들이마시게 한다.

상기의 조작에서 6회를 1세트로 하여 3세트 반복한다. 이 조작의 목적은 흉곽운동의 가동범위의 확대와 호흡근군의 강화이다.

1) 상부흉곽에 대한 접근

맨손접촉은 손을 서로 포개서 엄지두덩(무지구)을 복장뼈자루(흉골병)에 댄다(**그림** 36).

2) 하부흉곽에 대한 접근

맨손접촉은 하위 5쌍의 갈비뼈부위에 손바닥면 전체를 댄다(**그림** 37).

3) 가로막(횡격막)에 대한 접근

맨손접촉은 엄지손가락 끝마디 안쪽을 갈비뼈활(늑골궁)부분 바로아래에 댄다. 이 때의 가로막에 대한 신장반사는 배근육의 영향으로 1회뿐이다(**그림** 38).

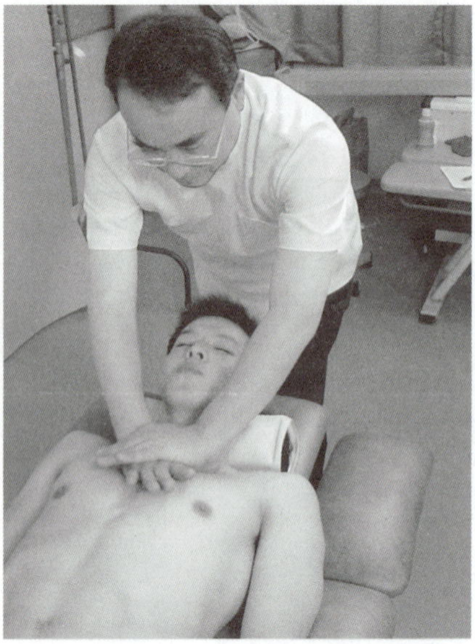

그림 36 호흡의 상부흉곽운동에 대한 접근

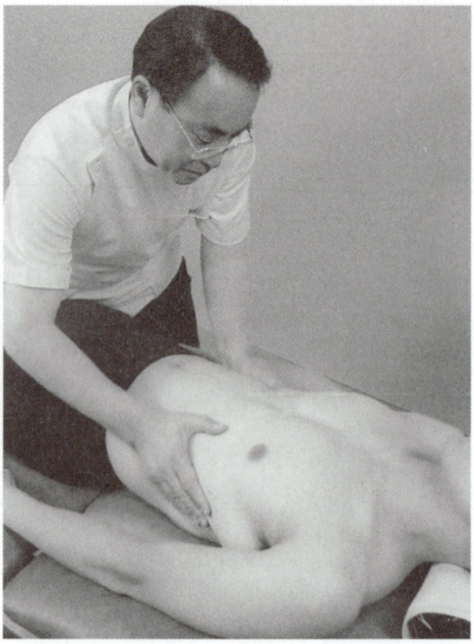

그림 37 호흡의 하부흉곽운동에 대한 접근

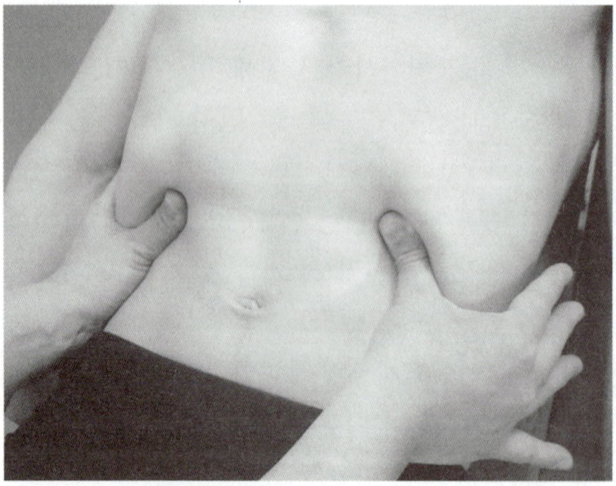

그림 38 호흡의 가로막(횡격막)운동에 대한 접근

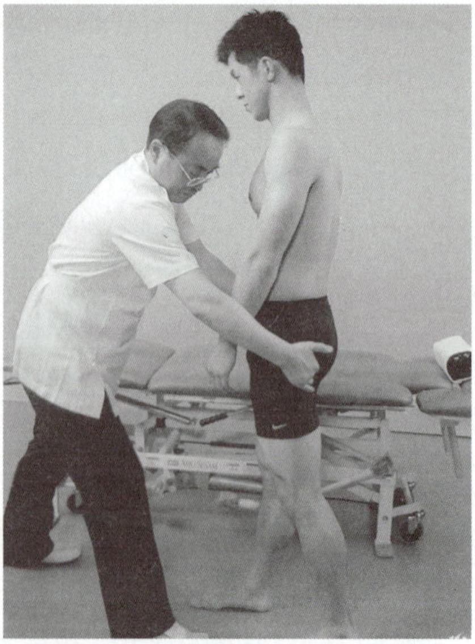

그림 39 선 자세에서의 등척성 수축의 촉진

특수기법 : rhythmic stabilization

2 조화운동불능(운동실조증)

a. 등척성 수축의 획득

난이도를 단계적으로 설정하기 위해 중력중심의 높이 · 넓이를 생각하여 여러 가지 자세에서 시행한다(그림 39).

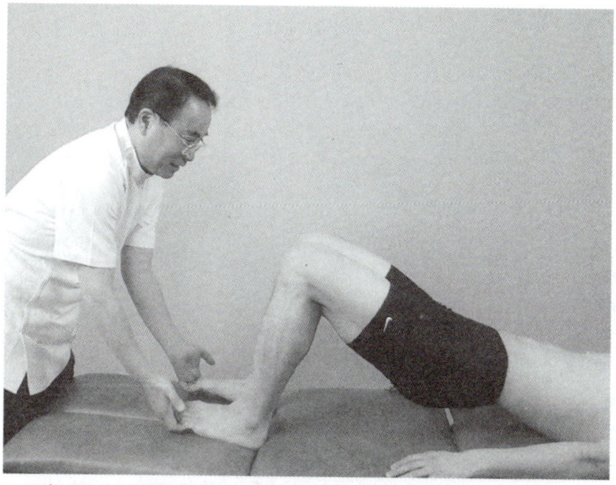
그림 40 교각자세에서의 발가락 굽힘근군의 응용

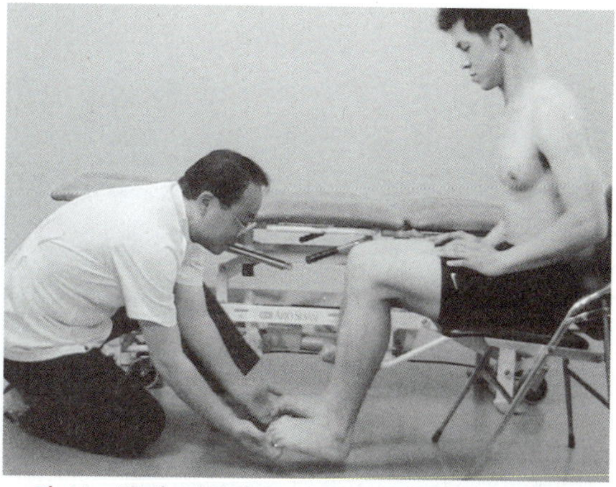
그림 41 끝에 걸터앉은 자세에서의 발가락 굽힘근군의 응용

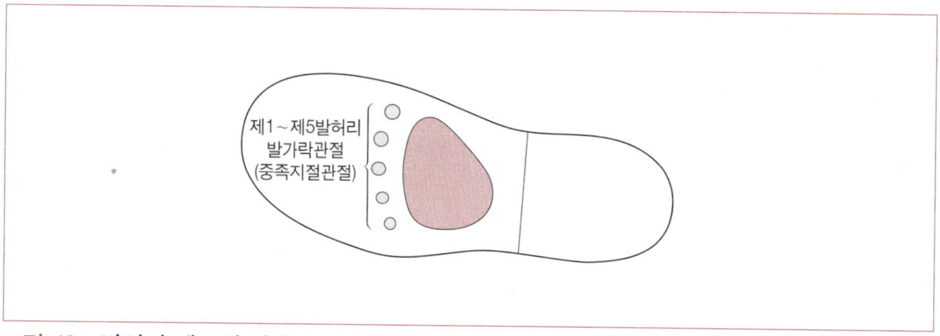

그림 42 발허리 패드의 사용
구두창의 발허리뼈머리(중족골두) 뒤쪽 5~6 ㎜에 붙여서 발가락 굽힘을 촉진한다.

b. 발가락의 굽힘근군의 촉진

선 자세 균형이 불량한 경우, 안정시키는 요인의 하나에 발가락의 굽힘운동에서 바닥을 확고하게 힘껏 딛는 기능이 있다.

① 교각자세 (**그림** 40)
② 끝에 걸터앉은 자세 (**그림** 41)
③ 발허리 패드(metatarsal pad : **그림** 42) : 발가락 굽힘을 촉진하기 위해 펠트, 스펀지, 코르크 등을 구두창에 붙인다.

c. 압축의 이용

난이도를 단계적으로 설정하기 위해 중력중심의 높이 · 넓이를 생각해서 여러 가지 자세에서 시행한다(**그림** 43).

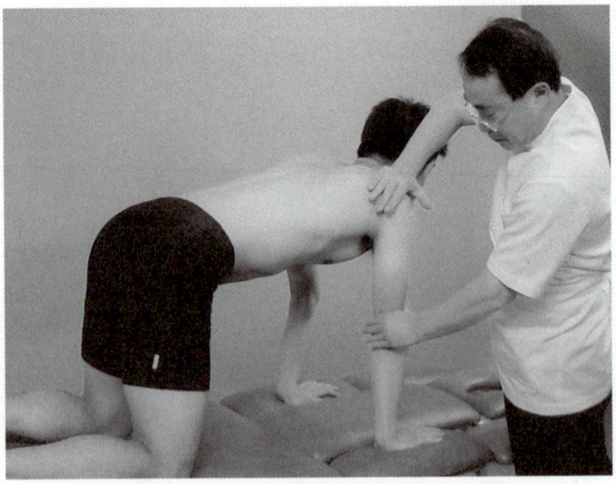

그림 43 네발로 기기자세에서의 압축의 적용

3 변형성 무릎관절증

① 운동치료의 초기에 적응이 되는 부하가 약한 무릎 폄근의 강화(**그림 44**)
② 롤을 사용한 엉덩관절 폄근의 강화를 수반하는 무릎관절 폄의 가동범위 확대(**그림 45**)
③ 개방성 운동연쇄(OKC : 메모란 참조)에서의 3종류의 근육수축 양상에 의한 무릎 폄근군의 강화(**그림 46**)
④ 폐쇄성 운동연쇄(CKC : 메모란 참조)에서의 3종류의 근육수축 양상에 의한 다리 폄 운동패턴의 강화(**그림 47**)
⑤ 세라밴드 (Hygenic사 제품)를 사용한 3종류의 근육수축 양상의 훈련(**그림 48**)

메모 : 개방성 · 폐쇄성 운동연쇄와 PNF

운동치료의 형태에는 두 가지의 분류가 있다. 하나는 개방성 운동연쇄(open kinetic chain :OKC)이고 또 하나는 폐쇄성 운동연쇄(closed kinetic chain : CKC)이다.

OKC는 팔다리(사지) 원위 끝이 바닥이나 물체와 접촉하지 않은 자유로운 계통에 의한 운동이고, 근력평가, 근력강화기계나 점증저항운동 등이 대표적인 것이다.

CKC는 팔다리 원위 끝이 바닥이나 물체와 접촉하여 저항을 받고 항상 밀접한 접촉을 유지하는 닫힌 계통에 의한 운동이다. 고유수용성 훈련이 대표적인 것이다. PNF는 치료사의 도수에 의해서 두 발바닥이나 손바닥에 저항을 가한다는 것으로부터 OKC와 CKC의 중간적인 기법이다.

이러한 것에 의해서 운동치료의 적용순서로서 OKC부터 시작하고, 다음으로 PNF를 사용하며 마지막으로, CKC로 끝나면 적절하고 단계적인 하중부하를 시행할 수 있다.

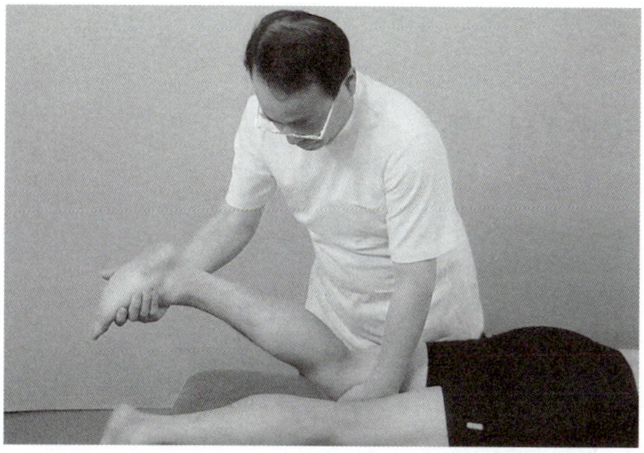

그림 44 엎드려 누운 자세에 의한 중력방향에서의 촉진방법

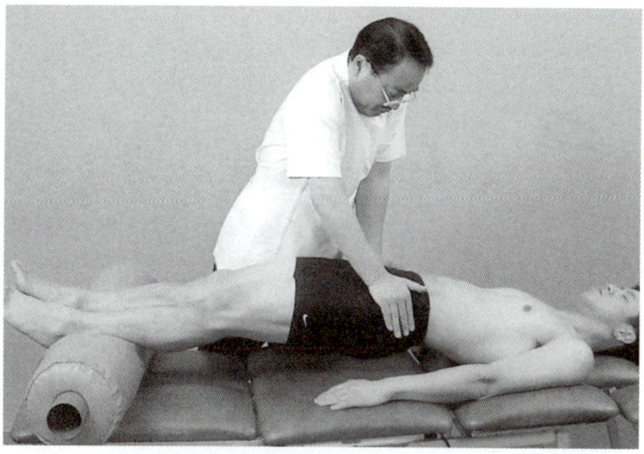

그림 45 롤에 의한 무릎관절 폄의 가동범위의 확대방법
양쪽 다리의 무릎을 편 채로의 폄-모음-외측회전패턴. 특수기법 : 양측성 대칭성의 조합패턴에 의한 강화

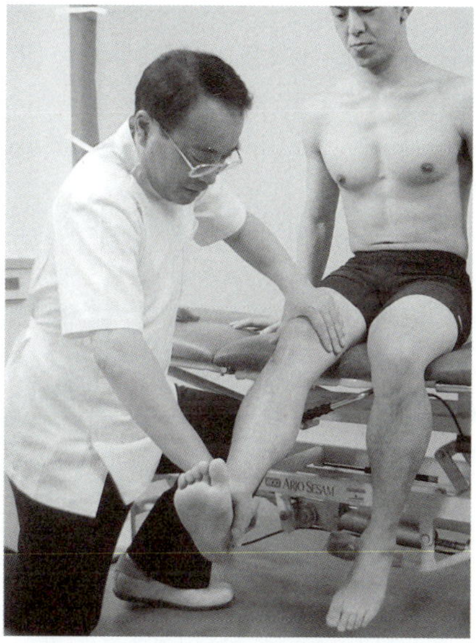

그림 46 OKC에 의한 근력강화방법
끝에 걸터앉은 자세에서의 무릎의 폄을 수반하는 굽힘-모음-외측회전패턴. 특수기법 : 3종류의 근육 양상에 의한 조합운동 등

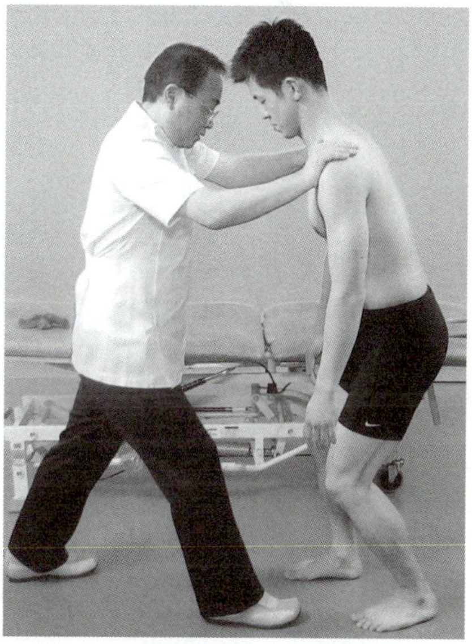

그림 47 CKC에 의한 근력강화방법
선 자세에서의 무릎의 폄을 수반하는 폄-벌림-내측회전패턴. 특수기법 : 3종류의 근육 양상에 의한 조합운동 등

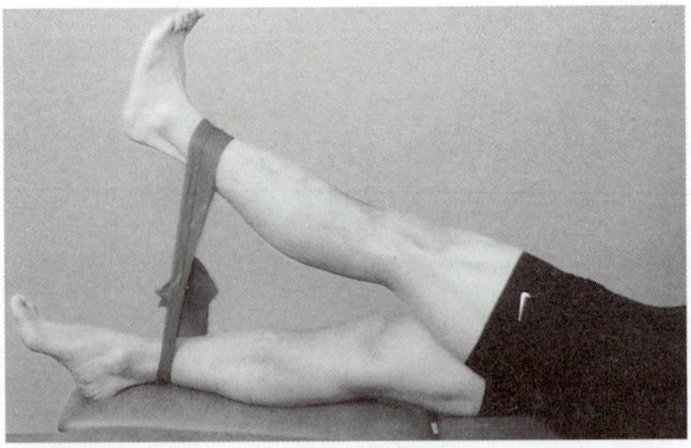

그림 48 세라밴드에 의한 훈련방법
무릎을 편 채로의 굽힘-모음-외측회전패턴과 무릎을 편 채로의 폄-벌림-내측회전패턴. 특수기법 : 상반성 동종 대각선상의 조합패턴에 의한 강화

문 헌

1) Knott M, Voss DE: 神経筋促通手技, 第2版, 福屋靖子ほか (訳), 協同医書出版社, 東京, 1976
2) Kabat H, Knott M: Proprioceptive facilitation technics for treatment of paralysis. Phys Ther Rev 33: 53-64, 1953
3) 砂原茂一：リハビリテーション, 岩波新書 139, 岩波書店, 東京, 1980
4) NHK 取材班：驚異の小宇宙・人体 5 —なめらかな連携プレー, 骨・筋肉, p1-15, 日本放送出版協会, 東京, 1989
5) 弓削　類, 大平充宣：宇宙で暮らすための問題. 理学療法のとらえかた, 奈良　勲 (編), p145-155, 文光堂, 東京, 2002
6) PNF マニュアル, 第2版, 柳澤　健, 乾　公美 (編), p3-6, 131, 南江堂, 東京, 2005
7) Williams M, Lissner H：バイオメカニクス—生体力学とその応用, 青池勇雄ほか (訳), p108-109, 医歯薬出版, 東京, 1974
8) Lehmkuhl LD, Smith LK: Brunnstrom's Clinical Kinesiology, 4th ed, p63-65, FA Davis, Philadelpia, 1984
9) 高柳清美ほか：遠心性機器を用いた筋力測定と訓練. 総合リハ 22：203-209, 1994

7 보바스 개념에 의한 치료 ;
뇌졸중 후유증환자의 팔, 손에 대한 치료를 주로 하여

A. 보바스 개념이란?

작고한 K. Bobath박사와 물리치료사인 B. Bobath부인에 의해서 개발된 보바스 개념(Bobath concept, Bobath approach)이란 국제 보바스 인스트럭터 회의(International Bobath Instructors Training Association : IBITA)의 정의에 따르면 "중추신경계의 손상에 의한 자세긴장 · 운동 · 기능화(functioning)의 장애를 가진 사람들의 평가와 치료에 대한 문제해결방법"이다. 더욱이 이 개념에 의한 치료의 목표는 촉진을 통해서 자세조절과 선택운동을 개선하는 것에 의해서 기능을 최대한으로 끌어내는 것에 있다. 즉, 이 개념은 문제를 해결하기 위한 사고방법이다.

대상이 되는 질환은 확대되어 뇌졸중 후유증만이 아니라, 파킨슨증후군, 머리의 외상, 다발성경화증, 척수소뇌변성질환, 척수손상에 의한 부전마비, 길랑-바레증후군 등 여러 갈래에 걸쳐 있다. 또한 정형외과질환인 척주옆굽음증(척주측만증)에 대해서는 평형반응을 이용한 치료를 전개한다. 따라서 대상 질환이 광범위하게 되었기 때문에 성인부문의 Bobath approach 기초강습회 이름은 "신경학적 장애를 가진 성인의 평가와 치료 : 보바스 개념"(The Assessment and Treatment of Adults with Neurological Conditions The Bobath Concept)으로 2005년의 국제 인스트럭터 회의에서 변경되었다. 기초강습회는 국제적으로 공통된 커리큘럼을 가지며 그 기간은 3주일이며 최저시간 수는 110시간이다.

이 커리큘럼의 내용은 중추신경질환 환자의 치료에 임하는 치료사의 학습지침을 세 가지 요점에서부터 시행하는 것을 보여주고 있다. 학습의 하나의 요점은 자세긴장이나 자세운동 제어나 뇌의 가소성 등의 신경생리학적 측면이다. 중추신경질환 환자의 연부조직 등의 단축 위축도 고려하여 그 기전과 회복에도 언급할 필요가 있다. 두 번째는 건강한 사람의 정상운동(human movement)의 분석이고, 이것을 체험해서 하는 협동성이 잡힌 기능적 패턴의 구성요소의 조합방법을 학습하는 것이다. 치료에 대한 응용을 고려한 학습이다. 세 번째는 환자의 증상에 효율이 좋은 효과적인 자극이나 환경을 부여하는 것이다. 환자 자신의 뇌가 잠재능력을 끌어내기 위해 치료사가 다루는 기술

(handling skill)을 높이기 위한 연습이다. 세 가지의 학습의 요점은 각각이 서로 교류하도록 학습을 심화시켜야 한다.

여기서는 자세와 운동조절, 정상운동(human movement) 그리고 물리치료사가 자칫 무시하기 쉬운 뇌졸중 후유증환자의 팔, 손의 치료에 역점을 두고 언급한다.

B. 자세조절과 운동조절

뇌졸중(apoplexy)이란 라틴어로 때려눕혀지는 것(strike down)을 의미한다. 뇌졸중 후유증환자의 장애는 기본적으로 양쪽 뇌의 통합장애이며,[1)] 표면적으로는 마치 신체 특히 몸통이 둘로 분할된 상태(two halves)이다. 즉, 마비 쪽 팔다리(상하지)의 운동조절(movement control) 장애의 배경에 자세조절(postural control)의 장애가 존재한다. 팔, 손의 사용이나 보행이라는 상대적으로 원위에 있는 팔다리의 운동조절은 골반이나 몸통이라는 신체 중추부분의 항중력 활동을 전제로 필요로 한다.

팔, 손의 도달운동(reach)이나 유각(swing) 때의 다리(하지)에서 보여주는 것처럼 어깨뼈(견갑골)나 엉덩관절(고관절) 주위라는 근위부위에는 동시 활동(coactivation)에 의한 동적인 안정성(dynamic stability)이 요구된다.

자세와 운동을 조절하는 신경경로는 척수 안을 아래로 내려가는 부위에서부터 배의 안쪽계통(복내측계)과 등의 가쪽계통(배외측계)으로 대별된다(표 1). 배의 안쪽계통은 주로 자세를 조절하는 체축근육군을 지배하고, 등의 가쪽계통은 주로 팔다리의 운동을 조절하는 경로이다.

1 배의 안쪽계통(복내측계)

a. 다리뇌그물체척수로(교망상체척수로)

겉질그물체척수로(피질망상체척수로)는 최대의 경로이며 1,800만개의 섬유가 아래로 내려간다. 기능으로서 몸통의 바로잡기운동, 토누스(tonus)의 항상적 조절, 상행성 그물체 부활계(상행성망상체부활계)에 의한 각성, 씹어 삼키기 운동 · 보행 · 팔의 도달(reach)운동 · 호흡의 pattern generator에 대한 수식 등에 관여한다.

표 1 배의 안쪽계통과 등의 가쪽계통

1. 배의 안쪽계통	2. 등의 가쪽계통
• 다리뇌그물체척수로(교망상체척수로)	• 가쪽겉질척수로(외측피질척수로)
• 덮개척수로(시개척수로)	• 적색핵척수로(적핵척수로)
• 사이질핵척수로(간질핵척수로)	• 겉질숨뇌그물체척수로(피질연수망상체척수로)
• 안뜰척수로(전정척수로)	
• 앞겉질척수로(전피질척수로)	

겉질그물체척수로 중의 다리뇌그물체척수로의 동측성 하행섬유는 몸통 · 골반 · 상지대의 자세제어를 보다 자율적으로 도모한다. 다리뇌그물체척수로 중의 교차성 하행섬유는 반대쪽 팔다리(상하지) 근위부분의 조절한다. 다리뇌그물체척수로는 후술하는 안뜰척수로와 함께 자세조절에 최대로 관여한다.

뇌졸중후유증 환자에서는 마비 쪽 아래몸통에서부터 골반에 걸친 이완에 의한 불안정이 앉은 자세에서의 팔의 활동이나 보행 중인 다리의 운동에 문제를 일으킨다. 치료에서는 이 마비 쪽 허리부위(요복부)의 항중력성의 지속성 동시활동(sustained coactivation)이 요구된다. 이 허리부위의 안정성은 core stability[2,3]라 불린다. 팔다리의 운동이 시작되기 전에 몸통의 깊은근육(심부근)인 뭇갈래근(다열근) · 배가로근(복횡근) · 배빗근(복사근)의 동시활동에 의한 공동적 안정(synergic stability)이 일어난다. 큰허리근(대요근)후부섬유도 이에 참여한다. 이들의 근육군은 겉질신경(피질신경)의 지배는 적으며 자세조절을 위해 다리뇌그물체척수로의 지배를 고도로 받고 있다고 볼 수 있다. 허리부위의 core stability를 높임으로써 마비 쪽의 연합반응을 약화시킬 수 있는 것이 임상에서 관찰된다.

b. 덮개척수로(시개척수로)

머리목 부위(두경부)의 조절이나 시각적 바로잡기운동(정위운동) 및 머리목 부위에서부터 상위흉수까지의 바로잡기운동에 관연하다.

c. 사이질핵척수로(간질핵척수로)

머리목 부위의 조절이나 안구의 수평운동에 관여한다.[4] 임상적으로 덮개척수로와 사이질핵척수로의 기능이 저하하면, 눈과 손의 협동성이 결여되어 팔과 손을 뻗히는 운동이 원활하지 않다.

d. 안뜰척수로

1) 가쪽안뜰척수로(외측전정척수로)

다이텔스핵(가쪽안뜰핵)에서부터 같은 쪽의 경수-아래척수를 하행하는 크고 굵은 경로이다. 같은 쪽의 폄근(신근)의 긴장을 증가시킨다. 안뜰기관(전정기관)이 같은 쪽

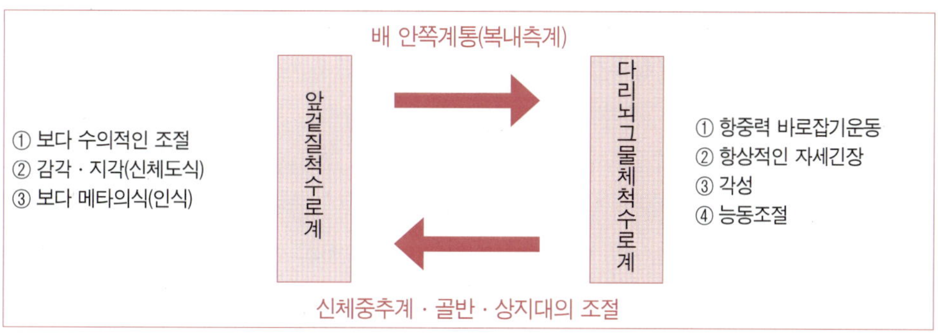

그림 1 앞겉질척수로와 다리뇌그물체척수로의 관계

또는 반대쪽으로 기울었을 때에 흥분하고 주로 팔다리(사지)를 지배한다.[5)]

보행 때에 가속을 필요로 하는 입각기(stance phase) 초기의 발꿈치 접지에서부터 수직방향으로의 바로잡기, 추진력을 내는 발꿈치 떼기 때에 강하게 작동한다고 볼 수 있다. 뇌졸중 후유증환자에서는 아래위의 동요에 의한 안뜰(전정)자극만이 아니라 골반이나 몸통의 회전이 개선될 수 있도록 안뜰척수로계와 자세긴장의 기초가 되는 그물체척수로계의 활동의 통합을 도모한다. 해부학적으로도 이것을 뒷받침하는 것처럼 안뜰 및 안뜰신경핵으로부터의 섬유가 그물체척수로에 투사하고 있다.[6)]

2) 안쪽안뜰척수로(내측전정척수로)

경수에서부터 상부척수에 걸쳐서 양측성으로 지배하고 경수에 흥분과 억제를 부여한다. 목(경부)이나 등근육(배근)군에 양쪽 지배를 한다. 임상적으로는 보행 때의 마비쪽 다리에 중력중심 이동이 만족스럽게 되지 않을 때 비마비쪽 상지대를 올리는 과도한 보상운동과 높은 긴장(high tone)을 일으키는 것이 관찰된다. 이 노력성 운동이 계기가 되어 마비쪽 팔(상지)에 연합반응이 일어나 비정상적 경축이 강화되기 쉽다.

e. 앞겉질척수로(전피질척수로)

근위근육(proximal muscles)이나 체축근육(axial muscles)을 조절한다. 몸통이나 골반의 수의적 내지는 반수의적, 그리고 능동운동을 시행한다. 다리뇌그물체척수로와 거의 같은 몸통이나 골반을 지배하지만 다리뇌그물체척수로는 앞에서 언급한 것처럼 능동적인 자세를 시행한다. 뇌졸중 후유증환자의 치료에서는 **그림** 1과 같이 쌍방의 왕래의 결과 골반이나 몸통에 능동적인 바로잡기운동의 회복이 요구된다. 그러나 자세조절에 관여하는 뇌의 회복과정에서는 보다 정상적인 자세반응을 의식화 · 인식화하여 신체도식을 회복하는 것이 긴요하며 체축근육을 수의적으로 조절하는 앞겉질척수로는 이 때에 치료에서 활용할 수 있다. 자세의 능동조절은 이 반복 하에 개선된다.

2 등의 가쪽계통(배외측계)

주로 팔다리(사지)나 원위부위의 정교성운동을 조절하는 시스템이다.

a. 가쪽겉질척수로(외측피질척수로)

앞겉질척수로(전피질척수로)를 포함하는 겉질척수로 전체에서는 약 100만개의 섬유를 하행시킨다.[7)] 이 50%는 목척수(경수), 20%는 가슴척수(흉수), 30%는 허리엉치척수(요천수)까지 하행한다.[8)] 피라미드교차(추체교차)에 의한 섬유가 손가락의 정교성운동에 작용한다. 그러나 특별히 새로이 학습되는 것 같은 손가락의 정교성운동에서는 양쪽의 운동영역이 작동한다는 것이 판명되었다. 즉 새로운 정교성운동은 양쪽 지배에 의한 것이다.[9)]

두 팔이 결손이 된 탈리도마이드(thalidomide) 후유증아(자)가 발가락으로 조리하거나 연필을 들고 문자를 쓰거나 하는 것을 보면 발에도 가쪽겉질척수로가 투사하고 있다는 것을 알 수 있다. 다만 건강한 사람에서는 생후부터의 예의범절 · 교육 · 직업 · 스포츠 · 취미 등에 의해서 영향을 준 토누스(tonus)의 치우침이나 기능부여의 개인차가 된 표현형(phenotype)의 결과 발의 가쪽겉질척수로는 퇴행하고 있다.

가쪽겉질척수로의 순수한 지배는 손의 내재근이며 이 손상으로 이완성마비가 일어나기 쉽다. 오래된 얼핏 보기에 팔과 손의 굽힘근군에 경축이 심한 편마비환자가 마비쪽 손으로 주먹을 만들고 있는 사례에서도 그 손의 내재근에는 이완이 관찰되는 것은 흥미가 있다.

가쪽겉질척수로는 보행에서는 속도의 조절, 또한 요철(凹凸)이나 구불구불한 길을 걸을 때나 언덕길을 오를 때, 계단 오르내리기 등에서 다리의 올림(거상)을 강하게 작동시키는 작용이 있다.

b. 적색핵척수로

적색핵은 중뇌덮개(피개)에 있고 반대쪽으로 적색핵척수로 또는 적색핵연수로를 만든다. 교차성의 적색핵척수로는 무미류(Anura) · 파충류 · 조류 · 포유류에는 있으나 비단뱀이나 상어에는 없다.[10] 이동을 위해 앞가슴(전흉부)에 큰 지느러미를 가진 가오리에도 관찰된다. 특히 육지에 사는 척추동물의 운동수행에 관여한다. 인간의 큰 세포는 150~200개 정도이고, 기껏해야 위 흉곽 이상의 지배이다.[11]

마카크원숭이의 적색핵 큰 세포는 근위근육과 원위근육의 협동성을 필요로 하는 운동을 선택적으로 일으킨다. 원위만이 아니라, 근위에서도 폄근군을 강하게 촉진하고 굽힘근에 억제를 일으킨다. 도달(reach)운동에서는 근위근육과 원위근육의 협동성을 조절한다.[12] 인간에서는 겉질척수로(피질척수로)와 함께 학습한 내용이 겉질척수로가 손상되었을 때에 보상할 가능성이 있다.[13]

c. 겉질숨뇌그물체척수로(가쪽겉질그물체척수로)

이 경로의 2/3는 목척수(경수)에서 끝나고, 나머지는 다시 허리척수(요수)로 이어져 있다.[13] 주로 교차성이고 일부는 동측성이다. 팔다리(상하지)의 근위부에서부터 원위부에 걸친 운동을 수행한다. 팔의 도달운동에 관여한다. 보행에서는 pattern generator의 율동성에 수식작용을 한다.

C. 자세긴장

1 자세긴장과 근육긴장

토누스(tonus)란 라틴어이다. Müller(1838)는 생리학에 처음으로 "근육의 토누스"라는 개념을 도입하였다.[14] 그때까지는 근육의 정적인 딱딱함의 증가를 "stiffness", 동적인 감각의 것을 "contraction"이나 "spasm"이라 하고 있었다. 토누스와 자세긴장(postural tone)은 동의어이며 Shumway-Cook 등은 중력에 저항하여 수직으로 신체를 유지할 수 있는 항중력근육의 활동상태라 하였다.[15] 자세긴장은 근골격계의 전체로서의 활동수준의 것이며 그리고 운동분절 지배의 사이세포(개재세포)군이나 운동의 최종공통통로로서 기능하는 운동세포에서의 시냅스 활동까지도 포함하고 있다.[16]

따라서 자세긴장은 신경원성 요소와 근육이나 연부조직 등의 점탄성이라는 비신경원성 요소의 혼합물이라 할 수 있다. 이러한 것은 종전에 경축이라 불리고 있었던 것이 "과긴장"(hypertonia)이라 기술되고, 이완에서도 비신경원성 요소의 단축이 추가된 의미에서 "hypotonia"라 적기 시작한 배경이다.

한편 근육긴장(muscle tone)은 하나의 근육이 신장되었을 때의 저항력이다.[17] 근육긴장은 비신경원성 요소에 관여하고 점탄성, 근육섬유와 운동단위의 종류, 길이와 장력 등과 연관성이 있다.[18]

이상으로부터 근육긴장은 자세긴장에 영향을 미치는 비신경원성 요소의 색채가 강한 요소이며 자세긴장에 포함된다(**그림 2**). 중추신경질환 환자의 치료에서 양자를 구별하는 것은 상이한 치료 프로그램을 작성해야 되기 때문에 중요하다.

과긴장 내의 경축의 감약(modulation) 때문에 치료사는 직접적으로는 관여할 수 없다. 치료사는 환자가 최적이고 의미 있는 방법으로 환경에 대해서 활동적으로 움직일 수 있도록 최소한의 보조로 기능을 달성하도록 지원하는 것이다.[19] 환자가 활동하는 중추신경의 가소성만이 경축을 조절할 수 있다 할 수 있다. 한편 뇌졸중 후유증 환자의 단축이나 구축으로 대표되는 비정상적인 비신경원성 요소에 대해서는 환자의 능동적인 움직임과 함께 치료사는 가동술(mobilization)을 추가하여 직접적으로 대응하지 않

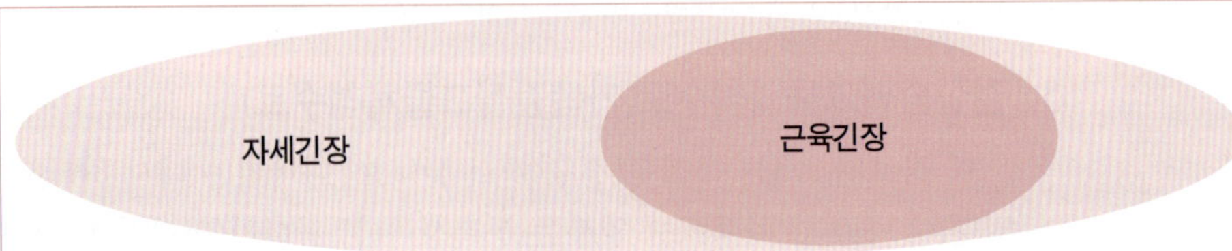

■ 고유감각에 의한 조절
■ 피드포워드
■ 미각자극
■ 안뜰(전정)자극
■ 온도각(체온 · 실온 · 지지면 온도)
■ 근육의 점탄성 · 적색근 · 백색근
■ 바이오메카닉스
■ 성차
■ 내장

■ 각성 · 주의 · 의식
■ 시각자극
■ 후각자극
■ 정신증상 · 기억(상기) · 인지증(치매)
■ 노화
■ 표현형(phenotype)
■ 기왕증(premorbid dysfunction)

■ 피드백
■ 청각자극
■ 감정 · 정서
■ 자율신경증상
■ 연부조직의 단축
■ 체중 · 성장

⇒ 긴장을 단순히 안정할 때나 운동할 때만이 아니라, 이상의 여러 기능(function) 안에서 평가한다.

그림 2 **자세긴장과 근육긴장**

으면 안되는 장면이 많이 있다.

정상적인 자세긴장은 변용성이 있고, 환경과의 관계에서 몸통과 팔다리에 기능적인 패턴을 만들어낼 수 있다. 자세긴장을 능동적으로 높여 중력에 대항하여 신체를 유지하고, 팔다리의 원위부에서는 운동을 수행하기 위해 자세긴장을 상대적으로 저하시킬 수 있다. 팔다리 근위부위의 어깨뼈나 엉덩관절 주위에서는 손발의 운동을 지지 안정시키기 위해 동시활동(coactivation)이 원위 부위보다 높다. 결과로서 주동근과 길항근 사이의 상반신경관계는 양자 사이의 서로 협동한 자세긴장을 시시각각으로 변용시켜서 목적하는 동작을 수행한다. 몸통에서의 상반신경관계에서는 골반에서부터 아래몸통에 걸쳐서는 항중력성의 지속적 동시활동(sustained coactivation)이 흉곽 특히, 이 윗부분에서는 분절운동(segmental movements)이 팔다리의 움직임에 맞춰서 기능한다.

2 정상운동(human movement)과 정상적인 자세긴장

중추신경질환 환자의 치료에서는 치료사는 몸통 및 팔다리의 경축 · 이완 · 단축이라는 비정상적인 자세긴장을 정상화하고 기능적 패턴을 형성할 수 있도록 유도한다. 운동과제를 달성시켜가기 위한 치료사 자신의 학습을 심화시키기 위해 치료사는 협동된 운동의 구성요소의 조합방법을 정상운동(human movement)의 분석을 통해서 몸으로 터득하면서 학습하면 좋다.[19-23]

요점은 과제수행에서의 신체의 어떤 부분과 다른 부분이 이루는 관계에 대해서 학습하는 것이다. 의자에 앉은 자세에서 편마비환자의 모방을 하고 한쪽의 골반을 후퇴시켜 몸통을 허탈 단축시키면, 같은 쪽의 팔과 손은 테이블 위의 물체의 도달운동이 곤란해진다. 선 자세에서 마찬가지로 같은 쪽 다리(하지)로의 체중이동과 같은 쪽 다리를 앞으로 내딛는 것은 역시 어려워진다. 이러한 것은 과제의 수행에는 골반이나 몸통의 자세조절과 팔다리의 운동조절의 구성요소가 서로 협동을 하지 않으면 안 된다는 조건을 보여주는 것이다. 보다 정상적인 효율성이 높은 기능적 운동의 재획득은 배경이 되는 자세조절을 바로잡음과 동시에 적절하게 스트레스가 걸리는 정상운동을 반복해서 재경험을 하는 것에 의해서 실현된다.

3 고유감각에 의한 조절

그림 1(205쪽 참조)에 나타낸 여러 감각 중에서도 뇌졸중 후유증환자의 치료에서는 고유감각에 의한 조절(proprioceptive control)의 능력을 중요시하는 경우가 많다. 전신의 감각계통에서 가장 큰 정보는 근육으로부터의 정보이기 때문이다. 고유감각(proprioception)이란 근육 · 힘줄 · 관절 및 안뜰(전정)로부터의 감각이고, 신체의 운도이나 위치에 대한 정보를 제공한다. 이들의 수용기는 외부환경으로부터가 아니라, 신체 자체로부터 자극을 받으므로 고유감각이라 일컬어진다.[24] 고유(수용)감각은 몸통이나 팔다리의 위치나 자세를 감시하는 내부수용기이며 운동감각은 신체의 움직임에 관

한 감각이다.[25)]

또한 자칫 동의어라 생각하기 쉬운 심부 감각이란 표재(피부)감각과 대조적인 임상적 해부학적 용어이다. 이와무라 등은 심부 감각은 정의하기 어렵거나, 존재하지 않고 심부수용기의 주된 감각은 운동감각이라 언급하였다.[24-26)]

뇌졸중 후유증의 자세운동장애에 대한 치료를 신경근육 활동에 의한 고유감각의 피드백이나 재학습의 관점에서부터 진행시킨다. 근육은 효과기(effector)인 동시에 감각기관이기 때문에 운동이라는 감각의 재학습에 사용한다.

관절수용기는 위치감각에 거의 공헌하지 않으며 운동의 중간범위 내에서 활동하는 것은 5%에 지나지 않는다.[26)] 대다수의 지순응형의 관절수용기는 관절운동의 극단적인 굽힘 또는 폄 위치에서 발화하고, 관절이 그 위치에 있는 한 계속해서 발화한다. 임상의 치료에 결합시키면, 기능적인 운동을 주로 조절하는 것은 근육방추의 감각에 의한 것이 크다고 볼 수 있다. 이 응용으로서 고유감각이 둔마(flattening)하여 있는 증상사례에 폐쇄회로(closed loop)이론에 따라서 지지면으로 한 손바닥이나 발바닥에 충분히 체중을 실어 팔꿈치나 무릎이라는 중간관절의 굽힘/폄을 강하게 반복시켜 피드백을 강화함으로써 운동감각의 개선을 볼 수 있다.

D. 마비쪽 팔, 손의 치료

뇌졸중 후유증환자의 마비쪽 팔, 손의 평가와 치료의 원칙을 언급한다.

1 마비쪽 팔, 손의 기능회복

여러 보고에 의한 마비쪽 팔, 손의 기능회복은 발병 후 6개월의 평가에서는 폐용된 손은 30～60%, 완전한 회복은 5～10%이다.[27)] Kwakkel 등의 보고에서는 발병 후 6개월 시점에서 마비 쪽 팔, 손에 약간의 정교성을 회복한 것은 38%이고, 완전한 회복은 11.6%였다.[28)] Duncan 등은 큰 회복은 발병 후 6개월 시점까지이고, 그 후의 회복은 경미하다고 언급하였다.[29)] 즉, 치료사에 의한 마비 쪽 팔, 손에 대한 많은 도전이 임상에서 요구되고 있다고 할 수 있다.

2 팔, 손의 역할

팔의 도달(reach)운동과 손의 조작운동에 앞서 각성과 주의력을 기초에 둔 주시(gaze)에 의해서 대상물체의 위치 · 거리 · 크기 · 형태 · 무게 · 살결 · 온도 등의 예측이 과거의 기억으로부터 동원된다. 이것에 기초하여 팔의 도달운동이 일어난다. 손의 치료에서는 우선 대상물체가 무엇인가, 어떠한 역할인가 등을 환자에게 인식시킨 다음에 치료사는 도달운동을 유도한다.

위팔노근(완요골근)의 미묘한 엎침(회내) · 뒤침(회외)의 작용으로 손바닥은 다음의 동작을 추정하여 대상물체의 파악(손으로 잡음) · 파지(꽉 쥠)로 향한다. 대상물의 파악(grasp) · 파지(prehension), 손가락의 정교성운동에 의한 조작(manipulation) · 탐색(exploration)이 이루어진다. 목적지에의 운반(transport), 표면 위에서의 움직임(move),[30] 들어올리기(lift)에 의해서 대상물체의 위치가 이동한다. 그리고 목적위치에서의 손을 뗌(release) 등의 역할이 있다.

이것 이외에도 보행 때의 두 팔의 흔듦, 팔, 손을 짚고 일어서는 등의 이동운동 때의 가교적인 팔의 지지(arm support), 비언어적 의사소통으로서의 손짓, 다른 사람이나 외적 환경과 손으로 서로 접촉하는 것에 의한 촉각을 통한 안심감 · 신뢰감의 향상을 그 역할로서 들 수 있다.

3 팔, 손과 자세조절의 발달

영유아의 팔, 손의 발달을 보는 것은 성인 중추신경질환 환자의 팔, 손의 치료를 하는 데에 참고가 된다.

대략 생후 3개월(10~12주) 무렵 정상적인 영아는 반듯이 누운 자세에서 180°를 쫓아서 보는 것과 주시(gaze)가 생기게 된다. 그러나 아직 머리목 부위(두경부)로부터 안구가 충분히 독립한 운동은 완성되지 않는다. 생후 12주 무렵 손과 손이 정중선 상에서 서로 접촉하게 된다. 생후 12~16주 무렵에 걸쳐서 손과 눈의 협동운동이 시작되고, 조작의 조짐을 보이기 시작한다. 생후 5개월 무렵에서는 시각의 발달에 수반하여 손의 움직임이 왕성해진다. 그러나 물체를 손에 적합을 시켜서 드는 일이나 파악(grasp)의 세기의 조절이 아직 되어있지 않다. 생후 7개월 무렵 앉은 자세에서 중력중심의 좌우로의 이동을 할 수 있는 것을 배경으로 손에서부터 손으로 물체를 바꿔 드는 것이 가능해진다.

Halverson(1931)은 지지해서 앉은 자세로 한 생후 3개월 무렵의 영아가 책상 위의 물체를 잡는 데에 주먹을 책상 위를 미끄러지게 하는 것처럼 back hand approach를 수행하지만 잡지 못하는 일이 많다고 언급하였다. 생후 4개월의 영아는 마치 어깨로 호를 그리는 것처럼 우회하는 도달운동(circuitous approach)을 나타낸다. 생후 5개월 무렵에서는 집게손가락을 기준으로 하면, 그것이 똑바로 대상물체에 도달하는 straight approach가 된다. 그 배경에는 이 무렵의 영아에서는 지지하여 앉은 자세에서 바로잡기운동이 불충분하여 골반이 만족스럽게 항중력 자세를 취할 수 없는 경우가 있다. 골반이 뒤로 기울기 때문에 등뼈(흉추)는 반대로 그 보상으로서 굽혀지고, 양쪽의 어깨뼈(견갑골)와 위팔(상완)은 들어올려져 머리목 부위는 약간 젖힘(hyperextension, 과신전) 자세를 취하지 않을 수 없어 팔의 도달운동에 영향이 미치기 때문이다.

이상의 골반과 상지대(upper limb girdle)의 관계 발달의 관점에서 뇌졸중 후유증환자의 마비 쪽 팔, 손의 치료에서도 골반이나 몸통의 앉은 자세의 조절이 양호할 때에 어깨뼈의 선택성이 있는 동적인 안정성(selective stability)을 얻기 쉽다는 것을 알 수 있다. 어깨뼈의 선택성이 있는 안정성이 있어야 위팔세갈래근(상완삼두근)에 의한 원활한 도달(reach)운동이 활성화된다.

시각의 발달에서 팔, 손의 도달운동의 반복과 맞춰서 손과 대상물체의 위치관계의 중심시(central vision)와 주변시(peripheral vision)가 병렬처리적으로 변별된다. 이 바닥핵(기저핵)의 지속적 억제와 탈억제의 상반되는 작용이 관여하는 학습과정에서 중심부분은 두드러지고 팔의 도달운동의 궤적을 연속적이고 원활한 것으로 한다.[31] 또한 독립된 안구운동의 배경으로서 덮개척수로(시개척수로) 등에 의한 머리목 부위의 조절이 필요하다.

생후 7개월 무렵에서는 잡은 물체를 무의식적으로 떨어뜨려버린다. 생후 9개월 무렵에서는 아직 잡은 물체를 떼어 놓는 데에는 시간이 걸린다. 생후 12개월 무렵이 되어 차츰 물체를 목적지에서 놓는 것이 원활해지기 시작한다. 이와 같이 기능적으로 손을 놓는 동작의 배경에는 반복된 연습과 중추신경의 억제기능이 요구된다.

팔을 올린 상태에서의 만족스런 외측회전과 뒤침(회외)은 3~4세 무렵에 획득된다. 이 배경에는 선 자세나 보행 때의 엉덩관절의 충분한 항중력 운동이 필요하다.

이와 같인 손의 발달은 지적 활동에 의한 반복연습을 전제로 엉덩관절이나 골반 · 몸통으로 대표되는 전신의 자세조절 및 시각의 발달과 함께 진행되고, 여러 시스템의 통합 하에서 진행된다는 것을 알 수 있다. 하물며 뇌졸중 후유증환자의 불안정한 선 자세나 보행은 팔, 손에 연합반응을 강화시키고, 그것을 비기능화시켜 변형구축을 일으킨다. 따라서 중추신경질환 환자에서는 전신의 자세운동의 조절과 함께 마비 쪽의 팔, 손의 치료를 전개해야 한다.

4 팔의 도달운동

팔의 도달(reach)운동의 pattern generator는 고유 척수로 내의 제3 · 제4목뼈(경추)의 사이신경세포(개재뉴런) 내에 있다고 하며 숨뇌그물체척수로(연수망상체척수로)가 수식한다.[32] 제3 · 제4목뼈(경추)의 고유척수로 내의 사이신경세포는 동물의 앞다리에 의한 목표물의 도달운동에 관여한다.[33] 숨뇌그물체척수로와 고유척수로의 양자가 도달운동의 원형을 형성한다. 다만 동물의 앞다리의 도달운동에서는 손의 파악(grasp)과 함께 팔 전체에 굽힘을 일으키고 있다. 뇌졸중 후유증 환자도 이러한 경향에 있다.

도달운동에는 반대쪽의 제1차 체성감각영역과 보충운동영역 및 양쪽의 조가비핵(피각)도 관여한다. 숙달되어 협동이 된 도달운동에서는 꼬리핵(미상핵)과 조가비핵이 명령을 내리는 것이 fMRI로 판명되었다.[34] 뇌졸중 후유증환자가 억지로 팔 전체를 구심성 수축의 굽힘위치로 올리고, 몸통과 분리하지 않고 도달하려고 시도하는 것은 노력성 운동이라 할 수 있다.

건전한 사람에서는 도달운동 때에 위팔세갈래근과 함께 위팔노근(완요골근)이 원심성으로 작동한다. 도달운동과 동시에 손목관절에 굽힘운동이 일어나기 때문에 치료에서는 이 구성요소를 조합할 필요가 있다. 도달운동 중의 팔꿈치의 굽힘/폄 운동은 항중력 방향에서도 중력방향에서도 위팔세갈래근의 단계운동이 주가 되는 운동이다.

이와무라 촌은 관절수용기는 위치감각에 거의 공헌하지 않고, 중간위치에서 활동하는 것은 5%에 지나지 않으며 근육방추의 것이 주된 것이라 보고하였다.[26] 대다수의 지순응형의 관절수용기는 관절운동의 굽힘 또는 폄의 어느 쪽인가 극단적 위치에서 발화하며 관절이 그 위치에 있는 한 발화한다. 이 식견은 임상에서 도달운동을 유도하는 과정에서 운동감각이 중요하고, 관절수용기에 대한 명확한 자극은 도달운동의 시작 때와 마지막 때에 강조하여 주어야 한다는 것을 시사한다.

따라서 앉은 자세에서의 마비 쪽 팔의 도달운동을 치료할 때에는 그 준비로서 마비 쪽 손바닥을 치료 테이블에 놓은 팔, 손의 지지위치에서 팔꿈치의 굽힘/폄을 반복하여 강한 운동감각을 도입한다. 다음으로 마비 쪽 위팔을 어깨에서 젖힘(과신전)을 시키면서 어깨뼈를 충분히 생리적 범위에서 모음(내전) 후퇴시켜 앞톱니근(전거근)의 원심성 수축을 일으키고, 날개어깨뼈(익상견갑골)를 방지하도록 하여 어깨뼈의 안정성을 향상시킨다. 이 때 동시에 마비 쪽 앞가슴부위의 큰가슴근(대흉근)이나 작은가슴근(소흉근)이나 갈비사이근(늑간근)을 신장하고 어깨뼈와 빗장뼈(쇄골)의 내림(depression)을 수정하여 항중력 자세를 유지한다. 이것을 가슴부위의 조절(pectoral control)이라 한다. 그 후 마비 쪽 팔꿈치를 굽힌 다음에 치료사는 마비 쪽 손목부분으로부터 아래팔(전완)을 통해서 팔꿈치머리(주두)에 압력을 가한다. 이것에 의해서 위팔세갈래근을 활성화시킨다. 그리고 치료사는 앞쪽의 책상 위의 목적물에 대한 도달운동을 환자의 협력 하에 유도한다. 이 때 치료사는 엎침(회내) · 뒤침(회외)과 손등굽힘을 유도하여 손바닥이 목적물에 향하도록 한다.

가쪽겉질척수로(외측피질척수로)의 첫째 작용은 손바닥의 형태 만들기(shaping)이고,[35] 도달운동 중 또는 그 마지막에 형태를 갖춰서 바꾸는 것이다. 치료 중에 치료사는 마비 쪽의 손바닥과 손가락을 충분히 신연(distraction)시켜서 손의 파악운동과 손바닥 전체로 파악하는 것부터 시작한다. 마비 쪽 손의 굽힘근군이 과민할수록 치료사의 유도 하에 환자가 능동적으로 움직이는 것에 의해서 하행성 조절 또는 주변억제에 의한 억제성 사이신경세포(개재뉴런)를 활성화하여 탈감작(desensitization)되는 것도 고려하여 그 치료를 전개한다.[36] 탈감작이란 뇌졸중 후유증 등에 의한 중추신경질환에 의한 과민상태를 여러 자극을 선택하여 받아들여질 수 있도록 바꾸는 것이다.[37] 이것에 이어서 과민 또는 둔마(flattening)하여 있는 손바닥 · 입 · 발바닥이 환경과 적응할 수 있도록 감각 · 지각의 재조직화를 지향할 필요가 있다.

5 마비 손의 치료

겉질척수로(피질척수로)에 의한 손가락의 하나의 관절의 작용으로 정교성 운동이 수행된다. 이 때에는 감각의 피드백이 크게 영향을 준다. 길항근에 대한 상반신경관계를 통해서 억제의 작용이 정교성 운동을 개선한다. 운동영역은 빠른 촉각이나 고유감각을 겉질(피질) 사이의 연락을 통해서 받는다. Porter는 운동영역의 60%의 세포는 작용하는 근육이나 관절로부터 고유감각에 반응하고, 30%는 활동에 관계하는 근육 영역의 피부로부터의 표재감각에 의해서 반응한다고 보고하였다.[38] Dancause 등은 긴꼬리원숭이의 왼쪽 손의 운동영역에 인공적으로 경색을 만들어 회복하는 것을 보고하였다. 인접한 운동영역이나 운동전영역에 의한 기능보상이 관찰됨과 동시에 체성감각영역 내의 1 · 2영역에서부터 그곳에의 신경의 결합을 neuron tracer로 염색함으로써 확인하였다.[39] 1 · 2영역의 신경세포(neuron)는 피부 · 관절 · 근막의 기계수용기의 압박에 의해서 흥분하고, 촉각자극은 아니라는 것에 주목할 필요가 있다.[40]

이상으로부터 마비 손의 내재근에 의한 정교성 운동을 회복시키는 치료에서는 처음에는 확고한 고유감각과 압각이 중요시되어야 한다는 것을 뒷받침한다.

또한 굽힘근 경축이 강하게 주먹을 만들고 있는 마비 손의 경우, 깊은손가락굽힘근(심지굴근) · 얕은손가락굽힘근(천지굴근) · 자쪽손목굽힘근(척측수근굴근) 등의 외재근은 과민하고 경축을 갖는 일이 많다. 그러나 반면 주먹을 만들고 있는 마비 손에서 내재근은 이완하여 위축되어 있는 일이 임상에서 관찰된다. 따라서 손의 내재근에 의한 정교성 운동의 회복을 위해서는 확고한 근육에 대한 고유감각이나 피부의 압각자극이 필요하다.

굽힘근지지띠(굴근지대)로부터는 많은 손 내재근이 일지만(기시하지만), 어깨손증후군(견수증후근)에 의한 부종(edema) 안의 콜라겐의 침착으로 단축하기 쉽다. 치료에서는 손목의 안정을 촉진함과 동시에 근육 근막이완[41] 등을 활용하여 굽힘근지지띠를 신장함으로써 내재근의 이는곳(기시부)로서의 정렬(alignment)을 유지해둔다. 다음으로 다섯째 손가락 벌림근(외전근)과 엄지벌림근(무지외전근)을 피부의 위로부터 펜 끝 등을 이용하여 그 고유감각을 각성시킨다. 손의 운동장애는 그 신체도식의 장애이기도 하다. 다섯째 손가락과 엄지손가락의 벌림운동이 출현하면, 이들은 손가락을 개배(abduction in flexion)하는 손등쪽뼈사이근(배측골간근)의 운동을 안정화시키는 작용을 나타낸다. 이와 같이 하여 가로세로의 아치가 안정하면, 손가락 끝의 파지(grasp)를 하기 위한 벌레근(충양근)이 기능적 수축을 하기 쉬워진다. 엄지손가락 · 둘째손가락 · 셋째손가락의 손가락 끝마디 안쪽이나 손가락 끝에 의한 파지가 치료를 하는 데에 기능적 목표가 된다.

보다 정교성이 높은 손의 운동 및 감각의 회복을 위해서는 두 손으로 조작을 반복한다. 손가락의 정교성 운동에는 양쪽의 운동영역이 작동하기 때문이고, 손가락의 운동은 양쪽 지배에 의존하기 때문이다. 또한 운동영역이나 운동전영역은 체성감각영역과의 연결을 갖는 이유이기도 하다.[39]

이상 팔, 손의 치료원칙을 간결하게 언급하였는데 마비 쪽 팔, 손의 치료는 그 중량감을 감소시켜 보행에도 좋은 영향을 미치고, 신체상(body image)이나 신체도식의 회복 및 겨드랑이나 손바닥을 청결하게 유지하기 위해서도 중요하다.

또한 마비 쪽 손발에 부종이 있는 환자에게는 팔, 손 · 다리 전체의 근육활동을 향상시키는 과정이며 근육에 의한 펌프작용을 부활시켜간다. 이 치료과정에서 마사지의 단기도입도 고려하여 부종 안의 콜라겐 침착으로 연부조직에 유착이 일어나는 것을 조기부터 방지한다.

E. 자세긴장 조절패턴과 key point of control

마비 쪽 팔, 손의 기능이나 보행의 치료를 실시함에 있어 치료사가 기능을 촉진하는 유도는 자세긴장 조절패턴(tone influencing patterns : TIPs) 중에서 key point of control(KP)을 사용해서 이루어지는 것이 효율적이다. 자세긴장 조절패턴이란 보다 정상적인 활동 패턴으로 유도하기 위해 비정상적인 운동패턴을 수정하고, 과긴장을 약화시켜 그 출현을 예방하거나 이완을 높이기 위해 사용되는 정상적인 운동패턴이다.

key point of control이란 기능적 목표를 (재) 획득하기 위해 자세긴장을 조절하여 보다 정상적인 자세반응이나 운동을 촉진하는 신체의 일부분이다. 기능의 개선을 지원하는 치료사는 선행하여가는 자세운동패턴의 과정(future movement)을 숙지한 다음의 유도가 요구된다.

F. 뇌졸중 후유증 환자의 팔, 손에 대한 치료의 실제

뇌졸중 후유증 환자의 팔, 손에 대한 치료의 실제를 소개한다. 환자는 뇌경색 후에 왼쪽 편마비를 나타낸 57세의 남성이다. MRI로 오른쪽 속주머니(내낭) 뒷다리(후각)를 주로 하는 손상이 관찰된다. 이 책을 위한 촬영 때부터 10개월 전, 작업 중에 보행곤란을 자각하고 왼쪽 팔다리가 힘이 빠져 움직이지 않게 되었다. N병원에 입원하여 보존요법을 받고 1개월 17일 후에 퇴원하였다. 그 후 중국에서 침술치료를 받았다. 발병부터 6개월 4일 후 재활의료 진료의 목적으로 우리병원에 내원하였다. 1개월간의 입원 중 물리치료와 작업치료를 받고, 그 후 발병에서부터 10개월 후의 촬영 때까지 외래에서 물리치료를 주 2회 실시하고 있다. 보행은 하지장구나 지팡이 없이 자립하고(**그림 3**, *Click 7-1*), 팔, 손의 기능개선이 기대되는 사례이다.

a. T셔츠를 벗는 장면과 팔(상지) (그림 4, *Click 7-2*)

T셔츠를 벗고 있는 장면을 나타냈다. 올린 왼쪽 마비 쪽의 팔과 손은 오른손의 조작과 협응이 관찰되는 보조 팔이다. 다만 어깨 올림운동이 부족하여 노력성이기 때문에 연합반응이 일어나 왼손 손가락 굽힘근에 경미한 경축의 출현이 관찰된다.

b. 마비 쪽 팔의 올림과 몸통의 보상운동 (그림 5, *Click 7-3*)

그림 5a와 같이 선 자세에서 두 팔을 올리면, 왼쪽 팔은 반굽힘위치를 취하여 올림(거

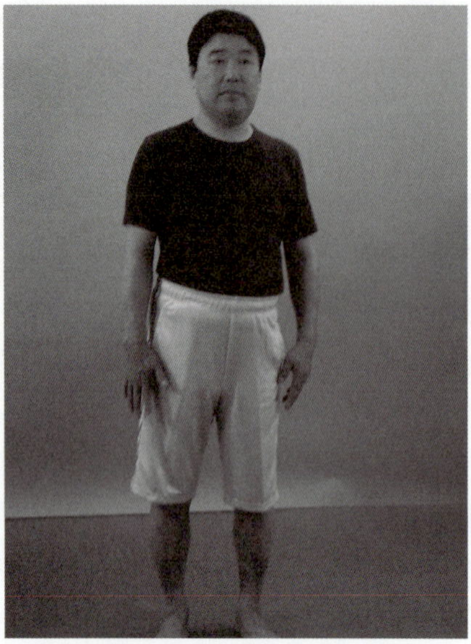

그림 3 전신상 Click 7-1

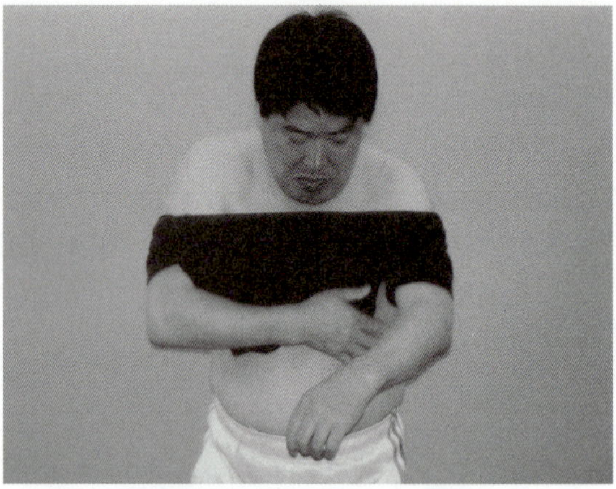

그림 4 T셔츠를 벗는 장면과 팔 Click 7-2

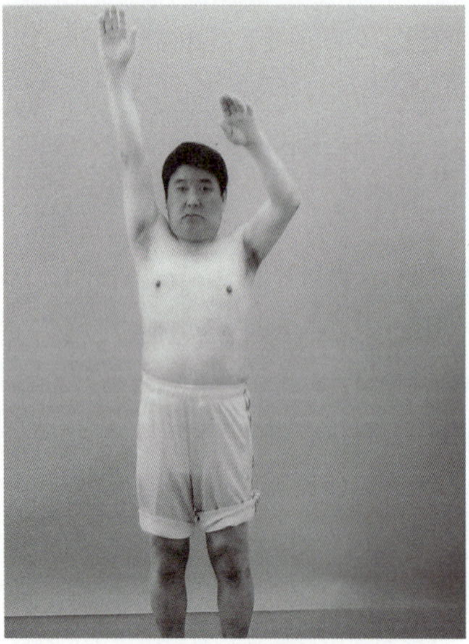

그림 5a 마비 쪽 팔의 올림과 몸통의 보상운동 (1) Click 7-3

왼쪽 몸통을 과잉으로 젖히는(과신전하는) 것에 의해서 왼쪽 팔을 올리고 있다.

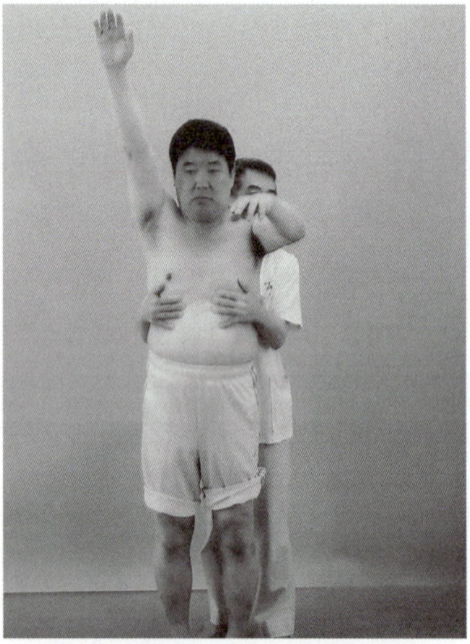

그림 5b 마비 쪽 팔의 올림과 몸통의 보상운동 (2) Click 7-3

보상운동을 제거하면 왼쪽 팔의 실제의 올림(거상)은 적다.

상)을 만족스럽게 할 수 없다.

이 때 **그림** 5b와 같이 척주의 젖힘(hyperextension, 과신전)의 노력성 보상운동을 치료사가 약화시키면, 왼쪽 팔의 올림은 감소한다. 이것은 상지대(upper limb girdle)의 불안정과 어깨세모근(삼각근)의 수축의 부족에 기인한다.

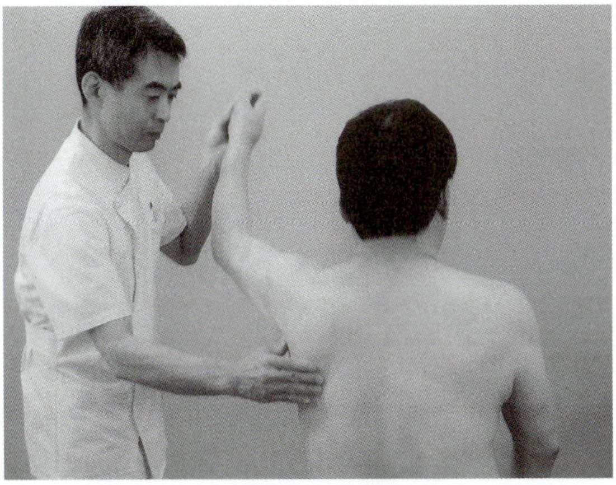

그림 6 상지대의 불안정성 Click 7-6

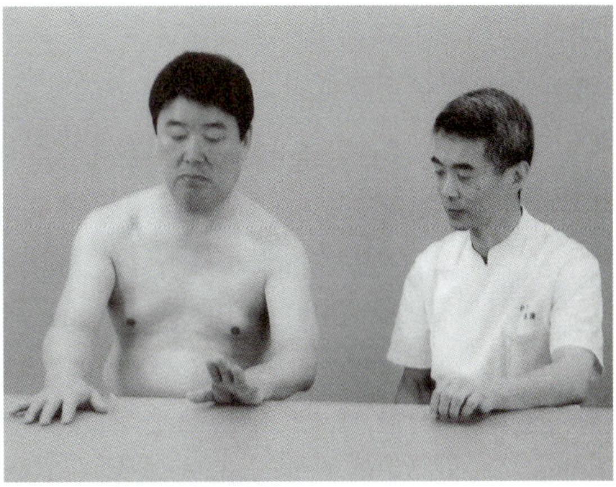

그림 7 마비 쪽 손의 기능 Click 7-4

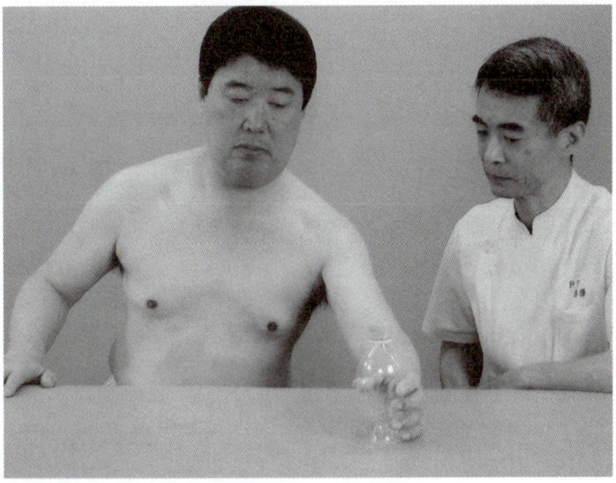

그림 8 도달(reach)운동 Click 7-7

c. 상지대의 불안정성 (그림 6, Click 7-6)

끝에 걸터앉은 자세에서 왼쪽 어깨뼈 아랫각을 치료사의 오른손으로 지지하고 팔을 올리기 위해 위쪽 회전을 지원한다. 자율적으로 반응을 유도하는 이 도수치료를 "체공"(placing)이라 한다. 역시 앞톱니근(전거근)과 어깨세모근(삼각근)의 수축이 부족하여 왼쪽 팔은 중력에 충분히 저항할 수 없다.

d. 마비 쪽 손의 기능 (그림 7, Click 7-4)

왼손의 손등굽힘(배굴)은 손가락 폄(신전)과 함께 약간 가능하다. 손가락에서부터 팔에 걸친 표재감각과 고유감각은 경미한 둔마(flattening)이다.

e. 도달(reach)운동 (그림 8, Click 7-7)

왼쪽 팔을 도달시켜 테이블 위의 병을 집으려 하면, 아래팔(전완)의 뒤침(회외)운동이 불충분하기 때문에 왼쪽 몸통의 옆굽힘(측굴)과 함께 한다. 노력이 일어나 손목관절에 경미한 경축이 출현하여 손목관절의 손바닥굽힘(장굴)을 해버린다. 상지대의 안정성이 부족하기 때문에 병의 주둥이를 입으로 운반할 수 없다.

f. 마비 쪽 몸통의 단축 (그림 9, Click 7-5)

끝에 걸터앉은 자세에서 **그림** 9a와 같이 중력중심을 비마비 쪽의 오른쪽으로 옮기면 오른쪽 몸통은 궁둥뼈결절(좌골결절)에서부터의 바로잡기와 신장이 일어난다.

그러나 **그림** 9b와 같이 마비 쪽의 왼쪽으로 중력중심을 옮기면, 왼쪽 궁둥뼈(좌골)를 중심으로 한 지지면으로부터의 골반 및 몸통의 바로잡기운동이 충분히 일어나지 않는다. 배가로근(복횡근) · 배빗근(복사근) · 볼기근(둔근)군의 자세긴장의 낮음과 동시활동(coactivation)의 부족 즉, core stability의 저하에 의한다. 그리고 왼쪽 넓은등근(광배근)과 척주세움근(척주기립근)의 단축도 기인하고 있다.

core stability의 부족과 등근육군(배근군)의 단축은 환자가 병전보다 비만경향에 있고 척주 특히, 허리뼈(요추)의 젖힘(과신전)이 강하였던 표현형(phenotype)의 영향이라고도 할 수 있다.

g. 가슴의 조절(pectoral control)의 수복 (그림 10, Click 7-8)

그림 10a와 같이 반듯이 누운 자세에서 두 무릎을 굽힘위치로 하고, 허리뼈(요추)의 앞굽음(전만)을 경감시켜둔다. 그 다음에 팔의 도달운동의 준비에 들어간다. 왼쪽 큰가슴근(대흉근)과 갈비사이근(늑간근)이 단축하여 팔을 충분히 올릴 수 없는 또 하나의 이유로 되어있다. 겨드랑 앞벽(전벽)에 치료사의 엄지손가락을 넣고, 큰가슴근을 이는 곳(기시부)에서부터 가쪽(외측)으로 끌어내도록 mobilizing을 부여하여 앞 흉곽의 분절운동을 높인다. 팔의 항중력 자세를 취하기 쉽게 하기 위해서이다. 이것을 가슴의 조절(pectoral control)이라 한다.

그림 10b와 같이 왼쪽 팔꿈치의 충분한 굽힘위치를 수반하는 위팔 젖힘(상완 과신전) 위치에서부터 도달운동을 유도한다. 치료사의 왼손으로 흉곽 아랫부분을 눌러서 몸통 젖힘(과신전)의 보상을 매우 적게 하여 팔의 충분한 도달운동을 유도한다.

그림 10c와 같이 왼쪽 팔꿈치에 굽힘/폄운동을 가하여 머리에 접촉하는 기능적 동작을 시행한다. 이 운동수행의 배경으로서 왼쪽 어깨뼈를 생리적으로 후퇴하여 올려둠으로써 앞톱니근의 원심성 수축을 촉진하고, 공간에서의 팔의 운동 중의 어깨뼈의 안정성을 향상시키는 준비이다.

h. 상지대와 균형의 수복 (그림 11, Click 7-9)

치료사의 손으로 왼쪽 겨드랑이 앞벽을 잡고(**그림** 11a), 환자의 협력을 얻어 몸통의 굽힘/폄이나 골반의 옆쪽 이동을 요구한다(**그림** 11b). 앞겉질척수로계(전피질척수로계)의 수의성 요소의 강력한 유도이다. 이 목적은 왼쪽 궁둥뼈(좌골)를 지지면으로 한 몸통의 바로잡기운동과 왼쪽 몸통의 신장과 core stability를 개선하는 것에 있다. 더욱이 큰가슴근의 점탄성을 회복함으로써 앞톱니근의 활성화를 도모하고, 어깨뼈의 안정

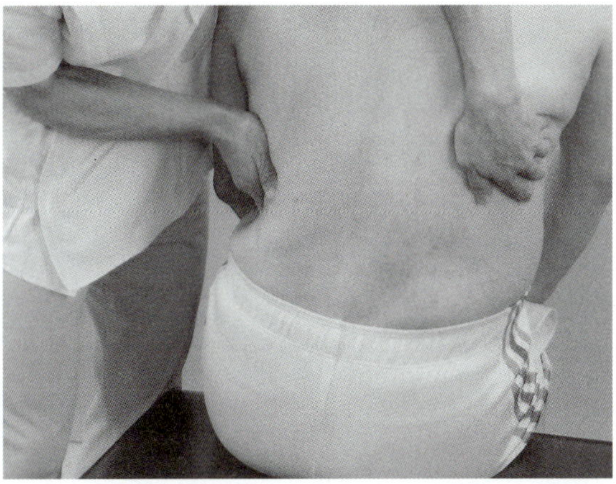

그림 9a 마비 쪽 몸통의 단축 (1) : 단축을 개선하기 위해 우선 중력중심을 비마비 쪽으로 옮긴다. Click 7-5

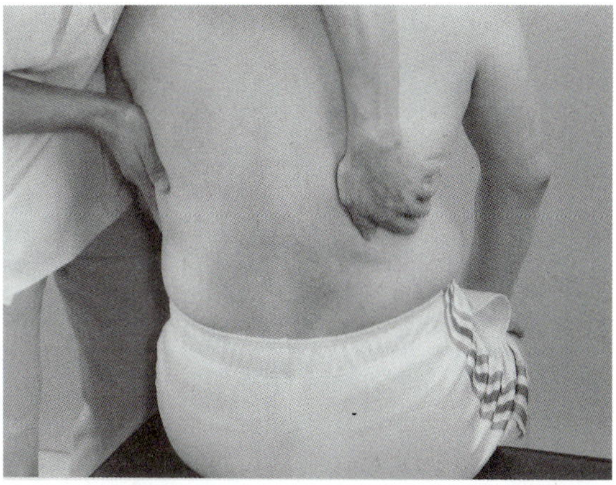

그림 9b 마비 쪽 몸통의 단축 (2) : 단축을 신장하여 바로잡기운동을 개선한다. Click 7-5

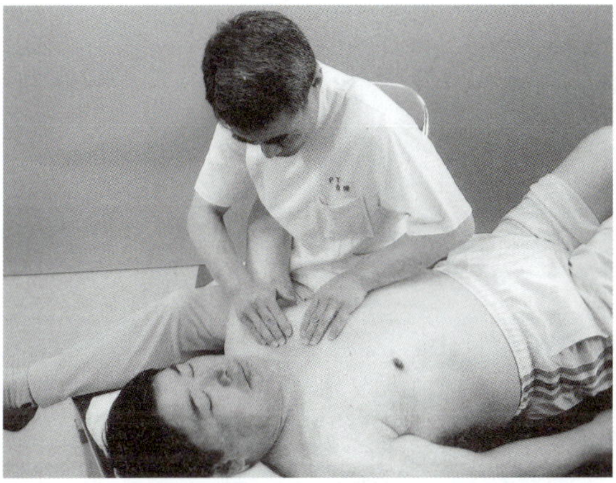

그림 10a 가슴(흉부)의 조절의 수복 (1) : 도달운동의 준비 Click 7-8

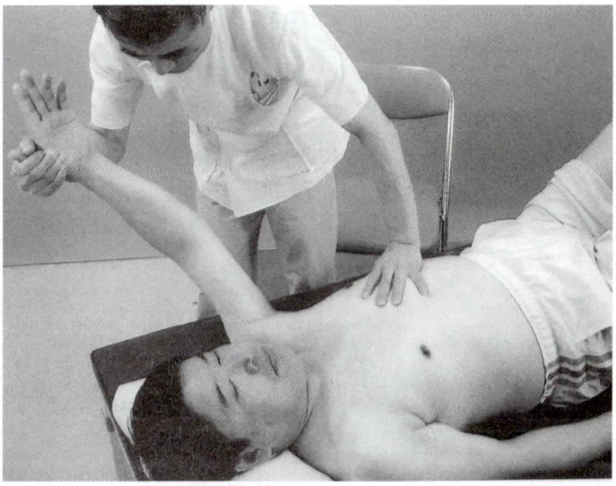

그림 10b 가슴(흉부)의 조절의 수복 (2) : 도달운동의 유도 Click 7-8

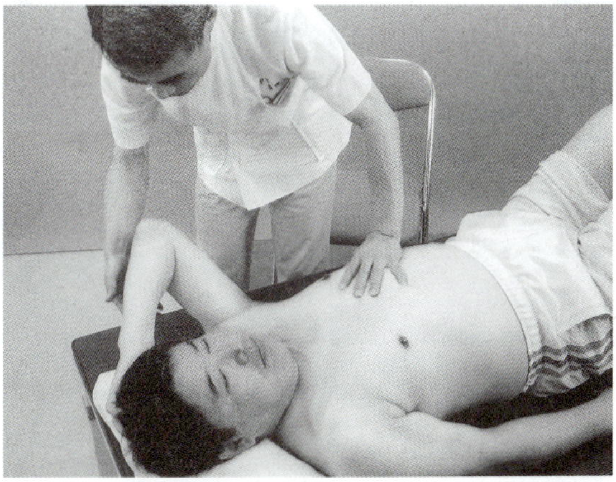

그림 10c 가슴(흉부)의 조절의 수복 (3) : 머리(두부)를 접촉하는 팔꿈치의 기능적 동작 Click 7-8

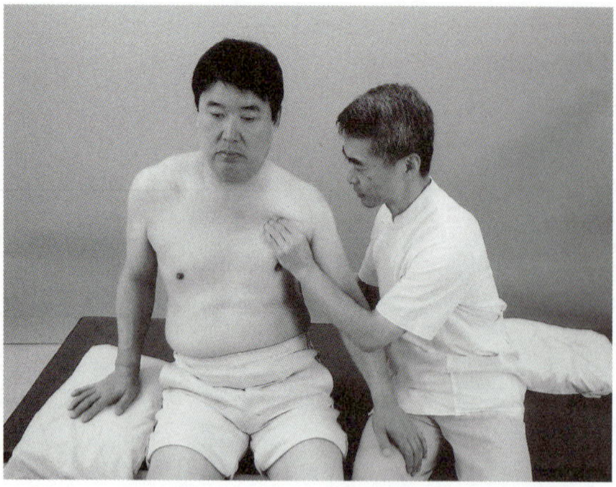

그림 11a 상지대와 균형의 수복 (1) : 겨드랑의 파지
Click 7-9

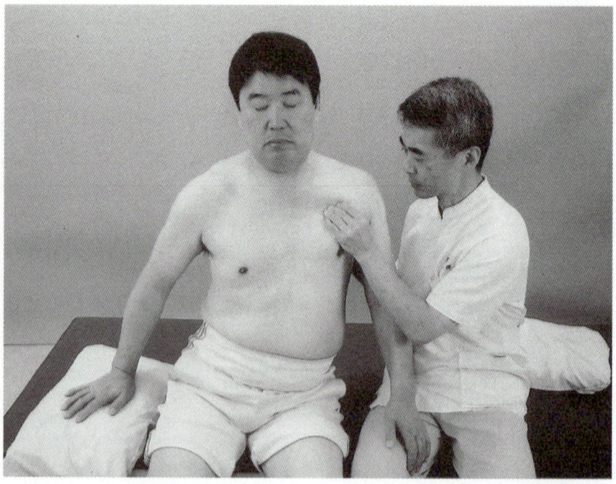

그림 11b 상지대와 균형의 수복 (2) : 골반의 옆쪽이동
Click 7-9

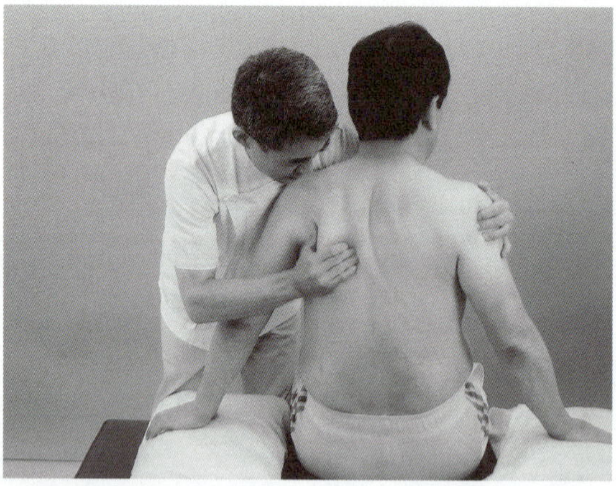

그림 12 상지대의 조절의 준비 Click 7-10

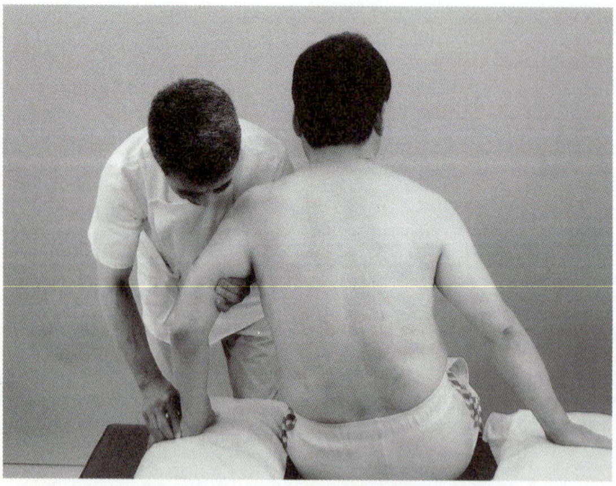

그림 13a 팔꿈치의 굽힘/폄 운동 (1)

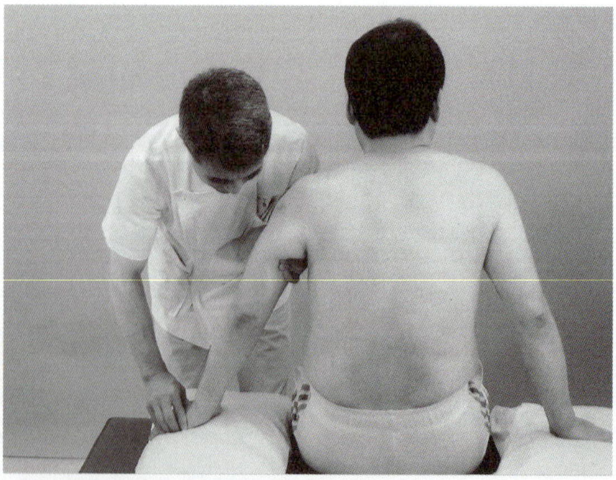

그림 13b 팔꿈치의 굽힘/폄 운동 (2)

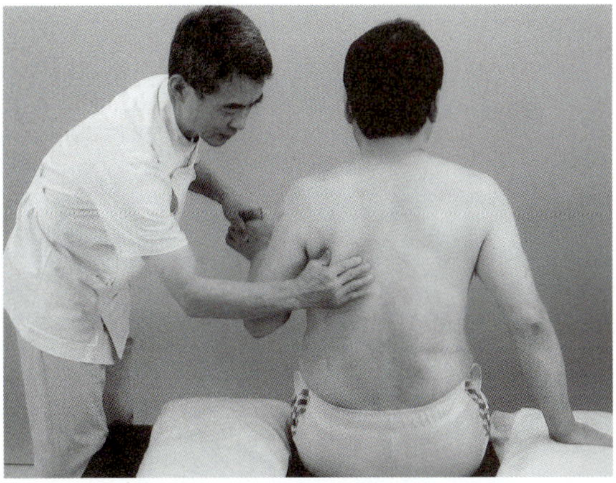

그림 14a 팔 올림위치에서의 팔꿈치의 선택운동 (1) : 어깨뼈의 유지 Click 7-12

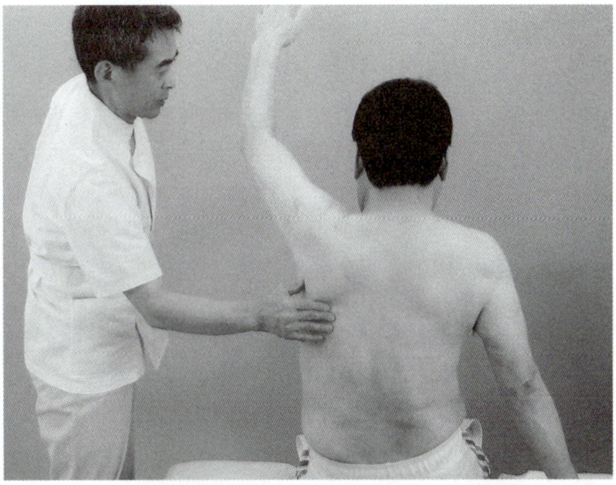

그림 14b 팔 올림위치에서의 팔꿈치의 선택운동 (2) : 어깨뼈를 유지해서 하는 팔의 올림 Click 7-12

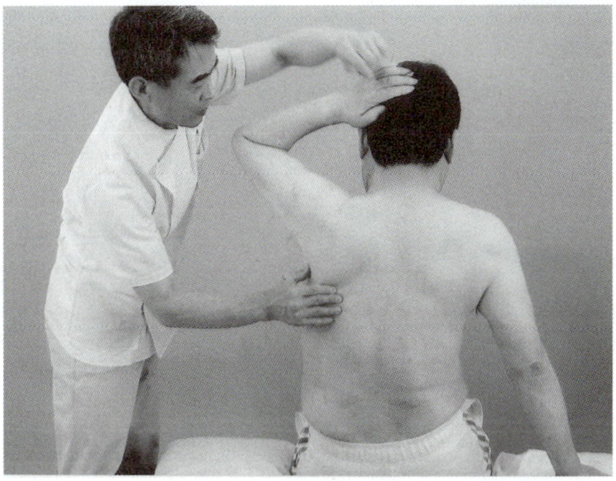

그림 14c 팔 올림위치에서의 팔꿈치의 선택운동 (3) : 뒤통수(후두부)를 접촉하는 팔꿈치와 손의 선택운동 Click 7-12

성을 높이기 위해서이다.

i. 상지대 조절(scapular control)의 준비 (그림 12, Click 7-10)

끝에 걸터앉은 자세에서 양쪽에 두 팔, 손을 짚는다. 치료사는 오른손으로 환자의 왼쪽 어깨뼈 아랫각(하각)을 지지하여 날개어깨뼈(익상견갑골)를 감소시킨다. 치료사의 왼손으로 환자의 오른쪽 상지대를 잡고 이것을 key point of control로 하여 척주와 왼쪽 흉곽의 앞쪽 회전을 반복한다. 왼쪽 앞톱니근의 구심성 수축과 원심성 수축을 활성화하여 팔의 올림에 필요한 어깨뼈의 안정성을 증가시키기 위해서이다.

j. 팔꿈치의 굽힘/폄 운동

왼쪽 팔, 손을 옆쪽에서 지지한 상태에서 팔꿈치의 굽힘/폄 운동을 환자의 협력을 얻

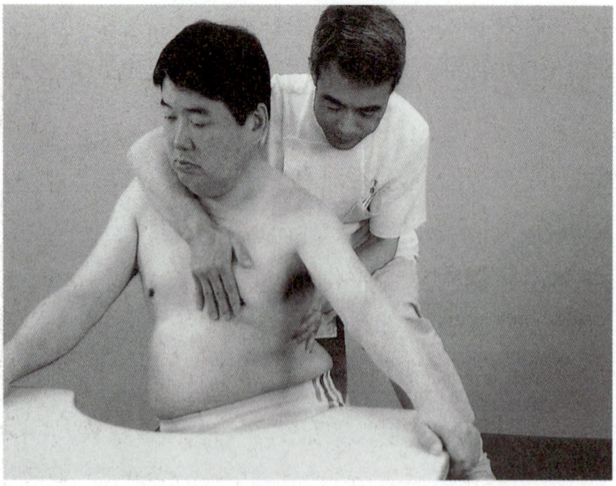

그림 15a 팔 전체의 신장 (1) Click 7-11

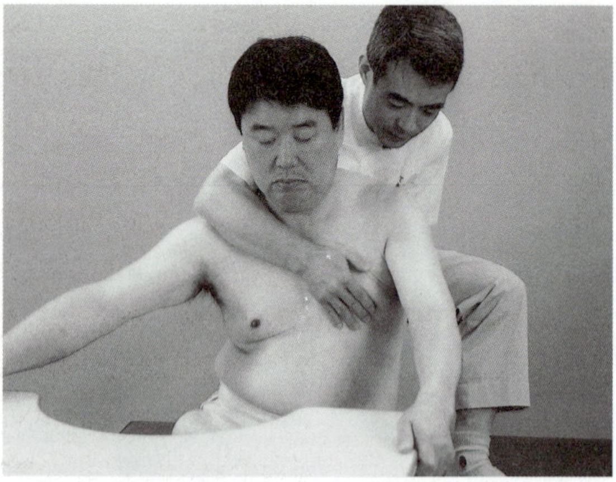

그림 15b 팔 전체의 신장 (2) Click 7-11

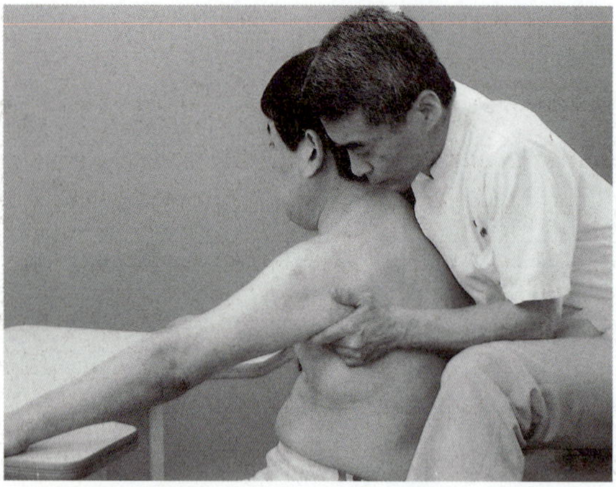

그림 16 감각운동의 재경험

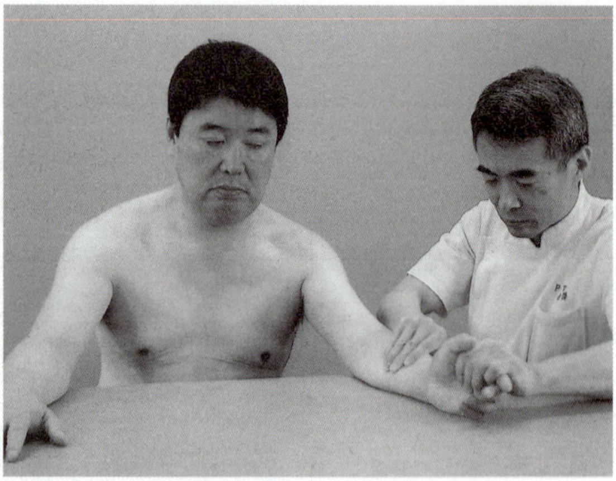

그림 17a pre-shaping과 아래팔 엎침 · 뒤침 (1) Click 7-13

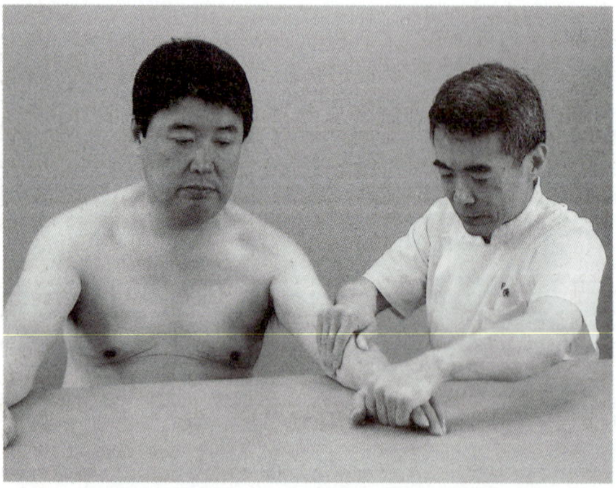

그림 17b pre-shaping과 아래팔 엎침 · 뒤침 (2) Click 7-13

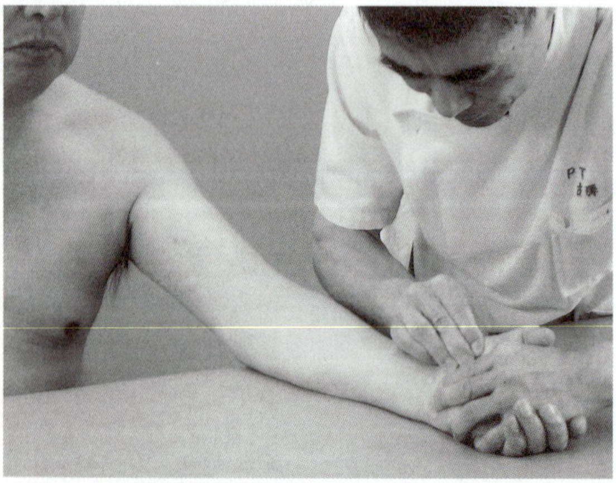

그림 18 굽힘근지지띠의 근막 이완술 Click 7-14

으면서 시행한다(**그림** 13).[36] 도달운동에 필요한 팔꿈치의 굽힘/폄 운동을 상지대의 동시 활동의 향상과 함께 준비하기 위해서이다. 치료사는 왼쪽 어깨관절에 내측회전이 들어가지 않도록 자세긴장 조절패턴(TIPs)의 범위에서 유도한다.

k. 팔 올림위치에서의 팔꿈치의 선택운동 (그림 14, *Click 7-12*)

끝에 걸터앉은 자세에서 실시한 것과 마찬가지로 왼팔 올림자세에서 팔꿈치의 선택운동을 넣고 뒤통수부분(후두부)에 손을 접촉하는 연습을 한다. **그림** 14a와 같이 치료사의 오른손으로 어깨뼈 아랫각을 지지하여 안정성을 높여두는 것이 요점이 된다. 위팔을 젖힘(과신전) 함으로써 어깨뼈의 생리적 모음(내전)과 후퇴를 도모하여 앞톱니근의 원심성 수축을 높인다. 다음으로 올림자세로 유도한다(**그림** 14b). 어깨뼈의 안정성이 증가함으로써 보상운동인 몸통의 젖힘(과신전)이 **그림** 14c와 같이 관찰되지 않게 되어있다.

l. 팔 전체의 신장(lengthening arm) (그림 15, *Click 7-11*)

왼손으로 테이블의 모서리를 잡고 환자의 협력을 얻어 몸통을 앞뒤 좌우로 움직임으로써 마비 쪽 어깨관절의 선택운동을 향상시킨다. 도달운동에 필요한 어깨세모근(삼각근)의 지속적 수축과 팔꿈치의 폄 운동을 이 운동성이 있는 arm support 안에서 준비한다.

m. 감각운동의 재경험

그림 16의 감각운동의 재경험 중 치료사는 환자의 왼쪽 어깨뼈가 내림(depression)과 날개어깨뼈(익상견갑골)를 일으키지 않도록 올림(elevation)과 가벼운 압박을 가해둔다.

n. pre-shaping과 아래팔 엎침 · 뒤침 (그림 17, *Click 7-13*)

도달(reach)운동의 도중부터의 pre-shaping으로 손바닥이 대상물체로 향할 수 있도록 아래팔(전완)의 엎침(회내) · 뒤침(회외)을 다시 경험한다. 위팔노근(완요골근)의 안쪽부분은 엎침, 가쪽부분은 뒤침운동에 작용한다. 단축하여 있는 위팔노근의 점탄성을 가동술로 회복시키면서 엎침 · 뒤침의 운동을 시행한다.

o. 굽힘근지지띠의 근막 이완술 (그림 18, *Click 7-14*)

단축하여 있는 굽힘근지지띠를 근막 이완술로 신장한다.[41] 굽힘근지지띠는 손의 내재근의 이는곳(기시부)이 되기 때문에 정렬(alignment)을 바로잡아두는 것이 중요하다.

p. 손목관절의 손등굽힘운동

손가락의 파악(grasp) · 파지(prehension)에 필요한 손목관절의 손등굽힘운동을 요구한다. **그림** 19a는 손목관절 굽힘근군의 근육힘줄에 가벼운 압력을 가하여 자기조절을 끌어냄으로써 근육의 신장을 한다. 이 도수치료를 미세한 신장(minute stretch)라 한다.

이 도수치료 후에 **그림** 19b와 같이 손목관절의 손등굽힘운동을 굽힘근의 경축이 일어나지 않도록 환자의 협력을 얻어서 시행한다.

q. 손 내재근의 활성 (그림 20, Click 7-15)

손의 내재근을 펜 끝으로 활성화한다. 손바닥으로부터의 많은 감각은 고유감각과 압각으로서 도입된 4영역에 피드백 된다.

그림 20a는 엄지벌림근(무지외전근)을, **그림** 20b는 다섯째손가락 벌림근을 주로 자극하고 있다.

r. 엄지손가락의 벌림과 대립 (그림 21)

엄지손가락의 벌림(외전)과 대립을 환자의 협력을 얻어 반능동적으로 진행시킨다.

s. 파지와 이완의 연습 (그림 22)

파지와 이완의 연습을 반복한다.

t. 손가락의 벌림 · 폄 운동(그림 23, 24, Click 7-16)

테이블의 왼쪽 끝에서 엄지손가락의 벌림 · 폄 운동을 시행한다(**그림** 23a, b). 테이블의 끝에서 둘째~다섯째손가락의 벌림 · 폄 운동을 연습한다(**그림** 24a, b).

u. 손등쪽 뼈사이근(배측골간근)의 활성 (그림 25, Click 7-17)

주먹을 쥔 다음에 엄지손가락과 다섯째손가락의 벌림 · 폄 운동을 유도한다. 엄지손가락 벌림근과 다섯째손가락 벌림근을 활성화시켜 손바닥을 개배(abduction in flexion) 위치로 함으로써 손가락의 벌림근인 손등쪽 뼈사이근(배측골간근)을 작동하기 쉽게 하기 위해서이다.

v. 둘째손가락의 선택운동 (그림 26, Click 7-18)

그림 26a는 다른 손가락 중에서 둘째손가락만을 선택하여 그 손가락 끝마디 안쪽으로 동전(coin)이 미끄러지게 하여 폄 운동을 활성화시키고 있다.

그림 26b는 둘째손가락으로 목표물을 가리키고 있는 장면이다. 손가락으로 가리킴이라는 선택된 폄 운동의 배경에 위팔세갈래근에 의한 팔꿈치의 폄 운동을 충분히 수반시킬 필요가 있다.

w. 도달(reach)운동과 파악 (그림 27, Click 7-19)

병을 잡는다. 몸통 젖힘(과신전)의 보상운동을 치료사의 오른손으로 방지하고, 팔을 충분히 편다.

x. 두 손의 협응동작

그림 28a는 병을 왼손으로 계속 잡게 하며 오른손으로 뚜껑을 열 때의 보조 손으로서

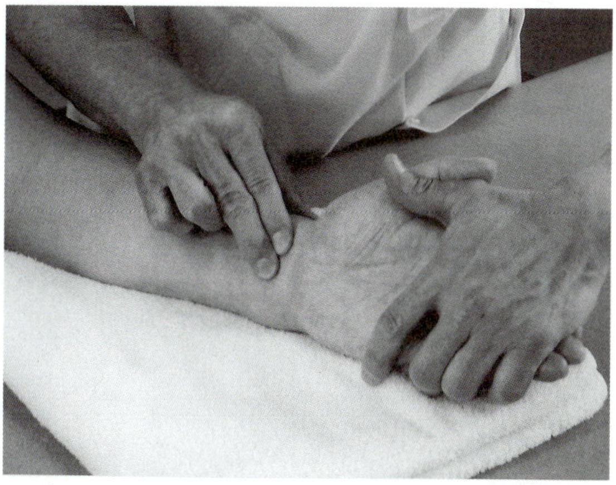

그림 19a 손목관절의 손등굽힘 운동 (1) : minute stretch

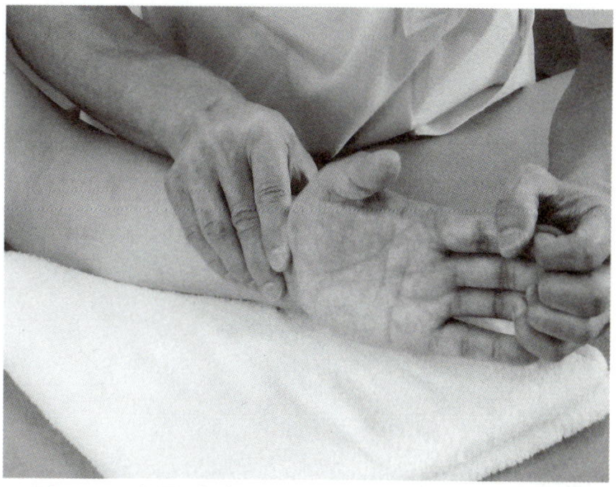

그림 19b 손목관절의 손등굽힘 운동 (2) : 손등굽힘 운동의 실제

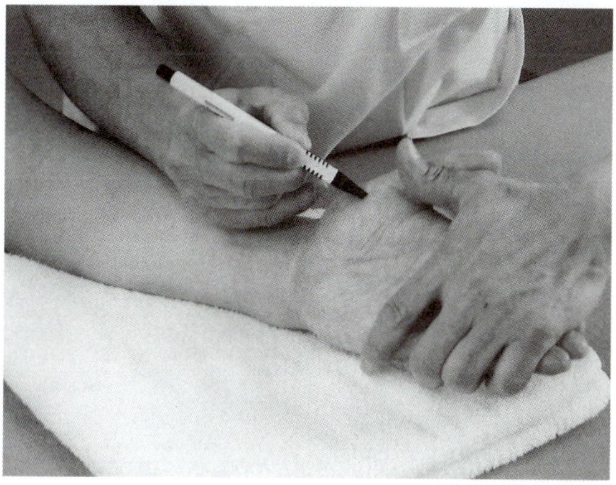

그림 20a 손 내재근의 활성 (1) : 엄지손가락 벌림근의 자극 Click 7-15

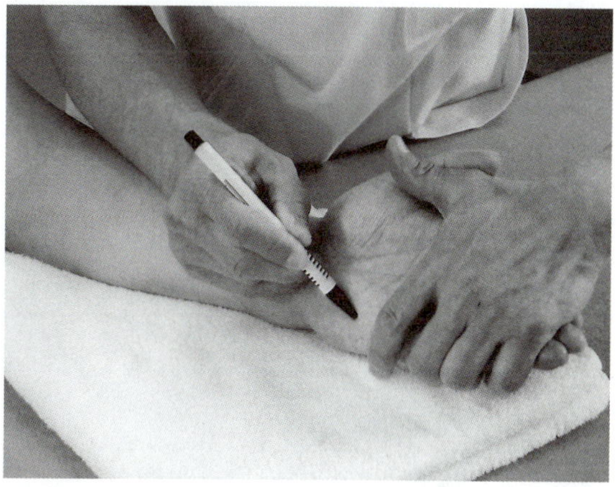

그림 20b 손 내재근의 활성 (2) : 다섯째손가락 벌림근의 자극 Click 7-15

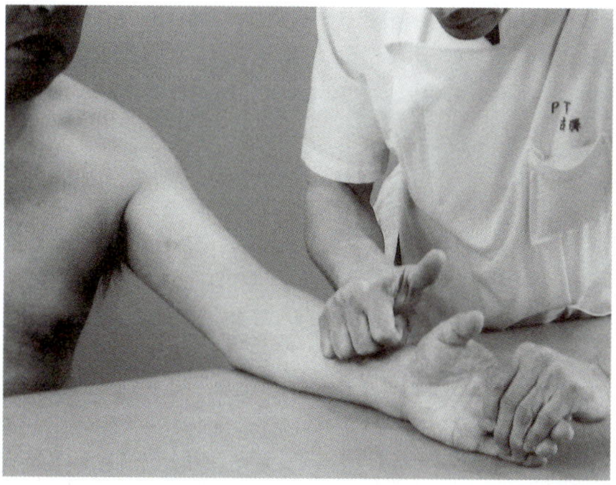

그림 21 엄지손가락의 벌림과 대립

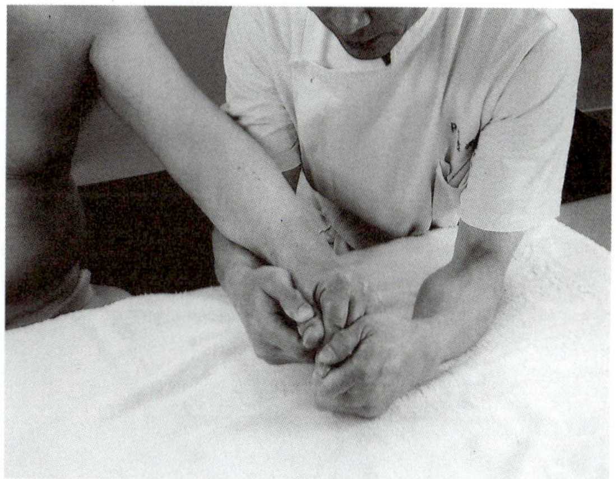

그림 22a 파지와 이완의 연습 (1)

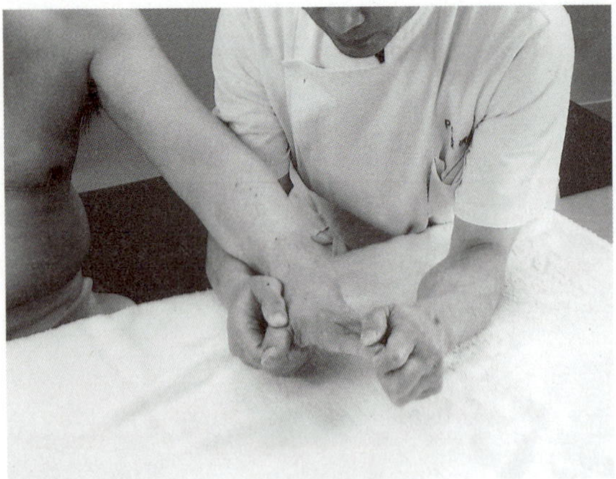

그림 22b 파지와 이완의 연습 (2)

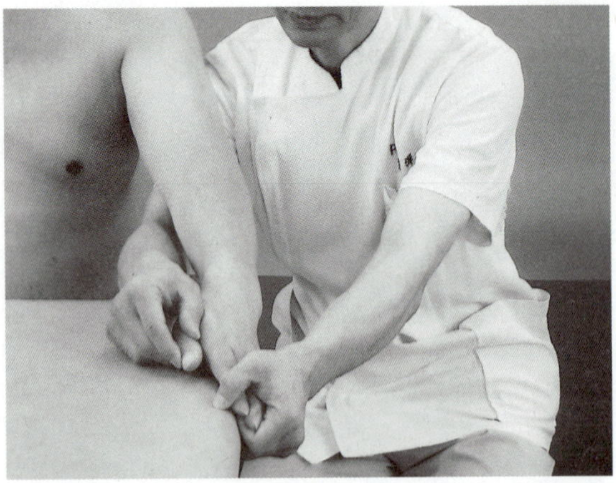

그림 23a 엄지손가락의 벌림 · 폄 운동(1) Click 7-16

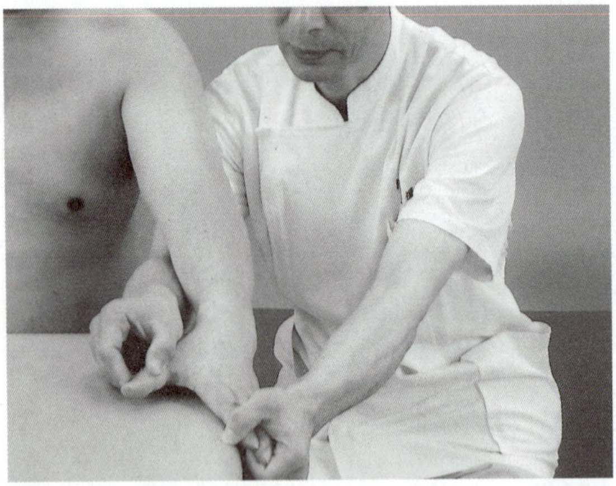

그림 23b 엄지손가락의 벌림 · 폄 운동(2) Click 7-16

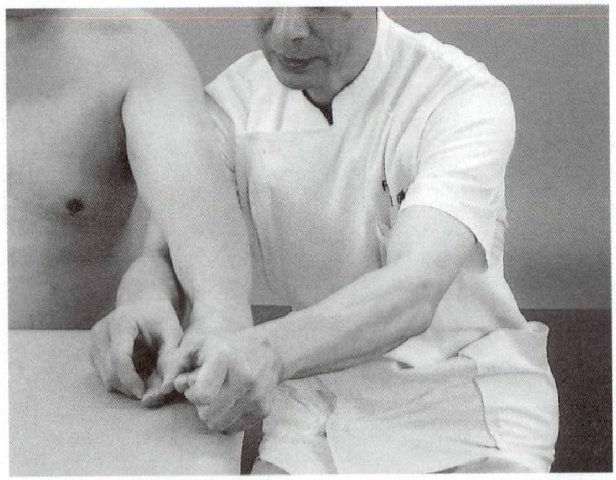

그림 24a 둘째~다섯째손가락의 벌림 · 폄 운동 (1) : 손의 개배(abduction in flexion)의 준비 Click 7-16

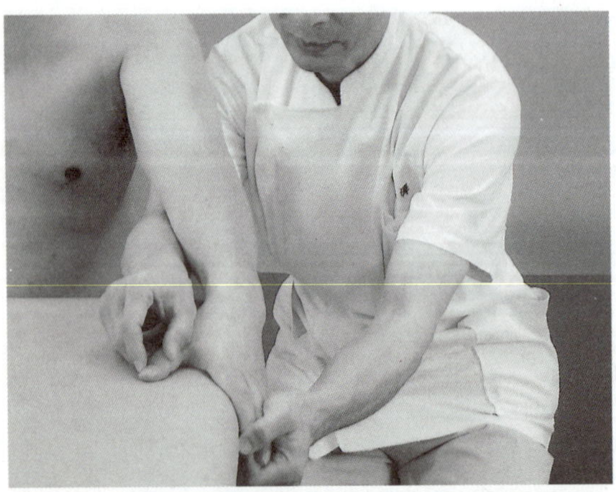

그림 24b 둘째~다섯째손가락의 벌림 · 폄 운동 (2) : 손의 개배(abduction in flexion)의 준비 Click 7-16

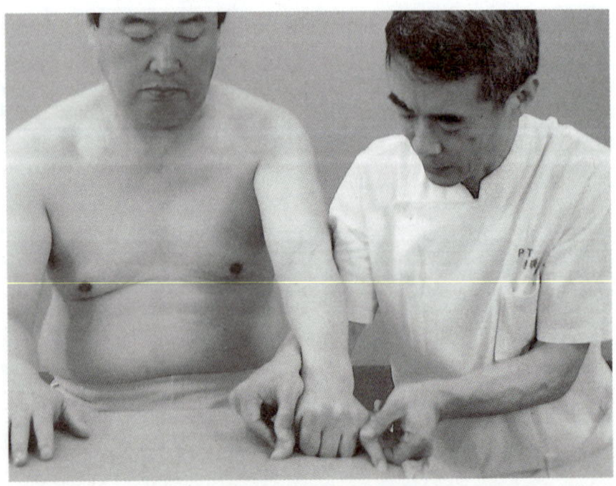

그림 25 손등쪽 뼈사이근(배측골간근)의 활성 : 엄지손가락과 다섯째손가락의 벌림위치를 유지하여 안정시켜둔다. Click 7-17

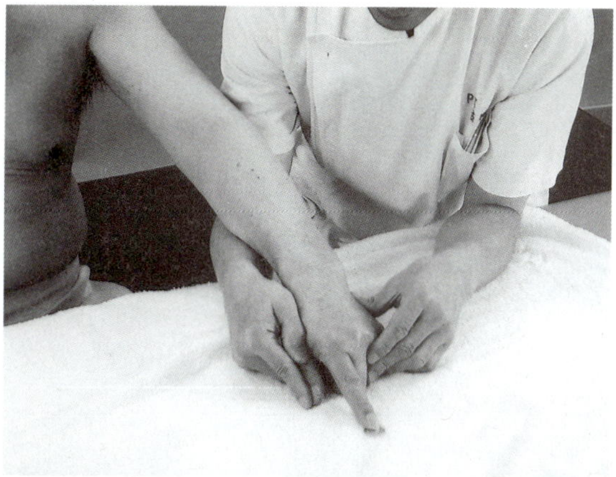

그림 26a 둘째손가락의 선택운동 (1) : 손가락 끝마디 안쪽으로 동전(coin)을 미끄러지게 한다. Click 7-18

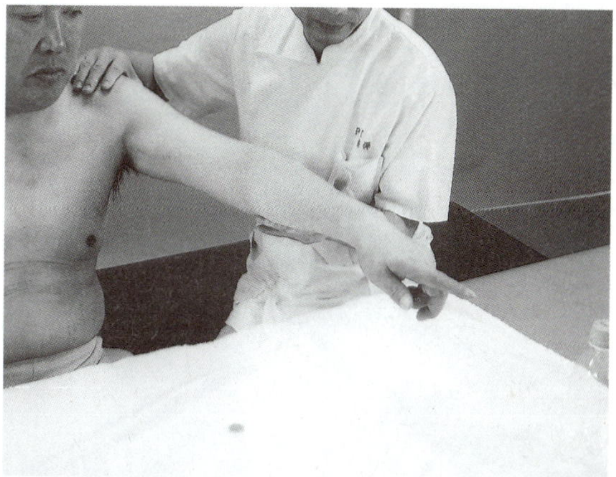

그림 26b 둘째손가락의 선택운동 (2) : 목표물에의 손가락 가리키기 Click 7-18

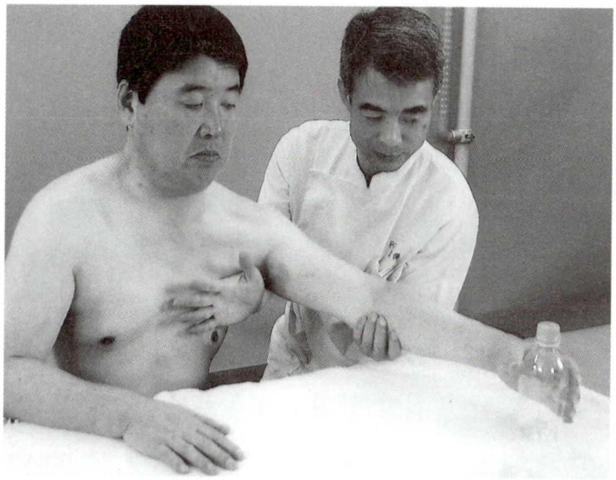

그림 27 도달운동과 파악 (1) : 흉곽부위와 팔의 분리를 도모한다. Click 7-19

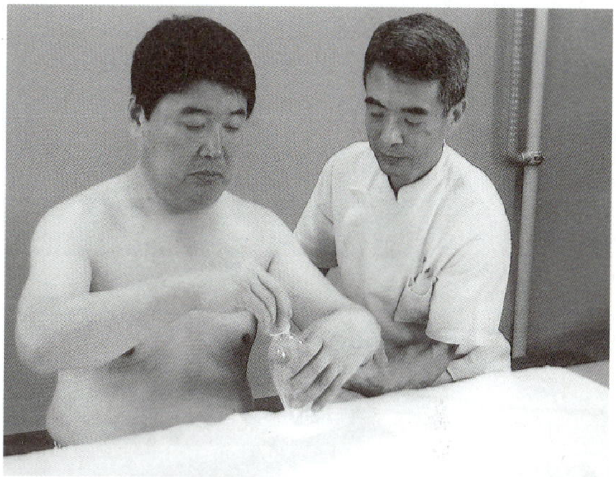

그림 28a 도달운동과 파악 (2) : 두 손의 협응동작 Click 7-19

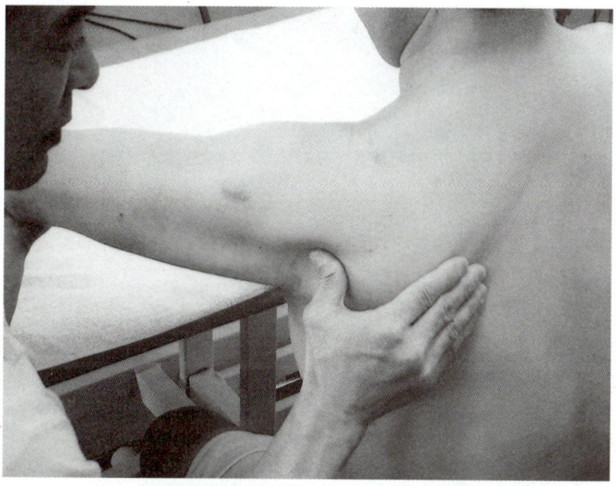

그림 28b 도달운동과 파악 (3) : 어깨뼈의 항중력 운동을 지원 Click 7-19

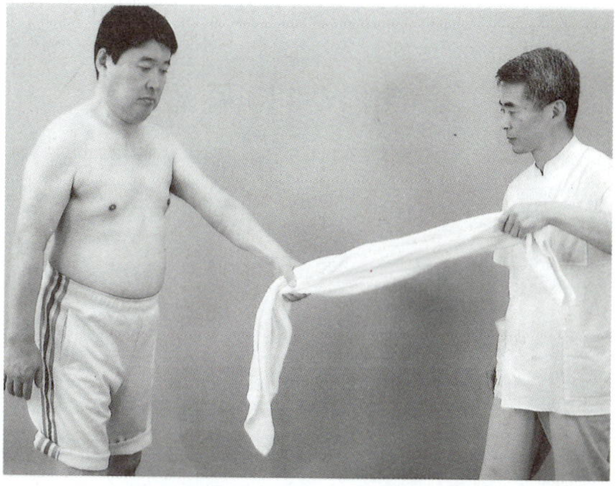

그림 29a 손의 이완 운동 (1) : 타월을 통해서 팔을 흔들기, 올림의 준비를 한다. Click 7-20

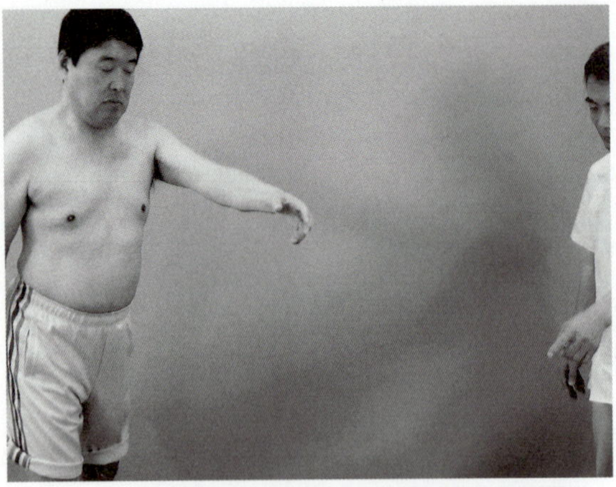

그림 29b 손의 이완 운동 (2) : 타이밍 있게 타월을 내던지고 이완의 기능을 개선한다. Click 7-20

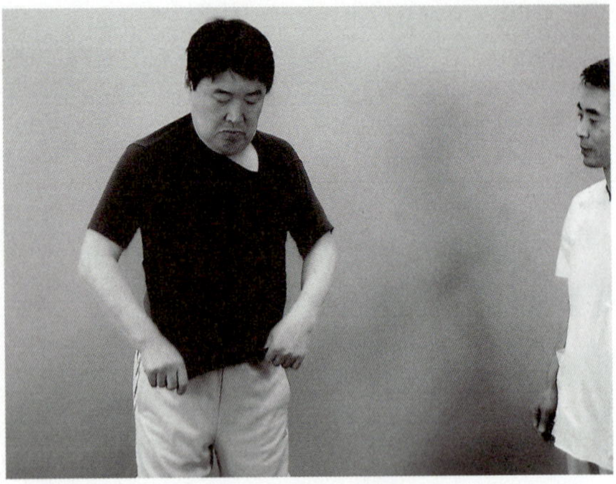

그림 30 착의와 마비쪽 팔 Click 7-21

의 기능을 요구하고 있다.

그림 28b는 이 때 왼쪽 어깨뼈가 내림(depression) 후퇴를 하지 않도록 치료사의 오른손으로 어깨뼈를 지지하여 앞톱니근의 활동을 지원하고 있는 장면이다. 어깨세모근(삼각근)의 섬유를 아래에서부터 떠서 올리는 것처럼 지지하여 어깨세모근이 수축하기 쉬운 조건을 만들고 있다.

y. 손의 이완 운동 (그림 29, Click 7-20)

그림 29a는 환자와 치료사가 타월의 각각의 끝을 쥐고 앞뒤로 휘두르고 있는 장면이다. 왼쪽 상지대의 보상운동인 과도한 올림(거상)을 방지하고, 몸통과 분리된 자유도가 높은 어깨관절의 운동을 회복시키기 위해서이다.

그림 29b는 타월을 타이밍 있게 내던진 장면이다. 어깨관절 주위의 안정성과 선택성이 높아짐으로써 타이밍이 좋은 손가락의 이완이 촉진되어 있다.

z. 착의와 마비쪽 팔

T셔츠의 아래쪽을 왼손으로 들고 내릴 수 있었다(**그림 30**, Click 7-21).

G. 요약

보바스 접근의 기본개념을 현재의 신경과학의 진전과 대조하여 언급하였다. 자세운동의 조절, 건전한 사람에서의 정상운동(human movement)의 구성요소의 치료에 대한 응용을 언급하였다. 치료에 대해서는 팔, 손의 기능개선의 진행방법에 관한 원칙과 임상에서의 치료 장면을 기술하였다.

문헌

1) Bobath B : Adult Hemiplegia : Evaluation and Treatment, 3rd ed, Butterworth Heinemann, Oxford, p74-76, 1990

2) Gibbons SGT, Comerford MJ : Strength versus Stability, Part 2 : Limitations and Benefits, Orthopaedic Division Review, March/April, p28-33, 2001

3) Hodges PW, Richardson CA : Inefficient muscular stabilization of the lumbar spine associated with low back pain. Spine 21 : 2640-2650, 1996

4) 大内田 裕：脳幹のプロフィール. 脳百話—動きの仕組みを解き明かす, 松村道一, 小田伸午, 石原昭彦（編著）, 市村出版, 東京, p24-25, 2003

5) Berne RM, Levy MN：生理学, 第３版, 板東武彦, 小山省三（監訳）, 西村書店, 新潟, p173-183, 1996

6) Nieuwenhuys R, Voogd J, van Huijzen C：図説 中枢神経系, 第２版, 水野　昇, 岩堀修明, 中村泰尚（訳）, 医学書院, 東京, p161, 1991

7) Winstein C, Mitz AR : The Motor System II, Neuroscience for Rehabilitation, Cohen H (ed), JB Lippincott, Philadelphia, p176-217, 1993

8) 松波謙一, 内藤栄一：最新 運動と脳—体を動かす脳のメカニズム, サイエンス社, 東京, p14-44, 2000

9) Gonzalez CL, Gharbawie OA, Williams PT et al : Evidence for bilateral control of skilled movements : Ipsilateral skilled forelimb reaching deficits and functional recovery in rats follow motor cortex and lateral frontal cortex lesions. Eur J Neurosci 20 : 3442-3452, 2004

10) ten Donkelaar HJ : Evolution of the red nucleus and rubrospinal tract. Behav Brain Res 28 : 9-20, 1988

11) Nathan PW, Smith MC : The rubrospinal and central tegmental tracts in man. Brain 105 : 223-269, 1982

12) Belhaj-Saif A, Karrer JH, Cheney PD : Distribution and characteristics of poststimulus effects in proximal and distal forelimb muscles from red nucleus in the monkey. J Neurophysiol 79 : 1777-1789, 1998

13) Mitz AR, Winstein C : The Motor System I・II : Lower Centers, Neuroscience for Rehabilitation, Cohen H (ed), JB Lippincott, Philadelphia, p141-217, 1993

14) 堀　浩：誘発筋電図法. 固縮と痙縮, 藤森聞一（編）, 医学書院, 東京, p183-203, 1975

15) Shumway-Cook A, Woollacott MH : Motor Control, Williams & Wilkins, Baltimore, p457-461, 1995

16) 森 茂美：中枢神経系の階層性と運動. 理療ジャーナル 33：621-630, 1999

17) Neuroscience for Rehabilitation, 2nd ed, Cohen H (ed), Lippincott Williams & Wilkins, Philadelphia, p458, 1999

18) Lin JP, Brown JK, Brotherstone R : Assessment of spasticity in hemiplegic cerebral palsy, II : Distal lower-limb reflex excitability and function. Dev Med Child Neurol 36 : 290-303, 1994

19) Mayston MJ : Motor learning now needs meaningful goals. Physiotherapy 86 : 492-493, 2000

20) 古澤正道：ヒューマンムーブメントの学び方．ボバースジャーナル 26：183-184，2003
21) Flament D，Goldsmith P，Buckley CJ et al：Task dependence of responses in first dorsal interosseous muscle to magnetic brain stimulation in man. J Physiol 464：361-378，1993
22) Ehrsson HH，Fagergren A，Jonsson T et al：Cortical activity in precision-versus power-grip tasks：An fMRI study. J Neurophysiol 83：528-536，2000
23) 古澤正道：ボバースアプローチ—神経発達学的治療．系統理学療法学 神経障害系理学療法学，丸山仁司（編），医歯薬出版，東京，p192-216，2005
24) Schmidt RF：体性内臓感覚．感覚生理学，Schmidt RF（編），岩村吉晃ほか（訳），金芳堂，京都，p31-67，1994
25) Bloom FE ほか：新 脳の探検，上巻（ブルーバックス），中村克樹，久保田 競（監訳），講談社，東京，p199-203，298-302，2004
26) 岩村吉晃：タッチ，神経心理学コレクション，医学書院，東京，p30-31，37，2001
27) Nakayama H，Jorgensen HS，Raaschou HO et al：Recovery of upper extremity function in stroke patients：The Copenhagen Stroke Study. Arch Phys Med Rehabil 75：394-398，1994
28) Kwakkel G，Kollen BJ，van der Grond J et al：Probability of regaining dexterity in the flaccid upper limb. Stroke 34：2181-2186，2003
29) Duncan PW，Lai SM，Keighley J：Defining post-stroke recovery：Implications for design and interpretation of drug trials. Neuropharmacology 39：835-841，2000
30) 辻 薫：子どもの生活技能評価．作療ジャーナル 37：181-188，2003
31) Kaji R，Murase N：Sensory function of basal ganglia. Mov Disord 16：593-594，2001
32) Pierrot-Deseillingny K，Masevet D：Propriospinal Transmission of Voluntary Movement in Human，Spasticity，Thilmann AF，Burke DJ，Rymer WZ（eds），Springer Verlag，Berlin，p40-56，1993
33) Porter R，Lemon R：Corticospinal Function & Voluntary Movement，Claredon Press，Oxford，p129-133，1993
34) Seidler RD，Noll DC，Thiers G：Feedforward and feedback processes in motor control. Neuroimage 22：1775-1783，2004
35) 丹治 順：大脳運動関連領域の機能．大脳皮質運動野，板倉 徹，前田敏博（編著），ブレーン出版，東京，p11-25，2000
36) 古澤正道，紀伊克昌：ボバースアプローチ．アドバンス版 図解理学療法技術ガイド，細田多穂，中山彰一（編），文光堂，東京，p20-38，2005
37) 古澤正道：ボバース概念による成人片麻痺の歩行の治療．理学療法学 22：345-349，1995
38) Porter LL：Motor 2：Higher Centers. Neuroscience for Rehabilitation，Cohen H（ed），Lippincott Williams & Wilkins，Philadelphia，p243-275，1999
39) Dancause N，Barbay S，Frost SB et al：Extensive cortical rewiring after brain injury. J Neurosci 25：10167-10179，2005
40) 久保田 競：最近のトピックス二つ．ボバースジャーナル 28：142-144，2005
41) Boehme R：筋膜リリース—神経発達学的治療への応用，古澤正道，中 徹（訳），協同医書出版社，東京，1996

8 인지운동요법

A. 개념 · 치료원리

1 인지운동요법이란?

인지운동요법은 이탈리아의 신경과의사 C. C. Perfetti에 의해서 제창된 운동치료이다. 1960년대 후반에 "어째서 편마비환자의 손은 좋아지지 않는 것인가"라는 질문으로부터 그 대처가 시작되었다. 그 후 1980년대에는 뇌성마비나 근골격계 질환에 대한 응용 그리고 인식불능증(실인증)이나 행위상실증(실행증), 조화운동불능(운동실조)으로 그 대상을 확대하여 1990년대 후반부터 운동 이미지(메모란 참조)의 개념이 도입되었다. 현재 환자의 의식이나 경험의 문제에로 전개되어 있다.[1,2] 그 이론적 근거는 뇌과학 · 신경생리학 · 신경심리학 · 철학 등의 뇌기능의 해명이나 신체에 관한 연구 분야의 식견에 둔다.

인지운동요법의 목적은 인간의 뇌 안에서의 신경 네트워크에 의한 인지과정(지각-주의-기억-판단-언어)을 활성화하여 운동을 조직화하는 능력을 학습하는 것[내부 모델(메모란 참조)의 재구축]에 의해서 운동기능의 회복을 도모하는 것이다.

메모 : 운동 이미지[5)]

수행되는 행위의 시뮬레이션이고 근육이 수축하는 느낌이나 관절 안에서 뼈가 움직이는 느낌, 피부가 당겨지는 느낌 등, 움직일 때 자기에게 발생하는 신체감각의 이미지를 가리킨다. 운동 이미지는 신체도식(신체의 크기나 팔다리의 위치관계 등을 통합한 신체에 관한 내적 표상)에 기초하여 형성된다. 모든 행위의 발현에 운동 이미지가 선행한다. 따라서 운동 이미지의 활용이 운동 프로그램을 조직화하고 실제의 운동기능을 개선할 수 있는 가능성이 있다 하여 인지운동요법에서는 평가 · 치료도구의 하나로서 채택되어 있다.

메모 : 내부 모델 (internal model)[6]

뇌의 내부(소뇌)에 기억되어 있는 운동에 필요한 각 요소의 조합 패턴에 대한 운동 모델이며 수의운동의 예측조절(feedforward)에 관여하고, 운동의 적응성을 부여하고 있다고 생각된다. 리얼타임(실시간) 지각정보가 과거의 경험과 함께 운동 프로그램에 통합되는 것에 의해서 형성되고, 또한 항상 학습에 의해서 수정된다. 즉 매일의 지각경험이 내부 모델의 형성에 관여한다. 따라서 환자에서는 내부 모델의 변용이 상황에 적합한 수의운동을 만들어내는 것을 방해하고 있을 가능성을 생각할 수 있다.

2 치료원리

a. 인지이론이란? [3,4]

인지운동요법에서의 평가와 치료는 인지이론에 기초하여 전개된다(**그림** 1). 인지이론은 다음과 같이 정의되어 있다.

① 온갖 기능회복은 병적 상태로부터의 학습과정이라 간주할 수 있다. 학습과정이 인지과정(지각-주의-기억-판단-언어)의 발달에 기초하고 있는 것이라면, 운동요법도 역시 인지과정의 발달에 기초하고 있어야 한다.

② 기능회복의 질은 그것이 자발적인 것이건 재활에 의해서 유도된 것이건 어떠한 인지과정이 활성화한 것인가 그리고 그 인지과정은 어떠한 작용에 의해서 활성화된 것인가에 의해서 결정된다.

b. 운동이란?

인지운동요법에서는 운동을 "외부세계와의 접촉을 갖고 상호관계를 구축하여 세계에 의미를 부여하는 수단이다"라 생각한다.[3] 예컨대, 우리들은 거리를 걷고 있을 때와

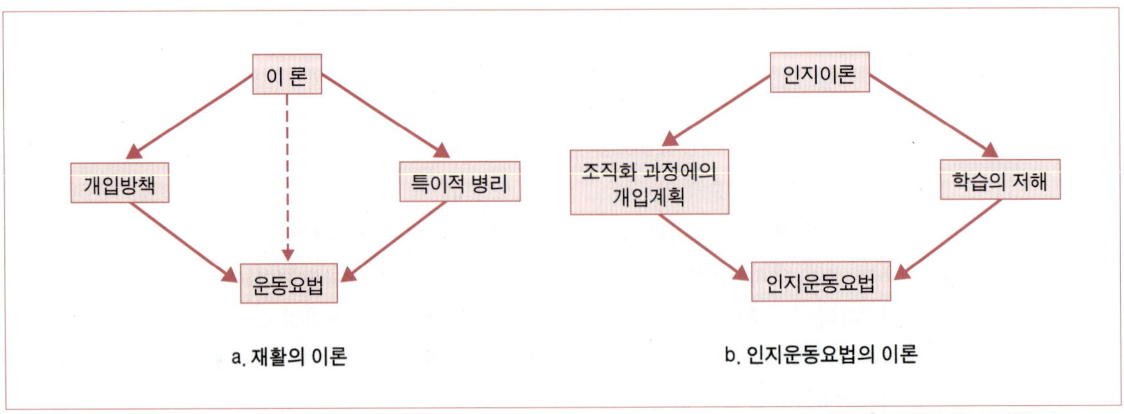

그림 1 인지운동요법의 이론

(Perfetti C 외 : 인지운동요법, 協同醫書出版社, 도쿄, p5-9, 1998)

바위가 많은 곳을 걸을 때에서는 발바닥이 접촉하는 지면의 정보를 파악하여 다리근육이 힘을 넣는 방법이나 관절을 움직이는 방법을 자연스럽게 바꾸고 있다. 또한 악수를 할 때에 그 상대방에 대한 감정이나 상대방과의 관계에 따라 악수를 하는 방법이 자연히 바뀐다. 이와 같이 인간은 신체를 사용해서 자기의 목적에 따라서 자기 자신을 둘러싸는 세계에 의미("울퉁불퉁하다" "오르막 경사면으로 되어있다" "호의적이다" 등)를 부여하고 있다.

c. 신체는 운동을 만들어내는 하나의 시스템이다

인지운동요법에서는 신체는 근육이나 관절기능 · 감각기능 · 평형기능 · 신경계 등의 각 요소(기관)가 하나로 통합된 단순한 집합체가 아니라, 신체를 둘러싸는 외부세계(환경)와 관계성을 맺고 있는 하나의 시스템(메모란 참조)으로서 존재하고 있다고 파악한다(**그림 2**).[7] 신체는 정보를 수용하여 외부세계와의 관계 속에서 어떤 특정의 상황에 필요한 정보를 중추신경계에 가져오고 거기서 외부세계가 인식되어 의미가 부여됨으로써 상황에 적합한 운동이 만들어지는 것이다(**그림 3**).

d. 인지과정

이러한 운동 · 행위의 결정에는 중추신경계에서의 인지활동이 관여한다. 지각한 정보를 선택하여 그것에 법칙성이나 상호관계라는 의미를 부여하여 새로운 정보를 구축한다. 이 일련의 정보처리과정에 대한 것을 인지과정이라 한다. 인지과정은 지각(정보의 수용) · 주의(정보의 선택) · 기억(정보의 저장) · 판단(정보의 가치부여) · 언어(정보의 기호화)라는 인지의 기본단위로 구성된다.

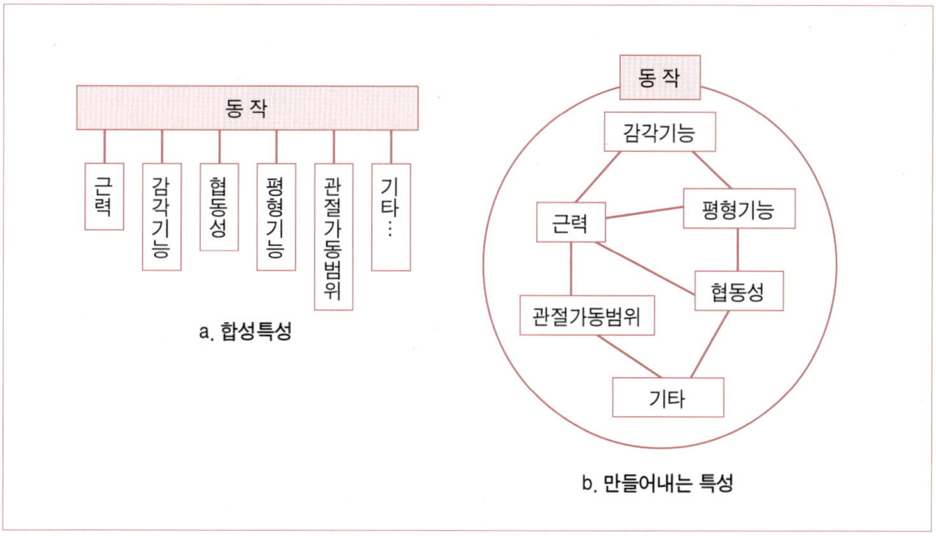

그림 2 **동작과 그 구성요소에 관한 사고방법**
(冲田一彦 : 인지운동요법 - 정형외과편, 물리치료학 26, 134-136, 1999에서 일부 변경)

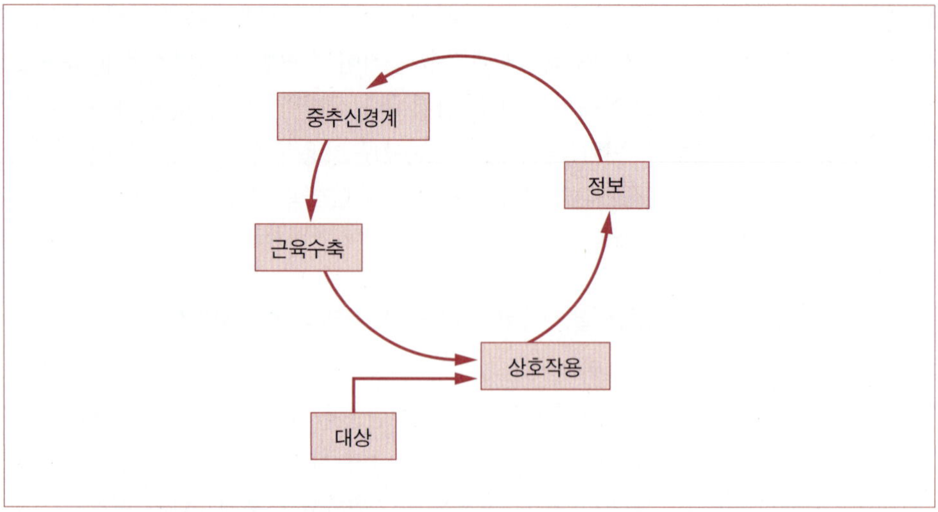

그림 3 **신체는 환경과의 상호작용의 수단이다**

(Pante F : 인지운동요법 강의, 協同醫書出版社, 도쿄, p24, 2004)

메모 : 시스템[9)]

시스템이란 어떤 실체를 구성하고 있는 요소끼리가 서로 연관성을 갖고 각각의 기능에 영향을 주고, 결과적으로 시스템 전체의 기능으로서는 각 요소가 갖고 있는 특성과는 완전히 다른 특성이 만들어내어져 출현한다는 사고방법이다.

e. 운동기능의 회복은 학습에 의한다

장애를 가진 신체는 신체를 구성하는 각 요소 자체의 문제를 안고 있는 것만이 아니라, 각 요소끼리의 상호관계를 잘 구축할 수 없다. 바꿔 말하면 신체를 움직이는 것에 지장이 있는 것이 아니라, 뇌 안에서 신체 내·외부로부터의 정보를 구축할 수 없는 상태에 있다. 이것을 극복하기 위해 환자로서는 정보를 구축하여 운동을 조직화하는 학습이 필요하게 된다. 학습에 의해서 뇌의 가소성이 발생한다는 것은 오늘날의 신경과학에서의 다양한 연구에 의해서 해명되어 있다.[8)]

f. 인지문제 · 지각가설 · 해답

인지운동요법의 치료는 인지문제-지각가설(예측)-해답(비교 · 대조)의 일련의 과정을 밟음으로써 전개된다. 예컨대, 선 자세가 곤란한 환자에 대해서 발바닥에 놓은 스펀지의 딱딱한 정도를 식별하는 것 같은 인지문제를 시행하는 경우가 있다. 이것은 발바닥으로부터의 감각정보의 적정화를 도모하여 발바닥과 지면과의 관계성에 대해서 학습하는 것을 목적으로 하고 있다. 이 때 환자는 스펀지와 접촉하고 있는 발바닥 면에서의 입각 정보에 주의를 돌려서 발이 스펀지에 빠져드는 느낌이나 찌부러진 스펀지가 원상으로 회복되는 감촉을 포착하여 스펀지의 딱딱한 정도의 차이를 식별할 필요가 있다. 이와 같이 환자는 주어진 문제에 대해서 신체의 어느 부위의, 어떠한 지각정보에 대해서 주의를 돌려 어떠한 판단을 내려 해답을 도출해내지 않으면 안 되는가에 대해서 자기 자신의 신체를 통해서 사고해야 한다. 그리고 예측을 세운 지각가설이 옳았는지 아닌지에 대해서 비교 · 대조한다. 치료에서는 인지문제에 대한 해답이 옳았는지 틀렸는지 라는 것보다도 "이 문제를 풀려면 어떠한 이치로 생각해가면 해결할 수 있는가"에 대해서 환자가 자기 자신에게 주의를 돌려서 외부세계와의 관계성을 사고하는 것이 중요하며 이러한 것이 인지과정의 활성화에 연계된다.

B. 적응

인지운동요법은 자기의 신체를 통해서 움직임을 만들어내는 (운동의 조직화) 학습을 함으로써 일상생활에서의 행위의 획득을 지향한다는 것으로부터 그 적응은 인지증(치매)을 수반하는 증상사례도 포함하여 운동 · 행위의 장애를 가진 모든 재활 대상자이다. 실시에 있어서는 대상자가 갖고 있는 병상기마다의 리스크관리를 시행하면서 실시한다.

1 주된 적응

① 중추신경질환[뇌졸중 편마비 · 인식불능증(실인증) · 행위상실증(실행증) · 실어증 · 조화운동불능(운동실조) · 파킨슨병 등]
② 근골격계질환(척수손상 · 변형성관절증 · 허리통증 · 어깨근육둘레띠 손상 · 인대손상 · 골절 · 관절류마티스 · 절단 등)
③ 소아(뇌성마비 · 자폐증 등)

C. 평가와 치료 프로그램의 입안

1 평가

인지운동요법에서의 평가는 "어째서 그러한 움직임을 하는가"라는 질문을 전제로 하여 관찰(보다) – 가설의 구축(생각하다) – 가설의 검증(확인하다)이라는 사고의 순환 하에서 전개된다. 외부관찰이나 내부관찰에 의해서 얻어진 정보로부터 환자가 가지는 병태를 해석하여 운동을 저해하고 있는 원인에 대해서 가설을 세우고 그 가설을 검증하는 방법을 생각하여 실제로 확인해본다. 먼저 세운 가설이 잘못되어 있으면 가설을 수정한다(**그림** 4).[4] 이러한 일련의 과정을 반복함으로써 환자의 병태를 탐구하여 치료 프로그램의 입안에 연계시킨다.

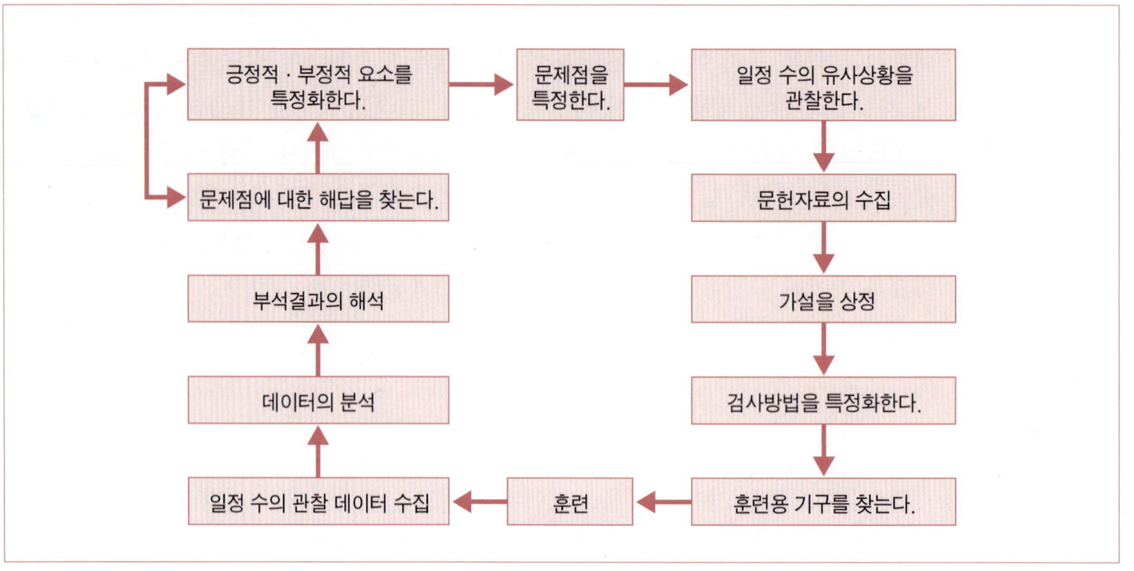

그림 4 사고의 순환

(Perfetti C : 인지운동요법, 協同醫書出版社, 도쿄, p15, 1998)

a. 관찰 (보다)

1) 외부관찰

외부관찰이란 앉은 자세나 선 자세 · 보행 등의 장면에서 관찰되는 신체의 좌우 대칭성이나 비틀림, 몸통 · 팔다리에서의 근육긴장의 상태, 관절운동, 근육의 출력상태, 비정상적인 수의운동 등 제3자로부터도 눈에 보이는 형태로 관찰될 수 있는 것이다.

2) 내부관찰

내부관찰이란 환자 자신의 내관(메모란 참조)으로 얻어지는 1인칭 기술(메모란 참조)을 기초로 병태를 추측하는 관찰방법이다. 내부관찰에서는 외부관찰에 의해서 관찰된 신체의 상태에 대해서 그것을 경험하고 있는 환자 자신이 실제로는 어떻게 느끼고 있는가를 환자의 언어를 통한 대화 속에서 관찰하여 환자가 가지는 운동의 비정상 요소의 원인을 찾는다. 치료사는 "환자가 신체를 하나로 느끼는가" "환부 쪽이나 건전한 쪽의 존재감은 있는가" "건전한 쪽과 환부 쪽의 차이를 알 수 있는가" "관절의 위치나 움직임을 지각하여 그 해석을 할 수 있는가" "근육의 출력감은 의식할 수 있는가" "이러한 것들을 의식하여 언어화할 수 있는가" "신체와 물체(대상)와의 관계는 파악할 수 있는가" 등의 관점에서부터 환자에게 질문한다.[10]

예컨대, 외부관찰에서 앉은 자세에서 몸통의 비대칭성이 관찰되는 경우, 치료사는 환자가 체성감각정보에 주의를 돌리거나 신체상을 통한 공간적인 지각에 주의를 돌릴 수 있는 것 같은 아래와 같은 질문을 한다.

「좌우의 어깨는 같은 높이에 있다고 생각합니까?"
「머리는 어느 쪽을 향하고 있습니까?"

「코와 배꼽의 위치는 같은 위치에 있습니까?」
「볼기부위의 형태는 좌우 같은 것처럼 느낍니까?」
「넙다리의 아래쪽(뒷면)은 좌우 똑같이 좌석 면에 붙어 있습니까?」
「두 무릎은 같은 위치에 있습니까?」
「발바닥은 양쪽 모두 똑같이 바닥과 접하여 있습니까?」
「어째서 그렇게 느꼈습니까?」 등.

위와 같은 질문을 환자에게 함으로써 "자기 자신의 신체의 상태를 알아차리고 있는가(지각)" "주어진 정보에 주의를 돌릴 수 있는가(주의의 선택)" "잘못된 해석을 하고 있지 않은가(기억 · 판단)" "어떠한 신체 이미지를 갖고 있는가" 등을 추찰하여 간다.

메모 : 내관[11)]

체험이나 경험에 의한 자기 자신의 의식과정을 직접적으로 관찰하여 심리적 경험의 본질을 밝히려고 하는 것.

메모 : 1인칭 기술

1인칭 기술(description)이란 주관성이 강하고 그 개인에게 밖에는 알 수 없는 사상(phenomenon)의 기술이며 예컨대, "눈에 보이지 않으면 (손이나 발이) 없는 느낌, 소실되어버린다" "(손이나 다리가) 둘둘 감겨있는 느낌" "발이 부어있어 크게 느끼다" "서면 발이 두둥실 뜨는 느낌" 등 실제로 경험하고 있는 환자 자신만이 느끼고 있는 상태에 대해서 환자의 말로 이야기할 수 있는 것이다. 이에 반해서 "발이 움직이지 않는다" "근육이 당겨져 있는 느낌" "설 수 없다" "걸을 수 없다" 등 제3자로부터도 객관적으로 관찰할 수 있는 사상의 기술을 3인칭 기술이라 한다.

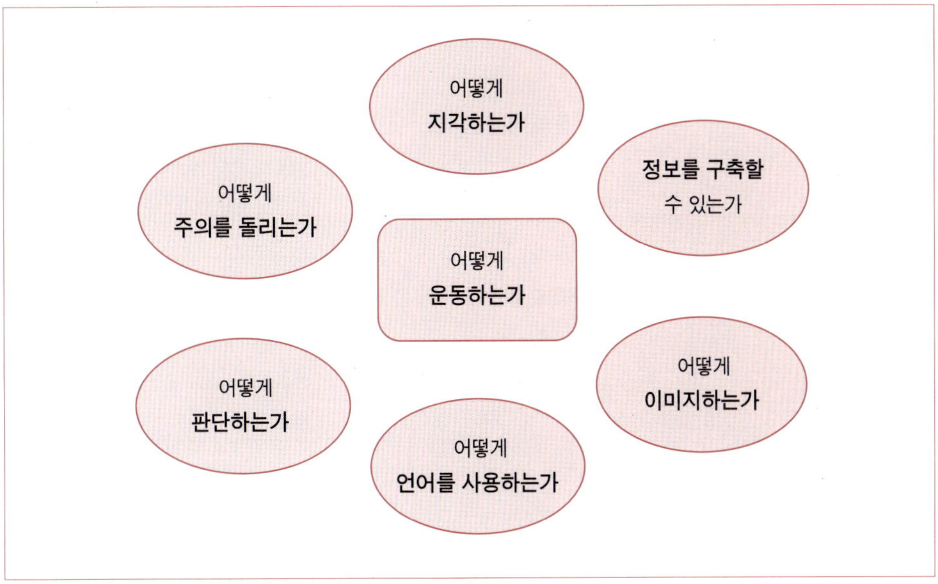

그림 5 **병태의 해석**

b. 병태의 해석 (생각하다)

외부관찰이나 내부관찰을 통해서 얻어진 정보로부터 '어떻게 지각하고 있는가" "어떻게 주의를 돌릴 수 있는가" "어떻게 이미지하고 있는가" "정보를 구축할 수 있는가" "그것을 언어화할 수 있는가" 등의 관점에서부터 환자가 갖고 있는 문제점을 정리하여 인지과정의 어디에 장애를 받고 있는가 라는 것이나, 환자가 무엇을 학습하면 또한 어떻게 조작을 통하면 인지활동을 할 수 있는가에 대해서 병태를 해석하여 가설을 구축한다(**그림 5**).

2 치료 프로그램의 입안

환자의 병태에 기초하여 구축된 가설을 검증하기 위한 치료 프로그램을 입안한다. 이 때 "신체부위" "운동의 비정상 요소" "감각 모달리티" "인지문제"의 4개 요소를 고려하여 환자가 신체를 통해서 다양한 형태로 정보를 해석할 수 있는 치료를 조립하여 간다.[12)] 이것을 "인지운동요법의 조직화"라 한다(**그림 6**).

a. 신체부위

어디의 신체부위에 대해서 치료를 실시하는가를 결정한다. 이 때 어깨관절이나 무릎관절 등 팔이나 다리의 단일관절 또는 몸통에 대해서 치료를 시행하여 국소적인 전략(strategy)(메모란 참조)의 개선을 도모하는가(segmental type의 훈련) 또는 무릎관절과 발, 몸통과 팔이라는 다른 신체부위끼리의 관계성에 대해서 학습하는가(global type의 훈련)를 선택한다. 치료를 시작할 때는 국소적인 방책(strategy)의 학습을 하고, 그 후 신체 각 부위의 관계성을 학습하는 경우가 많다.

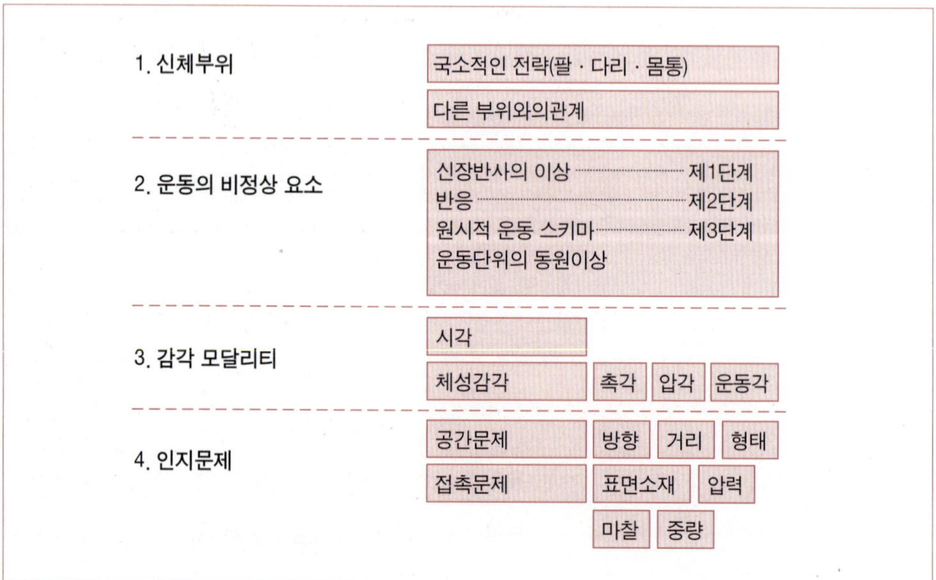

그림 6 **인지운동요법의 조직화**

(Pante F : 인지운동요법강의, 協同醫書出版社, 도쿄, p38, 2004에서 일부 변경)

표 1 훈련의 단계

제1단계	지각가설의 구축과 검증을 수동운동으로 시행한다.
제2단계	지각가설의 구축과 검증을 능동보조적(환자는 간단한 근육수축이 요구된다)으로 시행한다.
제3단계	제2단계의 훈련에 대해서 운동연쇄를 확대시키거나 지각정보를 복잡하게 한 형태로 시행한다. 또한 눈을 뜨고 하는 근육출력의 동원훈련도 시행한다.

b. 운동의 비정상 요소

운동의 비정상 요소는 인지과정의 비정상으로부터 발생한다. 예컨대, 편마비환자에게 인지되는 운동의 비정상 요소에는 "신장반사의 이상" "방산반응" "원시적 운동 스키마" "운동단위의 동원이상"이 있다. 훈련에서 필요로 하는 정보를 정확히 수집하기 위해서는 어느 운동의 비정상 요소를 조절할 필요가 있는가를 고려하여 훈련을 제1단계부터 제3단계로 단계적으로 설정한다(**표 1**).

c. 감각 모달리티

지각가설을 구축하여 그것을 검증하기 위해 환자의 주의를 어떠한 감각 모달리티(시각정보나 체성감각정보 등)로 돌리게 하는지를 결정한다. 인지운동요법의 치료에서는 다양한 감각 모달리티 중 체성감각을 중요시한다. 그리고 체성감각 중에서 촉각 · 압각 · 운동각 · 마찰 · 중량 등의 어느 감각 모달리티를 사용해서 환자에게 인지문제를 제시하고 그것에 해답을 시키는가를 선택한다. 또한 인지문제의 제시와 해답에 같은 감각 모달리티를 사용하는 경우(예컨대, 체성감각정보→체성감각정보)와 상이한 감각 모달리티를 사용하는 경우(예컨대, 체성감각정보→시각정보)를 선택한다. 후자의 경우 과제로서는 어려워지지만, 운동을 조직화하는 학습에서는 상이한 감각정보끼리의 정보변환의 작업이 중요하다.

d. 인지문제

인지문제란 훈련과제를 말하며 공간문제와 접촉문제가 있다(**그림 7**). 방향 · 거리 · 형태를 식별하는 과제를 통해서 신체 각 부위의 위치관계나 신체와 물체의 위치관계 등 신체나 물체가 어디(where)의 공간에 있는가를 인식하는 학습을 한다. 또한 표면소재 · 압력 · 마찰 · 중량의 차이를 식별하는 과제를 통해서 물체에 대한 고유의 특질 등 대상이 무엇(what)인가를 식별하는 학습을 한다.

메모 : 국소적인 방책(strategy)

전체의 시스템이 어떤 일정한 기능을 발휘하기 위해 사용되는 요소적인 운동을 말한다.[5] strategy란 방책을 말하며 문제를 해결하기 위한 행위 · 운동계획을 세우는 방법을 말한다.

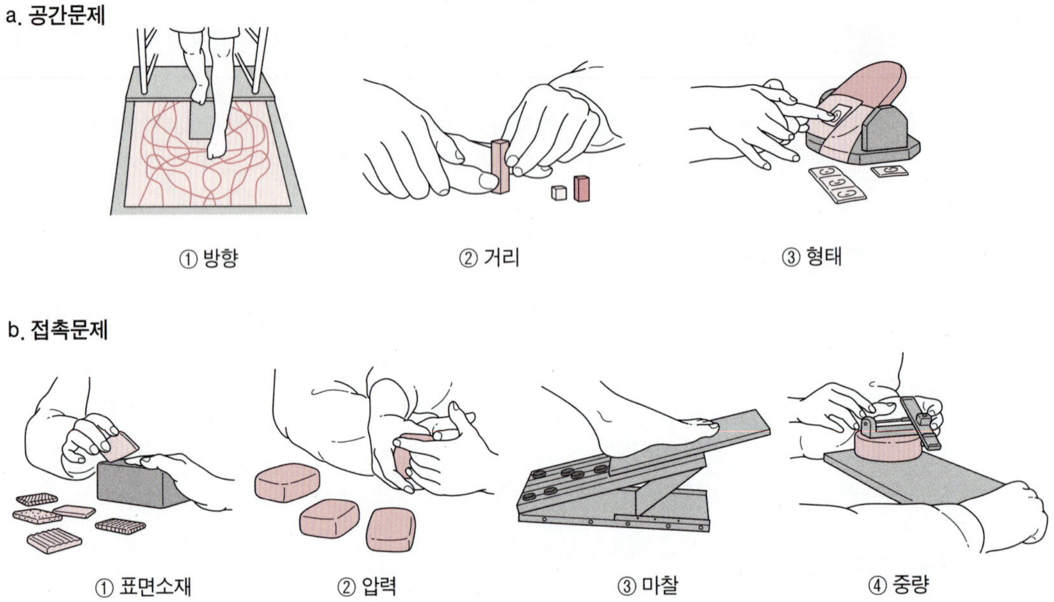

그림 7 인지문제

D. 기본 도수치료

1 인지운동요법의 규범

a. 눈을 감은 상태에서의 훈련

훈련과제는 원칙적으로 눈을 감고 실시하여 촉각 · 압각 · 운동각 · 마찰 · 중량 등의 체성감각정보에 환자의 의식을 돌리게 한다. 눈을 감고 치료를 시행함으로써 최종적인 결과가 아니라, 인지문제에 해답을 주는 과정 중에서 신체에 어떠한 변화가 일어났는가에 대해서 주의를 돌리기 쉬워진다.

b. 주의의 집중

환자가 운동을 조직화할 때에 외부세계의 정보를 얻기 위해 필요한 정보에 주의를 집중시킨다. 예컨대, "무릎관절이 움직인 방향은 알았습니까? 그것은 굽는 방향입니까? 신장하는 방향입니까?"라는 것처럼 환자가 "어디에" "어떻게" "어떠한 특징으로" 주의를 기울일 필요가 있는가? 주의를 돌려야 할 대상을 의식화할 수 있도록 치료사는 언어를 사용해서 교시한다.

c. 물체와의 관계

치료에는 도구를 활용한다. 도구를 통해서 특정의 정보를 환자에게 감지하게 할 수 있다. 또한 도구와 신체와의 관계를 찾는 작업은 자기 자신에게 물어 신체를 인지하는 수단이 된다. 도구는 인지과정을 활성화하는 것이라면, 어떠한 것이라도 좋으며 운동 이미지나 언어도 도구의 하나이다.

d. 동작을 강요하지 않는다

조직의 손상에 의해서 일어나는 기능해리(diaschisis)현상(메모란 참조)을 고려하여 감각장애가 있어 잘 지각할 수 없는 경우나 운동마비가 있는 경우는 근육수축을 강요하지 않고, 지각할 수 있는 속도로 천천히 수동적으로 움직인다. 정확한 근육수축이나 신체 각 부위의 관계성을 구축할 수 없는 시점에서의 근육수축은 병적 요소를 조장하고, 보상운동을 만들어낼 가능성이 있다. 이 때문에 지각하는 연습을 할 때 비정상적인 운동을 유발하지 않도록 하면서 환자가 적절한 운동단위의 동원을 할 수 있도록 조금씩 근육활동을 수반하면서 지각하는 과제에로 진행시켜간다.

메모 : 기능해리(diaschisis)[13)]

손상부위 이외에 손상부위와 기능적으로 결부되어 있는 부위에 발생하는 억제현상이며 해부학적으로는 정상임에도 불구하고, 대사나 기능 억제를 일으킨다. 척수 쇼크는 기능해리현상의 하나라 생각되고 있다. 회복에 수반하여 억제는 해제되지만, 이것에는 단순하고 약한 자극을 주는 편이 좋으며 발병 직후에 강한 자극이나 자극을 지나치게 많이 주면, 기능해리로부터의 조절 해제가 일어나기 어려워진다고 생각된다.

2 인지운동요법의 실제

인지운동요법에서는 정해진 도수치료는 존재하지 않는다. 인지운동요법의 규범에 따라서 환자의 인지과정을 활성화하는 것같은 과제라면 어떠한 과제를 설정해도 좋다.

또한 단일의 관절에 주의를 돌리는 것에서부터 여러 관절에 주의를 돌려서 그 관계성을 사고하는 것 같은 과제로, 또는 방향만을 식별하는 과제에서부터 방향과 거리라는 여러 요소를 식별하는 과제로 보다 복잡한 형태로 과제를 전개하여간다.

여기서는 치료전개의 예로서 "관절의 운동방향을 인식하는 과제"와 "신체의 기울기의 크기를 인식하는 과제"에 대해서 소개한다.

a. 관절의 운동방향을 인식하는 과제 (그림 8, Click 8-1)

운동마비나 관절의 변형 또는 통증이 있는 경우, 움직여지고 있는 관절이나 방향에 대해서 체성감각정보를 기초로 식별하는 것이 어려운 일이 많다. 또한 시각정보로서 얻은 궤적과 체성감각으로 얻은 궤적이 일치하지 않는 일(직선상을 움직여졌음에도 불

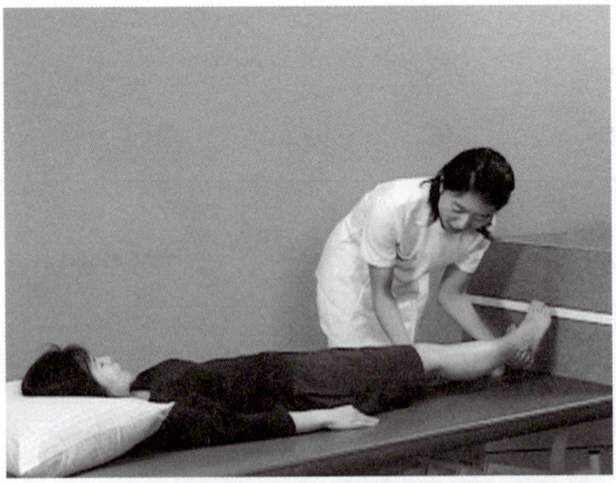

그림 8 관절의 운동방향을 인식하는 과제 Click 8-1

구하고 지그재그로 움직인 느낌이 드는 등)이 있다. 그래서 운동궤적을 사용해서 관절의 운동방향을 인식하는 학습을 한다. 여기서는 엉덩관절(고관절)의 운동반향을 인식하는 과제를 채택한다.

가로방향으로 1개의 직선을 그은 도화지를 준비한다. 환자는 반듯이 누운 자세에서 눈을 감고 치료사가 환자의 다리를 궤적을 따라서 천천히 수동적으로 움직이고, 어디의 관절이 어느 방향으로 움직이고 있는지를 환자에게 인식시킨다. 환자는 다리를 가로로 벌렸을 때에 시각적 정보를 기초로 발이 움직였다든가(발의 위치가 이동하였다든가), 넙다리부위(대퇴부)가 움직였다, 무릎이 움직였다 등으로 인식하고 있는 경우가 많아 신체운동과 관절의 기능과의 관계를 이해할 수 없는 일이 많다. 이러한 경우에는 제일 먼저 운동은 관절의 움직임에 의해서 일어난다는 것을 이해시키는 것이 필요하다. 그래서 비마비 쪽에서 과제를 실시하여 관절이 움직이면 어떠한 감각을 느끼는가를 인식시키는 일이나 예컨대, 인형을 사용해서 실제로 팔이나 다리를 움직여 보여 시각적으로 관절운동을 이해하는 작업을 시행한다.

비마비 쪽에서 관절이 움직이는 느낌을 이해하였다면, 다리의 관절 중 어디의 관절이 움직이고 있는가를 생각하게 한다. 이를 위해서는 엉덩관절 · 무릎관절 · 발목관절이 움직여지고 있는 느낌의 차이에 대해서 식별할 수 있어야 한다. 어느 관절이 움직이고 있는가를 식별할 수 있게 되면, 다음으로 어느 방향으로 움직이고 있는가를 생각하게 한다. 그리고 시각정보로서 얻은 궤적과 체성감각정보로서 얻은 관절운동의 궤적이 일치하는지 아닌지를 확인한다. 이 때 환자는 시각적 분석의 결과로부터 얻은 정보를 운동정보로 번역하는 작업을 함으로써 "이 궤적을 따라서 움직이면 어떻게 움직일 것인가"를 예측하여 지각가설을 세우는 작업을 하게 된다.

비마비 쪽에서 관절의 운동방향의 해석이 가능해진 시점에서 마비 쪽에서 실시한다. 마비 쪽의 관절의 움직임을 잘 지각할 수 없는 경우는 재차 비마비 쪽을 궤적을 따라서 수동적으로 움직여서 그 때의 관절이 움직이고 있는 느낌에 주의를 돌려서 지각을 시킨다. 그리고 비마비 쪽에서의 관절이 움직이는 느낌을 이미지(상상)하도록 시키고, 그것을 참고로 마비 쪽의 운동을 이미지(상상)하도록 시킨다. 운동 이미지가 만들어진 시점에서 실제로 치료사가 환자의 다리를 궤적을 따라서 천천히 움직여간다. 환자는 다리가 움직여지고 있는 동안에 얻어지는 체성감각정보를 지각하면서 앞에서 이미지(상상)한 운동 이미지와의 비교 · 대조를 한다. 치료사는 이미지(상상)한 것과 실제로 움직여진 느낌이 같았는지 달랐는지 그리고 다른 경우 어떠한 차이가 있었는지를 환자에게 질문한다. 이들의 과정에서 환자는 자기 자신의 신체에 대해서 신체를 통해서 생각하게 된다.

이와 같이 시각으로부터 얻어지는 정보나 비마비 쪽의 엉덩관절로부터 얻어지는 정보와 마비 쪽의 엉덩관절로부터 얻어지는 정보와의 비교를 반복하면서 마비 쪽의 엉덩관절의 운동방향을 탐색하여간다. 엉덩관절이 벌려지는(외전하는) 방향을 해석할 수 있게 되면, 도화지에 세로방향의 직선을 추가하여 (동영상에서는 도화지의 방향을 변경) 이번에는 엉덩관절의 굽힘-폄 방향을 인식하는 과제로 진행시킨다. 거듭 빗금을 추가하여감으로써 굽힘-폄과 벌림(외전)-모음(내전)방향의 조합된 비스듬한 방향의 움직임을 식별하는 문제에로 진행시킬 수 있다.

이 과제에서의 치료사(therapist : T)와 환자(patient : P)와의 구체적인 말의 주고받기의 예를 아래에 나타냈다.

■ 관절의 운동방향을 인식하는 과제에서의 실제의 대화 *Click 8-1*

T : 이제부터 다리를 움직여 보겠으니 어디가 움직였는지를 확인해볼까요.
우선 오른쪽(비마비 쪽)부터 해보겠으니 어디가 움직였는지 생각해보기 바랍니다. 눈을 감기 바랍니다. 움직여 보겠습니다.
(도화지에 그은 선을 따라서 오른쪽 다리를 가쪽(외측)으로 벌리는 반향으로 수동적으로 움직인다)
T : 어디가 움직이고 있는지 알겠습니까?
P : 무릎이라고 생각합니다.
T : 무릎이 움직이고 있다는 느낌이 들지요.
P : 네.
T : 실제로 무릎을 움직여보겠으니 지금의 움직임과 비교하여 보아도 되겠습니까?
P : 네.
T : 눈을 감으십시오.
(오른쪽 무릎관절을 굽힘 · 폄의 방향으로 수동적으로 움직인다)
T : 어떤가요?
P : 네. 무릎이군요.
T : 무릎이 움직이고 있다?
P : 네.
T : 아까(의 움직임)와는 다릅니까?
P : 네. 다릅니다.
T : 자, 또 한번 움직여보겠으니 어디가 움직이고 있는지 조금 생각해보기 바랍니다.
P : 네.
T : 자, 시작합니다. 눈을 감으시오.
(도화지에 그은 선을 따라서 오른쪽 다리를 가쪽으로 벌리는 반향으로 수동적으로 움직인다)
P : 앗, 네. 무릎이 아닙니다.
T : 무릎이 아닙니까?
P : 네.
T : 어느 부근이 움직이고 있는지 알았습니까?
P : 허벅지 부근... 허벅지가 벌어졌습니다.
T : 허벅지가 벌어져 있는 느낌이 든 것이지요.
P : 네.
T : 잠깐 확인해볼까요?
P : 네.

(인형을 환자에게 보여주고)

T : 최초에 무릎이 움직이고 있다고 말씀하셨지만 무릎의 관절은 여기 **(인형의 무릎관절을 가리키면서)** 이지요.

이러한 식 **(인형의 무릎관절을 굽힘 · 폄을 시키면서)**으로 조금 전에는 움직여 보았으나, 그래도 실제는 이러한 식 **(인형의 엉덩관절을 벌림(외전)을 시키면서)**으로 움직이고 있어서...

P : **(인형의 엉덩관절을 가리키면서)** 여기군요.

T : 그렇지요. 여기의 관절 **(인형의 엉덩관절을 가리키면서)**. 여기는 엉덩관절이라는 부분인데 이 부분이 움직이고 있다고 말하는 것이군요.

실제로 자기의 몸이라면 엉덩관절은 어느 부근에 있는 것일까요.

P : 이 부근 **(허벅지의 윗부분 앞쪽을 만지면서)** 일까요?

T : 앞쪽?

P : 이 부근 **(허벅지의 윗부분 앞쪽을 만지면서).** 네.

T : 앞쪽? 그 부근?

P : 네.

T : 실제로는 이러한 식(인형의 엉덩관절을 벌림(외전)을 시키면서)으로 움직이고 있지만 **(허벅지의 윗부분 주변을 만지면서)**, 앞쪽에 있을 것 같습니까?

P : **(허벅지 윗부분의 가쪽을 만지면서)**

아니, 이 쪽입니까?

T : 가쪽?

P : 옆쪽으로.

T : 옆쪽에 있는 것 같은 느낌입니까?

P : 에, 예.

T : 실제로 움직여보아 장소를 확인해볼까요. 움직여보겠으니 확인해보기 바랍니다. 눈을 감으시오.

P : 네.

T : 자, 움직입니다.

(도화지에 그은 선을 따라서 오른쪽 다리를 가쪽으로 벌리는 방향으로 수동적으로 움직인다)

T : 어때요? 조금 전에는 앞쪽인가 옆쪽인가라 말하였는데.

P : 저, 이 부근 **(허벅지 윗부분의 가쪽을 만지면서)**이 움직였습니다.

T : 옆쪽?

P : **(허벅지 윗부분의 가쪽을 만지면서)** 옆쪽이...

T : 옆쪽이 움직인 것이군요. 그렇군요. 엉덩관절은 옆쪽으로 붙어있는 관절이고, 다리를 벌리면 여기 **(허벅지 윗부분의 가쪽을 만지면서)**가 움직이는 것이군요.

P : 네

T : 어쩐지 알았습니까?

P : 네.

T : 그러면 지금 다리를 벌린다는 움직임을 오른쪽에서 해보았지만, 이번에는 같은 것을 왼쪽(마비 쪽)에서 해보겠으니 생각해보았으면 하는데 괜찮습니까?

P : 네, 알았습니다.

T : 그러면 실제로 움직여보겠으니 눈을 감기 바랍니다. 자, 움직입니다.

(도화지에 그은 선을 따라서 왼쪽 다리를 가쪽으로 벌리는 방향으로 수동적으로 움직인다)

T : 어떠하였습니까?

P : 저, 움직인 느낌이 전혀 없었는데...

T : 움직인 것을 몰랐군요.

P : 네.

T : 그러면 아까 다리를 벌리는 동작을 오른쪽에서 해본 것이지만, 또 한번 조금 전에 오른쪽으로 움직였을 때의 느낌을 생각해낼 수 있습니까?

P : 네.

(생각 중…)

T : 왼쪽도 실제로 같은 것을 해본 것인데 움직이고 있는 느낌을 왼쪽에서도 이미지(상상)해보겠습니까? 움직임을 이미지(상상)할 수 있을 것 같습니까?

(생각 중…)

P : 대략 알았습니다.

T : 다시 한번 움직여보겠으니 움직이고 있는 느낌을 조금 생각해보아 줄 수 있겠습니까? 눈을 감기 바랍니다. 자, 움직입니다.

(도화지에 그은 선을 따라서 왼쪽 다리를 가쪽으로 벌리는 방향으로 수동적으로 움직인다)

T : 어떻습니까?

P : 움직인 것은 알았습니다.

T : 움직인 것은 알았습니까?

P : 네, 알았습니다 마는 옆으로 벌린 것이지요? 그러한 느낌이 들지 않습니다.

T : 옆으로 벌린 느낌이 들지 않았다?

P : 네.

T : 어떠한 느낌입니까?

P : 무엇인가 이런, 똑바르지는 않고 지그재그의 느낌이라 할까, 무엇인가 똑바른 느낌은 아니었습니다.

T : 똑바로 움직인 느낌은 별로 없고 지그재그로 움직이는 느낌이 든 것이군요.

P : 네.

T : 자, 실제로 다리의 움직임을 눈으로 확인하면서 해봅시다.
P : 네.
T : 그러면 잠깐 괜찮겠지요. 움직여봅니다. 지금 이러한 식으로...
(도화지에 그은 선을 따라서 왼쪽 다리를 가쪽으로 벌리는 방향으로 수동적으로 움직인다)
P : 저, 똑바로 움직이고 있군요. 네.
T : 실제로 똑바로 움직이고 있습니다만 어떻습니까.
P : 그렇습니다만... 그래도 무엇인가 그러한 느낌이...
T : 똑바로 움직이고 있는 느낌이 들지 않는다는 것이군요.
P : 네.
T : 조금 전 오른쪽 다리도 이러한 식으로 **(도화지에 그은 선을 따라서 오른쪽 다리를 가쪽으로 벌리는 방향으로 수동적으로 움직이면서)** 마찬가지로 똑바로 옆으로 벌리는 느낌으로 움직이고 있었습니다 마는 똑바로 움직이고 있는 느낌을 조금 이미지(상상)할 수 있습니까?
P : 저, 네.
[오른쪽 다리를 자기가 움직이면서 이미지(상상)한다]
T : 대략 이미지(상상)할 수 있었습니까?
P : 네.
T : 반대쪽(왼쪽)의 다리가 똑바로 움직이는 느낌, 왼쪽으로 움직이고 있는 느낌을 이미지(상상)해주실 수 있겠습니까?
P : 네.
T : 조금 생각해보십시오.
P : 저, 되었다고 생각합니다.
T : 그러면 실제로 움직여보았으면 하고 생각합니다. 이미지와 비교하면서 움직임을 생각해줄 수 있습니까?
P : 네.
T : 자, 눈을 감아보십시오. 움직입니다.
(도화지에 그은 선을 따라서 왼쪽 다리를 가쪽으로 벌리는 방향으로 수동적으로 움직인다)
P : 음…
T : 어떻습니까?
P : 아까보다는 훨씬, 똑바로 왼쪽으로 벌리고 있었던 것 같은 느낌으로 되었습니다.
T : 약간 달라졌습니까?
P : 네.
T : **(왼쪽 다리가 벌어져가는 움직임을)** 알았습니까?
P : 네.
T : 자, 이번에는 다른 다리의 움직임으로 생각해볼까요.
P : 네.
T : 이번에는 이 움직임으로 생각해보려고 합니다.
(받침대를 세워서 엉덩관절 굽힘 · 폄 방향의 움직임을 식별하는 과제로 진행한다)

b. 신체의 기울기의 크기를 인식하는 과제 (그림 9, Click 8-2)

편마비 등에서 앉은 자세 유지가 곤란하고 몸통의 비대칭성이 관찰되는 경우에 척주의 운동방향을 식별하는 과제로서 신체의 기울기의 차이를 인식하는 학습을 시행한다. 환자에게는 짧은 축의 판 위에 걸터앉게 한다. 치료사는 수평으로 한 짧은 축의 판을 좌 · 우(마비 쪽 · 비마비 쪽)로 같은 각도만큼 기울여본다. 기울여졌을 때의 느낌이나 기울기의 크기가 좌 · 우(마비 쪽 · 비마비 쪽) 똑같이 느껴지는지 아닌지를 환자에게 질문한다. 환자의 경우는 마비 쪽으로 기울였을 때가 비마비 쪽으로 기울였을 때보다 크게 기울어 있다고 느끼는 경우가 많이 관찰된다. 그래서 짧은 축의 판을 기울여갔을 때에 신체가 어떻게 움직여 가는지를 환자에게 생각하게 한다. 예컨대 "신체의 겨드랑이가 어떠한 느낌이 되는가" "궁둥뼈(좌골)에 걸리는 압력이 어떻게 변화하는가" "궁둥뼈와 판과의 접촉면이 어떻게 변화하는가" 등에 대해서 환자에게 질문하여 좌 · 우(마비 쪽 · 비마비 쪽)로 기울였을 때의 차이를 탐색시킨다.

또한 수평위치에서부터 좌(마비 쪽)로 기울였을 때가 크게 기울어 있는 것 같은 느낌이 든다면, 좌 · 우(마비 쪽 · 비마비 쪽)로 기운 상태에서 수평위치로 되돌렸을 때도 좌

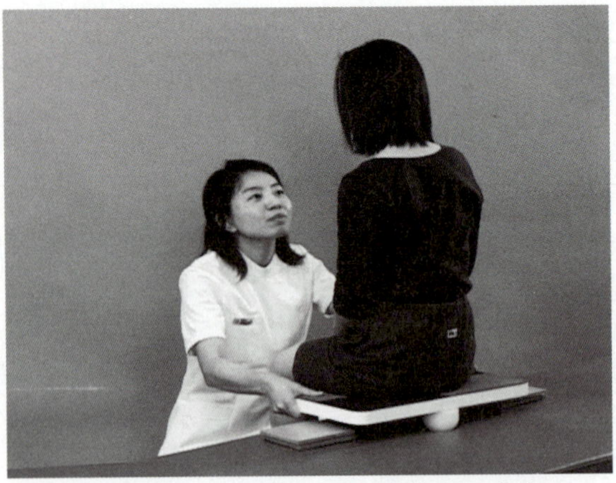

그림 9 신체의 기울기의 크기를 인식하는 과제

Click 8-2

(마비 쪽)에서부터 수평위치로 되돌렸을 때가 크게 움직였다고 느낄지도 모른다고 예상하여 좌 · 우(마비 쪽 · 비마비 쪽)로 기울인 위치에서부터 수평위치로 되돌렸을 때의 움직임의 크기를 비교시킨다. 이 때에도 신체의 움직임에 주의를 돌리게 하면서 신체의 겨드랑이의 느낌이나 궁둥뼈의 압력의 느낌 등에도 주의를 돌리게 한다. 좌(마비 쪽)로 기울인 위치에서부터 수평위치로 되돌리면, 수평위치보다도 좌로 기운 상태를 수평이라고 느끼는 일이 많이 관찰된다. 이 때는 좌 · 우(마비 쪽 · 비마비 쪽)의 궁둥뼈의 압력의 차이로부터 수평위치로 되어 있는지 아닌지를 비교하여 확인을 시킨다.

이와 같이 좌 · 우(마비 쪽 · 비마비 쪽)의 신체를 비교하는 것과 환자가 신체로부터 얻고 있는 정보와 실제로 일어나고 있는 상황(짧은 축의 판의 기울기)과를 비교 대조함으로써 몸통의 정중축을 학습한다.

이 과제에서의 치료사(therapist : T)와 환자(patient : P)와의 구체적인 말의 주고받기의 예를 아래에 나타냈다.

■ 신체의 기울기의 크기를 인식하는 과제에서의 실제의 대화 Click 8-2

T : 이제부터 판을 오른쪽(비마비 쪽)과 왼쪽(마비 쪽)으로 기울이겠으니 기울였을 때의 느낌을 조금 생각해 보기 바랍니다.

P : 네.

T : 우선 오른쪽으로 기울여보겠습니다.

P : 예.

T : 눈을 감으시오. 오른쪽으로 기울입니다.

(짧은 축의 판을 오른쪽으로 기울인다)

T : 어떤가요. 어떠한 느낌이 듭니까?

P : 이 부근이 아래로 움직이고, 이 부근 **(오른쪽 옆구리를 만지면서)**이 신장한 느낌이 듭니다.

P : 네.

T : 자. 마찬가지로 이번에는 왼쪽으로 기울여보겠으니 어떠한 느낌이 드는지 조금 생각해볼까요?

P : 네.

T : 자, 기울이겠습니다. 눈을 감으세요. 기울입니다.

(짧은 축의 판을 왼쪽으로 기울인다)

P : 앗, 무섭습니다. 어, 무언가 일어날 것 같아요.

T : 괜찮습니까?

P : 네.

T : 지금, 일어날 것 같은 느낌이 들은 것이군요.

P : 네.

P : 어깨가 당겨져 가서 아래로 떨어질 것같은 느낌입니다.
T : 조금 전의 오른쪽으로 기울였을 때의 느낌과는 조금 다른 것이군요.
P : 네.
T : 그렇다면 오른쪽으로 다시 한번 기울여봅니다.
P : 네.
T : 눈을 감으세요.
(짧은 축의 판을 오른쪽으로 기울인다)
T : 오른쪽으로 기울이면 겨드랑이가 늘어나는 느낌?
P : 네.
T : 자, 다시 한번 왼쪽으로 기울여보겠으니 이 겨드랑이의 느낌에 주의를 돌려주겠습니까?
P : 네.
T : 눈을 감으세요. 왼쪽으로 기울입니다.
(짧은 축의 판을 왼쪽으로 기울인다)
P : (왼쪽의 겨드랑이는) 전혀 늘어나 있지 않은 느낌이 듭니다.
T : 늘어나 있지 않은 느낌이 들어요? 조금 되돌려볼까요?
P : 네.
(짧은 축의 판을 수평으로 되돌린다)
T : 오른쪽의 겨드랑이의 느낌과 왼쪽의 겨드랑이의 느낌은 조금 달라요?
P : 저, 전혀 다릅니다.
T : 다시 한번 오른쪽으로 기울여봅시다.
(짧은 축의 판을 오른쪽으로 기울인다)
P : 네.
T : 이 때는 겨드랑이가 늘어나는 느낌이 든다는 것이지만, 엉덩이의 느낌은 어떻습니까?
P : 엉덩이? 엉덩이는... 아래로 내려가 있습니다.
T : 아래로 내려가 있습니까?
P : 네.
T : 자, 이번에는 왼쪽으로 기울여보겠으니 엉덩이의 느낌이 어떠한 느낌이 드는지 생각해보기 바랍니다. 왼쪽으로 기울입니다.
(짧은 축의 판을 왼쪽으로 기울인다)
T : 어떻습니까?
P : 저, 전혀 엉덩이의 느낌을 모르겠습니다만...
T : 엉덩이의 느낌을 모른다?
P : 모릅니다.
T : 그렇다면 엉덩이의 느낌에 조금 주의를 돌려서 이제부터 (신체의 기울기에 대해서) 생각해 가기로 할까요?
P : 네, 알았습니다.

E. 질환별 도수치료의 요점

1 편마비에 대한 인지운동요법

a. 병태의 해석

편마비에서는 "신장반사의 이상" "방산반응(이른바, 연합반응이라 일컬어지는 것)" "원시적 운동 스키마(이른바, 공동운동이라 일컬어지는 것)" "운동단위의 동원이상"에 의해서 신체 이미지가 변질하여 중추신경계에서의 운동의 재조직화가 잘 되지 않는다. 즉, 외부세계나 대상으로부터 얻어지는 체성감각정보에 주의를 돌릴 수 없거나, 체성감각정보에 주의를 돌릴 수 있어도 잘못된 해석을 하거나, 체성감각정보와 시각정보 등 이종감각의 정보 변환을 잘 할 수 없기 때문에 신체 이미지가 변질하여 시각 이미지나 운동 이미지가 부적절하게 되어 적절한 운동의 시뮬레이션을 시행할 수 없고, 결과적으로 의도한(생각한) 대로의 운동 · 행위를 실행할 수 없다고 파악할 수 있다.

b. 치료

4개의 운동의 비정상 요소에 각각 대응한 인지운동요법을 단계적으로 적응한다.

1) 제1단계의 훈련

이 단계의 훈련은 눈을 감고 수동적으로 시행하고 환자는 신장반사의 조절을 학습한다. 예컨대, 앉은 자세에서 발의 위치를 식별하는 과제에서는 치료사가 발을 앞쪽으로 수동적으로 이동시키고 있는 동안, 환자는 눈을 감고 무릎관절에 주의를 집중하고, 거기서부터 얻어지는 정보를 정확하게 해석할 수 있도록 뒤넙다리근(hamstrings) 또는 다리세갈래근(하퇴삼두근) 등의 신장반사를 조절할 것이 요구된다(**그림 10a**).

2) 제2단계의 훈련

신장반사의 조절할 수 있게 되면, 치료사가 움직이는 발의 움직임에 맞춰서 그것을 추종하는 것 같은 경미한 수의운동이 출현한다. 이 단계가 되면 비정상적인 방산반응의 조절을 학습한다. 훈련은 눈을 감고 시행하지만, 환자의 방산반응의 조절능력에 맞춰서 치료사는 보조량을 조정하고 수의적인 운동단위의 동원을 도모한다. 예컨대, 제1단계에서 마비 쪽의 발의 위치를 해석할 수 있게 되면, 비마비 쪽 발을 일정한 거리만큼 움직이고, 다음으로 마비 쪽을 비마비 쪽과 같은 위치까지 방산반응이 출현하지 않는 범위에서 치료사의 보조를 받으면서 움직여간다. 이 때 비마비 쪽을 움직였을 때에 어디의 근육에 어느 정도의 힘이 들어가 있었는가, 또는 힘이 들어가 있지 않은 근육은 없었는지 등의 근육감각정보나 운동이미지를 활용한다.

3) 제3단계의 훈련

원시적 운동 스키마를 조절하여 보다 많은 운동단위의 동원을 가능케 하고, 여러 관절을 질적 · 양적으로 동시에 조절하여 보다 섬세한 운동의 조정이 가능해져 운동의 적

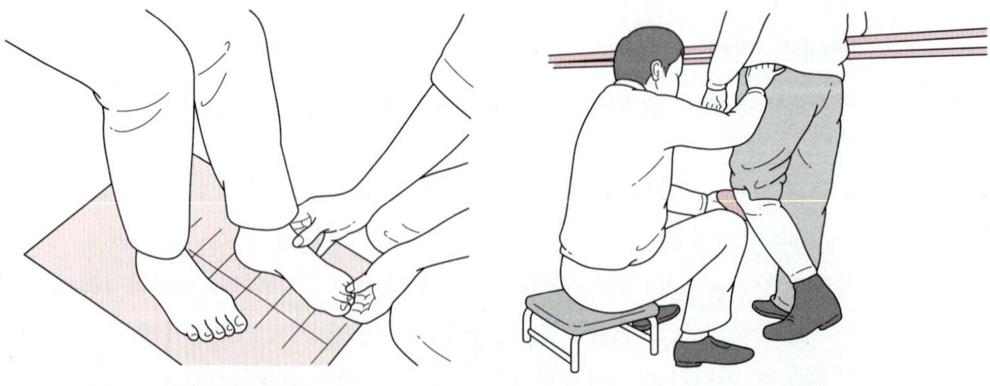

a. 제1단계의 훈련　　b. 제3단계의 훈련

그림 10 편마비에 대한 인지운동요법

응성을 높이는 학습을 한다. 예컨대, 선 자세에서 마비 쪽 다리를 앞쪽으로 내밀게 하고 다리의 앞면에 댄 스펀지의 딱딱한 정도를 식별하는 과제에서는 환자는 마비 쪽 다리(하지)의 근육활동에 의식을 돌려 스펀지의 딱딱한 정도에 따라서 근육출력을 변화시켜야 한다. 또한 마비 쪽으로부터 비마비 쪽으로 중력중심 이동을 시행하는 가운데 스펀지를 마비 쪽 다리에 대고, 딱딱한 정도를 식별하는 과제(**그림 10b**)에서는 발바닥 압력의 변화를 포함한 다리근육의 근육출력의 조절을 학습할 수 있다.

2 근골격계 장애에 대한 인지운동요법

a. 병태의 해석

근골격계는 신체를 지지하는 뼈나 관절의 구조라는 생체역학적 측면으로부터 파악한 역학적 기관(organ)이며 실제로 운동을 일으키는 실행기관이다. 또한 압력이나 장력, 가속도 등을 감지하는 기계수용기(mechanoreceptor)의 존재로부터 자세나 운동에 관한 정보를 수집하는 정보기관이라 파악할 수도 있다. 근골격계의 손상이나 수술에 의한 침습, 관절의 고정에 의해서 관절구축이나 근육위축, 관절내압의 상승 및 통증 등이 원인으로 정보기관으로서의 기능이 저하하면, 관절주머니나 인대 · 근육이라는 각 요소로부터의 정보에 일관성이 없어져 운동 프로그램 중추에의 정보의 양적 · 질적인 전달이상이 일어난다. 그 결과 예측과 다른 상황이 발생하여 신체의 세분화가 곤란해지며 국소적인 방책(strategy)의 사용이 제한되기 때문에 전체적인 운동 방책(strategy)의 이상이 일어난다. 이것이 거듭 정보의 전달이상을 만들어내어 악순환이 되고, 보상운동과 같은 비정상적인 운동의 방책(strategy)이 학습된다.

b. 치료[7,14)]

어깨의 운동장애에 대한 인지운동요법을 예로, 근골격계 장애의 치료에 대해서 설명한다.

1) 제1단계의 훈련

체중부하를 수반하지 않는 단계이고, 운동에 관여하는 체성감각정보의 감수성의 재교육을 시행한다. 좌우의 어깨뼈에 댄 스펀지의 딱딱한 정도의 차이를 식별하는 과제(**그림 11a**) 등을 시행하지만, 이 단계에서는 좌우의 어깨뼈의 대칭적인 위치관계나 몸통의 정중선의 인식, 좌우의 어깨뼈와 다리이음뼈(골반대)의 관계를 구축하는 것을 목적으로 한다.

2) 제2단계의 훈련

부분적인 체중부하의 단계이며 중량의 변화나 체중이동의 재교육을 최종적으로 다른 관절과의 운동연쇄의 형태로 시행한다. 어깨뼈(견갑골)와 위팔(상완), 어깨뼈와 몸통의 움직임을 분리시키는 것을 목적으로 하여 팔의 무게를 지각하면서 불안정판(unstable plate)을 수평위치로 유지하는 과제나 위팔을 롤러보드에 올려놓아 그것을

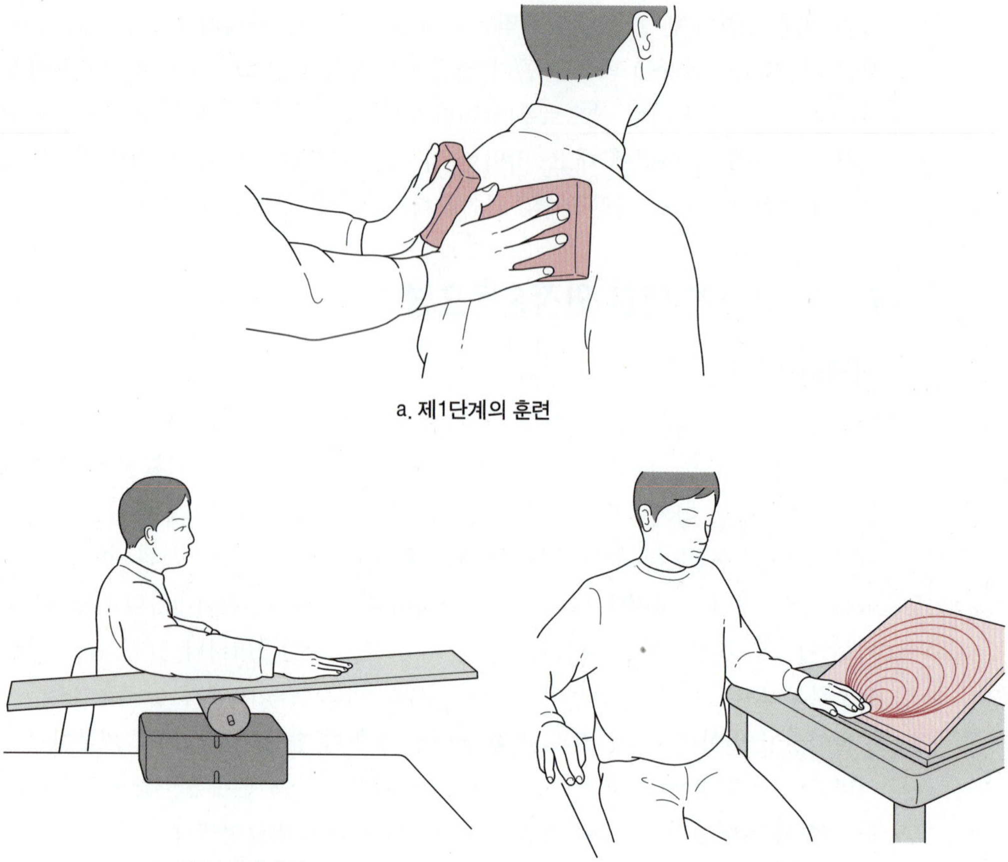
a. 제1단계의 훈련

b. 제2단계의 훈련

c. 제3단계의 훈련

그림 11 어깨의 운동장애에 대한 인지운동요법

앞뒤로 움직이는 과제(**그림** 11b) 등을 시행하고, 롤러보드의 받침점이 이동함으로써 위팔의 중량의 변화를 지각하여 근육수축을 조정하는 것이 중요하다.

3) 제3단계의 훈련

완전한 제중부하의 단계이며 보다 동적인 체중이동과 관절의 안정화를 도모한다. 이 단계가 되면 공간의 안에서 어깨–팔꿈치–몸통의 연결을 조직화하는 연습을 시행한다. 여러 원모양의 궤적을 덧그리는 과제(**그림** 11c)를 운동의 면(수평면 · 시상면 · 관상면)을 바꿔서 시행한다.

문 헌

1) 池田耕治：リハビリテーションは意識するからこそ成立する—神経認知リハビリテーションとの関係について概観する. 認知運動療法研究 4：40-63, 2004

2) 宮本省三：第 2 部 認知運動療法の歴史. 認知運動療法入門—臨床実践のためのガイドブック, 宮本省三, 沖田一彦（編）, 協同医書出版社, 東京, p67-133, 2002

3) Pante F: 講義1 道具としての認知理論. 認知運動療法講義, 小池美納(訳), 宮本省三(編), 協同医書出版社, 東京, p1-24, 2004
4) Perfetti Cほか：第1章 リハビリテーション理論と運動療法. 認知運動療法—運動機能再教育の新しいパラダイム, Perfetti C, 宮本省三, 沖田一彦（共著), 小池美納（訳), 協同医書出版社, 東京, p3-24, 1998
5) Perfetti C：第1部 運動イメージ. 脳のリハビリテーション—認知運動療法の提言, 小池美納（訳), 沖田一彦, 宮本省三（監訳), 協同医書出版社, 東京, p3-49, 2005
6) 森岡 周：第2章 運動学習は脳の複雑なシステムによって実現されている. リハビリテーションのための脳・神経科学入門, 協同医書出版社, 東京, p37-55, 2005
7) 沖田一彦：認知運動療法—整形外科編. 理学療法学 26：134-136, 1999.
8) 森岡 周：第1章 身体は脳の中で多重の, かつ可塑的に, そして生物学的変化として再現されている. リハビリテーションのための脳・神経科学入門, 協同医書出版社, 東京, p9-36, 2005
9) 沖田一彦：特集 認知運動療法の適応と限界—骨関節疾患に対する認知運動療法. 理療ジャーナル 38：917-923, 2004
10) 中里留美子：中枢神経疾患に対する認知運動療法. 認知運動療法とは何か, 認知運動療法研究会ベーシックコース2005講義資料
11) 誠信心理学事典, 外林大作, 辻 正三, 島津一夫ほか（編), 誠信書房, 東京, 1981
12) Pante F：講義2 認知運動療法の基本概念. 認知運動療法講義, 小池美納（訳), 宮本省三（編), 協同医書出版社, 東京, p25-46, 2004
13) Pante F：講義3 片麻痺の機能回復. 認知運動療法講義, 小池美納（訳), 宮本省三（編), 協同医書出版社, 東京, p47-66, 2004
14) 沖田一彦：第7章 整形外科疾患に対する認知運動療法. 認知運動療法—運動機能再教育の新しいパラダイム, Perfetti C, 宮本省三, 沖田一彦（共著), 小池美納（訳), 協同医書出版社, 東京, p231-282, 1998

9 테이핑

A. 개념 · 치료원리

1 테이핑의 역사

테이핑(taping)이란 "접착제가 붙은 테이프에 의한 고정"을 말하며 5,000년 이상 전의 고대 이집트시대에 "붕대 고정법"으로서 염좌나 골절의 치료에 사용된 것이 기원이라 한다. 일본에서는 정형외과의 분야에서 예부터 외상 직후의 환부의 안정 · 고정을 목적으로 "반창고 고정"으로서 시행되어 왔다.

현재 상용되고 있는 "접착제가 붙은 붕대(adhesive bandage)"는 1920년대에 미국에서 만들어지고, 미식축구나 농구 등의 격렬한 스포츠에서 외상예방으로 사용되었고, 기타의 스포츠에도 확산되었다. 일본에서는 1930년대에 스포츠 관계자에게 테이핑이 소개되었고 1975년 무렵부터 본격적인 보급이 시작되어 현재는 일반의 스포츠 애호가에게까지 확산되었다.

2 테이핑의 목적

a. 외상예방

스포츠에 의해서 발병하는 외상의 예방을 목적으로 하여 건전한 부위에 대해서 시행되는 테이핑이다. 농구 · 럭비 · 축구 등에서는 발목관절, 스키에서는 무릎관절, 배구에서는 손가락이라는 것처럼 스포츠 종목에 따라서 특이적으로 외상이 많이 발병하는 부위에 그 예방을 목적으로서 시행된다.

b. 재발예방

외상 후의 치료 · 재활에 의해서 기능이 회복하고 스포츠의 기본연습이나 경기를 재개할 때에 재발의 예방을 목적으로 시행되는 테이핑이다. 염좌나 골격근의 근육이 끊어지거나 찢어지는 일이 발생한 부위는 흉터조직으로 치환되기 때문에 강도나 탄성이 건전할 때보다 저하한다. 이 상태가 완전히 건전해질 때까지에는 시간이 걸리기 때문에 경기자 수준에서는 보다 조기의 연습이나 시합복귀를 목적으로 재발예방의 테이핑을 시행한다. 또한 불충분한 치료 · 재활에 의해서 관절 불안정성이 잔존하는 경우도 있다. 이러한 경우에도 재발예방을 목적으로 불안정한 관절에 테이핑이나 장구가 사용된다.

c. 응급처치

외상발생 직후의 처치의 원칙은 "RICE"(메모란 참조)이지만, 이 중에서 R(rest)과 C(compression)의 목적으로 사용되는 테이핑이다. 염좌나 골격근 근육의 끊어짐이나 찢어짐 등이 발병한 경우, 환부를 움직이면 통증이나 종창(swelling)이 강화되고 거듭 환부의 손상이 진행하는 일도 있다. 이것을 억제하기 위한 응급처치로서 환부를 안정하게 유지하기 위해 시행되는 테이핑이다. 응급처치의 테이핑에서는 종창의 진행에 의해서 테이핑을 한 부위가 순환장애를 일으키는 일이 있으므로 주의가 필요하다.

> **메모 : RICE**
>
> Rest(안정), Icing(냉각), Compression(압박), Elevation(올림)을 말하며 급성 외상에 대한 처치의 기본이다.

d. 통증 완화(remission)

스포츠 동작을 할 때의 정렬(alignment)의 불량에 의해서 환부에 신장 스트레스 등이 발생하여 그것에 의해서 통증을 강화시키는 경우가 있다. 이러한 경우에 그것을 교정시킴으로써 통증의 완화를 목적으로 시행되는 테이핑이다. 또한 라켓 스포츠 등에서 공의 임팩트 때에 환부에 전달되는 충격을 완화시킴으로써 통증을 완화시키는 목적으로 시행되는 테이핑이다.

3 치료원리

a. 관절운동의 제한

스포츠 활동 때에 생리적으로는 정상적인 운동방향에서도 적당하게 운동영역을 제한함으로써, 또한 비생리적인 운동방향을 제한함으로써 외상의 발병이나 재발을 방지한다.

b. 압박 · 고정

외상에 대한 응급처치의 테이핑에서는 종창이나 출혈의 진행을 억제하는 것을 목적으로 환부를 압박한다. 마찬가지로 외상 직후의 염증증상의 억제를 목적으로 환부가 움직이지 않도록 테이핑으로 고정한다.

또한 스포츠 동작 때에 환부에 걸리는 신장 스트레스나 충격을 경감시키는 것을 목적으로 환부나 그 근위부위를 테이핑으로 압박하는 방법도 있다.

c. 근육이나 힘줄의 보호

근육이나 힘줄이 손상된 후의 스포츠 복귀 때에 그 근육이나 힘줄이 뻗는 것을 따라서 탄성 테이프를 붙임으로써 수축 때에는 보조를, 신장 때에는 저항을 주어 그것을 보호한다.

d. 정신적 안정

스포츠 때에 테이핑을 함으로써 관절에 안정감을 주고, 부상의 불안감을 없애어 경기에 집중할 수 있도록 한다.

B. 적응과 주의사항

1 적응

a. 팔 (상지)

① 손가락 : 인대손상, 골절, 탈구, 이른바 삠, 등
② 손~팔꿈치관절 : 인대손상, 테니스팔꿈치, 야구팔꿈치, 등
③ 어깨관절 : 어깨관절 탈구, 봉우리빗장관절(견쇄관절) 탈구, 어깨 불안전증(loose shoulder), 회전근개염(건판염), 부딪힘증후군(impingement syndrome) 등

b. 목~몸통

목뼈 염좌, 허리통증, 갈비뼈골절 등

c. 다리(하지)

① 발목관절(족관절)~종아리(하퇴) : 발목관절 가쪽인대 손상(염좌), 편평발, 발바닥근막염, 엄지발가락가쪽휨증(외반무지), 아킬레스힘줄 단열, 아킬레스힘줄염, 장딴지근(비복근)의 근육 끊어짐, 쉰스플린츠(shinsplints) 등
② 무릎관절 : 인대손상, 반달손상(반월판 손상), 무릎넙다리관절증(슬개대퇴관절증), 무릎연골연화증(슬개연골연화증), 무릎뼈(슬개골) (부분) 탈구, 엉덩정강근막띠염(장경인대염), 거위발염(아족염), jumper' s knee, Osgood-Schlatter병 등
③ 넙다리부위 : 뒤넙다리근(hamstrings), 넙다리네갈래근의 근육 끊어짐 등

2 주의사항

a. 바른 진단과 정보 · 평가

의사의 정확한 진단과 함께 치료사는 스포츠 종목이나 포지션 등의 정보를 포함하

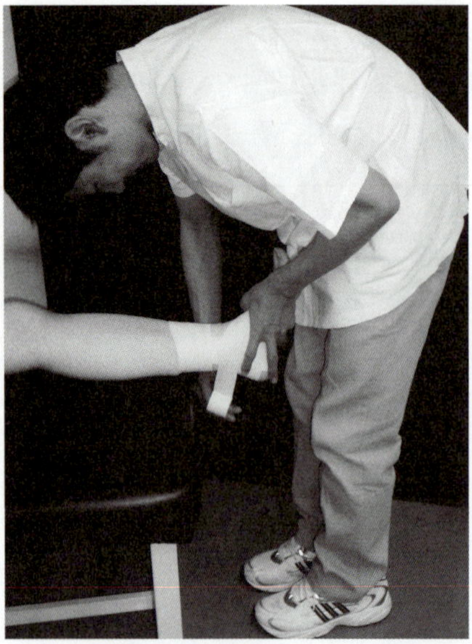

그림 1 **테이핑 때의 불량자세: 치료사 쪽**
침대가 낮은 경우는 무릎서기 자세가 되어 테이핑 부위와 시선을 같은 높이로 한다.

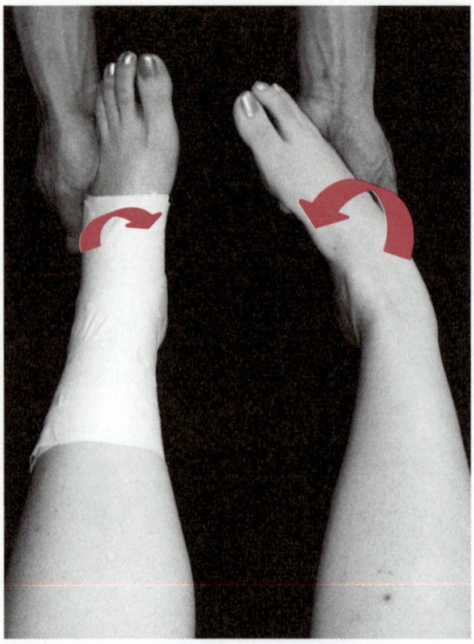

그림 2 **테이핑에 의한 제동효과**
테이핑 후에 목적으로 한 제동효과가 얻어졌는지 아닌지를 확인한다. 이 경우는 발목관절의 속젖힘(내번)제동을 도수적으로 확인하고 있다.

여 정확한 평가(후술함)를 시행한다. 그것에 의해서 사용하는 테이프의 종류나 방법과 그 강도(매수 · 견인력) 등을 고려한다.

b. 피부에 대한 고려

점착 스프레이, 테이프의 풀, 언더 랩(underwrap)에 대한 피부의 알레르기가 없다는 것을 확인하고, 불명인 경우는 독기를 탄 피부병 등의 가능성이 있다는 것을 설명해둔다. 테이핑을 시행하는 부위의 피부에 오염이 있는 경우는 비누 등으로 씻어내어 청결하게 하고, 체모가 진한 경우에는 털을 깎는다. 더욱이 강고한 고정이 필요한 경우나 형상에 따라 사용할 수 없는 부위를 제외하고, 원칙적으로 언더 랩을 사용한다. 이 경우 테이프를 확고하게 고정시키기 위해 점착 스프레이를 사용한다. 표면을 스치는 것 같은 부위는 바셀린을 바른 거즈(gauze)로 보호한 다음에 시행하고, 상처가 있는 경우도 거즈나 상처 테이프로 보호한 다음에 시행한다.

c. 바른 위치와 자세

환자만이 아니라 치료사도 환자에 대해서 좋은 위치와 자세를 확보할 수 있는 것 같은 환경에서 시행하도록 한다. **그림 1**과 같은 자세에서는 허리통증이 일어나기 쉽고, 시선도 한쪽으로 쏠려 정확한 테이핑이 어려워진다. 환자는 테이핑 중에 자세가 변화하지 않는 것 같은 자세가 필요하고, 발목관절의 테이핑에서는 다리를 길게 뻗고 앉은 자세에서 치료대로부터 종아리부분을 내밀고 발목관절은 중간위치로 한다〔**그림 37** (288쪽 참조), Click 9-15〕. 무릎관절의 테이핑에서는 진료 테이블 위에서 선 자세가 되어 발꿈치부위를 몇 cm 높이 보완을 하고 무릎관절은 약간 굽힘으로 하여 근육을 긴장시킨다〔**그림 32** (**283쪽 참조**), Click 9-9〕.

d. 테이핑 후의 확인

테이핑 후에 통증이나 신경장애 · 순환장애가 없다는 것을 확인한다. 이들이 인지된 경우에는 즉각 가위로 째든가, 다시 감는다. 문제가 없는 경우는 목적으로 한 효과가 얻어졌는지를 자각적 · 타각적으로 확인한다(**그림 2**).

e. 테이핑에 대한 과신

"다소의 부상으로도 테이핑을 하면 스포츠를 할 수 있다"라는 테이핑에 대한 과신은 금물이다. 충분한 치료 · 재활을 하지 않고 테이핑에 의존함으로써 안이하게 조기의 스포츠 복귀를 하는 것이 외상의 재발, 상해의 진행이나 만성화를 일으키는 것에도 연결된다. 재활에 의해서 테이핑 없이도 스포츠 동작을 할 수 있는 신체로까지 회복시키는 것이 목표이고 이상이다.

C. 평가와 치료 프로그램 입안 [2)]

테이핑의 목적은 앞에서 언급한 것처럼 외상예방 · 재발예방 · 응급처치 · 통증완화 등이고 그 중에서도 외상 · 재발예방을 목적으로 하여 사용되는 경우가 많다. 그러나 응급처치를 포함하여 이들을 목적으로 한 테이핑은 스포츠 현장에서 시행되며 의료기관에 근무하는 치료사가 임상에서 이러한 목적으로 테이핑을 하는 일은 드물다. 이러한 것으로부터 여기서의 테이핑에서는 치료사가 임상에서 치료에 임하는 일이 많은 스포츠 상해를 채택하여 그 의료기관에서의 물리치료 중의 하나의 기법으로서 주로 불안정성인 정렬(alignment)을 개선함으로써 증상의 완화(remission)를 목적으로 하는 테이핑을 소개한다. 이 항에서 채택하는 스포츠 상해의 평가와 치료 프로그램을 언급하고 각각의 질환에 대한 구체적인 테이핑의 기법은 후술하는 "E. 질환별 도수치료의 요점"에서 언급한다.

1 loose shoulder

a. 개요와 평가

어깨관절의 구성체에 육안적으로 이상이 없음에도 불구하고, 위팔뼈머리(상완골두)가 주로 아래쪽으로 전위하는 경향이 있는 것을 말한다. 10~30세대의 여성에 많고 그 증상은 탈구의 불안감(특히, 투구동작이나 테니스의 서브동작), 탈력감, 둔통 등이 있다.

관절가동범위는 넓은 경우가 많으며 불안정성의 평가로서 앞 · 뒤 · 아래쪽의 apprehension test가 있다. 보통 아래쪽으로의 불안정증이 많으며 아래쪽으로의 apprehension test(**그림** 3) 때에 봉우리 아래(견봉하)에 함몰이 관찰되는 경우, 그것을 sulcus sign이라 부른다. 불안감을 느끼는 동작을 실제로 시행을 시키고 테이핑으로 어느 운동방향의 제동이 필요한지를 고려한다. 근력은 어깨관절의 벌림(외전)과 회전의 근력을 주체로 평가하지만, 모든 회전근개(건판)의 이는곳(기시부)이 되는 어깨뼈(견갑골)의 흉곽에 대한 근력평가도 필요하다.

b. 치료 프로그램 입안

평가에서 저하가 인지된 근육을 주체로 강화하며 특히, 중요해지는 것은 가시위근(극상근)을 비롯한 회전근개 근육의 근력강화이다. 가벼운 아령(dumbbell)이나 약한 저항의 탄성밴드를 사용한 회전근개 기능개선운동을 주체로 시행한다.

loose shoulder에 대한 테이핑은 **그림** 26(Click 9-1), 279**쪽 참조**.

2 투구장애 어깨[회전근개염(건판염), 부딪힘증후군 (impingement syndrome)]

a. 개요와 평가

투구장애 어깨란 투구동작 때에 어깨에 통증이나 위화감을 수반하여 생각대로 공을 던질 수 없는 상태 즉, 투구를 장애하는 어깨의 병변의 총칭이며 넓은 의미로는 배구의 공격이나 테니스의 서브 등에서의 증상도 포함된다. 그 병변은 봉우리밑주머니염(견봉하활액낭염) · 회전근개염(건판염) · 관절테두리(관절순)손상 · 부딪힘증후군(impingement syndrome)등 다채롭다. 어깨의 "과다사용(overuse)"이 발생요인이라 일컬어지지만, 투구동작은 다리(하지) · 몸통(체간) · 팔(상지)과 신체 전체로 만들어낸 에너지를 공에 전달하는 운동이기 때문에 폼(form)의 파탄이나 기술부족에 의해서 어깨에 큰 부담을 주어버린다. 이러한 "잘못 사용하는 것(mal-use)"도 발생요인이라 생각된다.

시진(visual inspection)으로서는 어깨뼈의 대칭성, 근육의 위축을 체크한다. 수많은 통증유발검사가 있으나, 투구장애 어깨에서는 second position(어깨관절 90° 벌림위치)에서의 외측회전 저항검사나 impingement test(**그림** 4)의 양성률이 높다. 건강한 야구선수나 테니스선수의 경우, 어깨위팔관절(견갑상완관절)의 외측회전은 보통 잘 안 쓰는 손 쪽보다 잘 쓰는 손 쪽이 크다는 것을 고려하여 관절가동범위를 평가한다. 또한 투구장애 어깨를 가진 사람은 어깨관절 이외의 관절의 운동제한이 관찰되는 일이 있으므로 주의한다. 근력은 회전근개의 근육을 주체로 근력을 평가하지만 어깨뼈 주위근육의 근력 특히, 등세모근(승모근) 하부섬유의 근력저하가 인지되는 경우도 많으므로 주의한다.

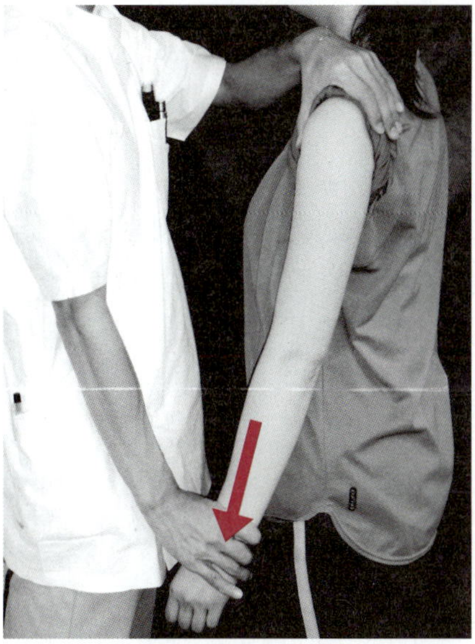

그림 3 어깨관절 아래쪽으로의 apprehension test
아래로 늘어뜨린 자세에서 팔을 아래쪽으로 견인한다. 과도한 동요가 관찰되고 환자가 탈구에 대한 불안감을 호소한 경우를 양성으로 한다. 동요가 중증인 경우 봉우리 밑(견봉하)에 함몰(sulcus sign)이 인지되는 경우도 있다.

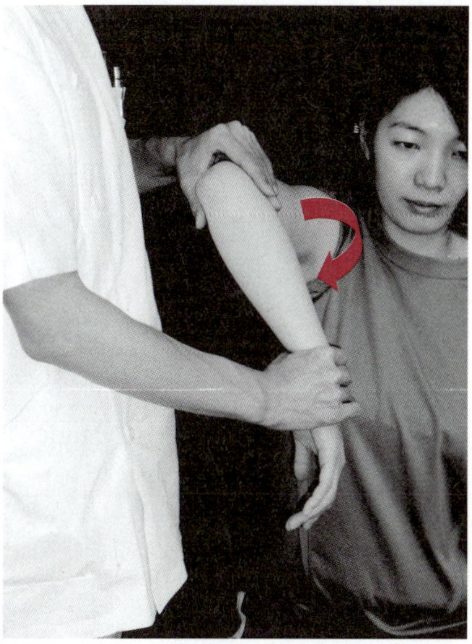

그림 4 impingement test(Hawkins sign)
어깨관절을 올린 위치에서 내측회전을 한다. 봉우리 밑에서의 impingement 증상에 의해서 통증이 유발되는 경우를 양성으로 한다.

b. 치료 프로그램 입안

급성염증기는 안정을 취하게 하여 아이싱(icing)을 시행하고, 어깨관절 이외에 가동범위 제한이 인지되는 경우는 조기에 그 부위의 스트레칭을 시작한다. 급성염증기가 지나면 핫팩(hot pack) 등의 온열요법이나 초음파를 시행 후에 어깨관절을 주체로 스트레칭을 시작하지만, 수동운동 때에 최종범위감을 느끼는 일이 없이 격렬한 통증이 출현하는 것 같은 경우, 그 방향으로의 적극적인 운동은 피한다. 어깨위팔관절에 대해서 스트레칭을 시행하는 경우는 어깨뼈를 고정하여 목적으로 하는 부위가 충분히 신장되도록 시행한다. 재발예방을 위해서도 자가-신장의 지도는 중요하다.

loose shoulder와 마찬가지로 회전근개의 기능개선운동은 중요하지만, 아래로 늘어뜨린 자세만이 아니라, 서서히 올림위치에서도 시행한다. 모든 회전근개의 이는곳(기시)에 해당하는 어깨뼈의 흉곽에 대한 안정성도 중요하고, 어깨뼈 주위근육의 근력저하가 인지되는 경우는 근력강화운동을 시행한다.

관절가동범위가 개선되고 통증유발검사 등에서 통증의 완화가 인지되면, 투구동작의 체크나 투구지도를 한다. 필자 등의 투구 지도의 요점은 "어깨의 내측회전 · 외측회전으로 던지는 것이 아니라, 몸통의 회전과 아래팔의 엎침(회내) · 뒤침(회외)으로 던지는" 것이며 4단계로 나눠서 시행하고 있다.

투구장애 어깨에 대한 테이핑은 **그림** 27(Click 9-2), 279**쪽 참조**.

3 투구장애 팔꿈치 (야구팔꿈치)

a. 개요와 평가

투구장애 팔꿈치는 일반적으로 던질 수 없는 상태 즉, 투구를 장애하는 팔꿈치의 병변의 총칭이다. 구체적인 병변으로서는 **표** 1과 같이 다채롭지만 팔굽관절의 안쪽이나 뒤쪽의 통증을 주된 증상으로 하는 안쪽형과 뒤쪽형이 많다.

통증부위를 청취하고, 안쪽의 경우는 팔꿈치 외반 스트레스 검사(**그림** 5)에서 팔꿈치 관절의 동요와 통증의 정도를 확인한다. 팔굽관절은 남성에서 10°, 여성에서 15° 정도의 carrying angle이라 불리는 외반각이 인지된다. 팔꿈치 안쪽곁인대(내측측부인대) 손상에서는 이 각도의 증대와 더불어 팔꿈치 외반 스트레스가 양성이 되는 일이 있다. 통증이 뒤쪽인 경우는 폄(신전)의 종료위치에서의 팔꿈치머리(주두) 뒤쪽의 통증을 확인한다.

어깨의 외측회전 제한은 투구동작에서 팔굽관절에 대한 외반 스트레스를 증가시킨다고 생각되므로 어깨의 유연성도 볼 필요가 있다.

근력은 팔굽관절의 굽힘 · 폄근의 근력만이 아니라, 아래팔 엎침근(회내근) · 두침근(회내근), 손목관절 손바닥굽힘(장굴)근 · 손등굽힘(배굴)근의 근력을 평가한다. 마비나 감각장애가 있고, 손의 내재근(intrinsic muscles)의 근력저하 · 위축이 인지되는 경우는 자신경(척골신경)장애를 생각할 수 있다.

b. 치료 프로그램 입안

급성염증기에서는 환부를 안정하게 유지하고 아이싱(icing)을 시행한다. 환부 밖 특히, 어깨관절의 스트레칭, 어깨뼈 주위근육의 근력강화운동 및 회전근개 기능개선운동을 환부에 통증이 나타나지 않도록 시작한다.

급성염증기가 지나면, 물리요법(physical agent)으로서 스트레칭 전에 핫팩이나 초음파요법을 시행하고, 그 후에 아래팔 근육군을 주체로 스트레칭을 시작한다. 뒤쪽형에 많이 관찰되는 관절의 폄(신전) 제한에 대해서는 와류욕 등으로 충분히 따뜻하게 한 후에 수동적인 관절가동범위 운동을 시행한다.

아래팔 근육군의 근력강화운동도 1kg 정도의 가벼운 저항부터 서서히 시행하고, 통증을 지표로 저항량을 증가시킨다.

안쪽형에 대한 테이핑은 **그림** 28a (*Click 9-3*), **281쪽 참조**. 뒤쪽형에 대한 테이핑은

표 1 투구장애 팔꿈치에 관찰되는 병변

1. **안쪽형**	위팔뼈안쪽위관절융기염(상완골내측상과염), 위팔뼈안쪽관절융기 박리골절(상완골내측상과 박리골절), 자신경(척골신경)장애
2. **가쪽형**	위팔뼈작은머리이단성뼈연골염(상완골소두이단성골연골염)
3. **뒤쪽형**	팔꿈치오목(주두와) 유리체, 뼈가시(골극) 형성, 팔꿈치머리(주두) 피로골절

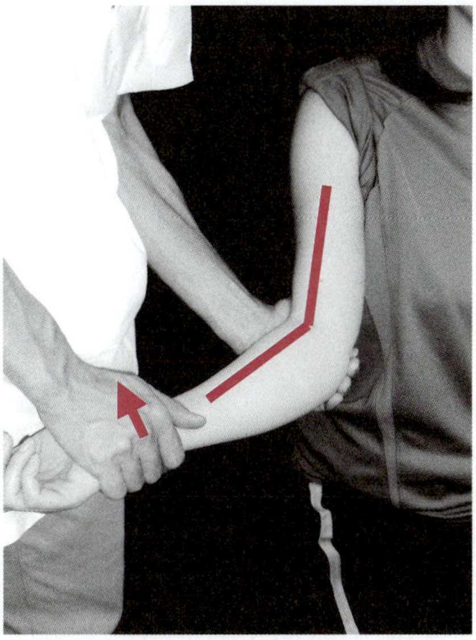

그림 5 팔꿈치 외반 스트레스 검사
팔굽관절 40~60° 굽힘위치에서 외반을 가한다. 팔굽관절 안쪽이 통증이나 외반동요가 인지되는 경우를 양성으로 한다.

그림 28b (Click 9-4), 281쪽 참조.

4 테니스팔꿈치 (tennis elbow)

a. 개요와 평가

테니스팔꿈치란 테니스와 같이 라켓을 드는 스포츠를 하고 있는 사람에게 관찰되는 팔꿉관절 주변의 통증질환의 총칭이다. 테니스팔꿈치는 레크리에이션 수준의 테니스 선수의 40~50%에 발생한다고도 일컬어지며 그 발생에는 경기를 하는 스타일이나 환경이 크게 관계되어 있고, 위팔뼈(상완골) 가쪽 위관절융기(외측상과) 주변에서부터 손의 폄근군의 통증을 주된 증상으로 하는 가쪽 테니스팔꿈치(backhand tennis elbow)와 위팔뼈 안쪽 위관절융기(내측상과) 주변에서부터 손의 굽힘근(굴근)의 통증을 주된 증상으로 하는 안쪽 테니스팔꿈치(forehand tennis elbow)로 나뉜다. 통계적 · 임상적으로는 가쪽형이 많고, 그 병태는 위팔뼈 가쪽 위관절융기에서부터 이는(기시하는) 아래팔 폄근군의 손상이나 염증, 그 중에서도 짧은노쪽손목폄근(단요측수근신근)의 이는 곳(기시부)의 미세한 단열과 염증 · 퇴행성 변화가 주된 생성원인이라 생각된다. 이상의 것으로부터 가쪽 테니스팔꿈치를 대상으로 언급한다.

통증이나 압통이 팔꿉관절 가쪽에서 위팔뼈 가쪽 위관절융기의 손의 폄근군의 이는 곳에 인지된다. 통증 유발시험으로서는 chair test, Thomsen test(tennis elbow test), middle finger extension test 등이 있다(**그림 6**).

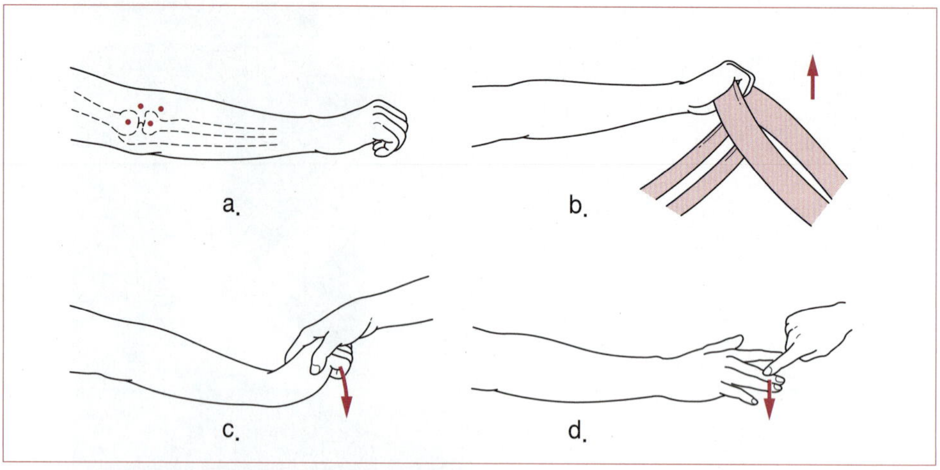

그림 6 테니스팔꿈치의 압통점과 통증유발검사
a : 압통점, b : chair test, c : Thomsen test, d : middle finger extension test
(栗山節郎 외 : 테니스팔꿈치의 스포츠의학적 병태생리와 운동요법을 중심으로 한 치료. 물리치료 저널 24 : 741-746, 1990)

관절가동범위로서는 팔꿈관절 굽힘/폄, 아래팔 엎침 · 뒤침, 손목관절 손바닥굽힘 · 손등굽힘은 물론 아래팔 굽힘 · 폄근군의 단단함(tightness)의 검사도 시행한다.

근력은 손목관절 손바닥굽힘 · 손등굽힘근군, 아래팔 엎침 · 뒤침근군을 중심으로 평가한다. 일반적으로는 손등굽힘 근력보다 손바닥굽힘 근력이 강하다고 하지만, 팔꿈치 통증을 경험한 일이 없는 상급의 테니스선수에게는 손등굽힘 근력이 우위인 사람도 있다고 한다. 이와 같이 스포츠의 특이성에 유의하여 손목관절 손바닥굽힘 근력과 손등굽힘 근력의 균형에 주의할 필요가 있다.

b. 치료 프로그램의 입안

격렬한 통증이 있는 급성기는 통증완화를 목적으로 환부의 안정을 최우선으로 한다. 그러나 완전한 고정은 근육위축이나 고유감각의 저하를 일으킬 가능성도 있으므로 필요가 없다. 가쭉 테니스팔꿈치의 경우는 손의 폄근군의 부담경감을 목적으로 야간에는 cock up splint를 사용하고, 주간에는 탄성 테이프를 사용하여 손목관절을 손등굽힘위치로 지지하는 테이핑〔**그림 29a (281쪽 참조)**, Click 9-5〕을 시행하면 좋다. 급성염증증상을 억제하기 위해 아이싱 등의 물리요법을 시행한다. 테니스팔꿈치의 염증부위는 그다지 크지 않으므로 크리커에 의한 아이스 마사지도 괜찮다.

평가에 의해서 환부 외의 문제 특히, 어깨관절의 가동범위 제한 등의 문제가 있었던 경우는 이 시기부터 스트레칭 등으로 이들의 문제를 해결하여둔다.

일상생활에서 강한 통증이 출현하지 않게 되면, 아래팔 근육군의 근력과 유연성의 향상을 목적으로 근력강화운동과 스트레칭을 시작한다. 또한 운동요법 전에 순환개선 · 통증완화 · 유연성 향상을 목적으로 핫팩 · 와류욕 등의 온열요법이나 초음파요법을 시행한다.

라켓을 쥔 공을 치는 흉내를 내도 통증이 나타나지 않으면 테니스를 시작한다. 앞에서 언급한 물리치료를 계속하면서 바른 백핸드 스트로크(backhand stroke)의 터득이나 용구의 변경도 고려한다.

테니스팔꿈치용 장구는 여러 가지 종류가 판매되고 있다. 가쪽 테니스팔꿈치에 대해서는 경기 중의 손의 폄근 수축에 의한 위팔뼈 가쪽 위관절융기(상완골 외측상과)에 대한 스트레스를 경감시키는 것을 목적으로 손의 폄근 이는곳을 압박하는 forearm support band 형태가 많다. 마찬가지의 목적에서의 테이핑은 **그림 29b**(Click 9-6), **281쪽 참조**.

5 뒤넙다리근(hamstrings)의 근육 끊김

a. 개요와 평가

근육 끊김의 부상부위는 뒤넙다리근(hamstrings)이 가장 많고, 넙다리곧은근(대퇴직근), 장딴지근(비복근), 넙다리부위의 모음근(내전근)이 이것에 이어진다. 뒤넙다리근의 근육 끊김은 단거리 주자 · 럭비선수 · 축구선수에 많이 발생하고, 질주 중에 가장 많다. 근육 끊김은 응급처치가 불충분하거나 재활이 부적절하거나 하면, 경기복귀 후에 운동통증이나 위화감을 느끼는 등 후유증을 남기는 일이 있다. 게다가 재발의 위험성도 있는 중증의 스포츠 외상의 하나이다.

뒤넙다리근의 근육 끊김의 주된 요인으로서 **표 2**와 같은 것이 열거되지만, 운동장 지면 불량이나 일기불순, 특히 한랭 조건아래 등도 외적 요인으로서 들 수 있다.

부상기전 · 통증부위를 확인함과 동시에 압통 · 피하출혈 · 종창 · 함몰을 체크한다. 부상부위를 압통 · 펴짐통(신전통) · 운동통증에 의해서 한정한다. 내측회전 · 외측회전을 수반한 무릎관절의 굽힘운동에 의해서 안쪽 · 가쪽 어느 쪽의 뒤넙다리근인지의 판

표 2 뒤넙다리근의 근육 끊김의 발생요인

1. 뒤넙다리근의 유연성 저하
2. 피로에 의한 생리적인 뒤넙다리근의 단축
3. 뒤넙다리근의 근력 · 지구력의 저하
4. 뒤넙다리근 근력의 좌우 불균형
5. 뒤넙다리근과 넙다리네갈래근의 근력 불균형
6. 운동 전의 워밍업 · 스트레칭 부족
7. 달리는 중의 뒤넙다리근의 수축 불일치
8. 나쁜 달리는 폼(running form)
9. 부상 후의 재활부족과 무리한 조기복귀

(Agre JC: Hamstring injuries: Proposed aetiological factors, prevention and treatment, Sports Med 2 : 21-33, 1985)

정을 할 수 있다. 환부통증으로 환부 쪽이 제한되는 경우는 건전한 쪽에서 뒤넙다리근의 유연성을 본다.

아급성기까지는 뒤넙다리근의 최대근력의 측정은 위험하지만, 만성기의 경우는 넙다리네갈래근(대퇴사두근) (폄근)과의 균형을 염두에 두고 건전한 쪽과 비교한다.

b. 치료 프로그램 입안

부상 직후는 환부의 출혈이나 종창(swelling)을 최소한으로 억제하는 것을 목적으로 앞에서 언급한 RICE 처치를 24~48시간 시행한다. 통증이 심한 경우는 고정이나 목발을 사용하여 뒤넙다리근의 강한 수축을 피한다.

급성염증기가 지나면 와류욕이나 핫팩 등의 온열요법 후에 가벼운 능동운동이나 자가-신장을 통증이 출현하지 않는 범위 내에서 시작한다. 그리고 가벼운 저항에 의한 leg curl이나 고정자전거를 시작하고, leg press, squat 등도 시작하여 leg curl의 부하도 증가시킨다. 스트레칭도 서서히 적극적인 파트너 스트레칭으로 옮겨간다.

3~4주 후부터 조깅을 시작하고 거리 · 속도를 서서히 증가시키지만, 이것은 자발통증이나 압통, 능동운동 때나 수동 폄(신전) 때의 통증의 정도에 따라서 정하는 것이 좋다. 전력질주가 문제없이 가능해지면 start dash나 점프를 시작한다. 근력과 유연성의 완전한 회복이 경기복귀의 조건이 된다. 근육 끊김은 재발을 일으키기 쉬운 질환이기 때문에 그 예방이 중요하며 연습 전의 워밍업 특히, 스트레칭을 힘써 시행하는 것을 지도한다.

뒤넙다리근의 근육 끊김에 대한 테이핑은 **그림 30** (*Click 9-7*), **282쪽 참조**.

6 무릎앞십자인대 손상

a. 개요와 평가

무릎앞십자인대(anterior cruciate ligament; ACL)는 스포츠에서의 비접촉형 손상(메모란 참조)이 많다. ACL 손상 후에 가장 빈번하게 일어나는 임상증상은 무릎을 약간 굽힘 위치에서의 정강뼈(경골)의 앞쪽 내측회전 부분탈구 현상이며 "무릎 무너짐(giving way)"으로서 환자가 가장 무서워하는 현상이고, 스포츠 활동을 크게 제한한다. 그 치료로서는 스포츠를 계속하는 사람에 대해서는 일반적으로 재건술을 선택한다.

무릎관절 앞쪽 불안정성의 도수검사는 수많이 있고 대표적인 도수치료로서 Lachman test(**그림 7**)가 있으나, ACL에 스트레스를 가하므로 재건술 직후에는 시행하지 않는다.

메모 : 비접촉형 손상

인대손상의 부상기전 중 활동 중의 신체의 감속 · 가속의 관성력과 근력으로 부상하는 형태를 말하며 non-contact injury라 일컬어진다. 이에 반해서 제3자와의 접촉에 의해서 부상하는 형태를 접촉형 손상(contact injury)이라 한다.

b. 치료 프로그램 입안 (재건술 후)

반힘줄모양근힘줄(반건양근건)을 사용한 재건술을 예로 언급한다.

수술 후는 염증의 진정을 목적으로 아이싱을 시행한다. 무릎관절 가동범위운동은 수술 후 2~3일부터 CPM(continuous passive motion)을 시작하고, 수술 후 1주부터 가기수동운동으로 0~130°를 조기에 확보하도록 한다. 보행은 수술 후 1주부터 1/3 하중부터 시작하고 수술 후 2주에서 완전하중으로 한다.

수술 후 1주부터 넙다리네갈래근 · 뒤넙다리근의 근력강화운동을 비하중으로 시작하지만, leg extension과 같은 넙다리네갈래근의 강화법은 재건인대에 신장 스트레스를 가하므로 저항을 종아리(하퇴) 근위부위로 한다. 하중이 가능해지면 leg press나 squat 등도 시작한다. 기능적으로 양호해도 달리기나 신속한 풋워크(footwork) 운동은 재건인대가 지나가는 뼈 구멍이 경화하는 수술 후 3~4개월까지는 자제하고, 스포츠에의 복귀는 수술 후 10~12개월을 기준으로 한다.

무릎앞십자인대 손상에 대한 테이핑은 **그림 31** (Click 9-8), 283**쪽 참조**.

7 무릎 안쪽곁인대 손상

a. 개요와 평가

무릎 안쪽곁인대(내측측부인대, medial collateral ligament ; MCL) 손상은 무릎관절에 외반 · 외측회전력이 작용함으로써 발생하고, 접촉형 손상으로 일어나는 일이 많다. MCL 손상은 그 중상 정도에 따라 Ⅰ~Ⅲ도로 분류되지만, Ⅲ도의 경우 ACL 손상 등을 포함하는 복합손상이 많다.

현재 MCL 손상에 대한 치료의 원칙은 보존요법이며 완전한 고정의 필요성도 부정되어 왔다.

급성기는 관절 종창과 더불어 무릎관절 안쪽의 자발통증과 무릎관절 안쪽 틈새(열극), 넙다리뼈(대퇴골) 또는 정강뼈(경골)의 MCL 부착부분에 압통이 인지되는 일이 많다.

무릎 외반 동요성의 평가로서 무릎 외반 스트레스(**그림 9**)가 있다. 안굽이무릎(외반슬)을 나타내는 사람은 다시 부상하기 쉬우므로 다리의 정렬(alignment)을 검사하고 근력은 넙다리네갈래근과 뒤넙다리근을 중심으로 평가한다.

b. 치료 프로그램 입안

급성염증기는 그 조기 진정을 목적으로 아이싱을 주체로 한 RICE 처치를 시행한다. 급성염증기가 지나면, 무릎 외반을 제동하는 MCL용 무릎장구를 장착시켜 하중을 시작한다. 하중은 통증이나 종창을 기준으로 부분하중에서부터 완전하중으로 가급적 진행시키고, 자기 수동적인 관절가동범위를 시작한다. 무릎 외반 불안정성의 예방에는 넙다리네갈래근 특히, 안쪽넓은근(내측광근)의 근력강화가 중요하며 무릎관절 운동 때

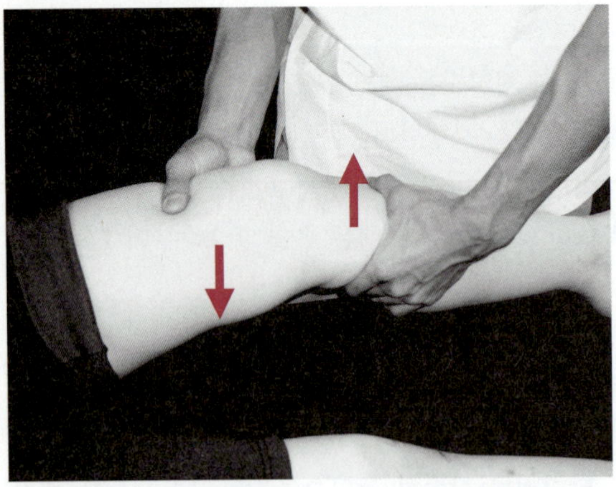

그림 7 Lachman test
무릎을 약간 굽힌 위치에서 넙다리 원위부위를 고정하고 종아리(하퇴) 근위부위를 잡고 앞쪽으로 끌어낸다. 과도한 앞쪽 동요가 인지되는 경우를 양성으로 한다. end point도 불명료하게 되는 일이 많다.

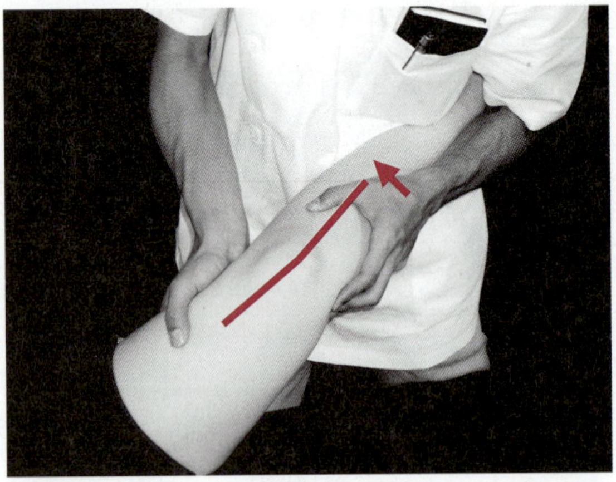

그림 8 무릎 외반 스트레스 검사
무릎을 약간 굽힌 위치에서 종아리(하퇴) 원위부위를 겨드랑이로 유지하고, 종아리 부위를 잡는 손가락은 관절 틈새(열극) 안쪽에 대고 외반을 가한다. 과도한 외반 동요와 더불어 무릎관절 안쪽 틈새의 벌어짐이 인지되는 경우를 양성으로 한다.

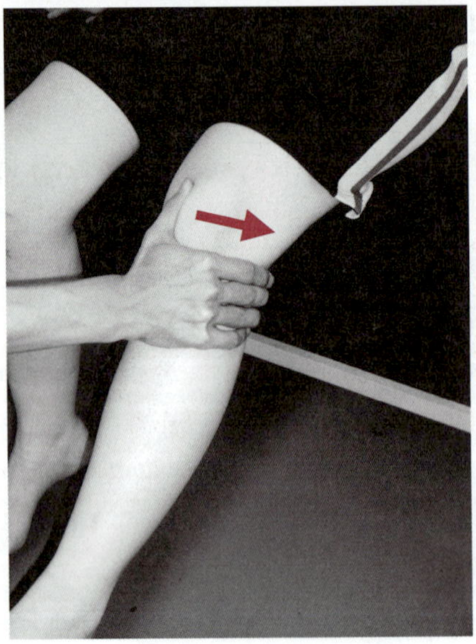

그림 9 patella apprehension test
무릎의 능동 폄(신전) 때에 무릎뼈(슬개골)를 가쪽으로 압박한다. 탈구의 불안감이나 통증을 호소하는 경우를 양성으로 한다.

에 통증이 있는 시기는 안쪽넓은근에 전기자극이나 terminal extension을 시행한다. 통증이 경감되면, 근력의 회복정도에 맞춰서 탄성밴드나 기계에 의한 leg extension을 적극적으로 시행한다. 이 때 MCL에의 스트레스를 피하기 위해 무릎을 펼 때에 엉덩관절 · 무릎관절의 내측회전을 수반하도록 시행한다. leg curl 때에는 동적 안쪽 지지기구인 안쪽 뒤넙다리근의 단축을 의식시키기 위해 종아리(하퇴)의 내측회전을 수반시킨다. 하중을 걸어도 통증이 출현하지 않게 되면 leg press나 squat 등 하중 아래에서의 근력강화를 시작한다.

하중 아래에서의 불안감이나 통증이 없어지면, 장구나 테이핑〔**그림** 32(283쪽 **참조**), Click 9-9〕을 한 다음에 조깅부터 시작하여 각종 스포츠 동작을 시작한다.

8 무릎넙다리관절(슬개대퇴관절)을 기인으로 한 상해

a. 개요와 평가

무릎넙다리관절 상해는 연골면의 병태로부터는 무릎연골연화증이나 무릎넙다리관절증, 형태이상이 주된 소인이 되는 무릎뼈 탈구 · 부분탈구, 원인이 명확하지 않는 이른바 anterior knee pain등으로 분류된다. 젊은 여성에 많고 임상증상은 주로 무릎관절 앞면을 중심으로 한 무릎관절통이며 anterior knee pain이나 무릎연골연화증에서는 무릎넙다리관절 안쪽으로부터 아랫부분에 걸친 압통이 특징적이고, 그 태반은 보존요법이 적응이 된다.

무릎뼈를 한쪽의 손으로 안쪽으로 압박하고, 다른 쪽 손으로 무릎뼈 안쪽 관절면을 압박하면 통증이 유발되는 일이 많다. 무릎뼈에 과도한 안쪽과 가쪽으로의 움직임이 인지되는 경우는 apprehension sign이 양성이 되는 경우가 있다(patella apprehension test : **그림** 9). 또한 하중 아래에서의 굽힘/폄 동작으로 통증이 출현하는 경우, 그 동작 때에 치료사가 무릎뼈를 도수적으로 안쪽으로 유도함으로써 통증이 경감되는지 아닌지를 본다. 경감될 것 같으면 테이핑의 효과도 기대할 수 있다.

정렬의 평가도 중요하며 무릎뼈 고위(patella alta)는 무릎넙다리관절의 접촉면이 작아지고 불안정성이 증가한다. 선 자세에서 두 무릎을 정면으로부터 보았을 때에 무릎뼈가 안쪽으로 향하고 있다. 이른바 "사팔눈 무릎뼈(squinting patella)"는 Q-angle(메모란 참조)의 증대와 함께 관찰되는 일이 많고, 결과적으로 무릎뼈의 가쪽으로의 견인력이 증가한다.

메모 : Q-angle

위앞엉덩뼈가시(상전장골극)와 무릎뼈(슬개골) 중앙을 연결하는 연장선과 정강뼈거친면(경골조면)과 무릎뼈 중앙을 연결하는 선이 이루는 각도이며 보통 15° 정도이다.

b. 치료 프로그램 입안

통증이 심한 시기는 스포츠를 중지시키고 염증증상이 있으면 아이싱을 시행하지만 보통은 열감 · 종창을 나타내는 사람은 적으므로 통증에 대해서 온열요법이나 경피적 전기자극요법 등으로 대처한다. 또한 안쪽넓은근(내측광근)을 전기자극으로 수축시키면서 수의적인 수축을 시킨다.

급성기가 지나면 뒤넙다리근(hamstrings)과 넙다리네갈래근의 스트레칭과 함께 근력강화운동을 시작한다. 근력강화 때는 무릎뼈의 안쪽 방향으로의 동적 견인력으로서 작용하는 안쪽넓은근이 중요하다. 무릎넙다리관절의 접촉압력이 낮은 무릎관절 폄 위치에서 전기적으로 근육수축의 정도를 감지하는 EMG 바이오피드백장치를 사용하면서 안쪽넓은근의 수축을 의식시키는 terminal extension도 좋다. 통증이 완화되면 서서히 적극적으로 넙다리네갈래근의 근력강화운동을 비하중 하에서 시작하고, 통증을 지표로 고정자전거, leg press나 squat 등 하중 하에서의 운동을 시작한다. 이 때 무릎뼈가 안쪽으로 들어가지 않도록 발끝과 무릎의 방향이 일치하는 것을 의식시킨다.

무릎넙다리관절을 기인으로 한 상해에 대한 테이핑은 **그림** 33(Click 9-10), 284**쪽 참조**.

9 무릎을 펴는 구조를 기인으로 한 상해

a. 개요와 평가

무릎을 펴는(신전) 구조는 넙다리네갈래근(대퇴사두근) · 넙다리네갈래근힘줄(대퇴사두근건) · 무릎뼈(슬개골) · 무릎인대(슬개인대) · 정강뼈거친면(경골조면)으로 연속되는 일련의 중요한 동적 지지구조이다. 여기를 기인으로 하는 질환으로서는 jumper' s knee · Osgood-Schlatter병 · Sinding-Larsen-Johansson병 · 유통성 분열 무릎뼈 등이 있다.

통증부위나 그것을 강하시키는 동작을 확인함과 동시에 무릎 폄 구조의 기능해부를 염두에 두고, 압통 · 종창 · 발적 · 열감을 체크한다. 하중 하에서의 굽힘/폄 동작에서 통증이 출현하는 경우, 그 동작 때에 치료사가 무릎뼈를 도수적으로 내림으로써 통증이 경감하는지 아닌지를 본다. 경감할 것 같으면 테이핑의 효과도 기대할 수 있다.

발목관절의 발등굽힘 제한은 스포츠 활동 때에 넙다리네갈래근을 과도하게 활동시켜 이 장애의 유발요인이 되므로 넙다리네갈래근의 유연성과 함께 발목관절의 발등굽힘 가동범위도 체크한다.

b. 치료 프로그램 입안

염증증상이 심한 시기는 아이싱을 시행하고, 통증이 심한 경우는 연습을 쉬게 하여 안정을 하게 한다. 염증증상이 경감되면 통증에 대해서 핫팩 · 수치료법 · 초음파요법 등을 시도하여 효과적인 것을 선택한다. 다리(하지)의 각 근육의 스트레칭을 적극적으로 시행하지만, 통증이 심한 시기의 넙다리네갈래근 스트레칭에서는 무릎의 깊은 굽힘을 피하고, 엉덩관절의 폄(신전)을 강조하는 방법으로 시행하고 서서히 무릎의 굽힘을 증가시켜간다. 발목관절의 발등굽힘 제한이 있는 경우는 그 교정을 시행한다. 넙다리네갈래근의 강화는 필요하지만, 통증이 출현하지 않는 각도와 저항에서의 등척성 운동부터 시작한다.

무릎을 펴는 구조를 기인으로 한 상해에 대한 테이핑은 **그림** 34 (Click 9-11), 284쪽 참조.

10 무릎관절 밖의 힘줄을 기인으로 한 상해

a. 개요와 평가

무릎을 펴는 구조 이외의 근육 · 힘줄을 기인으로 한 스포츠 상해로서 가쪽의 엉덩정강인대염(장경인대염)이나 안쪽 거위발염 등이 있다. 엉덩정강인대(장경인대)는 엉덩뼈릉선(장골릉)에서부터 정강뼈(경골)의 Gerdy결절로 뻗고, 무릎관절을 굽히고 펼 때에 넙다리뼈가쪽위관절융기(대퇴골외측상과)를 앞뒤로 이동한다. 이 때문에 무릎을 반복해서 굽히고 펴는 스포츠에서 엉덩정강인대와 넙다리뼈가쪽위관절융기 사이의 기계적 자극에 의해서 염증이 발생하여 넙다리뼈가쪽위관절융기 주변의 통증이 일어난다고 생각된다. 거위발(pes anserinus)은 정강뼈 안쪽에서 넙다리빗근(봉공근) · 두덩정강근(박근) · 반힘줄모양근(반건양근)의 힘줄이 부착하는 부위의 총칭이다. 이들의 근육은 무릎 굽힘 · 내측회전 작용이 있고, 달릴 때는 원심성에 의한 감속기능을 담당하기 때문에 강력한 힘이 이들에 가해져 거위발부위에 염증이 일어난다고 생각된다.

압통은 엉덩정강인대염에서는 넙다리뼈가쪽위관절융기 주위, 거위발염에서는 거위발 주위에 인지된다. 또한 엉덩정강인대염에서는 grasping test(**그림** 10)에서, 거위발염에서는 안쪽뒤넙다리근(내측 hamstrings)의 스트레칭에서 통증이 유발되기 쉽다. 하중하에서의 굽힘과 폄 동작을 종아리 중간위치 · 외측회전위치 · 내측회전위치로 나눠서 시행하여 통증의 변화를 본다. 통증이 경감되는 자세가 있으면, 그것을 고려한 테이핑을 시행한다.

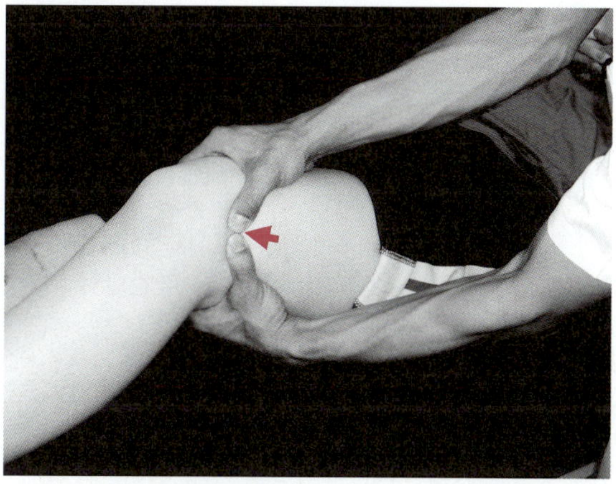

그림 10 grasping test
넙다리뼈가쪽위관절융기를 두 손의 엄지손가락으로 압박하면서 무릎을 굽힘위치에서부터 펴게 한다(신전). 무릎 30° 굽힘위치 부근에서 통증을 호소하는 경우를 양성으로 한다.

발생요인으로서 엉덩정강인대와 밖굽이무릎(내반슬) (O형 다리), 거위발염과 안굽이무릎(외반슬) (X형 다리)의 관계가 지적되고 있으므로 다리의 정렬(alignment)을 검사한다.

b. 치료 프로그램 입안

통증이 심한 경우는 달리기를 쉬게 하고 염증증상이 인지되면 아이싱을 시행한다. 급성기가 지나면, 통증에 대해서 핫팩 · 수치료법(hydrotherapy) · 초음파요법 등을 시도하여 효과적인 것을 선택하여 시행한다. 긴장완화를 목적으로 엉덩정강인대염에서는 넙다리근막긴장근(대퇴근막장근)에서부터 엉덩정강인대의 자가-스트레칭 또는 파트너 스트레칭을 시행하고, 거위발염에서는 모음근(내전근)이나 뒤넙다리근의 자가-스트레칭 또는 파트너 스트레칭을 시행한다.

2~3주 경과하여 통증이 적어지면 조깅을 시작하지만, 신장 스트레스 감소를 목적으로 엉덩정강인대염에는 가쪽 heel wedge · arch support, 거위발염에는 안쪽 heel wedge · arch support의 구두의 깔창(insole)도 고려한다.

엉덩정강인대염에 대한 테이핑은 **그림 35a**(Click 9-12), **286쪽 참조**, 거위발염에 대한 테이핑은 **그림 35b** (Click 9-13), **286쪽 참조.**

11 쉰스플린츠(정강뼈 피로성 뼈막염, shinsplints)

a. 개요와 평가

운동을 할 때 및 운동 후에 종아리 안쪽 중간아래 1/3에 관찰되는 통증성 질환이며 "정강뼈 피로(과로)성 뼈막염"이라 일컬어진다. 도약이나 질주하는 스포츠종목에서 많이 발병하고, 뒤정강근(후경골근) · 긴발가락굽힘근(장지굴근) · 가자미근 등의 정강뼈 이는곳(기시부)에 가해지는 견인 스트레스가 발생요인이라 생각된다.

통증은 정강뼈 안쪽 중간아래 1/3을 중심으로 관찰된다. 발생요인의 하나라 생각되는 발목관절의 발등굽힘 제한의 평가가 필요하며 근력저하는 달릴 때의 충격완화작용을 저하시킬 가능성이 있으므로 종아리의 근육을 중심으로 근력을 체크한다.

회내족(pes pronatus)이나 안쪽 세로아치의 저하는 앞에서 언급한 견인 스트레스를 증가시키므로 발의 정렬을 확인한다. 또한 딱딱한 노면이나 마모된 신발 등의 연습환경이 발생요인이 되므로 연습환경도 확인한다.

b. 치료 프로그램 입안

통증이 심한 경우는 달리기 · 점프동작 등은 중지시키고, 자전거 또는 수중운동으로 하며 통증부위에 대한 아이싱을 시행한다. 급성기가 지나면 종아리세갈래근(하퇴삼두근)에서부터 아킬레스힘줄을 중심으로 스트레칭을 시행한다. 근력강화도 앞정강근(전경골근) · 종아리세갈래근(하퇴삼두근) · 종아리근(비골근) · 뒤정강근(후경골근) · 발가락의 근육에 대해서 시행한다.

달리기를 시작할 때에는 회내족이나 아치의 저하에 대해서 안쪽 쐐기(wedge) 또는 아치 서포트(arch support)의 안창(insole)을 고려한다.

쉰스플린츠(shinsplints)에 대한 테이핑은 **그림 36** (Click 9-14), **288쪽 참조.**

12 발목관절 가쪽인대 손상

a. 개요와 평가

발목관절(족관절)의 스포츠 외상의 대분은 속젖힘 염좌이고, 가쪽인대(외측인대)인 앞목말종아리인대(전거비인대) · 발꿈치종아리인대(종비인대)의 손상을 일으킬 가능성이 있다. 발이 지면에 고정된 채로 중력중심이 바깥쪽으로 이동할 때에 속젖힘이 강제되는 것이 부상기전이 되는 경우가 많다. 중상의 정도는 손상의 정도에 따라 Ⅰ~Ⅲ도로 분류되며 일반적으로 Ⅰ 및 Ⅱ도의 손상은 보존요법이 시행되지만, Ⅲ의 손상은 수술요법의 대상으로도 되고 보존요법의 경우에서도 일정기간의 고정이 필요하다.

최신 사례에서는 발목관절 가쪽면의 통증 · 종창 · 열감과 함께 경증에서도 앞목말종아리인대(전거비인대) · 발꿈치종아리인대(종비인대)를 따라가는 압통이 인지되는 일이 많다. 만성 사례에서는 불안정성 때문에 환부만이 아니라, 운동을 할 때에 발목관절 주위의 통증을 호소하는 일이 있다.

불안정성의 평가로서는 발목관절 앞쪽 끌어내기 검사나 발목관절 내번 검사(**그림 11**) 등이 있다. 어느 것도 건전한 쪽과 비교하는 것이 중요하다.

b. 치료 프로그램 입안

급성기는 염증증상의 억제를 목적으로 RICE 처치를 보통 48~72시간 철저하게 시

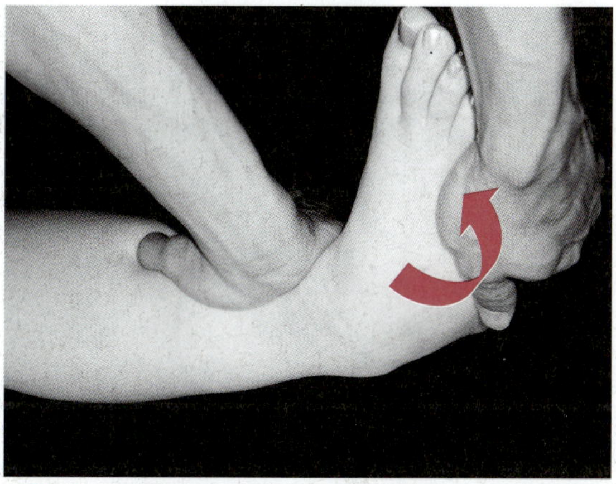

그림 11 발목관절 내번 스트레스 검사
종아리 원위부위를 고정하고 발목관절을 수동적으로 내번(varus)을 한다. 과도한 내번 동요가 인지된 경우를 양성으로 한다.

행한다.

Ⅲ도 손상의 보존요법에서는 3~4주일 정도의 무릎아래에서부터의 석고붕대(깁스)(전체 둘레 또는 절반 둘레)나 경성장구에 의한 고정이 일반적이다. 힐(heel)이 부착된 석고붕대 등으로 보행이 가능하다면, 하중을 서서히 증가시켜 발가락의 능동운동이나 고정부위 이외의 근력강화를 시작한다.

석고붕대 제거 후는 경성 또는 연성의 장구를 장착한다. Ⅰ 및 Ⅱ도 손상에서는 처음부터 장구를 사용해서 적극적으로 재활을 시행한다. 와류욕 등의 온열요법 후에 발목관절의 능동운동을 시작하지만, 속젖힘 방향에 대해서는 통증이 없는 범위에서 신중하게 시작한다. 그러나 손상된 인대에 신장이 가해지지 않는 운동방향의 수동운동은 적극적으로 시행해야 한다. 특히 발등굽힘 제한이 남아있는 것은 신체의 원활한 아래위 운동을 방해하므로 스트레칭을 충분히 시행한다. 종아리(하퇴)의 근력강화는 탄성밴드를 사용하여 종아리근(비골근)을 중심으로 시작하고, 종아리세갈래근 근력은 한쪽 다리의 calf raise가 발바닥굽힘 종료위치까지 할 수 있는 것을 목표로 한다. 또한 towel gather에서의 발가락의 근력강화나 재발예방을 목적으로 불안정판(unstable plate)에서의 운동을 시행한다.

장구 장착 하에 Ⅰ 및 Ⅱ도에서는 약 1~4주 후부터, Ⅲ도에서는 약 8주 후부터 조깅을 시작하고, 서서히 달리기로 옮겨간다. 점프에서부터 홉 동작도 두 다리부터 시작한다. 한쪽 다리로도 통증이나 불안감 없이 가능하다면, 부상 후 3개월(Ⅰ 및 Ⅱ도에서는 2~6주)을 목표로 경기에 복귀한다.

장구를 제거한 후는 스포츠 활동 때의 속젖힘을 억제하는 테이핑〔**그림 37 (288쪽 참조)**, Click 9-15〕을 시행한다.

13 아킬레스힘줄염

a. 개요와 평가

대부분은 달리기나 점프를 반복하는 스포츠에 관찰되는 아킬레스힘줄부위의 통증성 질환이다. 힘줄 자체의 염증인 아킬레스힘줄염과 파라테논(paratenon) 등의 염증인 아킬레스힘줄주위염으로 분류되지만, 임상에서는 명확하게 구분할 수 없다. 달리기나 점프에서의 원심성 수축 때의 신장 스트레스나 회전 스트레스가 주된 원인이 되지만, 신발이나 노면 등의 환경요인도 관여한다.

평가로서는 종아리세갈래근에서부터 아킬레스힘줄의 유연성을 보는 것이 중요하며 회내족(pes pronatus)은 아킬레스힘줄에 대한 회전 스트레스를 강화하므로 정렬의 체크도 필요하다.

b. 치료 프로그램 입안

발생원인으로 되어 있는 운동을 쉬게 한다. 통증이 심한 경우에는 목발의 사용 등으로 환부의 부담을 경감하고 염증에 대해서 아이싱을 시행한다. 종아리세갈래근의 스트레칭이 중요하며 무릎관절을 펌 위치와 굽힘 위치로 나눠서 시행함으로써 장딴지근(비복근)과 가자미근에서부터 아킬레스힘줄의 스트레칭을 효과적으로 시행한다. 통증이 개선되면, 탄성밴드 등의 저항으로부터 종아리세갈래근의 근력강화를 시작하고 calf raise까지 시행할 수 있도록 한다.

달리기를 시작할 때에는 안창(insole)에 heel pad를 넣어 발꿈치부위의 높이를 보완하여 아킬레스힘줄의 긴장을 완화하는 방법도 있다.

아킬레스힘줄염에 대한 테이핑은 **그림 38** (Click 9-16), **288쪽 참조.**

14 편평발 장애

a. 개요와 평가

일반적으로 안쪽 세로아치가 저하한 상태의 발을 이른바 편평발이라 하고, 그것에 의한 발 주변의 운동시 통증이나 피로감을 편평발 장애라 한다.

정렬은 발만이 아니라 발에서부터의 운동연쇄를 고려하면서 다리 전체를 평가한다. 발목관절에서부터 엄지발가락을 주체로 근력을 평가한다.

b. 치료 프로그램 입안

통증부위에 대한 온열이나 초음파요법 등의 물리요법을 시도하고, 근력강화는 발가락 굽힘근군 · 뒤정강근(후경골근)을 중심으로 시행한다. 아치 서포트(arch support) 등의 안창이 효과적인 일이 많다.

편평발 장애에 대한 테이핑은 **그림 39** (Click 9-17), **288쪽 참조.**

D. 기본 도수치료

1 사용 기자재 (그림 12)

a. 테이프

1) 비신축성 테이프

약간 딱딱한 운동제한이나 고정을 가할 때에 사용하는 테이프이며 12 mm · 19 mm · 25 mm · 38 mm · 50 mm의 폭으로 나뉘고 사용부위에 따라 구분해서 사용한다. 백색테이프라고도 불린다.

2) 신축성 테이프

가동성이 큰 부위나 비신축성 테이프보다는 약간 가벼운 운동제한을 가할 때에 사용하는 테이프이고, hard type과 soft type으로 나뉜다. 25 mm · 50 mm · 75 mm의 폭이 있으며 사용부위에 따라 구분해서 사용한다. 백색 테이프와 신축 테이프의 soft type은 손으로 자를 수 있으나, 신축 테이프의 hard type는 가위로 자른다.

b. 언더 랩(underwrap)

체모가 있는 부분이나 민감한 피부의 경우 등에 피부를 보호할 목적으로 사용하는 폴리우레탄으로 만든 테이프이다. 테이프를 감기 전에 피부에 직접 감는 테이프이고 점착성은 없으므로 점착 스프레이를 사용한다. 그러나 테이핑을 하는 부위의 형상이나 보다 강한 제동을 가하고 싶은 경우 등에는 테이프를 피부에 직접 감는다.

c. 점착 스프레이

Underwrap을 피부에 접착하기 위해 피부에 직접 스프레이를 한다.

d. 기타

테이프를 원활하게 박리하기 위해 사용되는 림바 스프레이, 테이프를 박리할 때에 피부를 상하게 하지 않도록 고안된 가위나 커터, 운동을 할 때에 테이프로 스치는 부위에 사용하는 바셀린 부착 거즈 등이 있다.

2 테이프의 취급방법

a. 테이프를 잡는 방법 (그림 13)

테이프는 롤 안에 둘째손가락을 넣어 잡고 끌어내는 쪽의 끝은 주름이 잡히지 않도록 둘째~다섯째손가락과 엄지두덩(무지구)으로 테이프의 아래위를 고정하고 미리 필요한 길이를 끌어낸다.

b. 테이프를 절단하는 방법 (그림 14)

두 손의 엄지손가락과 둘째손가락으로 테이프의 상단을 사이에 끼우고 롤 쪽을 잡아

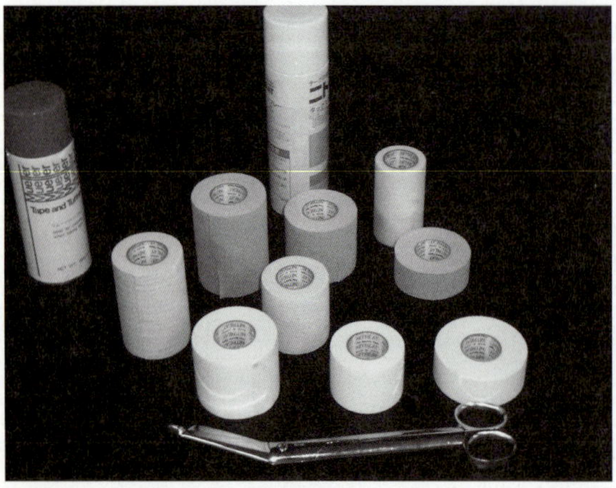

그림 12 각종 테이핑용 기자재

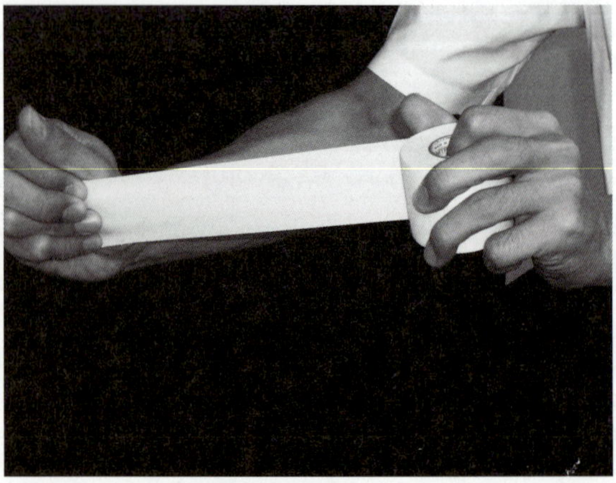

그림 13 테이프를 잡는 방법

당기는 것처럼 테이프를 긴장시켜 좌우로 당겨 찢는다. 신축성의 hard type은 가위를 사용한다.

c. 테이프를 붙이는 방법

필요한 길이를 미리 끌어내어 두고 피부에 밀착시키면서 붙여간다. 테이프의 한쪽을 피부에 붙이고, 롤 쪽을 당겨서 붙이면 죄는 것에 대한 압력이 지나치게 강해지므로 주의한다. 그러나 신축성의 경우는 부위에 따라 장력을 조정하기 때문에 롤로부터 끌어내면서 붙이는 경우도 있다.

d. 테이프를 박리하는 방법

피부와 테이프에 틈새가 생기기 쉬운 부위에서부터 가위나 커터를 넣고 칼날 끝으로 피부를 상하지 않도록 자른다(**그림** 15). 밀착한 테이프를 피부로부터 박리할 때는 한쪽의 손으로 피부를 고정하고, 테이프를 위로 들어올리는 것이 아니라 수평으로 벌리는 것처럼 박리한다(**그림** 16).

3 기본 테이프

a. 앵커 테이프(anchor tape) (그림 17)

support tape를 붙이는 아래위 또는 좌우로 붙이는 테이프를 말하며 테이핑의 시작과 끝날 때에 붙인다. 끝날 때의 앵커 테이프를 "lock"이라 부르는 일도 있다. 한바퀴 감아올릴 경우는 압박이 지나치게 강하지 않도록 주의한다.

b. 서포트 테이프(support tape)

관절의 운동제한이나 압박을 가하기 위한 본체가 되는 테이프를 말하며 아래와 같이 그 형태에 따라 몇 가지로 분류된다.

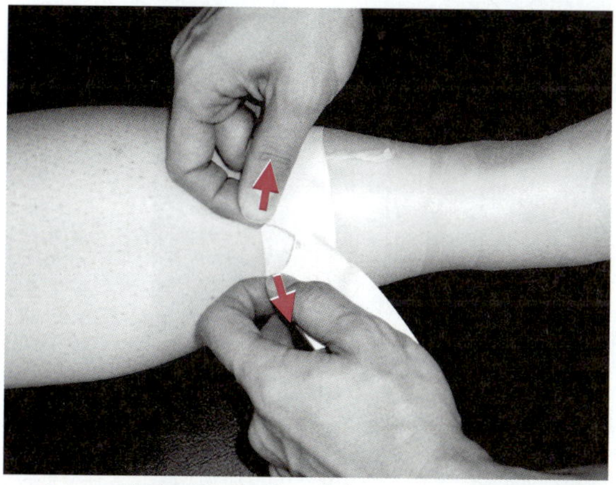

그림 14 테이프를 자르는 방법

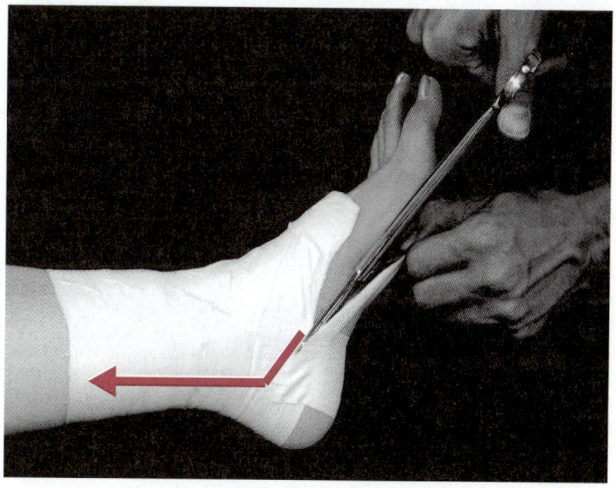

그림 15 가위로 테이프를 박리하는 방법

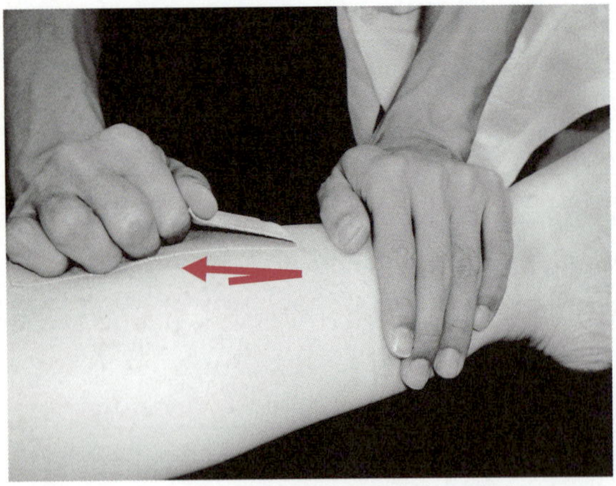

그림 16 피부로부터 테이프를 박리하는 방법

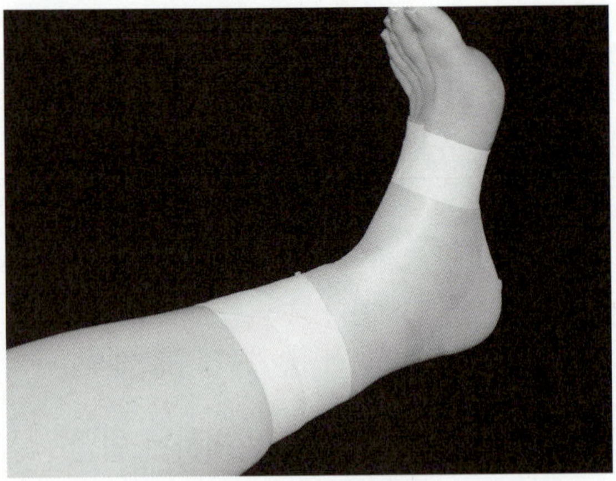

그림 17 앵커 테이프

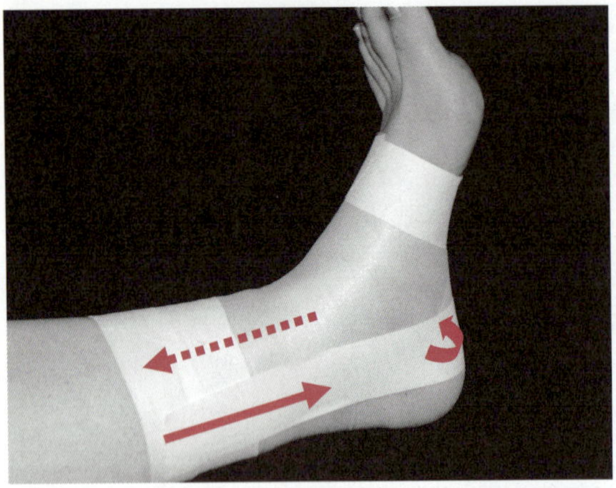

그림 18 stirrups

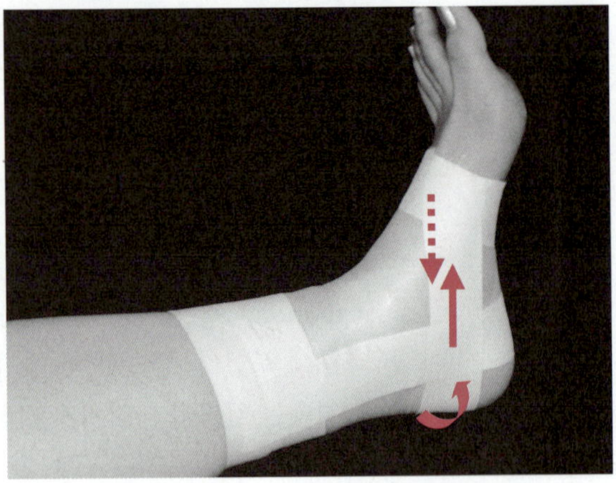

그림 19 horseshoes

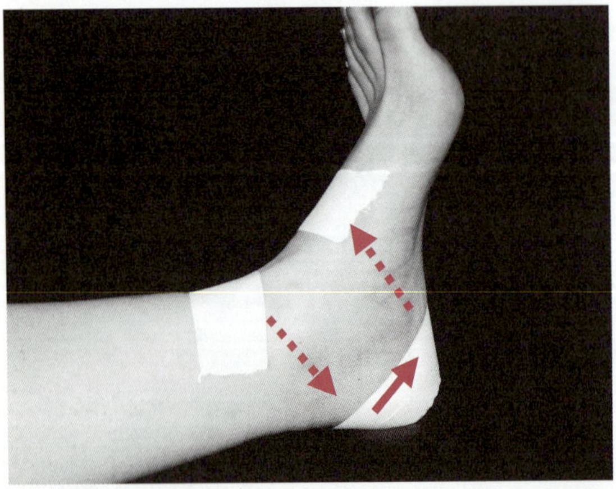

그림 20 heel lock

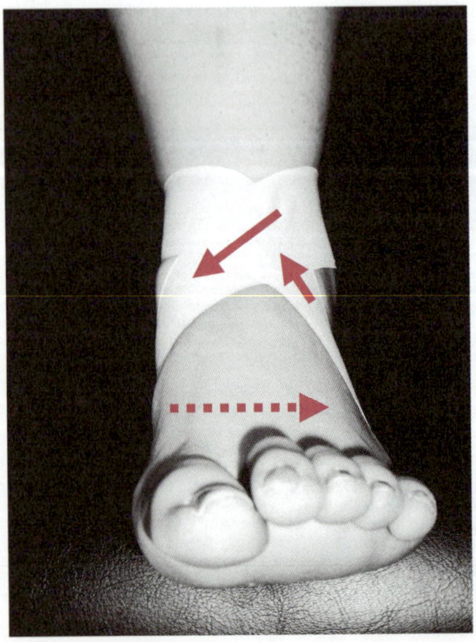

그림 21 8자형

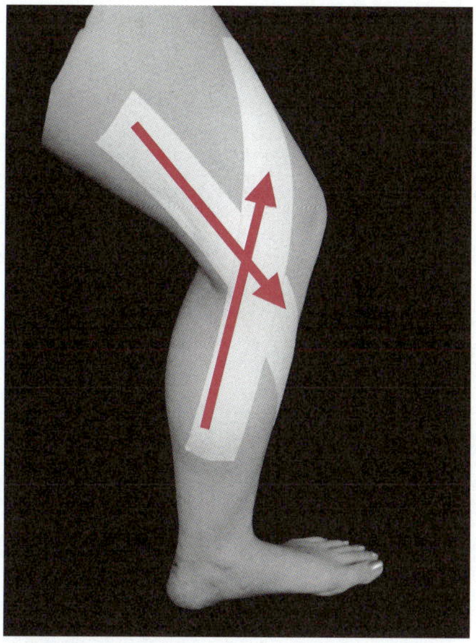

그림 22 X support

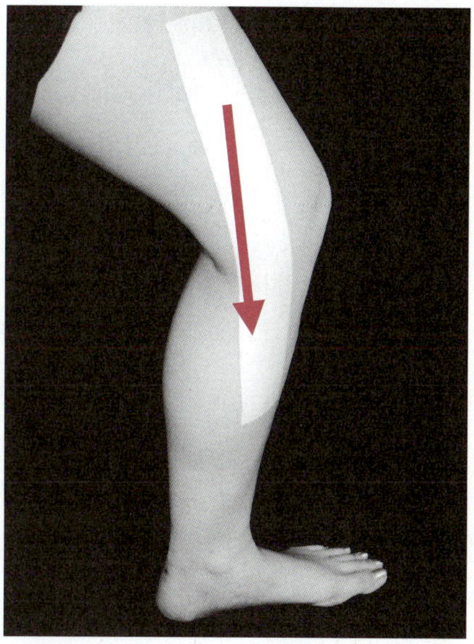

그림 23 longitudinal support

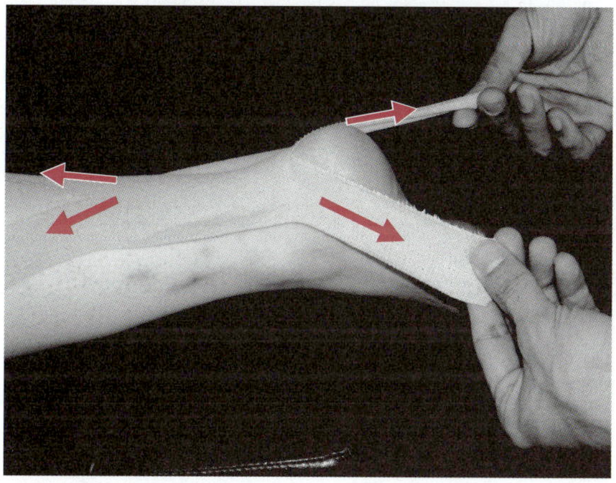

그림 24 split

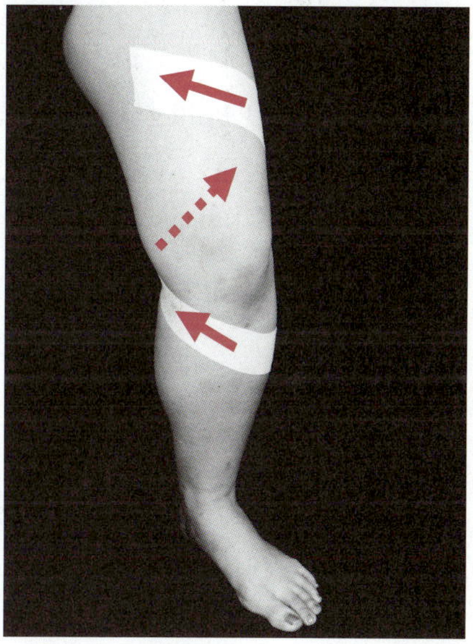

그림 25 spiral

1) stirrups [그림 18 ; 그림 37 (288쪽 참조), Click 9-15]

발목관절의 테이핑 때에 위쪽 앵커의 안쪽에서부터 종아리 안쪽을 내려가고, 발바닥을 돌아 종아리 가쪽을 올라가서 위쪽 앵커의 가쪽에 끝나는 등자(stirrups)모양의 테이프이다. 발목관절의 내번(varus) · 외반(valgus)의 제동을 목적으로 사용된다.

2) horseshoes [그림 19 ; 그림 37 (288쪽 참조), Click 9-15]

발목관절의 테이핑 때에 아래쪽 앵커의 가쪽에서부터 발의 가쪽을 지나서 아킬레스 힘줄을 돌아 발 안쪽에서부터 아래쪽 앵커의 안쪽에 끝나는 말굽모양의 테이프이다.

stirrups를 고정하고, 발의 모음(내전) · 벌림(외전)을 제동하는 목적으로 사용된다.

3) heel lock (그림 20)

발목관절의 테이핑 때에 발꿈치부위의 고정을 목적으로 사용되는 테이프이다. 목적에 따라 발꿈치부위를 가쪽에서부터 고정하는 방법, 안쪽에서부터 고정하는 방법, 1회의 테이핑으로 양쪽으로부터 고정하는 방법이 있고, figure eight(8)보다 제동력이 강하다.

4) 8자형(figure eight) (그림 21)

주로 발목관절이나 엄지발가락의 테이핑 때에 관절을 중심으로 8자를 그리도록 잇달아서 감는 테이프이며 발목관절의 앞쪽 동요에 대한 제동목적으로 사용된다.

5) X support [그림 22 ; 그림 28b, 30 (281, 282 쪽 참조), Click 9-4, 9-7]

관절의 제동이나 압박을 목적으로 X모양으로 붙이는 테이프이다. 제동시키려 하는 운동의 중심점이나 가장 압박하고 싶은 부위에서 교차하도록 X모양으로 붙인다.

6) longitudinal support [그림 23 ; 그림 38, Click 9-16]

인대나 힘줄이 뻗는 것에 맞춰서 세로로 붙이는 테이프이고, X support와 조합하는 일이 많다.

7) split [그림 24 ; 그림 29a (281 쪽 참조), Click 9-5]

신축 테이프를 절반으로 찢어서 사용하는 테이프를 말하며 무릎뼈(슬개골)의 제동이나 longitudinal support의 방향을 의도적으로 바꾸는 목적으로 사용된다.

8) spiral [그림 25 ; 그림 27, 35a, b (286 쪽 참조), Click 9-2, 9-12, 9-13]

주로 무릎이나 어깨관절의 테이핑 때에 관절의 회전을 제동하는 것을 목적으로 사용되는 나선모양의 테이프이다.

E. 질환별 도수치료의 요점

1 loose shoulder[4] (그림 26, Click 9-1)

어깨관절의 불안정 방향으로의 제동을 목적으로 한다. 환자는 앉은 자세가 되고 위쪽의 앵커는 어깨뼈 안쪽모서리(내연)에서부터 등세모근(승모근) 상부를 돌아서 큰가슴근(대흉근) 상부에 붙이고, 아래쪽의 앵커는 위팔(상완) 중앙에 감는다(50 mm 신축, soft type). 아래쪽으로의 불안정성에 대한 support tape는 어깨관절 약간 벌림위치(외전위치)에서 아래쪽 앵커로부터 위팔을 가볍게 당겨 올리도록 어깨세모근(삼각근) 중앙을 통과하고 봉우리(견봉)부근에서 테이프의 위쪽을 분할(split)로 하여 각각 위쪽 앵커의 앞뒤에 끝난다(75 mm 신축, hard type). 어깨관절 벌림(외전)위치의 상태에서 지나치게 강하게 당겨 올리면 팔(상지)을 아래로 늘어뜨린 위치에서의 제한이 지나치게 강하게 된다. 팔을 아래로 늘어뜨린 위치에서 아래쪽으로의 apprehension sign이 음성인 것을 지표로 한다. 앞쪽으로의 불안정성에는 어깨관절 약간 굽힘 위치에서 아래쪽 앵커의 뒤쪽에서부터 어깨관절의 앞쪽으로 향하고, 어깨관절의 앞면에서 방향을 바꿔 위쪽 앵커의 뒤쪽으로 향하도록 테이프를 붙인다(50 mm 신축, hard type). 어깨관절을 수동적으로 폈을 때에 불안정감이 없다는 것을 확인한다. 뒤쪽으로의 불안정성은 드물지만, 그 경우는 어깨관절을 약간 편 위치에서 앞에서 언급한 테이프와 대칭적인 테이프를 붙인다. 불안정성의 정도에 따라 포개는 매수나 soft type와 hard type을 구분해서 사용하지만, 필요 최소한의 support tape로 한다. support tape의 감기가 끝나면, 아래위 끝을 앵커로 고정한다(50 mm 신축, soft type).

2 투구장애 어깨(회전근개염, 부딪힘증후군) [4](그림 27, Click 9-2)

회전근개에 대한 부담을 경감시키기 위해서 위팔뼈(상완골)의 어깨뼈면(scapula plane)(메모란 참조), zero position(메모란 참조)에의 유도와 과도한 회전의 제한을 목적으로 한다. 환자는 앉은 자세가 되고, 위쪽 앵커는 loose shoulder의 테이핑과 마찬가지로 하고, 아래쪽 앵커는 어깨세모근(삼각근) 부착부위의 위치로 한다(50 mm 신축, soft type). 어깨관절을 scapula plane 위의 약간 올린 위치로 하고 1본 째의 support tape는 아래쪽 앵커의 가쪽에서부터 어깨세모근 중앙, 가시위근(극상근)을 통과하여 위쪽 앵커에 끝난다. 2본 째의 support tape는 1본 째와 같은 부위에서부터 시작하여 어깨세모근 앞쪽을 통과하여 어깨 앞면에서 뒤쪽으로 방향을 바꿔 1본 째의 종점에 끝난다. 어깨가 앞쪽으로 전위하여 있는 경우는 이 테이프를 약간 강하게 한다. 3본 째의 support tape는 2본 째와 대칭적으로 어깨세모근 뒤쪽을 통과하여 앞쪽으로 방향을 바꿔 1본 째의 종점에 끝나도록 감는다. 회전을 제동하는 목적으로 하는 support tape는 아래쪽 앵커의 앞쪽에서부터 시작하여 위팔 안쪽 · 뒤쪽으로 향하여 어깨관절의 뒤쪽

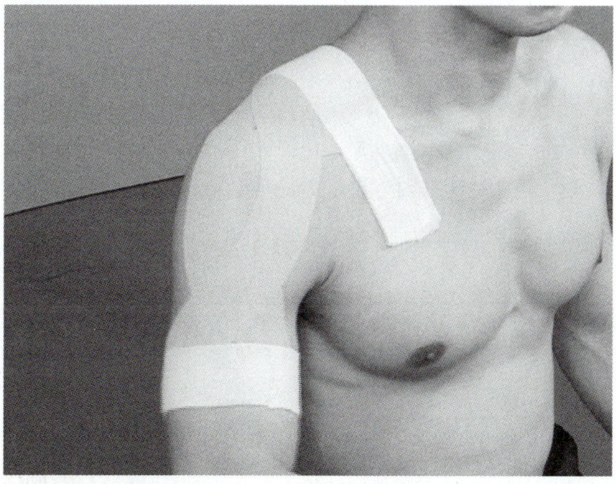

그림 26 loose shoulder에 대한 테이핑 Click 9-1

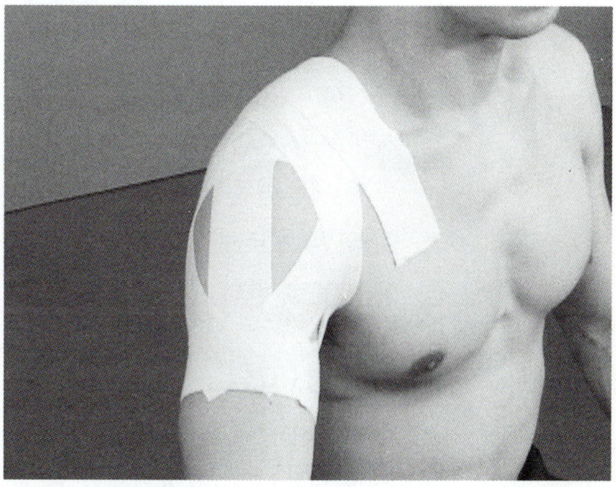

그림 27 투구장애 어깨에 대한 테이핑 Click 9-2

을 통과하고 위쪽 앵커의 앞쪽에 끝난다. 그리고 이것과 대칭적으로 아래쪽 앵커의 뒤쪽에서부터 위팔의 안쪽 · 앞쪽으로 향하고, 어깨관절의 앞쪽을 통가하여 위쪽 앵커의 뒤쪽에 끝나는 테이프를 감는다. 마지막으로 아래위 끝을 앵커로 고정한다(모두 50 mm 신축, soft type). 투구동작 자체를 제한함이 없이 투구 때의 통증이나 위화감이 소실 또는 감소하여 있는 것을 지표로 한다.

메모 : 어깨뼈면(scapula plane)

선 자세나 앉은 자세에서 어깨뼈가시(견갑극)가 향하고 있는 면, 관상면에서부터 30~45° 앞쪽의 면이라 일컬어지며 관절주머니나 회전근개에 비틀림이나 일그러짐이 일어나지 않고 올릴 수 있는 면이라 일컬어진다.

메모 : zero position

scapula plane 위에서 위팔뼈의 기능축이 어깨뼈가시와 일치하는 올림 위치(130~155°)를 말하며 회전이 최소가 되는 자세라 일컬어진다.

3 투구장애 팔꿈치 [야구팔꿈치 (안쪽형과 뒤쪽형)] [5)]

a. 안쪽형 [2)] (그림 28a, Click 9-3)

팔꿉관절의 외반 제동을 목적으로 한다. 팔꿉관절 40~50° 굽힘 · 아래팔 뒤침(회외) 위치에서 점착 스프레이를 위팔에서부터 아래팔로 스프레이를 한다. underwrap을 아래팔 중앙에서부터 위팔 중앙까지 감고, 그 아래위 끝을 앵커 테이프의 끝이 피부에 직접 붙도록 감아 고정한다(50 mm 신축, hard 또는 soft type). 위쪽 앵커에서부터 위팔에 평행인 안쪽의 support tape를 팔꿉관절 안쪽으로 향해서 붙이고, 아래팔부위에서는 자연스럽게 안쪽에서부터 등쪽으로 향하고 아래쪽 앵커의 가쪽에서 끝낸다. 거듭 아래쪽 앵커에서부터 아래팔에 평행인 안쪽 support tape를 팔꿉관절 안쪽으로 향해서 붙이고, 위팔부위에서는 안쪽에서부터 등쪽으로 향하고 위쪽 앵커의 가쪽에서 끝낸다(50 mm 신축, hard 또는 soft type). 각각의 support tape가 팔꿈치 안쪽 곁인대에서 교차하도록 한다. 마지막으로 아래위 끝을 앵커로 고정한다(50 mm 신축, soft type). 외반의 제동력은 테이프의 종류나 신축 테이프의 인장력, 붙이는 매수로 조정한다. 팔꿈치 외반 스트레스 검사[**그림 5 (261쪽) 참조**]나 투구동작에서 통증이나 위화감이 없는 것을 지표로 한다.

b. 뒤쪽형 (그림 28b, Click 9-4)

통증이 발생하는 폄(신전) 영역의 제동을 목적으로 한다. 팔꿉관절을 통증이 발생하는 자세보다 굽힘위치에서 아래팔 뒤침(회외)위치로 하고, 점착 스프레이를 위팔에서부터 아래팔로 스프레이를 한다. underwrap과 앵커 테이프는 안쪽형과 마찬가지로 한다. 팔꿉관절 앞면에 폄(신전)을 제동하는 support tape를 붙인다. 이것은 아래위를 split로 하여 아래위의 앵커의 안쪽과 가쪽으로 향하도록 벌린다(75 mm 신축, hard 또는 soft type). 거듭 강한 제동이 필요한 경우는 위쪽 앵커의 안쪽에서부터 팔꿉관절 앞면을 통과하여 아래쪽 앵커의 가쪽에 붙는 X 테이프를 감고, 거듭 그것과 대칭적으로 위쪽 앵커의 가쪽에서부터 팔꿉관절 앞면에서 전자의 테이프를 교차하는 X 테이프를 감고(50 mm 신축, hard 또는 soft type) 마지막으로 아래위 끝을 앵커로 고정한다(50 mm 신축, soft type). 이들의 support tape가 피부로부터 떠오르는 경우는 전체를 싼다(wrapping)(50 mm 신축, soft type). 수동적으로 통증이 출현하는 폄(신전) 영역이 제동되어 투구동작 때에 통증이나 위화감이 없는 것을 지표로 한다.

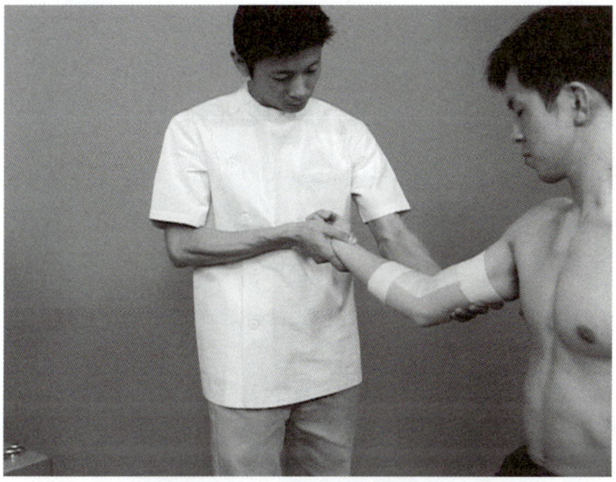

그림 28a 야구팔꿈치에 대한 테이핑 (1) : 안쪽형
Click 9-3

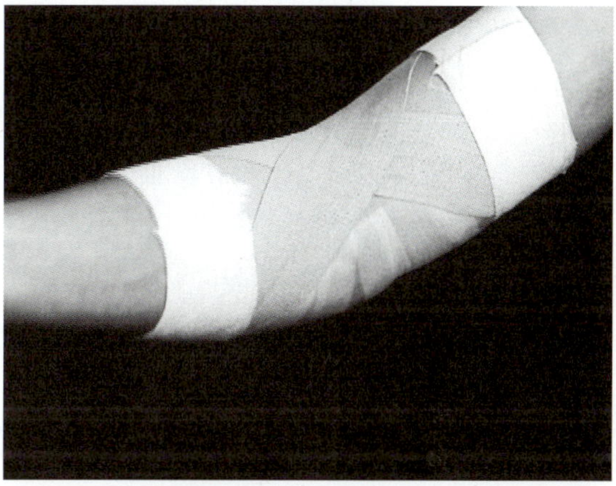

그림 28b 야구팔꿈치에 대한 테이핑 (2) : 뒤쪽형
Click 9-4

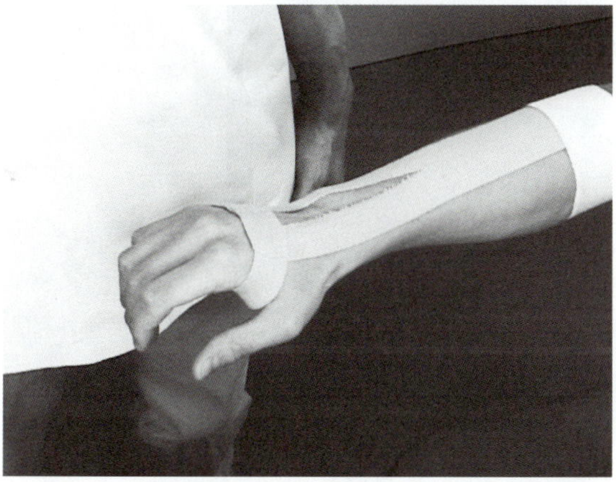

그림 29a 테니스팔꿈치의 테이핑 (1) : 폄근 지지형
Click 9-5

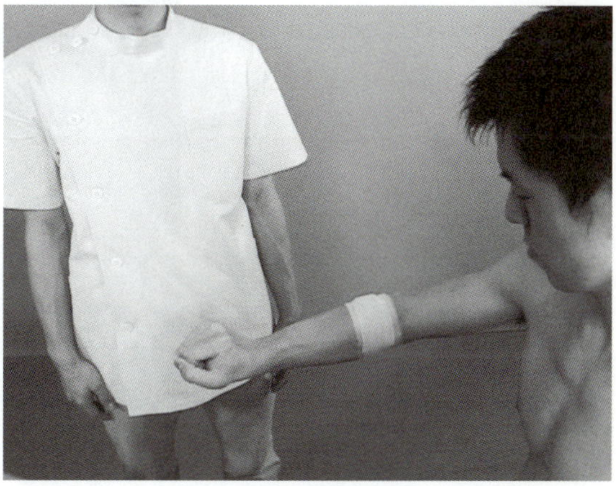

그림 29b 테니스 팔꿈치의 테이핑 (2) : 아래팔 지지 밴드의 형태 Click 9-6

4 테니스팔꿈치(가쪽형)[6)]

아래팔 폄근군의 지지를 목적으로 하는 경우(**그림 29a**, Click 9-5)는 위쪽 앵커를 아래팔 근위부에 감는다(50 mm 신축, soft type). 아래쪽 앵커는 손 때문에 두꺼워지면 손을 사용하기 어려우므로 마지막 앵커만으로 한다. 손목관절을 약간 손등굽힘으로 하고, support tape는 위쪽 앵커의 가쪽에서부터 아래팔 폄근의 힘살(근복)을 따라서 붙이며 아래쪽은 아래팔 중앙에서 split로 하고 자쪽(척측)과 노쪽(요측)으로 나눈다. 자쪽의 테이프는 다섯째손가락의 손허리손가락(MP)관절 근위, 노쪽의 테이프는 둘째손가락의 손허리손가락(MP)관절 근위에 끝난다(50 mm 신축, hard 또는 soft type). 마지막으로, 아래위 끝을 앵커 테이프로 고정한다(아래쪽은 25 mm 신축, hard type, 위쪽은 50 mm 신축, soft type). 힘을 뺀 상태에서 손을 아래로 늘어뜨렸을 때에 손바닥굽힘(장굴)이 제동되어 있는 것을 확인한다.

공의 임팩트 때에 위팔뼈가쪽위관절융기(상완골외측상과)에 전달되는 충격을 완화할 목적으로 테이핑을 하는 경우(**그림 29b**, Click 9-6)는 두께 5~10 mm, 폭 25 mm, 길이 50 mm 정도의 패드를 준비한다. 점착 스프레이를 아래팔 근위부위의 주위에 스프레이를 하고, 이 패드를 아래팔 폄근군의 이는곳(기시부)보다 원위에서 손목관절을 손등굽힘을 하였을 때에 힘살(근복)이 융기하는 부위에 대고 underwrap을 감는다. 그것을 압박하는 것처럼 아래팔을 한바퀴 도는 테이프를 감고(25 mm 신축, hard type) 거듭 패드를 고정할 목적으로 그 위를 테이핑을 한다(50 mm 신축, soft type). 압박의 세기는 손을 세게 쥐었을 때에 아래팔 폄근군에 압박감을 느낄 정도로 한다.

5 뒤넙다리근(hamstrings)의 근육 끊김 (그림 30, Click 9-7)

부상부위를 중심으로 뒤넙다리근의 압박을 목적으로 한다. 환자는 진료 테이블 위에

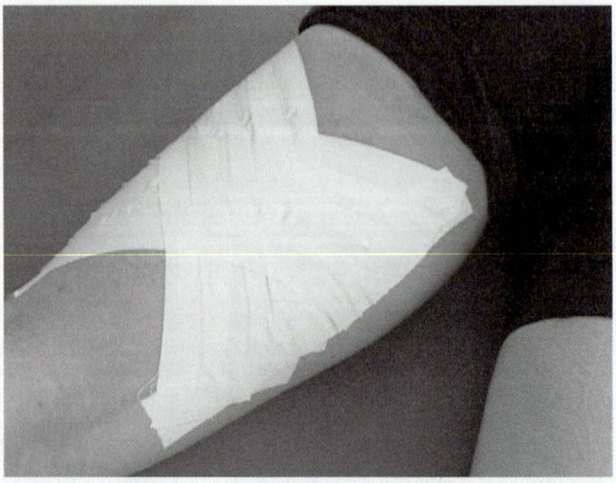

그림 30 뒤넙다리근(hamstrings)의 근육 끊김에 대한 테이핑 (그리고 이 위에 수평의 테이프를 붙인다) Click 9-7

엎드려 누운 자세가 되고 종아리 원위부위를 베개 등에 올려놓음으로써 무릎관절을 굽힘위치로 한다. 앵커는 부상부위를 중심으로 넙다리 부위의 안쪽과 가쪽에 붙인다(38 mm 또는 50 mm 비신축). support tape는 가쪽의 앵커 위쪽에서부터 안쪽의 앵커 아래쪽으로 비스듬히 붙이고, 이것과 교차하도록 안쪽의 앵커 위쪽에서부터 가쪽의 앵커 아래쪽으로 향하여 비스듬히 붙인다(38 mm 또는 50 mm 비신축). 이 테이프를 1/2 겹치도록 아래쪽으로 드터서 반복해서 붙이고, 거듭 그 위에 수평 테이프를 안쪽에서부터 가쪽의 앵커로, 가쪽에서부터 안쪽의 앵커로 1/2 겹치도록 붙인다(38 mm 또는 50 mm 비신축). 달릴 때에 위화감이나 불안감이 없는 것을 지표로 한다.

6 무릎 앞십자인대 손상[7] (그림 31, Click 9-8)

무릎관절에서의 앞쪽 전단력(shearing force)의 억제를 목적으로 한다. 발꿈치부위를 높이 보정을 하여 무릎관절 약간 굽힘위치의 선 자세로 하고, 점착스프레이를 넙다리 중앙에서부터 종아리 중앙까지 스프레이를 한다. underwrap을 종아리 중앙에서부터 넙다리 중앙까지 감고, 그 아래위 끝을 앵커 테이프의 끝이 피부에 직접 붙도록 감아 고정한다(50 mm 신축 soft type). support tape는 아래쪽 앵커의 뒤 안쪽에서부터 정강뼈(경골) 근위 앞면으로 향하고, 약간 세게 종아리를 뒤쪽으로 당기도록 힘을 가하면서 넙다리 뒤 위쪽으로 나선모양으로 감고, 위쪽 앵커의 앞 안쪽에 끝난다. 그리고 대칭적으로 아래쪽 앵커의 뒤 가쪽에서부터 정강뼈 근위 앞면에서 전자의 테이프와 교차하고, 종아리를 뒤쪽으로 당기는 것처럼 힘을 가하면서 넙다리 뒤 위쪽으로 나선모양으로 감아 위쪽 앵커의 앞 가쪽에 끝나는 테이프를 감는다(50 mm의 신축, hard type). 앞쪽 동요의 제동력은 신축 테이프의 인장력이나 붙이는 매수로 조정한다. 마지막으로, 아래위 끝을 앵커로 고정한다(50 mm 신축 soft type). Lachman test 등에 의한 동요성, 각종 footwork 동작에서의 불안감 등이 없는 것을 지표로 한다.

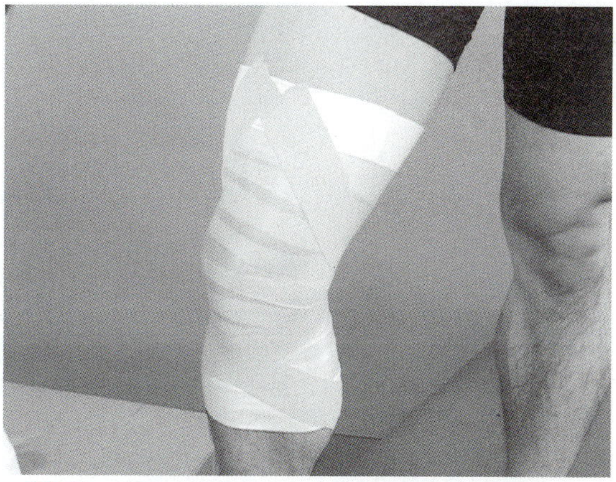

그림 31 무릎 앞십자인대 손상에 대한 테이핑(그리고 아래위 끝을 앵커로 고정한다) Click 9-8

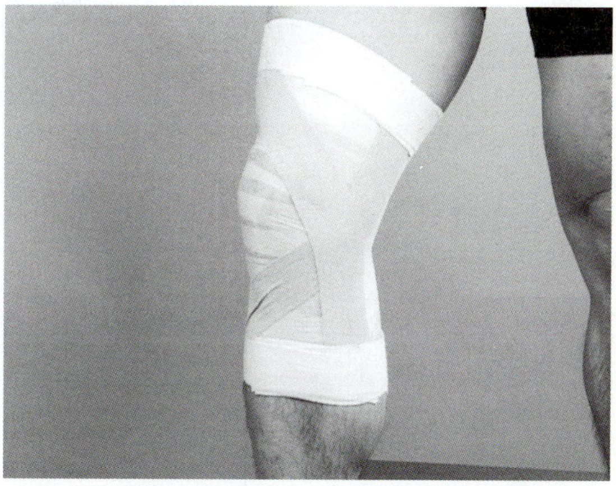

그림 32 무릎 안쪽곁인대(내측측부인대)에 대한 테이핑 Click 9-9

7 무릎 안쪽 곁인대(내측측부인대) 손상 8) (그림 32, Click 9-9)

무릎관절의 외반 · 외측회전 제동을 목적으로 한다. 발꿈치부위의 높이 보정을 하고 무릎관절 약간 굽힘 · 내측회전위치의 선 자세로 하여 점착스프레이를 넙다리에서부터 종아리까지 스프레이를 한다. underwrap을 종아리 중앙에서부터 넙다리 중앙까지 감고, 그 위아래 끝을 앵커 테이프의 끝이 피부에 직접 붙도록 감아 고정한다(50 mm 신축 soft type). 위쪽의 앵커에서부터 넙다리에 평행인 안쪽의 support tape를 무릎관절 안쪽으로 향해서 붙이고, 종아리부위에서는 자연스럽게 안쪽에서부터 앞면으로 향하고 아래쪽 앵커의 가쪽에서 종료한다. 거듭 아래쪽 앵커에서부터 종아리에 평행인 안쪽 support tape를 무릎관절 안쪽으로 향해서 붙이고, 넙다리 부위에서는 자연스럽게 안쪽에서부터 앞면으로 향하고, 위쪽 앵커의 앞 가쪽에서 종료한다(50 mm의 신축, hard type). 각각의 support tape가 무릎 안쪽곁인대(내측측부인대)에서 교차하도록 하여 마지막으로 아래위 끝을 앵커로 고정한다(50 mm 신축 soft type). 외반의 제동력은 신축 테이프의 인장력이나 붙이는 매수로 조정한다. 무릎관절을 굽힘위치로 한 선 자세에서 무릎관절을 외반하는 것 같은 동작에서의 불안감이나 위화감이 없는 것을 지표로 한다.

8 무릎넙다리관절(슬개대퇴관절)을 기인으로 한 상해 2) (그림 33, Click 9-10)

무릎뼈(슬개골)의 바깥쪽 전위의 억제를 목적으로 한다. 끝에 걸터앉은 자세에서 무릎관절 약간 굽힘위치로 하여 종아리 원위부위를 적당한 테이블이나 치료사의 허벅지 부분에 맡기고 무릎 폄근을 이완시킨다. 점착스프레이를 종아리의 위 1/3에서부터 넙다리의 아래 1/3까지 스프레이를 한다. underwrap을 종아리의 위 1/3에서부터 넙다리의 아래 1/3까지 감고, 그 아래위 끝을 앵커 테이프의 끝이 피부에 직접 붙도록 고정한

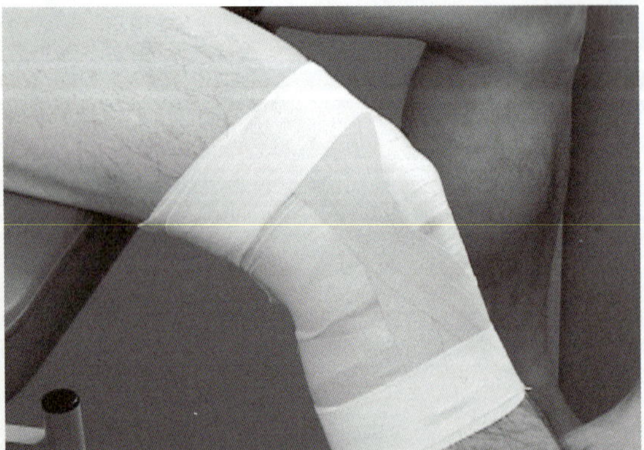

그림 33 무릎넙다리관절(슬개대퇴관절)을 기인으로 한 상해에 대한 테이핑 Click 9-10

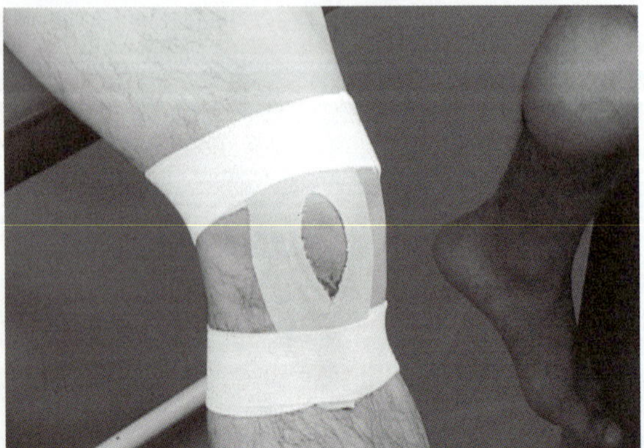

그림 34 무릎 폄 구조를 기인으로 한 상해에 대한 테이핑 Click 9-11

다(50 mm 신축 soft type). support tape는 위쪽 앵커의 앞면이나 약간 안쪽에서부터 무릎뼈를 도수적으로 안쪽으로 모으면서 그 가쪽모서리(외측연)를 통과하여 종아리에 평행으로 내리고 아래쪽 앵커에 끝난다. 거듭 아래쪽 앵커의 앞면이나 안쪽에서부터 무릎뼈를 안쪽으로 모으면서 그 가쪽을 통과하여 넙다리에 평행인 테이프를 붙인다(25 mm의 신축, hard type). support tape는 1/2을 포개면서 가쪽으로 옮겨서 2~3매 붙이며 마지막으로, 아래위 끝을 앵커로 고정한다(50 mm의 신축, soft type). 이전에 통증이 출현한 동작(예컨대, 계단 오르내리기)에서 통증이나 위화감이 없는 것을 지표로 한다.

9 무릎의 폄 구조를 기인으로 한 상해 [2,9] (그림 34, Click 9-11)

무릎의 폄근이 수축할 때에 통증부위에 가해지는 견인력의 완화를 목적으로 한다. 끝에 걸터앉은 자세에서 무릎관절을 약간 굽힘위치로 하여 발을 적당한 테이블이나 치료사의 넙다리 부분에 맡기고 무릎 폄근을 이완시킨다. 앵커는 무릎뼈 위모서리(상연)와 정강뼈 거친면(경골조면)에 감는다(50 mm 신축 soft type). support tape는 아래위의 앵커의 거리에 맞춰서 자르고, 아래쪽에서부터 무릎뼈 위모서리까지 split로 한다. split로 한 테이프의 끊어진 곳을 무릎뼈 위모서리에 때고, 환자 자신에게 도수로 무릎뼈를 내리게 하면서 split로 한 테이프로 무릎뼈를 좌우로 싸는 것처럼 붙이고, 정강뼈 거친면에서 교차하도록 아래쪽 앵커에서 종료한다(75 mm의 신축, hard type). 마지막으로, 아래위 끝을 앵커로 고정한다(50 mm 신축 soft type). 이전에 통증이 출현한 동작(예컨대, 점프동작)에서 통증이나 위화감이 없는 것을 지표로 한다.

10 무릎관절 밖의 힘줄을 기인으로 한 상해 [2)]

a. 엉덩정강인대염 (그림 35a, Click 9-12)

엉덩정강인대(장경인대)에 대한 신장 스트레스의 경감을 목적으로 한다. 발끝치부위의 높이를 보완하여 무릎관절 약간 굽힘 · 외반 · 외측회전위치의 선 자세로 하고, 점착스프레이를 넙다리에서부터 종아리까지 스프레이를 한다. underwrap을 종아리 중앙에서부터 넙다리 중앙까지 감고, 그 아래위 끝을 앵커 테이프의 끝이 피부에 직접 붙도록 감아 고정한다(50 mm 신축 soft type). support tape는 아래쪽 앵커의 안쪽으로부터 종아리를 외측회전하는 것 같은 힘을 가하면서 종아리 앞면에서부터 가쪽, 오금(슬와), 넙다리 안쪽에서부터 앞면, 위쪽 앵커의 가쪽에 끝나는 spiral tape를 감는다(50 mm의 신축, hard type). 더욱 강하게 지지하고 싶은 경우는 2/3정도 겹친 spiral tape를 더하여 아래위 끝을 앵커로 고정한다(50 mm 신축 soft type). 무릎관절 뒤쪽에서 뒤넙다리근(hamstrings)이 스치는 경우는 테이프의 아래에 패드를 사용한다.

b. 거위발염 (그림 35b, Click 9-13)

거위발부위에 대한 신장 스트레스의 경감을 목적으로 한다. 발끝치부위의 높이를 보완하여 무릎관절 약간 굽힘 · 내번 · 내측회전 위치의 선 자세로 하고, 점착스프레이를 넙다리에서부터 종아리까지 스프레이를 한다. underwrap을 종아리 중앙에서부터 넙다리 중앙까지 감고, 그 위아래 끝을 앵커 테이프의 끝이 피부에 직접 붙도록 감아 고정한다(50 mm 신축 soft type). support tape는 아래쪽 앵커의 가쪽에서부터 종아리를 내측회전하는 것 같은 힘을 가하면서 종아리 앞면에서부터 안쪽, 오금, 넙다리 가쪽에서부터 앞면, 위쪽 앵커의 안쪽에 끝나는 spiral tape를 감는다(50 mm의 신축, hard type). 더욱 강하게 지지하고 싶은 경우는 2/3정도 겹친 spiral tape를 더하여 아래위 끝을 앵커로 고정한다(50 mm 신축 soft type). 무릎관절 뒤쪽에서 뒤넙다리근이 스치는 경우는 테이프의 아래에 패드를 사용한다. 어느 쪽도 달리기 등에서 통증이 출현하지 않는 것을 지표로 한다.

11 쉰스플린츠(정강뼈 피로성 뼈막염, shinsplints)[10] (그림 36, Click 9-14)

발의 엎침(회내) 제한을 목적으로 한다. 침대에서부터 종아리부위를 내민 다리를 길게 뻗고 앉은 자세로 하고, 점착스프레이를 종아리 중앙에서부터 발까지 스프레이를 한다. underwrap을 발의 MP관절 근위에서부터 종아리 중앙까지 감고, 그 위아래 끝을 앵커 테이프의 끝이 피부에 직접 붙도록 감아 고정한다(50 mm 신축 soft type). 발에는 horseshoe를 감는다(38 mm 비신축). support tape는 발꿈치부위 가쪽에서부터 발바닥을 통과하고, 발을 뒤침(회외)을 하는 것처럼 강하게 당겨 올리면서 종아리 안쪽을 지나며 윗부분을 split로 하여 위쪽 앵커의 앞쪽과 뒤쪽에 끝난다(75 mm 신축, hard type). 보다 강한 엎침(회내) 제한이 필요한 경우는 마찬가지의 support tape를 겹쳐서 감는다. 마지막으로 다시 한번 horseshoe를 감고(38 mm 비신축), 아래위 끝을 앵커로 고정한다(50 mm 신축 soft type). 달리기 등에서 통증이 출현하지 않는 것을 지표로 한다.

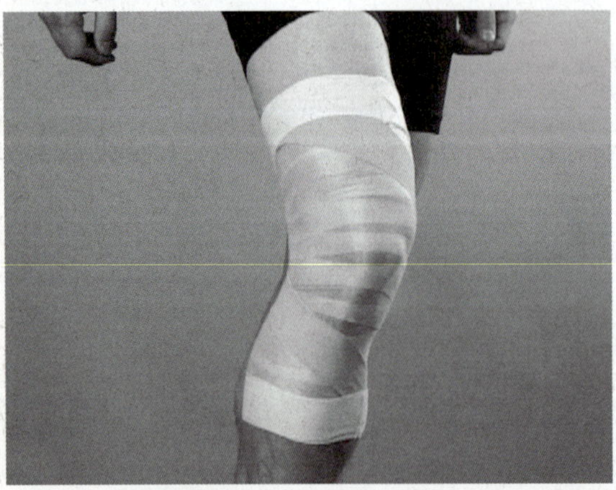

그림 35a 무릎관절 밖의 힘줄을 기인으로 한 상해에 대한 테이핑 (1) : 엉덩정강근막띠염(장경인대염) Click 9-12

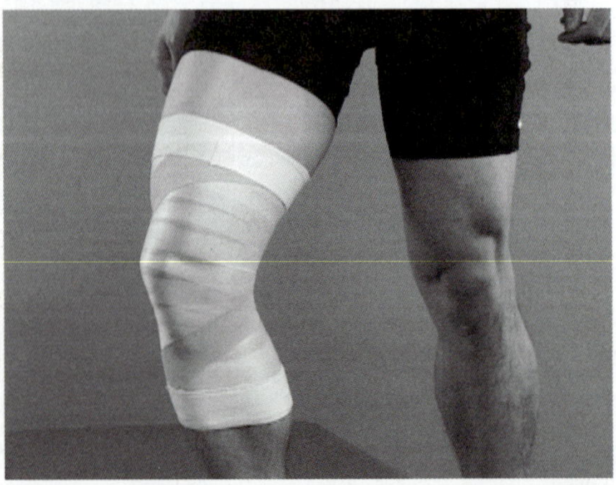

그림 35b 무릎관절 밖의 힘줄을 기인으로 한 상해에 대한 테이핑 (2) : 거위발염 Click 9-13

12 발목관절 가쪽인대 손상[2,10] (그림 37, Click 9-15)

발목관절의 불안정성(보통은 속젖힘)의 억제를 목적으로 한다. 침대에서부터 종아리부위를 내민 다리를 길게 뻗고 앉은 자세에서 점착 스프레이를 종아리 중앙에서부터 발까지 스프레이를 한다. underwrap을 발의 MP관절 근위에서부터 종아리의 1/3까지 감고, 그 아래위 끝을 앵커 테이프의 끝이 피부에 직접 붙도록 감아 고정한다(38 mm 비신축). 이 때 종아리부위의 앵커는 흘러내리지 않을 정도로 꽉 감지만 발의 앵커는 지나지게 꽉 조이면 통증이 나타나므로 주의한다. stirrup(등자)는 위쪽 앵커의 안쪽에서부터 종아리 안쪽을 내려가 발꿈치부위 발바닥을 통과하고, 발이 외반을 하는 것처럼 당겨 올리면서 종아리 가쪽을 지나 위쪽 앵커의 가쪽에 끝난다. horseshoe는 앞발부분의 앵커의 가쪽(또는 안쪽)보다 뒤쪽으로 향하고, 종아리부위 뒤쪽을 돌아 발의 안쪽(또는 가쪽)을 따라서 앞발부분 앵커의 안쪽(또는 가쪽)에 끝난다. stirrup은 2/3정도 겹쳐서 앞쪽으로 평행으로, horseshoe도 2/3정도 겹쳐서 발의 선에 맞춰서 위쪽으로 위치를 바꾸고, 3본 정도 번갈아 겹쳐서 덮어가 아래위 끝을 앵커로 고정한다. 다음으로 이들 테이프의 틈새를 메워서 고정하는 힘을 안정시킬 목적으로 circular tape를 감는다(모두 38 mm 비신축).

Figure eight(8)는 가쪽복사(외과) 위쪽에서부터 안쪽 · 아래쪽을 향하고 아래쪽으로 방향을 바꿔 발바닥의 장심을 돌아 발목관절 앞면에서 같은 테이프와 교차하고 종아리 아랫부분을 뒤쪽으로 돌아서 이 테이프의 시발점에서 끝난다(38 mm 비신축).

heel lock은 몇 가지의 방법이 있으나, 안쪽에서부터의 고정과 가쪽에서부터의 고정으로 나눠서 시행하는 방법을 언급한다. 종아리 원위 앞면 가쪽에서부터 테이프를 감기 시작하여 안쪽으로 향해서 비스듬히 45° 로 내려가 방향을 바꾸고, 발꿈치 가쪽을 위 뒤쪽에서부터 앞 아래쪽으로 싸서 발바닥 장심을 통과하여 발등부위에서 끝난다. 반대쪽의 고정으로서는 종아리 원위 앞면 안쪽에서부터 테이프를 감기 시작하여 가쪽으로 향해서 비스듬히 45° 로 내려가 방향을 바꾸고, 발꿈치 안쪽을 위 뒤쪽에서부터 앞 아래쪽으로 싸서 발바닥 장심을 통과하여 발등부위에서 끝난다. 어느 테이프도 아킬레스힘줄에서 방향을 바꿀 때에 같은 부위에 강한 견인력이 가해지지 않도록 한쪽의 테이프를 아킬레스힘줄에 고정하고, 그곳을 받침점으로 하여 발꿈치를 고정하도록 힘을 가한다(38 mm 비신축).

마지막으로 발목관절의 내번이 제동되어 있는 것을 수동적으로 움직여서 확인한다.

13 아킬레스힘줄염 (그림 38, Click 9-16)

아킬레스힘줄에 대한 신장 스트레스 경감을 목적으로 한다. 발목관절 앞쪽을 베개에 올려놓은 엎드려 누운 자세에서 발목관절을 약간 발바닥굽힘위치로 한다. 점착스프레이를 발에서부터 종아리 중앙까지 스프레이를 한다. underwrap을 발 중앙에서부터 종

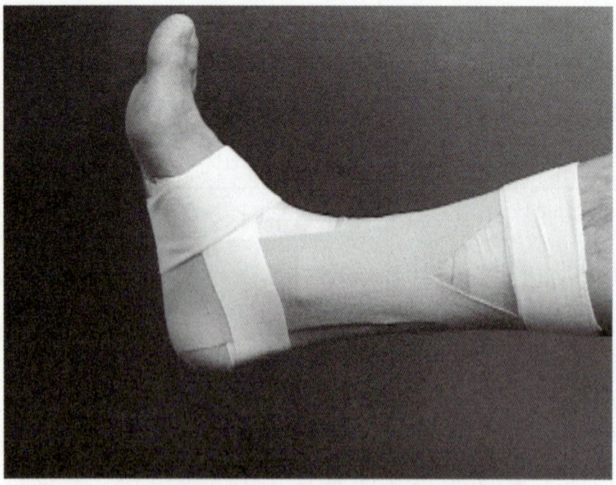

그림 36 쉰스플린츠(shinsplints)에 대한 테이핑 Click 9-14

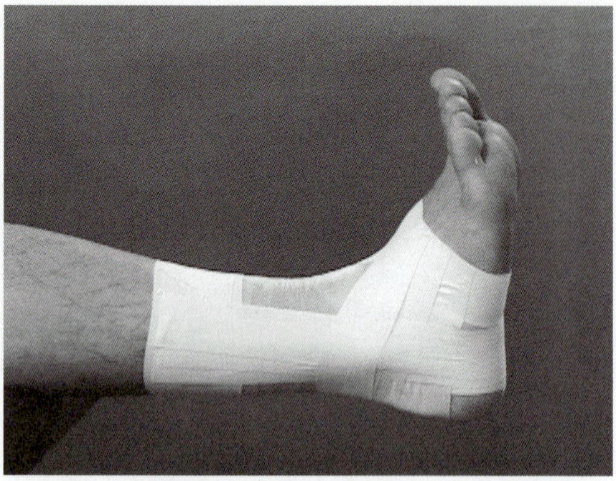

그림 37 발목관절 가쪽인대 손상에 대한 테이핑 [거듭 figure eight(8)와 heel lock을 감는다] Click 9-15

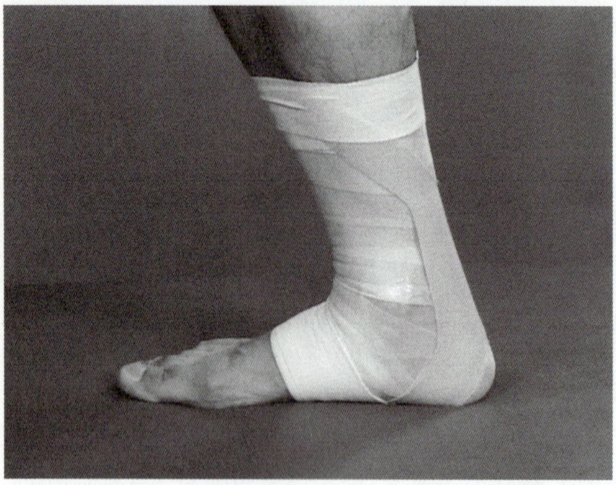

그림 38 아킬레스힘줄염에 대한 테이핑 Click 9-16

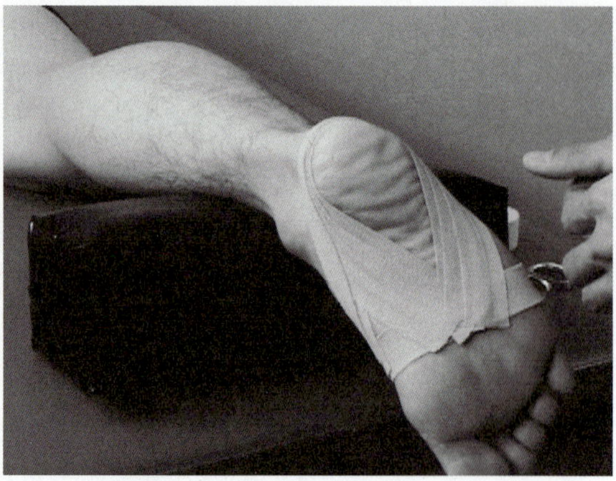

그림 39 편평발에 대한 테이핑(거듭 발을 가로지르는 테이프와 앵커를 붙인다) Click 9-17

아리 중앙까지 감고, 그 위아래 끝을 앵커 테이프의 끝이 피부에 직접 붙도록 감아 고정한다(50 mm 신축 soft type). support tape는 아래위를 split로 하고 아래쪽 앵커의 발바닥부위보다 발바닥의 안 가쪽을 위쪽으로 향하게 한다. 아킬레스힘줄부위는 split이 되어있지 않은 부분에서 덮고, 그 위쪽을 split으로 하여 각각 위쪽 앵커의 뒤 안쪽과 가쪽에 끝난다(75 mm 신축, hard type). 마지막으로 아래위 끝을 앵커로 고정한다(50 mm 신축 soft type). 선 자세에서의 굽힘/폄 동작에서 발목관절의 발등굽힘이 제동되어 있고, 달리기 등에서 통증이 출현하지 않는 것을 지표로 한다.

14 편평발 장애 11) (그림 39, Click 9-17)

발의 아치가 내려가는 것을 억제하는 것을 목적으로 한다. 침대에서부터 발을 내민 엎드려 누운 자세에서 앵커는 앞발부위에 감는다(25 mm 신축, hard type). support tape는 앵커의 발바닥 중앙에서부터 당기는 것처럼 하여 발꿈치부위에서 안쪽에서부터 가쪽으로 돌리고 앵커의 가쪽에서 끝난다. 대칭적으로 반대방향으로 돌리는 테이프도 붙이고, 각각 1/2씩 겹쳐서 위치를 바꾸고 3본 정도 번갈아 덮는다(25 mm 신축 hard type). 다음으로 발바닥을 가쪽으로부터 안쪽으로 가로지르는 테이프를 붙임으로써 전체를 덮고(50 mm 신축 soft type). 마지막으로 이 테이프를 발의 안 가쪽과 앞쪽에서부터 앵커로 고정한다(25 mm 신축, hard type). 달리기 등에서 통증이 출현하지 않는 것을 지표로 한다.

문 헌

1) 川島敏生，栗山節郎，小林恵里：矯正テーピング― mal alignment に対して．骨・関節・靱帯 **8**：211-216，1995
2) 川島敏生：部位別疾患．実践アスレチックリハビリテーション― Text & CD-ROM，栗山節郎（監），南江堂，東京，p16-82，2005
3) 川島敏生，渡邊幹彦：肩・肘関節傷害に対するスポーツ理学療法．セラピストジャーナル **38**：53-61，2004
4) 大見頼一，栗山節郎：肩関節のテーピング．実践すぐにできるテーピングマニュアル，中嶋寛之（編），全日本病院出版会，東京，p92-96，2005
5) 鳥居　俊：肘関節のテーピング．実践すぐにできるテーピングマニュアル，中嶋寛之（編），全日本病院出版会，東京，p97-101，2005
6) 川島敏生，栗山節郎：テニス肘の病期別理学療法ガイドライン．理学療法 **19**：167-173，2002
7) 川島敏生，野崎聖二，栗山節郎：膝前十字靱帯損傷に対するテーピングの制動効果．第15回関東甲信越ブロック理学療法士学会誌 **26**，1996
8) 川島敏生，石川大樹，栗山節郎：膝側副靱帯損傷の理学療法．理学療法 **15**：972-976，1998
9) 川島敏生，森　秀夫，栗山節郎：症例報告特集―自覚的軽快を得たテーピング療法の３症例．マニピュレーション **13**：18-22，1998
10) 栗山節郎，大見頼一：弾力性テーピングテクニックによる捻挫の治療―捻挫とテーピングテクニック．MB Orthop **17**：67-71，2004
11) 栗山節郎：扁平足．新・テーピングの実際，南江堂，東京，p57-62，1996

찾아보기

부록 DVD를 사용할 때의 주의사항

1. 본 DVD는 DVD-Video형식입니다. DVD-Video 전용 플레이어로 보기 바랍니다.
2. DVD-Video 전용 플레이어 이외의 환경에서 사용한 경우의 동작 보증은 하지 않습니다. 당사의 조사에서는 DVD-ROM 드라이브를 탑재하여 DVD-Video 형식에 대응한 재생 소프트웨어가 설치되어 있는 대부분의 개인용 컴퓨터에서 거의 정상적으로 동작하였으나, 개인용 컴퓨터에서의 동작을 보증하는 것은 아닙니다.
3. 본 DVD를 무단으로 복사, 복제, 상영하는 것은 저작권법으로 금지되어 있습니다.
4. 본 DVD의 사용 또는 사용불능에 의해서 발생한 손해에 대해서는 보상을 하지 않습니다.
5. 수록한 동영상의 내용은 책머리 ix~xiii페이지에 게재한 "동영상 타이틀 일람표"를 보기 바랍니다.
6. DVD의 조작에 대해서는 사용하는 DVD-Video 전용 플레이어의 취급설명서 등을 보기 바랍니다.
7. 내용에 관한 문의는 아래의 팩시밀리 또는 E-mail로 부탁합니다.

   Fax : 03-3811-8660

   E-mail : support@nankodo.co.jp